U0197172

肿瘤专科医师培训教程

Specialist Training in Oncology

肿瘤专科医师培训教程

Specialist Training in Oncology

原　　著　TV Ajithkumar
　　　　　Helen M Hatcher

主　　译　罗成华

副 主 译　田远虎

译者名单　（按姓名汉语拼音排序）

昌　红（北京大学第一医院）

陈小兵（北京大学国际医院）

丁军辉（首都医科大学附属北京世纪坛医院）

丁立祥（首都医科大学附属北京世纪坛医院）

冯　勃（中国人民解放军总医院）

高　宏（首都医科大学附属北京世纪坛医院）

戈　烽（首都医科大学附属朝阳医院）

郝玉娟（原首都医科大学附属北京世纪坛医院）

黄　静（首都医科大学附属北京世纪坛医院）

江　华（中国人民解放军总医院）

李　兵（首都医科大学附属北京世纪坛医院）

李文斌（首都医科大学）

李艳萍（首都医科大学附属北京世纪坛医院）

廖代祥（原首都医科大学附属北京世纪坛医院）

刘　刚（首都医科大学附属北京世纪坛医院）

罗成华（北京大学国际医院）

苗成利（北京大学国际医院）

聂少波（中国人民解放军总医院）

田远虎（北京大学国际医院）

夏　溟（首都医科大学附属北京世纪坛医院）

谢　源（首都医科大学附属北京世纪坛医院）

张彦斌（首都医科大学附属北京世纪坛医院）

赵晓楠（首都医科大学附属北京世纪坛医院）

周友珍（首都医科大学附属北京世纪坛医院）

朱西山（北京大学第一医院）

邹博远（北京大学国际医院）

北京大学医学出版社

ZHONGLIU ZHUANKE YISHI PEIXUN JIAOCHENG

图书在版编目（CIP）数据

肿瘤专科医师培训教程 /（美）阿斯库玛 (Ajithkumar) 原著；
罗成华主译 . —北京：北京大学医学出版社，2017.5
书名原文：Specialist Training in Oncology
ISBN 978-7-5659-1144-6

Ⅰ . ①肿⋯　Ⅱ . ①阿⋯②罗⋯　Ⅲ . ①肿瘤－诊疗－教材Ⅳ . ① R73

中国版本图书馆 CIP 数据核字 (2015) 第 139777 号

北京市版权局著作权合同登记号：图字：01-2016-7076

ELSEVIER
Elsevier(Singapore) Pte Ltd.
3 Killiney Road, #08-01 Winsland House I, Singapore 239519
Tel: (65) 6349-0200; Fax: (65) 6733-1817

肿瘤专科医师培训教程

主　　译：罗成华
出版发行：北京大学医学出版社
地　　址：(100191) 北京市海淀区学院路 38 号　北京大学医学部院内
电　　话：发行部 010-82802230；图书邮购 010-82802495
网　　址：http://www.pumpress.com.cn
E-mail：booksale@bjmu.edu.cn
印　　刷：中煤（北京）印务有限公司
经　　销：新华书店
责任编辑：韩忠刚　王孟通　　责任校对：金彤文　　责任印制：李　啸
开　　本：889mm×1194mm　1/16　　印张：23.75　　字数：644 千字
版　　次：2017 年 5 月第 1 版　2017 年 5 月第 1 次印刷
书　　号：ISBN 978-7-5659-1144-6
定　　价：115.00 元
版权所有，违者必究
　（凡属质量问题请与本社发行部联系退换）

原著者名单

TV Ajithkumar MD FRCP (Edin) FRCR
Consultant in Clinical Oncology
Norwich and Norfolk University Hospital
Norwich, UK

Mark Beresford MA, MRCP, FRCR, DM
Consultant Clinical Oncologist
Bristol Oncology Centre and
Honorary Senior Lecturer
University of Bristol
Bristol, UK

Ellen Copson BSc, MB BS, MRCP, PhD
Consultant Medical Oncologist
Southampton University Hospitals Trust and Salisbury
Foundation Trust
Southampton, UK

Emma de Winton BSc, MRCP, FRCP
Consultant Clinical Oncologist
Royal United Hospital
Bath, UK

Albert A Edwards BSc MBBS MRCP
Specialist Registrar in Clinical Oncology
St Bartholomew's Hospital
London, UK

Helen M Hatcher PhD MRCP
Consultant in Medical and Teenage and Young Adult
Oncology
Cambridge University Hospital
Cambridge, UK

Ruheena Mendes MRCP, FRCR
Consultant Clinical Oncologist
University College London Hospitals NHS Trust
London, UK

Christine Parkinson PhD, MRCP
Associate Clinical Lecturer
Department of Oncology
Cambridge University Hospitals NHS Foundation
Trust
Cambridge, UK

Christopher Williams FRCP, DM
Consultant Medical Oncologist
Bristol Haematology and Oncology Centre
Bristol, UK

Jessica Wrigley MB BChir (Cantb), MRCP
Academic Clinical Fellow
Department of Medical Oncology
Cambridge University Hospitals NHS Foundation
Trust
Cambridge, UK

原著前言

我们不得不面对这样一个奇特的事实，每3个人一生中就有1人会患癌症，每4个人一生中就有1个人会死于癌症。所以对在健康领域工作的多数同仁来说，了解各种癌症及其治疗极为重要。

在肿瘤学训练之初，我们每天面对新患者时，深感需要一本概述绝大多数常见肿瘤及其治疗的书籍。现今已有许多书讨论癌症的科学理论，但我们需要知道的是告知患者选择何种治疗方法，他们的预后如何。许多医疗专业人士，无论受训者（包括医学生），还是那些不以肿瘤学为专业，但又日常接触癌症患者的人，如全科医生、专科护理师及药师，都有上述需求。

本书欲向读者做肿瘤临床表现、所需检查、基于分期及适宜性的治疗选择等问题的综述。我们竭力在治疗癌症患者方面，从放疗计划到化疗方案，它们的理论依据及患者可能问到的问题，均做详尽阐述。

肿瘤学是变化最快的医学之一，不断有新疗法诞生。面对常查电脑 - 文献的患者，我们反复面临知识更新的挑战，尤其在肿瘤学这一活跃领域。在本书有些地方我们列出对你和你的患者均有用的相关网址。

本质上讲，这是一本面向接触癌症患者的医务工作者的临床指南与诊疗知识的手册，她是我们多年教学和自身认识的积累，希冀能向读者提供通向肿瘤知识海洋的快速工具。

TV Ajithkumar　HM Hatcher

目　　录

第 1 部分　癌症治疗的基本原则

第7章　肿瘤的姑息治疗 59

TV Ajithkumar

第2部分　各系统肿瘤的治疗

第8章　头颈部癌 69

AA Edwards，RL Mendes

第 21 章　血液系统肿瘤　283

TV Ajithkumar，HM Hatcher

第 22 章　儿童、青少年及年轻人肿瘤　304

HM Hatcher

第 23 章　肿瘤急症　311

J Wrigley，TV Ajithkumar

第3部分 肿瘤学研究

第 1 部分

癌症治疗的基本原则

第1章 癌症的临床治疗方法

TV Ajithkumar，HM Hatcher

引言

癌症是一个全球性的医疗问题。在 2000 年由于不同原因导致的全球死亡人数约为 5 600 万，其中因癌症死亡者占 12%。估计到 2050 年，每年将会诊断出超过 2 700 万的癌症病例，将导致 1 750 万人死亡。在英国，1/3 的成年人在他们的有生之年会患有某种癌症，而死于癌症者占 1/4。

疑似或诊断为癌症的过程就像是一段艰难旅程的起点。在许多方面，就像第一次攀登一座山，充满了未知的不确定性和挑战性，如图 1.1 所示。如果已经觉察到诊断延误，患者就会产生额外的焦虑。因此，对任何医疗专业人士来说，了解癌症的预警信号并及时转诊和治疗是非常必要的。

一旦患者出现癌症的预警信号，见专栏 1.1。患者的初级保健医师应该建议他们转诊到专科医疗中心紧急评估是否患癌。在英国和世界许多地区，癌症的治疗需要一个多学科综合治疗协作组，其基本组成包括：内科医生、外科医生、

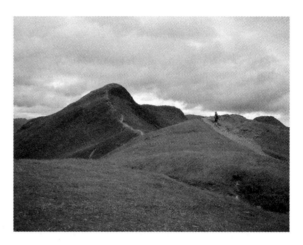

图 1.1
癌症的诊断可看成是一次孤独与挑战之旅

肿瘤专家、放射科医生、病理科医生和护士等。完成对疑似癌症的调查一般采用"一站式流程"（如乳腺癌）或采用"两站式流程"（如肺癌），以缩短其诊断和治疗时间。

疑似癌症的调查

初期的调查目的是要建立癌症的病理组织学诊断，并评估是原位灶还是转移灶。进一步评估是符合标准治疗还是尝试性治疗模式，并进一步评估癌症共患病的严重性。

诊断调查分析

癌症的诊断需要一个相关逻辑程序，如包括

专栏 1.1　癌症的预警信号

- 体重快速下降
- 咯血 / 持续咳嗽 / 声音嘶哑超过 3 周
- 直肠出血 / 黑便 / 排便习惯改变
- 尿血
- 乳房肿块
- 进行性吞咽困难
- 持续性头痛
- 持续的非特异症状

相关肿瘤标志物的血液检测和成像分析，以及对特定的肿瘤类型进行影像学诊断。简单成像有助于确定是原位灶还是远处转移，并可通过细胞学或活检得到确诊。许多肿瘤的诊断需要做活检以及进行免疫组织化学评估。活检可以采用核心活检，也可以使用影像和可视化内镜引导下活检，如图 1.2 所示。如果特定的癌症治疗可达到预期效果，所有患者都需要一个明确的组织学诊断。当然，在少数情况下，如绒毛膜癌与生殖细胞肿瘤，其影像学表现和肿瘤标志物很典型，可以实施直接治疗。

分期的研究

一旦确定了组织学诊断，就要开展癌症的分期。如何分期取决于原位灶与肿瘤转移模式。例如，肺癌常见的转移区是区域淋巴结、肾上腺和肝，因此所有肺癌患者都需要进行胸部和腹部的 CT 扫描，如图 1.3 所示。当然，所有准备实施精准治疗，特别是扩大外科切除范围的患者，需要进行更多的调查研究，以评估他们是否适合根治性的治疗。

要确诊肿瘤有远处转移灶时，功能成像比解剖成像更有效（如 PET 扫描的分期诊断有效率比传统的高 25%）。必要时，内镜超声、胸腔镜与腹腔镜技术也可应用于分期诊断，请参见第 9 章与第 11 章。

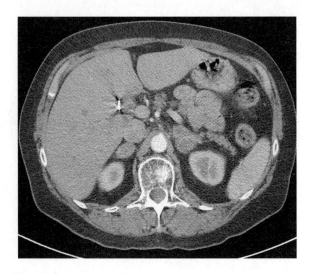

图 1.3
腹部 CT 扫描显示小细胞肺癌的双侧肾上腺转移灶

分期

癌症分期的目的是评估其恶性程度，以选择适当的治疗方法，并评估可能的预后。另外癌症分期对于不同治疗中心比较预后具有重要意义。许多癌症都采用 TNM 分期系统。TNM 分期指对肿瘤范围、区域淋巴结与远处转移情况的表达。T 期一般是依据肿瘤的大小（通常根据规定的尺寸标准，如乳腺癌等），浸润中空器官的深度（如食管癌与膀胱癌）或局部扩散到邻近器官或深部位置（如声门上癌）（图 1.4）。N 期是指区域淋巴结受累情况，包括淋巴转移模式和转移淋巴结大小数目。它可能是临床的或是病理的。M1 是指已经有远处转移。综合分期涉及各种 T、N 和 M 分期组合的 4 期，每期都有不同的分组

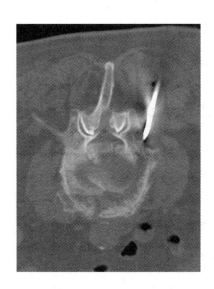

图 1.2
CT 引导下的椎体穿刺活检

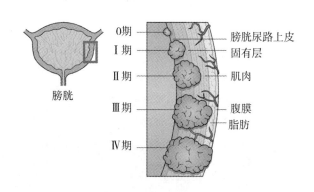

图 1.4
癌症分期（膀胱癌 T 分期示意图）

（见第 8 章）。专栏 1.2 显示了 TNM 分期的其他描述。另外，部分癌症还有其他分期系统，如许多妇科癌症的国际妇产科联合会分期系统，参见第 13 章。

预后影响因素

除了癌症的分期外，还存在许多影响癌症预后的因素。通常影响预后的两个主要因素是体力状态（见下面的描述）和体重显著降低（最近 3 个月体重下降 ≥ 10%）。表现欠佳的体力状态（WHO 3 ~ 4）和体重显著降低均表明预后差。

专栏 1.2　TNM 分期系统

前缀

- c——临床分类：基于体检、成像和内镜检查基础上的方法
- p——病理分类：基于手术和组织病理学检查之后。某些肿瘤拥有不同的 c 和 p 分期（如乳腺癌），而有些肿瘤只有 p 分期（如结肠癌）
- y——指在新辅助化疗之后的分类（参见第 11 章）
- r——复发分类：无瘤间期后的肿瘤再分期
- a——尸检分类

分级（G）

- Gx——无法评估
- G1——分化良好
- G2——中度分化
- G3——低分化
- G4——未分化
- L——淋巴侵犯
- Lx——无法评估
- L0——无淋巴结侵犯
- L1——有淋巴结侵犯

V- 静脉侵犯

- Vx——无法评估
- V1——镜下静脉侵犯
- V2——肉眼静脉侵犯

R- 手术后残留肿瘤

- R——无残余肿瘤
- R1——镜下残余肿瘤
- R2——肉眼可见的残余肿瘤

多发性肿瘤

- 多发性肿瘤出现在同一个器官——具有最高 T 分期的肿瘤应被确定以及肿瘤数量的多样性应在圆括号中标明，例如 T1（m）或 T1（3）
- 成对器官同时出现肿瘤，每个肿瘤都应单独分期。

多学科管理

在英国，所有疑似癌症的患者都由多学科的团队来管理。这个管理过程始于对疑似癌症的转诊，终结于治疗和随诊结束或患者死亡。

如何告知患者坏消息

当被确诊为癌症时，许多患者很可能要求了解更多的患病细节与治疗的大概程序。事实上，大多数患者在知晓自己的病况后处于极度震惊状态，可能需要很长时间来接受自己患癌的事实。对于那些欲对自己病情一探究竟的患者来说，这个商谈过程是特别困难的。这些患者会通过网络搜索更多相关信息，而这些过度信息却进一步增加了他们的焦虑。所以，一个临床医生应该帮助患者克服这种情况，并在进一步的治疗中给予清晰的指引，参见专栏 1.3。

健康状况评估

健康状况评估是做出治疗决策的重要组成部分。它主要依据患者的体力状况、诊断时的并发症、特定的肿瘤反应，以及估算出患者对预定治疗的耐受性。

体力状况

体力状况（performance status，PS）有助于量化患者的身体健康状态，并有助于确定最佳的治疗方案，同时可以改进治疗方案（包括改变化疗强度）和给予患者护理所需的强度。体力状况应从治疗开始到整个治疗过程都清晰记录下来。体力状况有很多评分系统，最常用的是卡氏体力状态评分（Karnofsky performance status，KPS）和 WHO 评分，见表 1.1。如果患者的 PS 为 0 ~ 1，一般应给予有效治疗；如果 PS 为 0 ~ 2，应给予姑息性抗癌治疗；如果 PS 达到 3 ~ 4，一般将不给予抗癌治疗。然而，在某些情况下，

专栏 1.3　咨询提示

可以做的

- 向患者及其家属介绍自己，提及自己在治疗中的作用
- 得到一个精确、系统的病情记录以了解患者当前的症状、体力状态和体重变化
- 了解患者来自家庭的支持，这些将在身体和精神上帮助患者治疗
- 阴性家族史可能影响进展期肿瘤被治愈的概率，应检查其他的家庭成员
- 做一个相关的临床检查
- 向患者和家属询问他们到目前为止所知道的病情（通常的回答是"没有多少"——他们不是想欺骗你，是他们没有带上之前已被告知的任何东西——要有耐心，并对此表示同情）
- 重申这种情况——讨论调查的细节。如果他们愿意的话，可给他们展示扫描的肿瘤图像
- 讨论治疗方案和每种治疗的相对优势与不足
- 明确治疗目的（如治愈，提高治愈的机会，延长寿命，改善症状）
- 许多患者很想请你给出一些建议，这些建议往往是你认为最好的选择是什么，为什么这样选择（尽管这是知情同意的时期，你仍要帮助他们根据他们的治疗做出决定）
- 制定一个治疗方案，并对患者做出解释
- 时刻鼓励患者和他们的亲属提出问题并给予坦诚的回答
- 如果需要任何额外的测试或调查，要先说明它是如何影响治疗方案的（确保你能追踪测试的结果，并让患者及时知晓结果）
- 讨论治疗细节和流程，并得到患者的同意
- 如果患者需要更深的了解，提供联系方式，并提供紧急号码
- 介绍患者给你的团队，尤其是临床护理专家
- 保持积极、关爱、同情和专业的态度

不要做的

- 不要给出固定期限的预期寿命。虽然许多患者会在姑息治疗中询问他们的预期寿命，最好是避免给出一些类似 4～5 周或少于 6 个月的回答。比较好的方法就是，询问患者是否希望得到一些数字图像或只是一个大概的期限。最好的回答方式是加上一些类似"数周至数月"或"数月至数年"的术语。如果不得不给出具体数字的话，那就给出广泛的范围，并解释说这个数字是一个平均值。例如，对于一些肺癌肝转移患者的预期寿命估计为 3～6 个月，但是当向患者解释的时候，应该说成是在最好的情况下可能会超过 6 个月，最坏的情况下才不到 3 个月
- 说话不要过于权威
- 如果你不知道正确的答案，就不要尝试回答
- 不要通过电话给出模棱两可的答案或者坏消息——你不知道电话另一端的患者将会发生什么或者有什么支持。如果有好消息，要尽快让患者知道。等待扫描诊断结果往往是患者最焦虑的时候。有些中心有打电话告知好消息的习惯，但需要注意的是，聪明的患者知道如果没有给出结果的话，就意味着是坏消息（除了专业人士，患者之间也私下相互交流）

当患者对治疗反应非常敏感，以及病情有迅速恶化的趋势时，应及时修改治疗方案（如生殖细胞瘤）。如果在抗癌治疗过程中，体力状况迅速恶化，应当停止治疗或修改治疗方案。

在癌症治疗方案中，对引起的主要并发症应做一个适当的评估，这在预测治疗的副作用时起到重要作用。例如，对于肺功能低下（FEV_1 ＜1）的严重慢性阻塞性肺病的患者，即使肿瘤很小且有治愈的可能，也不应考虑手术治疗或是彻底的放疗。同样，许多化疗药物对全身器官都存在负面影响，在设计癌症治疗方案时需要加以考虑。

实施治疗方案

在许多癌症的早期阶段，治疗延误的后果就

表 1.1　卡氏体力状态（KPS）和 WHO 评分标准

KPS		WHO（KPS）	
分值	说明	分值	说明
100	正常，无疾病迹象	0 （90～100）	无症状，正常活动，无限制进行各种活动
90	有正常活动能力；表现出轻微疾病症状和体征	1 （70～90）	从事剧烈活动时受到限制，表现一定症状，可从事轻松或久坐的工作
80	正常活动有一定困难；有一些症状和体征		
70	生活可自理，无法进行正常生活和工作	2 （50～70）	生活自理，无法进行任何工作活动；但白天卧床时间＜50%
60	生活能大部分自理，但需要一定的帮助		
50	常需人照料，需要频繁医疗护理	3 （30～50）	自我照顾能力有限，白天卧床时间＞50%
40	丧失能力，需要特殊照顾和帮助		
30	严重丧失能力，需要入院治疗，但无生命危险	4 （10～30）	完全丧失能力，无法自理；卧床不起
20	病情严重，需要紧急入院和支持治疗		
10	生命垂危，病情进展迅速，临近死亡	5	死亡
0	死亡		

是放弃了治愈的机会（如生殖细胞瘤），对于增殖迅速的肿瘤（例如伯基特淋巴瘤，可在 24 小时之内成倍递增），即使推迟几天治疗也是有严重危害的。因此，尽快开始治愈性治疗是非常重要的。

治疗期间随访

治疗期间随访是对治疗反应、毒性监测和修改进一步治疗方案的评估。患者在每 3 周为一个循环的化疗中应该监测其毒性，这可以对每 3 周的治疗剂量进行修改，或者调整支持治疗方案。对于曾在前一个化疗周期中出现明显毒副作用的患者，他们可以在具体某个化疗周期中被发现。患者在接受放疗的过程中至少会出现一次这种情况，以评定治疗过程中产生的急性毒性反应和必要的支持治疗措施。

评估肿瘤对治疗所产生反应的最佳时机各不相同，这取决于各类癌症的治疗方式。比如，放疗和激素类一般需要 3～4 个月才能表现出对治疗产生的反应，而化疗的反应就比较快（6～9 周）。因此，要在合适的时间点有计划地评估治疗反应。然而，若在治疗中存在临床怀疑，应及时展开临时调查，这可优先于计划调查。

治疗期间的支持

当确诊为肿瘤的那一刻，一个人的生活就永远改变了：不仅仅是对身体健康有影响，连心理健康也受到了挑战。不同的个体在这个过程中有不同的处理方式，但每个人都应当在需要的时候得到合适的支援。这也许涉及心理辅导或是其他实用性的东西，比如给予他们财政来源的支持。许多人诊断出癌症时都正在工作，他们未来的就业将受到工作和雇主的影响。法律是为了保护个人而存在的，但那些以前有保险的自由职业者才能得到保护。人们之间的关系往往在癌症的诊断和治疗过程中受到挑战，在此期间夫妻离婚也不是罕见的事情。在治疗结束后，财政担忧仍然持续，它对获得一个新的人寿保险或抵押有一定的影响。那些住在乡村需要保险的人们，将意识到保险费的增长或获得更进一步健康保险有困难。当地医疗服务提供者，如全科医师，他们将在协调和提供如物理治疗、职业治疗所需的额外服务中起到关键作用。

在诊断的同时，患者应该提供以下方面的信息情况，以促进他们的治疗和恢复健康。最为关键的信息包括：

- 社会心理支持
- 收入支持
- 麦克米兰团队
- 社区癌症患者护理

这种潜在援助可以来自有用的网站或组织、当地癌症援助团体，以及专业护士或麦克米兰护士等专业工作人员，在诊断和治疗的开始，应该向患者强调，在整个过程中某个时段很自然地会需要他人的帮助，而且他们会从头至尾地提供帮助。第 22 章讨论了有特殊需求的被诊断出患有癌症的孩子及其家庭如何获得帮助。

癌症筛选

现在已经证明某些癌症筛检可改善侵袭性癌发病率或结果，例如乳腺癌和子宫颈癌。可应用于其他癌症筛查的方案症状探讨中，以试图减少肿瘤患者的死亡率。

遗传筛选

疑似患者的肿瘤遗传组分需要转送到临床遗传学部。第 5 章介绍了转送到临床遗传学部的建议，更进一步说明对患者及其家属管理的建议。

治疗后期随访及复发的处理

几乎所有以治愈为目的的患者都需要定期随

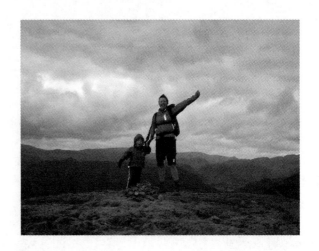

图 1.5
癌症的治疗成功总是值得庆祝的，就像登上了一座高山，但也需要帮助如何下山

访，以便检出早期治愈又复发的癌症以及另一个癌症。随访的频率和模式取决于个别癌症，需要分别对待。在大多数癌症中，对肿瘤转移复发的早期诊断能否改善整体存活率尚有分歧。

病入膏肓与生存

对于很多患者而言，对癌症进行治疗是可能的，但是要治愈就需要翻过诊断、治疗及其并发症这几座大山，如图 1.5 所示。然而，癌症的治疗对他们生活带来的长期影响不应被低估，许多患者在治疗后期不知所措或是中断了随访（第 6 章，后期影响）。患者理解整个治疗过程是十分必要的，这有助于进一步对他们进行照料，使他们返回到正常的社会生活。

参考文献

Referral guide for suspected cancer, NICE. Available from http://guidance.nice.org.uk/CG27/Guidance/pdf/English

第 2 章　肿瘤的外科治疗

TV Ajithkumar

引言

外科手术目前仍是治疗许多肿瘤的主要手段，大多数的实体肿瘤在可能情况下应尽早行外科切除术以达到有效治疗的目的。是否需要进行外科切除术，取决于现阶段患者病情和肿瘤的位置。外科切除术可能导致毁容和机体损伤，因此外科重建手术对维持患者身心健康、恢复正常生活功能具有重要作用。

在肿瘤治疗中外科手术的潜在作用包括：

- 诊断和分期
- 根治性手术
- 姑息治疗
- 外科重建
- 降低风险的手术
- 微创手术和机器人手术

诊断和分期

诊断

组织诊断学源于肿瘤的细胞学和组织活检。选择正确的诊断技术是基于肿瘤的位置、肿瘤的预期类型和手术方法的可靠性。

细针穿刺活检（fine needle aspiration，FNA）是以观察细胞结构和形态变化来实现快速诊断，但是不能反映病变类型的全貌。FNA 可作为确定性病理组织学检查之前的一种筛选工具。FNA 可用于诊断淋巴结肿大、囊性病变、甲状腺结节和转移性病变。

中心活检有助于可视化肿瘤组织以及进行免疫组化的研究。它在乳房肿块或肝转移癌等实体瘤的诊断中非常有用。然而，活检不应被用于对淋巴瘤（这需要广泛的免疫组织化学染色）或软组织以及骨肉瘤的诊断。

当中心活检不能诊断或切除活检不适合时，可考虑切开活检的方法。可疑的肉瘤需要新辅助治疗或明确的外科手术，应谨慎规划切开活检，以确保在一定区域内明确手术活检部位，手术应由最后施行手术的医生操作。一个计划不周的切开活检可导致不必要的并发症。

切除活检涉及整个肿块或皮肤病损的切除。重要的是，需要确保此过程不影响后期更广泛地切除。活检标本需要病理学家进行综合分析，以确定手术切缘。

不能获得以前的组织学诊断（如孤立的肺部病灶）时，冰冻切片偶尔用于术前诊断，以决定是否需要进一步的手术治疗（如淋巴结清扫术），并确保有足够的手术切缘。

分期

内镜检查和剖腹探查术等多种外科操作不仅有助于确定癌症的分期而且可以确认远处转移的组织病理学特性。这些操作可用于小的特定恶性肿瘤的诊断。如可用于辅助检测小的腹腔转移肿瘤和肝转移肿瘤的腹腔镜探查术，可减少不到

5% 胃癌患者"开关腹"的剖腹手术次数。

根治性手术

手术在癌症治疗时起着显著性的作用。对于许多癌症而言，外科手术是治疗的首选。关于癌症是否需要进行根治性手术，应通过分析患者的体征、肿瘤特征并通过外科、肿瘤科、放射科和病理科等医生们的综合会诊做出决定。会诊时在进行分期和诊断时，要检查患者的有关资料，与患者本身相关的影响根治性手术治疗的因素，包括年龄、功能状态和合并症。与肿瘤相关的因素，包括长期受益、潜在的手术风险和并发症的可能性。

原发肿瘤的手术治疗

根治性手术的目的是完整切除恶性肿瘤及切缘无癌细胞（"R0"切除），如果需要可进行外科重建缺损的部位。基于切除癌组织的程度，切除也是按 TNM 分期分类：

- R0——切缘无癌细胞，完整切除
- R1——镜下见切缘有癌细胞
- R2——肉眼可见切缘有癌细胞

肿瘤在手术时应该被标记，以确保一旦复发需再次手术切除时从解剖学上可区分阳性边界。

根据不同类型的癌症和解剖部位，根治性手术可以是：

- 广泛性局部切除术（如乳腺癌）
- 切除有扩散风险时部分器官和周围组织（如胃大部分切除）
- 切除整个器官，视情况切除或不切除重要的邻近组织与器官（如完全经腹子宫肌瘤切除术联合双侧输卵管卵巢切除术）

在手术时应尽量避免让肿瘤细胞脱落。某些肿瘤沿手术切口线或引流部位有复发倾向，如间皮瘤和肉瘤。根治性切除术的目的是肉眼观察及镜下切缘均无癌细胞残留，这种肉眼观察切缘依赖于肿瘤类型和局部扩散方式，足够的肉眼切缘对保证足够的镜下切缘有帮助。表 2.1 显示了一些常见肿瘤的大体切缘与镜下切缘观察的例子。

多种模式的治疗也影响到许多癌症的手术方法。放疗、化疗或两者共同使用。为了提高癌症患者的生活质量，要求放疗、化疗或放化疗联用，尽可能不采取激进的措施。

区域淋巴结清除术

某些肿瘤通过已知的途径浸润到区域的淋巴结。在这些癌症中，局部淋巴结连同淋巴管与原位肿瘤应整块切除。这就为我们提供了重要的分期信息，以及作为某种治疗的参考，以尽量减少局部复发的风险。在行广泛的淋巴结切除之前，

表 2.1　治愈性切除为目的的大体切缘与镜下切缘情况

肿瘤类型	局部浸润模式	大体切缘	镜下切缘
乳腺癌	周围的	1 cm	1 ~ 5 mm
肺癌	肺叶内	叶切除术	1 mm
食管癌	纵向黏膜下	5 cm	1 mm
胃癌	黏膜层下和朝向浆膜	1 cm	1 mm
结肠癌	黏膜层下和朝向浆膜	3 cm	1 mm
直肠癌	朝向浆膜	3 cm	1 mm
皮肤鳞状细胞癌	外围的	1 cm	1 mm
恶性黑色素瘤	纵深处	1 ~ 2 cm	1 mm
头部与颈部癌	在解剖室内	解剖室内	1 mm

可应用不同方法筛查相关的淋巴结病理，包括：

- 扩大局部淋巴结的活检
- 淋巴结采样——包括采集 4 ~ 5 个局部淋巴结（如乳腺癌）
- 前哨淋巴结活检——原发肿瘤发生淋巴结转移所必经的第一批淋巴结。可以通过使用蓝色染料或放射性核素（图 2.1）确定传播到其他节点的原则
- 淋巴结清扫术

然而，在很多情况下，淋巴结清扫术对整体生存率的影响仍存在争议。在实践中，涉及转移到淋巴结的患者经受了淋巴结切除术，然而淋巴结切除术的作用取决于癌症的位置、癌症的类型和其他预后因素。不同癌症的淋巴结清扫术的益处将在相应的章节一并讨论。

孤立的转移病灶切除术

孤立的转移病灶切除术对某些癌症患者是有用的（专栏 2.1）。一般情况下，可进行转移病灶切除的患者，或对一个功能状态不错的患者，在肿瘤治疗后期会有一个长期的无瘤生存状态。由于缺少合适的随机对照研究，这种观察到的治疗益处是否是真实或选择性偏差造成的，目前仍无法了解。对于结直肠癌合并肝转移的患者，切除孤立或有限的肝转移灶，切除后 5 年生存率为 20% ~ 40%。肉瘤的转移病灶切除术的五年存活率是 20% ~ 25%。可供选择的是射频消融术。

> **专栏 2.1　转移病灶切除术的作用**
>
> - 肝——挑选有结直肠癌的患者
> - 肺——挑选有结直肠、肾和睾丸癌以及肉瘤的患者
> - 肾上腺——挑选可切除肺癌和孤立的肾上腺疾病的患者
> - 脑——可控的单个转移 / 潜在的可治愈的全身性疾病

挽救性手术

在初期治疗失败或者彻底治疗后肿瘤复发时，进行挽救性手术是有价值的。这只适合于给患者一个延长生存时间的机会。例如，在直肠癌的放疗化疗后的腹部会阴切除术和宫颈癌放疗化疗后的盆腔清除术。对于曾接受有限手术或放疗化疗的患者，治愈的第二次机会是进行外科手术。例如，乳腺癌的保守性手术后局部复发的乳房切除术和头颈部癌症的化疗放疗后孤立结节复发的颈部淋巴结清除。

姑息性手术

姑息性手术旨在改善或阻止显著症状（如疼痛、出血和梗阻），如不进行干预，这些并发症有可能发生。它也可以提高化疗的效果（如提高卵巢癌患者的生存率）。原发性肿瘤的减瘤手术可产生良好的症状控制，并提高生活质量，阻止一些由不可控疾病（例如，乳腺癌的局部手术阻

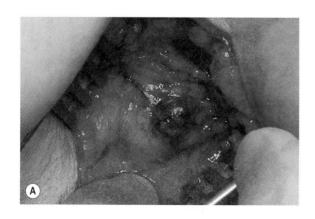
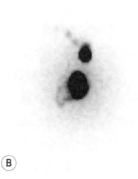

图 2.1

前哨淋巴结活检。用蓝色染料（A）或者放射性核素（Tc-99m 白蛋白纳米胶质）来鉴定淋巴结。（B）显示了一个在注射部位上方较小且不明显的淋巴结（见书后彩图）

止真菌生长和有症状的腋窝疾病）引发并发症。

重建手术

广泛切除术常常破坏正常解剖结构和随后的美容术以及功能。整形外科技术在修正结构缺陷、改善美容效果（例如，重建乳房手术）和功能（例如，头部或者颈部手术）方面是很有用的。

减少风险手术

少于 5% 的患者有癌症的基因组成部分。增加了解癌症的基因方面相关的发展，引导了部分患者的预防性手术。专栏 2.2 显示了共同预防性手术的标志。但是，对于任何预防性手术，适当的遗传学方面的检测和咨询是绝对的先决条件。有 BRCA1 和 BRAC2 基因突变的女性，实施双侧乳房切除术可以使患乳腺癌的高风险降低 90% ~ 95%。然而，决定是否进行预防性乳房切除术应当经过认真的讨论，包括未来生活质量、潜在的手术风险和患者的意愿。也应该考虑降低手术风险的方法，例如使用他莫昔芬和在构成家庭后的预防性卵巢切除术。另一个例子是家族性腺瘤样息肉癌（FAP）和预防性结肠切除术。

微创手术和机器人手术

微创手术症状越来越多地出现在实体瘤治疗

专栏 2.2　降低手术风险的潜在指征

手术	指征
双侧乳腺切除术	BRCA 1/2 基因突变 家族性乳腺癌
双侧卵巢切除术	患者 <40 岁的单侧乳腺癌 BRCA 1/2 基因突变 家族性卵巢癌
全结直肠切除术	家族性腺瘤样息肉病或 APC 基因突变 遗传性非息肉性结肠癌——胚系突变
甲状腺切除术	RET 原癌基因突变 MEN 2

中，更常应用于腹部恶性肿瘤。研究表明腹腔镜手术和开放性手术具有同样的长期生存率，没有增加腹壁复发的风险，并减少手术并发症和快速的恢复正常功能。腹腔镜手术是在胃癌、肾癌、肾上腺癌和大肠癌中被接受的外科手术方式。对于老年患者，早期肺癌的可视化胸腔镜手术是特别有吸引力的选择。

机器人辅助外科手术目前在前列腺癌和肾细胞癌中进行研究。这种技术可引起最小的手术创伤和更小的毒性范围。

参考文献

Sabel M, Sandak V and Sussman J. Essentials of surgical Oncology. 2006, Elsevier.

第 3 章　肿瘤的放射治疗原则

TV Ajithkumar

引言

对癌症患者来说，术后进行的最有效的治疗手段是放射治疗，其治愈率可达 25% ～ 30% 至少半数癌症患者在某个时期内需要接受放射治疗，其中约 60% 联合手术和化疗的患者达到了治疗目的。放射治疗涉及各类电离辐射的使用，其中 X 线是用于放射治疗的最常见种类。其他种类的辐射包括电子、质子、中子和来自放射性（V）素的 γ 射线。本章旨在拟定实际工作中放射治疗的原则（专栏 3.1），放射生物学和数学建模不在本章节讨论范围之内。

放射治疗适应证

如能提高治愈率，控制局部肿瘤生长，缓解症状，改善生活质量，则应积极采取放射治疗手段。针对不同肿瘤，目前已经有各种关于放射治疗的指征。随着人们对放射生物学深入认识和技术上的进步，更多适应证日趋发展和完善，特别是那些曾经被认为对放射不敏感的肿瘤（例如肝癌和胰腺癌）。

放射治疗目的

放射治疗可用于根治性或者姑息性治疗目的。根治性治疗包括根治性放射治疗（单独运用放疗或者联合化疗或生物治疗）或者辅助性放射治疗（用于明确的肿瘤治疗后，通常指外科术后

治疗）。姑息性治疗旨在改善症状（如骨痛）或者预防肿瘤相关并发症（如乳腺癌形成的溃疡）。

放射治疗方法

放射治疗时，可把放射源置于体外（远距或外部束放射治疗）、肿瘤内（间隙近距放射治疗如小舌癌）、腔内（腔内近距放射治疗如宫颈癌），也可以口服或者静脉内注射开放型放射性核素。根据肿瘤部位和种类，可选择以上一种或者几种进行放射治疗。有时可联合化学和生物制剂来提高治愈率。

外放射治疗（EBRT）

EBRT 通常使用 X 线和电子线。在 20 世纪 50 年代以前，放射治疗设备是千伏机，它能够产生有限穿透性的 X 线。目前一些中心依然使用这些设备。

- 表面 X 线——电压控制在 50 ～ 150 kVp，管电流控制在 5 ～ 10 mA 发射的 X 线可用于治疗浅表皮肤癌。
- 深部 X 线——电压控制在 150 ～ 500 kVp，管电流控制在 10 ～ 20 mA 发射的 X 线可用于治疗深部皮肤癌和肋骨病变。在许多治疗中心，电子束治疗设备正逐步取代千伏机。

专栏 3.1　放疗实践步骤

1. 放疗指征
2. 放疗目的
3. 那种放疗方式最好？
- 单独的外照射（例如：头颈部肿瘤）
- 单独近距离照射（例如：早期宫颈癌）
- 外照射联合近距离照射（例如：进展期宫颈癌）
- 外照射联合同步化疗（例如：食管鳞癌）
- 外照射联合靶向治疗（例如：头颈部进展期肿瘤）
- 放射性核素（例如：分化良好的甲状腺癌）
4. 获得知情同意
- 放疗的益处
- 解释放疗的步骤
- 预期的放疗副作用——短期和长期的
5. 放疗的计划和实施
- 患者体位的固定
- 肿瘤定位（CT 或 MRI）
- 目标剂量限制
  - 靶区剂量（GTV，CTV，PTV）
  - 正常器官
- 计划的技术
  - 传统方法（2D）
  - 3 维技术（3D）
  - 调强放疗（IMRT）
  - 图像引导技术（IGRT）
- 治疗计划
  - 电子束准备
  - 电子束的大小形状
  - 电子束能量
  - 防护
- 评价治疗计划——靶区和关键器官的剂量
- 放射治疗的处方
- 治疗的核实与纠正
6. 放疗期间的支持
7. 放射过程中治疗的修改（休假、毒性、中断）
8. 放疗后照顾和生存的争议

专栏 3.2　直线加速器（图 3.1）

击中目标之前，光束在枪内加速，产生的 X 线被固定在患者的方向，光束被光栅修饰，在达到患者体表之前被第二个多页的瞄准器所限制。

器已有能力产生光子和电子。电子具有可预见穿透性，从而可以利用此特点限制深部组织器官的辐射剂量。在临床使用的光子特点如下：

- 与低能量 X 线相比，光子具有更强穿透性，能够把更高辐射剂量带到深部肿瘤
- 皮肤保护作用：光子最大吸收剂量部位是在皮下几毫米处。这可以将更高辐射剂量带往深处而不引起皮肤和皮下组织明显损伤（专栏 3.3）

近距离放射治疗

近距离放射治疗是指把放射源置于距肿瘤很短距离内或者直接触及肿瘤。增大离放射源的距离，辐射剂量快速下降，可将更高剂量带到肿瘤部位而不引起周围正常组织损伤。放射性核素半衰期较短，特异性较高，可以在短时间内让肿瘤部位接受辐射剂量。放射源的空间分布则基于一套复杂的规则。

现代近距离放射治疗设备的应用使以前诸如患者和医务人员辐射安全，延长治疗时间之类的问题成为历史（图 3.3）。近距离放射治疗临床应用如下：

- 单一形式的治愈性治疗，如前列腺癌、宫颈癌
- 术后辅助治疗，如乳腺癌
- 联合外照射的治愈性治疗，如宫颈癌、前列腺癌、肛门癌
- 姑息性治疗，如支气管癌和食管癌的腔内治疗

放射性核素治疗

放射性核素可以发射出 γ 射线，将放射性核

现代放疗技术建立在兆伏级 X 线（光子线）和电子线基础之上。直线加速器 LINACs 对电子进行人工加速，使其通过真空管撞击靶面产生兆伏级 X 线（专栏 3.2）。电子速度越快，X 线能量越高。当直线加速器靶面从电子束路径移除后，便产生了电子（专栏 3.2）。现代直线加速

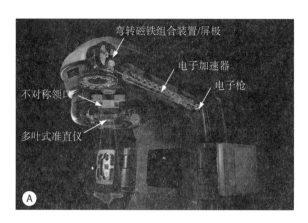

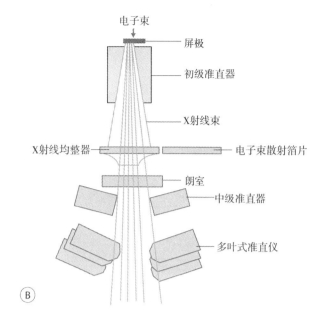

电子束

屏极

初级准直器

X射线束

X射线均整器——电子束散射箔片

朗室

中级准直器

多叶式准直仪

弯转磁铁组合装置/屏极

电子加速器

电子枪

不对称领口

多叶式准直仪

Ⓐ

Ⓑ

图 3.1

A、B 直线加速器（见书后彩图）

专栏3.3　能量的选择（图 3.2）

电子具有明确的范围（范围在厘米，大约一半的光束能量在 MeV），且选择电子是基于需要治疗的深度（有效治疗深度在厘米，定义的90%，大约是在中心等剂量三分之一的光束能量在 MeV）。随着能源、表面剂量降低，如果需要更高剂量的表面，则使用一个填充物（第23页）。填充物还带来了高剂量表面以避免辐射到底层关键结构。更高的能源电子束显示一个横向收缩90%等剂量线（图3.2 b），需要考虑哪些决定表面范围剂量。

光子有皮肤保护效应和一定深度聚集剂量。随着深度的增加，通常应用 6～10MV，然而在大部分患者中深部肿瘤一般＞10MV 有着更好的剂量分布。

素进行全身给药是对癌症的一种有效治疗。对于分化良好的甲状腺癌，甲状腺切除术后可给予 ^{131}I 加以治疗。锶 -89 和钐 -153 可用于骨转移患者的姑息治疗，特别是前列腺癌骨转移的患者。

知情同意

一旦决定使用放射治疗，必须传达给患者。应该告诉患者治疗的目的，潜在益处以及短期和长期可能存在的副作用。为了真正做到患者知情同意，医生也有责任向患者解释短期和长期放射

治疗带来的严重后果。通常患者更愿意知道细节（专栏3.4），如放射如何起效、治疗时间、放射剂量、治疗缘由以及不良反应（专栏3.5）。放射治疗副作用取决于治疗区域、总剂量和每分剂量。这些副作用可以是短期的（发生在放射治疗期和放射治疗完成的 3 个月内），也可以是长期的（放射治疗完成的 3 个月后）。

放射治疗计划与实施

体位和固定

放射治疗旨在给予肿瘤和显微扩散区统一辐射剂量，而邻近组织器官尽可能应用最小剂量。这需要每天治疗前进行精确定位。在保持患者舒适体位的同时，进行定位和固定，以确保最佳粒子束照射。仰卧或俯卧位是常见体位。

固定取决于放射治疗的部位和目的。由于给定的放射剂量很高，根治性治疗需要更加良好的固定技术。特定部位固定设备举例如下：

● 脑肿瘤——根治性治疗，有机玻璃外壳或立体框架；姑息性治疗，热塑性塑料外壳
● 头颈部肿瘤——有机玻璃外壳
● 乳腺癌——胸部板和横栏将手臂固定于头部之上

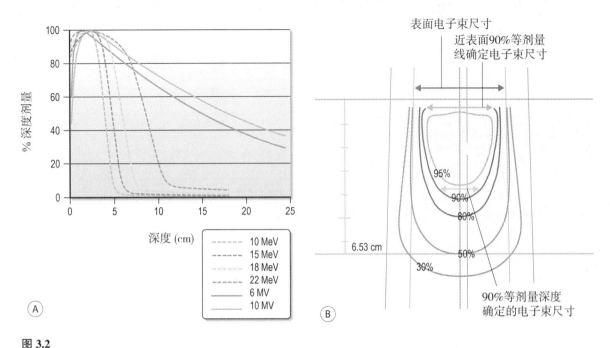

图 3.2

A. 电子、中子深度剂量百分比示意图。B. 电子束等剂量曲线—注意压缩 90% 等剂量深度，→可使波束宽度适当增大差幅

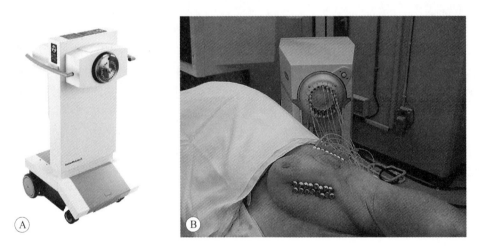

图 3.3

近距离放射疗法机器。A. 高剂量率（HDR）后装近距离放射疗法机器完全为电脑控制并在几分钟内完成治疗。B. 乳腺间质瘤近距离放射法（瓦里安医疗系统提供）

- 胸部——头部托架，膝盖托架，立体定向体架
- 腹部和盆部——膝盖托架，立体定向体架，真空包
- 四肢——真空包

肿瘤定位

肿瘤定位是为了确定肿瘤治疗区域（专栏 3.6）。传统定位（2D）是用被称为模拟器的特定治疗设备进行正交 X 线定位。这些是用于诊断的 X 线机，它能够模拟治疗设备全部的位置和运动，一些还带有 CT 扫描设备。2D 定位适用于姑息性治疗。根治性放射治疗通过计划 CT 扫描或者更为先进的技术，以三维方式确定各种肿瘤区域。现代电脑软件可对计划 CT 扫描、MRI 或 PET 扫描进行联合注册（图 3.6B），这提高了大体肿瘤体积（GTV）界定的精确性。

专栏 3.4 辐射怎么工作？

放射治疗的使用是从经验中产生的。科学联合经验，有 3 种不同类型的辐射损伤 DNA：

- 致命——不可逆转的，不可挽回的导致细胞死亡。
- 亚致死的——在正常情况下几个小时内可以修复细胞，除非附加亚致死的伤害（另一个剂量的辐射）发生伤害致死。
- 潜在致命的——辐射损伤的组件可以修正后后辐射环境。

然而，DNA 损伤并不是唯一的放射治疗作用机制。放疗也会影响基因控制细胞周期（如 RB 基因）和改变各种基因导致细胞激素、生长因子、结构蛋白或酶的表达。辐射损害细胞膜发送信号到核而且这些信号会影响细胞的行为。

专栏 3.5 分割放射

放射治疗通常对正常细胞及肿瘤造成相同的损害。然而，正常细胞和肿瘤细胞对辐射损伤的修复能力不同。细胞周期阶段决定细胞的辐射敏感性，G^2 和 M 阶段是对放射敏感的，然而 S 阶段是抗辐射的。在放疗期间，癌细胞分在细胞周期的各个阶段，其中一些处于辐射敏感期，这时是杀死癌细胞的最佳时期，一些处于抗辐射期。以下 5 条为基本原理。有的原理为导致更多的癌细胞被杀死，而其他的则是让正常组织细胞更好的修复。

- 再分配的细胞——放射治疗作为多重治疗方式，使肿瘤细胞更多地分化进入辐射敏感期，以破坏更多的癌细胞。
- 复氧——许多肿瘤组织缺氧区内的肿瘤和正常细胞没有任何缺氧区。缺氧区域是相对耐放疗的。放疗可减少癌症每一区域的细胞，可使缺氧区变成更需氧的从而更好地杀死癌细胞。
- 肿瘤固有的放射敏感性是实现治愈或控制肿瘤方面的一个重要特性。一些肿瘤是对辐射非常敏感的（如淋巴瘤和精原细胞瘤），而其他一些则相对抗放射（如黑色素瘤、肉瘤）。大多数肿瘤对辐射适度敏感。对于对辐射非常敏感的肿瘤，小剂量的放疗方法即可达到治疗效果（如生殖细胞瘤）。
- 亚致死量的损伤修复——对每一区域减少剂量有助于更有效地修复损坏的正常组织而不会修复肿瘤组织。如果两个区域之间放射治疗间隔大于 6 小时，那么正常组织可能修复亚致死剂量损坏的部分。然而，某些类型的癌症也有快速修复辐射损伤进而抗辐射的能力（如黑色素瘤）。
- 再增生——分割治疗能帮助快速修复正常组织，如皮肤、消化道再增生，使其尽快从放射损伤中恢复。然而，尤其当放射治疗延长或中断时，肿瘤细胞仍有再增生的能力（间隙修正见下文）。

计划 CT 扫描采用间隔 1.5 ~ 5 mm，厚度 < 3 mm 的扫描方式来获得数字重建图像更高的分辨率。这可用于核实治疗的准确性（专栏 3.12）。

技术计划

传统（2D）模拟计划采用单波束方式，如单场式放射治疗或者反向平行束。而在适形（3D）计划中，各区域和危及器官在每一代表性成像的断面和由电脑制定的治疗计划中被标记出来。调强计划（IMRT）是对 3D 计划的改良，旨在确保肿瘤部位有相同剂量而危及器官较少剂量。此技术在具有凹面形状的目标肿瘤区域和在凹面定位的危及器官中有着其独特的优势。此技术也有助于使重要器官免遭放射治疗毒性危害（如在头颈部肿瘤治疗中保护腮腺）。

影像引导放射治疗是对放射治疗计划制订和实施的进一步推进，它充分考虑了肿瘤的实时位置变化（图 3.7）。3D，IMR 和 IGRT 采用多波束方式以获得最佳治疗方案。

治疗计划（专栏 3.7）

射线方向

射线的方向取决于计划靶体积（PTV）和危及器官（OAR）的位置。一般让射线经病侧等角度进入人体，如可能，应避免直接穿过危及器官。

射线大小和形状

传统放射治疗采用矩形或方形照射，通过防护物对重要器官加以保护。而适形放射治疗则根据"光束视野"（BEV）对每束波进行塑形。波束的确切形状可由成形的阻挡物获得。多叶式准直仪的出现使光束塑形变得越来越容易。

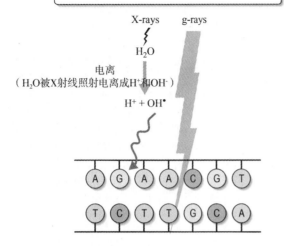

直接损害导致单链或双链断裂
羟基团导致单链断裂

X-rays　g-rays

H_2O

电离
（H_2O被X射线照射电离成H^+和OH^-）

$H^+ + OH^\bullet$

A G A A C G T
T C T T G C A

DNA被破坏后将发生
DNA重组
无限制的细胞分裂与死亡
程序性细胞死亡

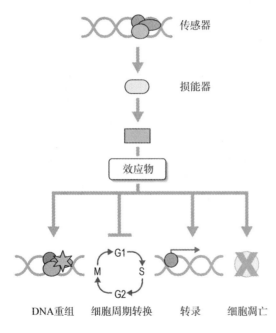

传感器

损能器

效应物

DNA重组　细胞周期转换　转录　细胞凋亡

图 3.4
放射造成细胞损害原理

射线能量

电子线可用于浅表性病变和有限深度病变，电子束能量大小取决于需要治疗的深度（专栏 3.3）。兆伏级能量可用于深层次肿瘤，通常为 6MV 光子量；对于一些患者，可用具有更高能量和穿透性的电子束来提高剂量匀质性。

- 大体肿瘤体积，指的是大体病灶或者影像学可见的肿瘤，这个区域有 109 个肿瘤细胞。这张图片中，核磁 T2 像显示了高信号低级别脑肿瘤。

- 临床靶体积，包括大体肿瘤体积和（或）亚临床微小病灶（106 个肿瘤细胞）。这些都需要给予足够的放射剂量才能达到治疗的目的。临床靶体积取决于特异性肿瘤的局部播散类型。这张图片提示临床靶体积的边界融合于计划靶体积的边界内，因为微小转移灶不可能播散至颅骨的内板外。

- 计划靶体积，它是一个区域性的概念，它所指的是临床靶体积及区域变异和治疗误差的边界。这个边界附加于临床靶体积而源于计划靶体积，主要依靠固定装置（比如 2～3 mm 的立体定位框架）。计划靶体积包括两部分：

  - 内界，附加于临床靶体积，目的是为了弥补正常的解剖运动和尺寸、形状和临床靶体积的定位误差。这张图中，临床靶体积几乎没有运动，因此内界几乎为 0。然而，肺的肿瘤中，肿瘤部位可能会随着呼吸的深度有 1～4 cm 的运动。

  - 摆位边界，很多因素可引起不确定性，比如患者体位的日常变化，设备机械的不确定性，转化设定误差等。

- 治疗体积，是由等剂量的表面构成的，它由肿瘤专家选择和量化成完成治疗目的的适宜方法。

- 辐射体积，是指能接受正常组织耐受剂量相关的组织体积。

- 危及器官计划靶区，指的是可能受放射损害器官的边界。

需要注意的是，尽管实际肿瘤体积较小，附加了上述的不同边界后，辐射体积会变得很大。这是给予肿瘤大剂量的辐射同时不造成对正常组织的严重辐射的限制因素之一。研究显示，剂量每增加 4%～5%，控制肿瘤的可能性增加 10%。因此，新的发展目标在于对肿瘤更好的定位及减少变化边界以增加实际肿瘤的放射剂量。

楔形过滤器、射野挡块和填充物

在多照射野放射治疗中，楔形过滤器很有必要，它可以改变光束轮廓，从而保证匀质射线到达目标区域（专栏 3.6）。楔形过滤器也可作为外部倾斜表面的组织补偿器。

射野挡块可用于避免部分放射治疗部位的照

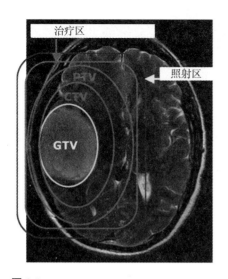

图 3.5
放射体积分类（见书后彩图）

射。在现代化的设备中，射野挡块由多叶式准直仪的各个叶片获得。

　　填充物（一种直接放置于患者皮肤表面的等组织材料）可把辐射剂量带到表面。最常使用的等组织材料是由固体石蜡制作的平板，涂上凡士林的纱布或人工合成物质。兆伏级放射治疗具有皮肤防护效应（向皮肤深部某点提供最大剂量），但这在治疗浅表计划靶区（planning target volume，PTV）方面却显得有所欠缺（如乳房切除术后胸壁）。因此为了把最大辐射剂量带到表面，可将填充物置于放射治疗区表面。填充物也可把高剂量辐射带往表面以避免深部危及器官遭

受更高剂量辐射的危害。

治疗计划评估

　　一旦制订治疗计划，则很有必要对用于治疗的方案加以评估。当遭遇困境，如危及器官位于计划靶区，医师应为肿瘤学家制定多个方案进行评估，从中选择一个方案用于治疗。方案评估遵循以下步骤：

- PTV 同一剂量——理想情况，整个 PTV 应被 95% 等剂量所覆盖，推荐 PTV 剂量在距处方剂量 −5% 和 +7% 范围内。这可通过观察每一断面的剂量分布和放射区剂量柱状图（close volume histogram，DVH）得到确认。DVH 可绘制靶区和受照射危及器官的总剂量百分比。热区是指位于 PTV 之外，接受辐射剂量 > 100% 的规定 PTV 剂量的区域。只有当这些区域直径 > 15 mm 时才被认为热点明显，但在一些小器官（如眼，视神经），直径 < 15 mm 范围也称之为热点明显。
- 危及器官剂量——危及器官剂量不应超出其耐受剂量。耐受剂量（tolerance close，TD）是指超出该剂量可引起剂量限制毒性危险的放射剂量。规定 TD5/5（5

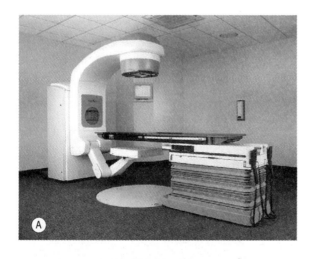

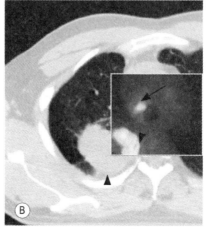

图 3.6
肿瘤定位。A. 模拟器用于惯用的肿瘤定位也用于核查定位（瓦里安医疗系统提供）。B. 联合 CT 和 PET 扫描可显示原发肿瘤（三角形所指）而且 PET 能确定右气管旁淋巴结（箭头所指）（见书后彩图）

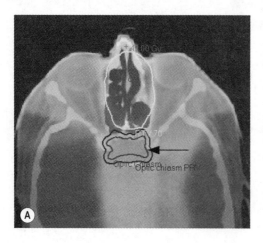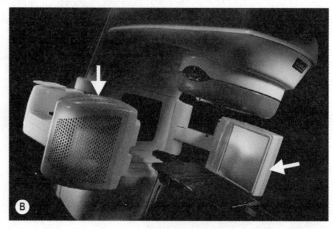

图 3.7

A：IMRT，B：IGRT. A.IMRT 是一个曲面共形技术的关键结构，可帮助有选择地避免 / 减少放射剂量。IMRT 计划在筛骨的癌症中给 70 Gy 的剂量，然而在视神经交叉的剂量则少于 50 Gy。B. IGRT- 专门带机载成像系统的放疗机器，允许实时成像及纠正错误（瓦里安医疗系统提供）（见书后彩图）

> **专栏 3.7　放疗计划**
>
> 其中有三个场，交叉点的剂量为规定剂量的 100%。
>
> 照射计划：
>
> - 只能有一束射束直接通过脊髓，以使得脊髓照射量在耐受范围内。
> - 射束只能通过病灶端，不能通过正常的肺叶端。
> - 根据射束的视角决定射束的大小和维度。

> **专栏 3.8　射束成形**
>
> 在 1950 年代早期，放疗射束是成方形或者直角的。可以选择用铅或等效材料遮盖部分放射场。当适形放疗开始发展时，基于十亿电子伏特的射束，形成了个体化的合金块能够塑形放疗场。这些合金是由铋、铅、锡、镉这些金属，在 70℃ 的温度下融化后塑造成不同的形状。目前射束成形是由多线路控制器完成的。

年内由放射治疗所造成的放射损伤发生率为 5% 的剂量）和 TD5/50（5 年内由放射治疗所造成的放射损伤发生率为 50% 的剂量）为耐受剂量。治疗方案评估目的旨在控制危及器官剂量低于 TD5/5。表 3.1 给出了各个器官近似的耐受剂量。

- 其他正常组织的剂量——检查射束进出剂量有没有增加以及射束路径上有无敏感结构是重要的。

放射治疗处方剂量

放射治疗处方点取决于方案类型。对单光束而言，处方点位于最大剂量点（d_{max}）或深部位点。对反向平行光束而言，处方点位于中平面。而对于 3D 和 4D 方案，处方点通常位于等中心点或交叉点。

对于电子线，可给予 100% 处方剂量；然

而，有必要确保 90% 等剂量覆盖 PTV。

处方应注明总剂量，分次数目，每分剂量和治疗持续时间（如 50 Gy/20 分次，持续 4 周）。

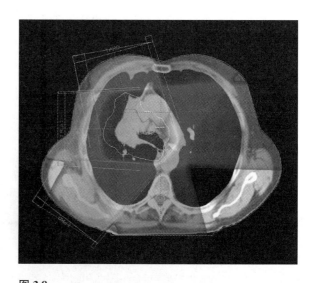

图 3.8

放疗计划（见书后彩图）

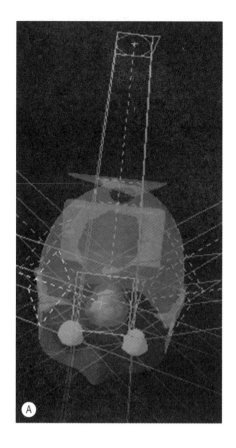

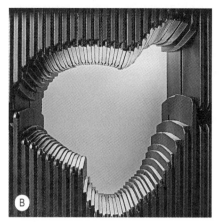

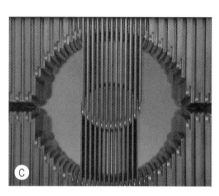

图 3.9

电子束成形原理（A），MLCs（B、C）（MLCs 多层电容器）（见书后彩图）

常规分割是一周每分次放射治疗持续 5 天。还有一些交替分割方法（专栏 3.10）。放射治疗总剂量取决于肿瘤分型，部位和疾病主体（专栏 3.11）。戈瑞（Gy）是用于放射治疗的剂量单位，定义为 1 Gy=1 J/kg。厘戈瑞（cGy）等于 1/100 Gy。单纯放射治疗需要每天 1.8 ~ 2 Gy，总剂量超过 60 ~ 65 Gy，而辅助性放射治疗使用 50 ~ 60 Gy 的放射剂量。多数研究表明剂量与控制率及治愈率有直接相关性。

治疗验证与修正

为达到准确放射治疗，对患者进行准确的定位和计划和治疗过程中的固定十分重要。尽管如此，实际治疗可能与计划治疗方案有所不同。因此确保给定的治疗在距计划方案可接受的变动耐受极限范围内十分重要。可接受的耐受极限通常取决于固定方法，对于透明塑胶，< 5 mm 的变动都属于可接受范围。计划治疗方案的准确性可通过以下方法得到验证：

- 在使用模拟器前确认治疗位置——为保证等中心位点准确性，X 线模拟机应与 DRRs 进行对比；如有可能，应进行骨骼标志和各个区域对比（专栏 3.12）。

- 在治疗期间使用射野成像以验证治疗——和 DRR 进行对比以评估至少 2 个射野（之前和之后）的等中心位置，与骨骼和其他可视标志相关位置（专栏 3.12）以及各个区域形状。

- 对治疗过程中位置变动进行修正的实时确认是由图像引导放射治疗的支柱。

在确认过程中，可能发生两类误差

- 系统误差 Σ——计划与治疗之间的误差。在进一步治疗前需要进行修正。

- 随机误差 ∂——出现在每部分治疗过程中的变化和不确定性。由于这类误差并不持续存在，所以很难纠正。

在决定 PTV 期间，应考虑到这类误差以设定 PTV 的界限。建议界值为 $2.5\Sigma + 0.7\partial$。

放疗期间的支持治疗

在放疗期间定期随访患者来评估和了解放疗毒性，监测营养状况以及检查血细胞计数十分重要。研究表明，在头颈、肺、食管和子宫颈部位的肿瘤根治性放疗过程中，维持血红蛋白水平在 12 gm/dl 以上（低于此水平可造成疾病控制率降低 10% ~ 12%）十分重要。维持血红蛋白水平在其他肿瘤中的重要性尚不清楚。然而，需要纠正贫血症状。在放射治疗期间，维持血细胞计数在安全范围（血小板 > $100×10^9$/dl，中性粒细胞 > $1.5×10^9$/dl）也十分重要，特别是当同时给予化疗药物或者对骨髓生长区域进行照射的时候。血细胞低于安全值时有必要停止化疗或者延迟化疗直至血细胞计数恢复。

间隙修正

放射治疗期间出现的一个常见状况是由于假期或者不可耐受的毒性而导致放射治疗中断。这需要对治疗方案进行调整。研究表明肿瘤在放射治疗期间呈加速再增殖特点。加速再增殖意味着癌细胞数目的加速增长，通常在接受放射和化疗后部分皱缩的肿瘤中就开始发生。由于加速再增殖，长时间中断放射治疗可导致其效力降低。模拟分析表明，总疗程增加一天可使局部控制率降低 1.4%。因此应尽量避免延长总疗程。有时要延长疗程，可在总的计划时间内通过以下方式来

> **专栏 3.9　治疗计划的评估（图 3.10）**
>
> 治疗计划的评估是为了确保计划治疗体积接收同源的剂量，危及器官接收的剂量在耐受范围内。空间分布显示器确保了 95% 等剂量装入计划治疗体积（图 3.10A-B）。剂量体积直方图（图 3.10C）提示了计划治疗体积的不足剂量以及危及器官的过度剂量。

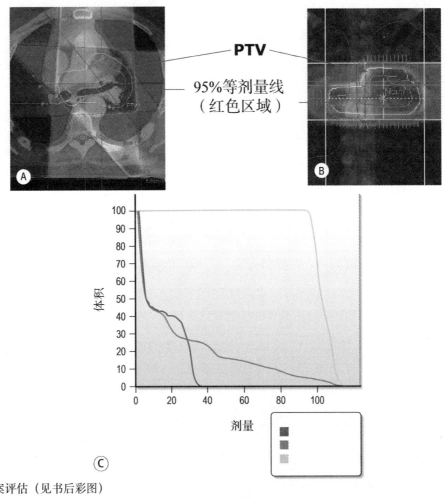

PTV

95%等剂量线（红色区域）

图 3.10
A ~ C，治疗方案评估（见书后彩图）

表 3.1　正常组织耐受剂量 2 Gy 的分隔放疗)

器官	TD5/5（Gy）			限制毒性剂量
	Whole	2/3rd	1/3rd	
脑	45	50	60	坏死
脑干细胞	50	53	60	坏死
结肠	45	–	55	梗阻、穿孔、溃疡
心脏	40	45	60	心包炎
肾	23	30	50	肾衰竭
晶状体	10	–	–	白内障
肝脏	30	35	50	肝炎
肺	17.5	30	45	肺纤维化
食管	55	58	60	狭窄
视器	50	–	–	失明
腮腺	32	32	–	口腔干燥
直肠	60			坏死、瘘、狭窄
视网膜	45	–	–	失明
脊髓	47	50	50	脊髓炎
小肠	40		50	梗阻、穿孔
胃	50	55	60	溃疡穿孔

调整方案以达到治疗目的。

- 每天 2 分次放射治疗，间隔时间至少 6 小时
- 周末治疗
- 使用更小分次的生物等效剂量以达到总的预期计划治疗时间

如在总的预期计划治疗时间内，治疗仍无法完成，则应考虑增加分次剂量。粗略估计为在总的治疗时间内，每天增加 0.6 Gy 放射剂量。

放射治疗后护理与生存

一些患者在放射治疗后可出现持续性急性放疗副作用，长达 3 个月。而如何应对这些副作用却需多学科支持，涉及一些卫生保健专家，包括肿瘤学家、专业护士、放射治疗技师、营养师以及语言治疗师。

一些副作用需要长期进行关注。接受部分或者整个脑部放射治疗的患者存在着一些风险，诸如认知损害、脑血管意外、激素缺乏以及继发性肿瘤。接受胸部放射治疗的患者发生继发性肿瘤和心脏损伤的风险增加，特别是接受左乳腺癌放射治疗的患者。接受盆部放射治疗的女性可导致停经和不孕，而在男性可导致不孕和性功能障碍。由放射治疗所诱发的继发性肿瘤对于患者来说是一个重要的生存问题。在肿瘤治疗过后，患者会经常面临社会心理及经济问题。对内科医生来说，我们的成就不仅是要控制和治愈肿瘤，还应包括帮助肿瘤患者提高质量生活。关于肿瘤患者生存的详细讨论，参见第 6 章。

放射治疗进展

根据实验研究，辐射剂量与肿瘤控制率直接相关，虽然并不是线性相关。然而，对肿瘤进行

专栏 3.10　分割计划

- 传统分割：1.8 ~ 2 Gy/d，5 次 / 周
- 加速分割：通过给予大于标准放疗次数或者每次给予剂量大于 2 Gy，目的是缩短治疗时间。每天可给予多部分放疗。实际毒性要大于此，迟发毒性大于或者等于传统分割法。它适用于快速生长的肿瘤。
- 超分割：通过与传统分割同样的迟发效应提高肿瘤的控制率。给予少量、多次的放疗剂量，总剂量比标准高 10% ~ 20%，但是总治疗时间和标准治疗时间一样。这种方法适合于缓慢生长的肿瘤。
- 加速超分割：联合加速分割机超分割。
- 连续加速超分割：每部分给予 1.5 Gy，每天 3 次，每天 6 小时，连续 12 天。经证实，这种方法提高了肺癌的局部控制率。
- 低分割：每次大于 2 Gy，每周少于 5 次。

放射治疗计划过程中的各种不确定性常常导致放射治疗区域的扩大（专栏 3.6）。放射治疗的进步旨在弄清和控制这些不确定性。如此我们将能够给肿瘤和可能播散的部位更高辐射剂量，而对正常的组织器官则给予最少的辐射剂量。目前正在研究的方面包括更为先进的固定技术、影像引导的改良放射治疗技术以及对肿瘤体积划定的分子成像技术。

提高放射治疗疗效的方法

目前正在研究提高放射治疗疗效的各种方法。这些方法包括交替分割（专栏 3.10），联合运用化疗药物、放射感光剂和生物制剂。被证实能够提高肿瘤控制率的例子包括用于非小细胞肺癌的 CHART，每周对头颈部进行 6 分次的放射以及放射外科学的运用。

联合化疗药物在控制食管癌、宫颈癌和肛门癌（详见相关章节）方面起着重要作用。化疗药物通过杀伤肿瘤细胞和作为放射感光剂来提高局部控制率。

生物制剂

根据目前证据，放疗（或化疗）能引起癌细

专栏 3.11　肿瘤控制率，正常组织并发症及治疗率（图 3.11）

对于多种肿瘤，高剂量的放疗剂量产生了更好的肿瘤控制率。分割放疗后，存活的总的肿瘤细胞数取决于原始总的肿瘤细胞数及每次放疗杀死的肿瘤细胞。研究显示，可见病灶比微小病灶及亚临床病灶需要更大的剂量。例如，要控制肉眼可见的上皮肿瘤需要 65 Gy，然而要控制微小病灶及亚临床病灶分别只需要 60 ~ 65 Gy 和 50 ~ 60 Gy。

放疗的目的是通过一定剂量的放射线杀死肿瘤细胞但是不造成正常组织的并发症。治疗率的概念是在正常组织的反应特异水平上（一般是 5%），用来描述肿瘤控制率与正常组织并发症发生率的比值的。

肿瘤得以控制但是正常组织无损害的概率是治疗窗的最高值。NTCP 曲线离 TCP 的右侧越远，越容易达到肿瘤控制，同时产生最小的毒性，并得到更大的治疗率。当上述两曲线靠近的时候治疗率相应减小。

在实际工作中，我们可以通过以下方式达到更高的治疗率：

- 先进的治疗计划（3D，IMRT 或 IGRT）；准确的靶向定位利于减少安全边界。
- 精确的放疗剂量。

专栏 3.12　治疗的验证（图 3.12）

DRR 常用来验证治疗的准确性。治疗的准确性常通过比较 DRR 和治疗的验证图（图 3.12B）来实现。通过比较等角点的位置、骨性标志、MLC 的位置，或者射束成形块，检测治疗计划。如果在证实过程中发现系统误差，那么在下一步治疗开始前应该纠正该误差，并且应该针对治疗计划的准确性验证正确的治疗计划。

胞呈对数式死亡，而且我们知道呈对数式死亡的癌细胞最终不会全部消失，至少留有一个癌细胞。为永久性控制肿瘤，必须杀灭最后一个能够使肿瘤复发（称为肿瘤救援单位或克隆形成肿瘤细胞）的癌细胞。临床上采用放疗可灭活克隆形成细胞。生物制剂的使用不仅能增强放疗效果，还能直接杀伤肿瘤细胞。以下是目前正在进行研究的生物制剂：

- 表皮生长因子受体抑制剂（epidermal growth factor receptor，EGFR）——EGFR 表达于实体肿瘤细胞中，例如头颈部鳞状上皮细胞

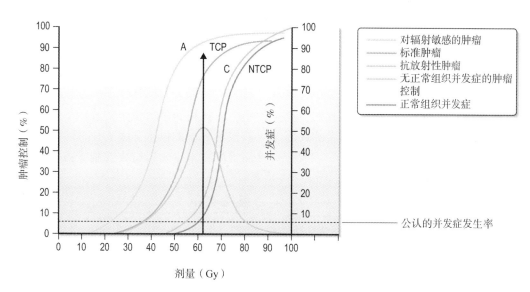

图 3.11
TCP 和 NTCP（专栏 3.11）

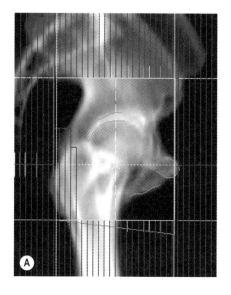

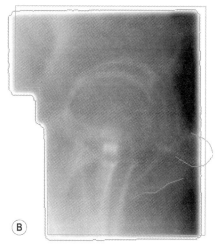

图 3.12
A、B，治疗效果检验

癌、恶性胶质瘤、非小细胞肺癌。EGFR过度表达与预后不良以及辐射抵抗相关。因此 EGFR 抑制剂能够改善放射敏感性，而且 EGFR 抑制剂也具有肿瘤直接杀伤效应。目前有一个关于联合西妥昔单抗（一种 EGFR 抑制剂）对局部晚期头颈部肿瘤进行放射治疗的成功案例，与未联合西妥昔单抗组相比，联合西妥昔单抗治疗组患者局部控制率（时间中位数24.4 个月 vs.14.9 个月 $P = 0.005$）和中位生存期（49 个月 vs.29.3 个月 $P = 0.03$）都得到了提高。西妥昔甲抗也被用于肺癌中的研究。

- 抗血管生成抑制剂——抗血管生成分子不仅具有肿瘤直接杀伤效应，而且能够通过多种机制提高放疗疗效，例如对血管内皮细胞进行放射增敏，提高肿瘤含氧量，增加肿瘤细胞伤亡以及减少血管密度。目前正在研究的抗血管生成抑制剂包括贝伐单抗和沙利度胺。

再放射治疗

随着针对肿瘤患者采用更多系统有效的治疗方法，肿瘤患者整体平均寿命正逐步得到提高。这可能会引起之前受照射部位的肿瘤复发，出现相关症状（如骨痛、咳嗽等）。传统观念认为，受大剂量照射的组织无法经受进一步治疗。然而，近期资料表明可以进行再次放射治疗。先进的技术有助于最大限度地保护重要组织结构。例如头颈部肿瘤再放疗时对脊髓的保护，放射外科治疗后再放疗或复发脑转移瘤全脑放疗后的局部放射治疗。

未来方向

计算机技术的进步推动了放射治疗的进展。化学药物治疗的进步是基于对新药疗效和不良反应的全面评估，与之相比，放射治疗的进步则是基于临床应用的技术安全性，而非由放疗方法选择而带来的临床效益性。然而，仅仅一个好的放射治疗方案本身并不能够带来更好的临床结果。通常由放疗方案的选择而引起更好的人体剂量分布应取代新技术所带来的临床效益。因此，与现有成本更低的供选方案相比，将来客观地评估由昂贵的技术进步所带来的临床效益十分重要。

参考文献

Barrett A, Dobbs J, Morris SL, Roques T. Practical Radiotherapy Planning, 4th Edition. London: Hodder Arnold, 2009.

第 4 章　肿瘤的系统性治疗（全身治疗）

HM Hatcher

引言

在英国，肿瘤学在系统性治疗（全身治疗）的基础上形成了肿瘤内科和蓬勃发展的临床肿瘤学。广义上讲，全身治疗包括给药后能全身吸收并发挥效用的任何治疗。传统认为全身治疗就是化疗，但实际上还包括激素治疗、化学辅助治疗、免疫治疗、生物制剂和全身放射治疗。这些将在相应的章节讨论，并有详细的案例。

本章就各种全身治疗的实际问题进行了简单概述（专栏 4.1），将不会展开详细的药理学讨论。

全身治疗的目的

在推荐或使用全身治疗之前我们必须了解其治疗的目的（专栏 4.2）。除了描述疾病的特征，也将描述肿瘤治疗的有效率及治疗强度（专栏 4.3）。若可以痊愈，其治疗强度应该最大化。在某些肿瘤中（如骨肿瘤）化疗中增加药物毒性可改善生存率。若没有治疗效果，明显的药物毒性将不可接受。

急性白血病各个时期的化疗疗效见专栏 4.4。

化疗

化疗是指用细胞毒性药物来杀死癌细胞的治疗。好处在于在体内和非肿瘤细胞相比，肿瘤细胞有较高的增值率。在两次世界大战中发现了氮

芥和其对细胞增殖的影响，但直到 20 世纪 40 年代，才只用于白血病和淋巴瘤的治疗（图 4.1）。接下来的 10 年氨基蝶呤被证明能诱发白血病的缓解，虽然大部分患者最终复发和死亡。在这 10 年期间有不同类化疗药物被相继发现。其中大部分抑制 DNA 合成或细胞分裂。在 20 世纪 70 年代，细胞毒性药物被视为治愈特定癌症的特效药，如睾丸癌和白血病（专栏 4.5）。生存率的提高，不仅要归功于新药物的开发，也归功于对它们之间相互作用的了解。

化疗药物的分类

化疗药物根据它们的作用机制分为不同的类别。化疗背后的基本原则是抑制或杀死快速分裂的癌细胞。这可能是由于药物作用在细胞周期的特定点（细胞周期特异性）或独立的细胞周期（细胞周期非特异性）（图 4.2）。专栏 4.6 和 4.7就不同类别的药物作用给出了一些具体的例子。

化疗发挥作用

肿瘤细胞达到 10^9 个时才能被常规检查检出（相当于 1g 或直径约 1 cm 的肿瘤），如果不进行治疗，它将继续生长。如肿瘤患者不治疗或治疗不成功，当肿瘤数目达到 10^{12} 个时将会导致患者死亡。当肿瘤对化疗药物敏感时，肿瘤细胞将成比例地死亡（对数死亡）。在化疗敏感的肿瘤中（专栏 4.9），每个化疗周期细胞都成比例

专栏 4.1 全身治疗的类型

- 化疗（单剂或联合）
- 靶向治疗：
  - 激素治疗，如他莫昔芬，阿那曲唑，戈舍瑞林
  - 抗体，如利妥昔单抗，西妥昔单抗
  - 小分子，如伊马替尼，厄洛替尼
- 其他方法：
  - 双磷酸盐类药物，例如：帕米膦酸，唑来膦酸
  - 免疫剂，例如：白细胞介素-2，干扰素

专栏 4.2 全身治疗的目的

治愈

化疗是治愈的一种明确疗法，如彻底治疗急性白血病，绒毛膜上皮癌。

辅助

根治后的辅助治疗，如手术或放疗后为了破坏残留病的微转移而进行的治疗，从而提高治愈的机会，例如乳腺癌手术后化疗。

新辅助治疗

根治性治疗前的一种治疗，如利于手术操作和（或）提高治愈的机会，如骨肉瘤患者术前化疗和术前假体置换。这对化疗的反应有助于病理评估，如有必要，可以修改辅助化疗方案。

姑息治疗

是一种以改善生活质量和患者的症状，没有治愈的目的治疗方案。它可能会延长个体生命，但并非完全如此。生活质量是首要评估项。

专栏 4.3 剂量强度和剂量密度

剂量强度是指一周给患者的药物总剂量。这可能是给1粒药丸，很多治疗需经历几周，但实际平均剂量强度是以每周剂量来体现的。保持预定的剂量强度（如图表上的规定）已被证明在某些类型的癌症的生存上是很重要的（如乳腺癌）。当这些患者的治疗被延误或剂量减少（导致强度降低）会更频繁地复发。

剂量密度是指小剂量的多次给药，而不是单次的高剂量给药。

地被杀死。经过几个周期的化疗，肿瘤将无法通过常规手段检测出（称为治疗的完全反应）。残留肿瘤细胞数 $< 10^9$，这时如果停止治疗可能会

专栏 4.4 血液系统恶性肿瘤化疗治疗阶段（第 310 页）

诱导

初步的设计方案是迅速减少肿瘤负担进而缓解症状。

巩固

继续治疗，以减少肿瘤负担，进一步缓解，直到没有肿瘤细胞检出。

维护

持续低剂量治疗直到缓解。所有的研究证据表明，长期低剂量的化疗和鞘内注射甲氨蝶呤的存活率有所提高。

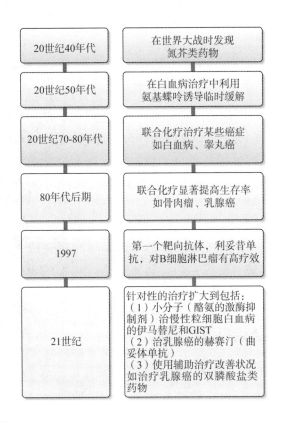

图 4.1

全身治疗癌症发展中的里程碑

导致疾病的早期进展或复发。因此，对化疗药物敏感的肿瘤需接受额外的化疗周期用药，从而使肿瘤数目达到最低。然而这并不意味着在化疗周期结束时肿瘤细胞得到彻底清除。有人认为，正常人体在某些情况下免疫系统将协助使其达到治愈。在一些患者中，肿瘤可以在任何时间段重新生长或复发，而常规检测手段无法检测到（专栏4.8）。在另一些患者中，肿瘤对化疗药物不敏感，这时就需要更换化疗方案（图4.3）。

专栏 4.5　化疗对肿瘤有显著影响

化疗能治愈的肿瘤

- 儿童急性白血病
- 睾丸癌
- 卵巢生殖细胞肿瘤
- 绒癌
- 肾母细胞瘤

提高生存率

- 乳腺肿瘤
- 骨肉瘤
- 尤因氏肉瘤
- 卵巢癌
- 其他

专栏 4.6	细胞周期特定的化疗药物	
抗代谢药物	S 期	如甲氨蝶呤
长春花生物碱	M 期	如长春新碱、长春瑞滨
紫杉烷类	M 期	如紫杉醇、多西紫杉醇
表鬼白毒素	G2，S，有丝分裂前期，topo Ⅱ	如依托泊苷
喜树碱	S 期，topo Ⅰ	如伊立替康、拓扑替康

专栏 4.7	细胞周期非特异性化疗药物
抗癌抗生素	如阿霉素、丝裂霉素 C
烷化剂	如异环磷酰胺、苯丁酸氮芥
亚硝基脲	如洛莫司汀、卡莫司汀

专栏 4.8　为什么不用更频繁的治疗来防止肿瘤再生？

不幸的是增加治疗频率（或强度）同时也增加了治疗毒性。然而有些方案通过增加药物剂量和频率是有利于患者治疗的（如使用粒细胞集落刺激因子 G - CSF，以避免危及生命的中性粒细胞减少性败血症）。
图 4.4 显示化疗后第 1 天的骨髓对化疗的反应。在标准的 21 天化疗周期中，化疗期间的 10 和 14 天之间中性粒细胞下降到最低。如果使用 G- CSF 中性粒细胞可能不会下降到如此低的数量。

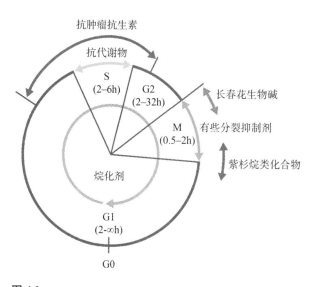

图 4.2
细胞分裂复制周期图

联合化疗的基本原理

在临床实践中发现肿，瘤对单一药物的抗药性源于肿瘤细胞的进一步突变或肿瘤细胞的细胞泵减少对化疗药物的吸收。因此，肿瘤有一个反弹再生后的敏感期。部分原因是由于并非所有的肿瘤细胞周期的点都在同一时间启动。联合用药可同时作用于细胞周期的不同时期。每次化疗会杀死更多的肿瘤细胞，而且也减少耐药性的发生。

制定联合化疗方案需要了解各种药物的作用机制，特别是对肿瘤的有效剂量及其毒性（专栏 4.10）。

各种化疗药物的作用（图 4.6）

细胞周期特异性药物作用于细胞周期内的特定阶段。

抗代谢类药物

抗代谢类药物与体内自然产生的某些代谢物（如嘌呤、嘧啶或叶酸）的化学结构相似，但不具有它们的功能，以此干扰核酸和 DNA（S 期）的生物合成及利用，导致肿瘤细胞死亡。它们对

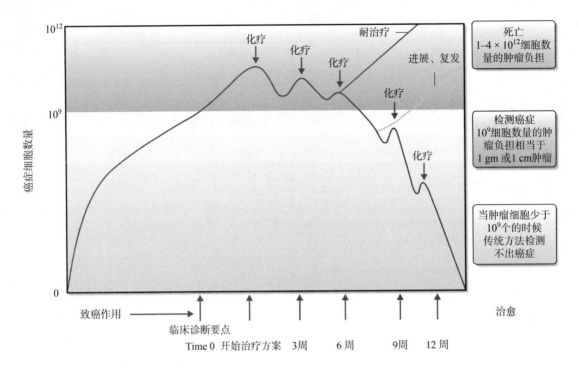

图 4.3

细胞对治疗反应的生长图

专栏 4.9 化疗周期

什么是化疗周期？

一个周期是从第一个周期的第一天到第二个周期的第一天的全部治疗。对于许多方案，这意味着 3 或 4 周的时间为一个化疗周期（取决于单位剂量的药物毒性及人体的恢复期）。在这段时间里，可能是化疗周期第一天给药，或给几次药。

需几周期的化疗？

治疗时，传统的临床治疗后，都需要行进一步的化疗周期，以解决临床检测不到的肿瘤负担（图 4.3）。因此化疗的剂量从几个周期几个月到几年可能会有所不同，这取决于癌症的种类（如急性淋巴白血病的需要一年多的化疗，而在绒癌中，当肿瘤标志物无法测出后只需行两个周期化疗）。

对于许多辅助治疗，传统进行 6 周期化疗。（如乳腺癌，一般为 6~8 个疗程的化疗，取决于肿瘤类型）。

在姑息治疗中，继续配合治疗时进行药物疗效的评估是很重要的（通常在 2~3 个疗程的化疗后），但如果患者疗效好可能会持续长达 6（8）周期，这主要取决于其毒性及所涉及的药物。

周期剂量的概念不适用于某些特定疗法，如激素治疗或与酪氨酸激酶抑制剂，因为这些药物需持续使用数年或使用至有新的进展为止。

专栏 4.10 如何决定哪些药物联合应用治疗肿瘤？

- 活动和日程安排：当单一用药，且药量及用药流程相似时，每种药物都必须显示对这种典型的癌症有效（协同作用）。
- 作用机制：理想情况下，药物应该有不同的，互补的作用机制（预防性措施）。
- 毒性药物：各种药物毒性也应有所不同，以尽量减少整体的毒性。
- 例如吉西他滨和卡铂联合治疗肺癌。

活动和日程安排

- 卡铂和吉西他滨——在肺癌中各自的单一有效率 ≤20%，连续给予 3 周。

作用机制（图 4.5）

- 卡铂（非特定细胞周期），作用于组成 DNA 的原料从而阻止 DNA 合成。
- 吉西他滨（特定的细胞周期 C）- 嘧啶抗代谢。

毒性

- 卡铂：剂量限制性毒性是血小板减少。
- 吉西他滨：剂量限制性毒性是中性粒细胞减少。

联合卡铂和吉西他滨在 30%~50% 的有效和剂量限制性毒性是血小板减少。

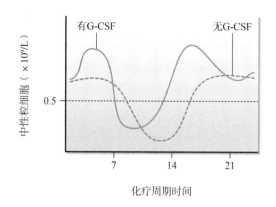

图 4.4
在一个化疗周期中嗜中性粒细胞反应图

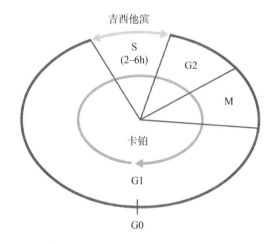

图 4.5
吉西他滨和卡铂联合化疗的原理图

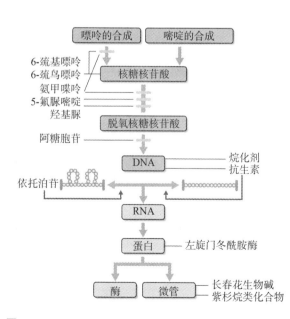

图 4.6
各种化疗药物的作用点

高增长率的一小部分肿瘤最有效，同样对高代谢的正常组织也有较大毒性（如：黏膜上皮及胃肠道），如甲氨蝶呤、阿糖胞苷、卡培他滨、吉西他滨和 5- 氟尿嘧啶（5-FU）。

长春碱和紫杉烷类化合物

无论是从植物中提取还是人工合成，它们能干扰 M 期纺锤体形成，导致新陈代谢停滞。长春碱是长春花植物的提取物，它们结合管蛋白二聚体，使分裂的肿瘤细胞不能形成纺锤体。紫杉烷类化合物导致纺锤体纤维异常形成，使有丝分裂停止。这些药物常见的毒性反应之一是周围神经毒性，例如长春新碱、紫杉醇。

鬼臼衍生物类

鬼臼衍生物是一种从植物中提取的化合物（小檗科鬼臼类植物），它作用于细胞周期的几个阶段。它们延缓细胞周期进入 G1/2 和 S 期，但同时抑制拓扑异构酶 II 活性。拓扑异构酶负责保持 DNA 的拓扑结构。鬼臼衍生物常见的毒性反应是骨髓抑制。例如，依托泊苷（VP-16）。

喜树碱类

通过抑制拓扑异构酶 I 活性，从而阻止 DNA 的复制。它作用于 S 期。它们的名字来自物种：喜树。代表药有伊立替康和拓扑替康。

非特异性药物的作用在细胞周期的任何一点。

抗肿瘤抗生素类

这组药物通过与 DNA 结合，发生嵌入作用从而抑制依赖于 DNA 的 RNA 合成，引起 DNA 单链或双链断裂。这些药物大多是从大量链霉菌中提取。常见的毒性反应包括黏膜炎和脊髓抑制。代表药物为阿霉素和博莱霉素。

烷化剂

这些烷化剂直接与癌细胞的 DNA 结合，导致交联并通过破坏 DNA 模板使 DNA 链断裂。DNA 结构功能的破坏可导致细胞分裂、增殖停止或死亡。代表药物为苯丁酸氮芥、铂类抗肿瘤药物（如顺铂、卡铂）。

亚硝基脲

亚硝基脲是脂溶性烷化剂，通过破坏 DNA 阻止进一步的 DNA 合成。由于其脂溶特性，它们可以穿越血 - 脑屏障进入中枢神经系统（专栏 4.11），并已应用于一些中枢神经系统肿瘤的治疗。代表药物为洛莫司汀和卡莫司汀。

化疗的过程

知情同意

在化疗前，明确的组织病理学诊断（个别情况例外，如生殖细胞肿瘤和绒毛膜癌，只要其肿瘤标志物升高就可以）及知情同意是必不可少的。知情同意之前必须对治疗的益处和副作用进行详细讨论（专栏 4.12）。

化疗方案

肿瘤专家的重要作用之一是审查和评估化疗流程图。现在许多医院已预印上化疗和支持药品的图表，只需要一个剂量计算图表（图 4.7）和患者的详细资料和测试结果。其他医院拥有包含

专栏 4.12　要知道你的患者想要了解有关他们的全身治疗有哪些方面？

- 利益（提高生存或改善症状）
- 药物的名称
- 主要和常见的副作用
- 有问题时该做什么，给谁打电话，什么时候打？
- 给药途径（口服，静脉推注，静脉滴注）
- 用多长时间的药
- 他们需要治疗多久，几个周期
- 他们什么时候回医院治疗和复诊

这些信息的电子系统。有些含有所有支持治疗药物的图表很简单。在一些医院，整个图表是手写的，这种情况下，安全检查显得尤为重要。鉴于化疗是有毒的，在制定化疗图之前必须做出计算和检查。这些在专栏 4.13 中做出了总结。

化疗剂量的计算通常是基于个人的体表面积。这一历史现象基于临床前动物模型（剂量与单位体表面积）剂量的推断。然而，人类最初的表面积计算是基于一些包裹儿童尸体的小包装牛皮纸创建的半侧身体模具。此外，许多其他药物在成年人给一个单位剂量（或标准剂量），如对乙酰氨基酚。一些研究表明，以个人平均体表面积为 1.7 m^2 来计算特定剂量的疗效是有效的，对于大多数药物继续使用体表面积计算法。

有些药物在体内不代谢，以同样的方式排出。这种类型的药物中卡铂是经典例子。在最初的 I 阶段研究中，卡铂是剂量限制性毒性药物，其可引起血小板减少。然而，与其他药物不同的是，没有数据显示 mg/m^2 的剂量和血小板减少的程度之间存在关系。据了解，卡铂几乎完全由肾排泄，卡尔弗特和同事们这才意识到，药物的毒性与肾小球滤过率（GFR）有关。这就出现了用来计算卡铂（专栏 4.14）的卡尔弗特公式。它需要了解核素扫描的肾小球滤过率的计算结果。

最近一些药物，特别是小分子药物，如酪氨酸激酶抑制剂伊马替尼，给药标准剂量对所有患者相同。伊马替尼标准剂量是每天 400 mg。

化疗给药途径

全身治疗有多种给药途径。化疗通常是静脉

专栏 4.11　化疗保护区

根据定义全身治疗是通过血液将化疗药物输送到身体的各个领域。然而，有些领域被称为保护区，传统的化疗药物无法通过血液到达该区域，即中枢神经系统和睾丸。中枢神经系统由紧密连接的脑血管网隔离，大多数药物不能穿越血 - 脑屏障。出于这个原因，在这方面的疾病常常应用直接鞘内路线或使用放疗。有些脂溶性药物亚硝基脲被认为能够穿越这个障碍。在疾病晚期血管有可能是不正常的，易碎，即使非脂溶性的许多药物也能够进入大脑。睾丸也是一个保护区，进行睾丸活检可以评估急性白血病和睾丸肿瘤，强烈化疗后致癌的睾丸需要手术切除。

肿瘤中心：化疗处方表								卡铂		
日期					剂量修改/其他说明			地址：		
红细胞		中性粒细胞						姓名：		
白细胞		肌酐		体表面积				生日：		
血小板		Cr/Cl或EDTA		身高				住院号：		
科克罗夫特公式-请填写以下灰色字体内容 男性:[1.25 x（140-年龄）x 体重（kg)] = 女性:[1.05 x（140-年龄）x 体重（kg）] = 血清肌酸酐（μmol/l） 血清肌酸酐（μmol/l）					卡尔弗特公式 AUC5剂量（mg）= (EDTA GFR (ml/min) + 25) x 5 =			体力状态 1 2 3 4 主管医生		
周期1/6			过敏					病房/科室		

日期	术前用药	剂量	给药途径	速率	特殊说明	Drs sig	时间	检查	管理
	恩丹西酮	8mg	口服	统计	≥ 化疗前30 mins				
	地雪米松	8mg	口服	统计	≥ 化疗前30 mins				

日期	细胞毒性药物	剂量	给药途径	速率	体积	特殊说明	OP 制药 细胞管理学	批号 日期	开始时间 结束时间	管理 检查
第一天										
	卡铂AUC 5/6/7 5%葡萄糖	mg	IV	30 mins	500ml					

日期	TTO's	Dose	给药途径	频率	说明	后续说明
	多潘立酮	20mg	口服	QDS	化疗后PRN5 天	
	恩丹西酮	8mg	口服	OM	化疗后5天	

NB:下一周期21天到期

图 4.7
化疗药物处方表样本

注射（intravenously，IV），但有些药物可以口服，有些静脉注射和口服都行。对于一些静脉注射的药物有几种方法来管理它。例如，5-氟尿嘧啶（5-FU），可以每3周5天每天1丸（梅奥方案）或48小时连续输注，每2周一次（修改的格拉蒙）。这种药物需要长期或反复接触，因为它作用于 S 期。但是这两种方法产生不同的毒性。梅奥方案导致更显著的口腔炎和骨髓抑制，而修改的格拉蒙产生显著掌跖红斑。虽然许多医生认为这两种方法同样有效，但随机试验没有用于所有类型的癌症，因此一些肿瘤学家只将其规定在原始的试验方法中应用。

有些药物也可以经鞘内途径（专栏 4.15 和图 4.8）或经腹腔途径（专栏 4.16 和图 4.9）。

不过更多最近的药物有一系列的给药途径：静脉注射如单克隆抗体，皮下注射如疫苗，口服

如酪氨酸激酶抑制剂。患者往往喜欢口服给药或短期静脉滴注，以尽量减少在医院的时间，但他们需要了解口服药物（如卡培他滨）的不良反应不像静脉用药那样温和。

毒副作用

为了尽量减少不良反应，评估多少不良反应源于治疗，多少不良反应源于肿瘤本身，药物毒性的准确记录是非常必要的（专栏 4.17）。理想情况下，这应该被记录在流程图中，以便于监测。它还允许临床医生记录将来观察的可用于进一步治疗的数据。毒性应根据国际公认的标准进行评分，如《国家癌症研究所常见毒性标准和不良事件》（第 3 版）（NCI CTCAE V3）：http://www.fda.gov/cder/cancer/toxicityframe htm。

专栏 4.13 化疗前的检查

- 是否填写过可能导致化疗或药物治疗的过敏表格?

- 化疗图表是否正确?

- 体力状态是否适合此类型和治疗目的?

- 是否为最新最准确的身高和体重?

- 体表面积是否正确?(用自己的计算器或在电脑上进行验证)。

- 基线成像是否完成?是否已预订中期治疗成像,以对反应进行评估?

- 是否已经测定肾小球滤过率(卡铂、环磷酰胺等药物)?

- 是否做过 MUGA(蒽环类药物和赫赛汀)?下一个 MUGA 是否需要预订?

- 患者是否曾接受过类似的限制剂量的药物(如蒽环类)有无累积剂量记录?

- 血液检查结果是否有效并在用药正确范围?是否有会导致化疗的血液检查结果显著恶化?

- 由于毒性,下一个周期剂量是否需要修改?(你只有审查患者后才可能知道)。

- 由于化疗的毒性患者是否有显著的并发症,是否需要减少剂量?

剂量调整

虽然通常在化疗前使用支持药物,以减少不良反应,但是显著毒性依然可能发生。最初的目标是改变或添加到支持药物以减少毒性,例如止吐药对恶心的控制,或使用 G-CSF 以防止中性粒细胞减少的败血症。如果毒性显著,已经不能用支持药物的调整来解决,应当减少化疗剂量。例如预防性 G-CSF 应用后仍有反复中性粒细胞减少的败血症,则化疗剂量应当减少。临床试验中发生这种情况时,也必须这样处理。在一般情况下,减少这种药物 20% ~ 25% 的剂量。但这取决于是全部药物或只是其中之一导致了不良反应。它还取决于预期的治疗和剂量减少可能对结果产生的影响。例如,通过降低剂量强度来辅助化疗的生存获益会减少。但是,如果患者有遭受与治疗相关的危及生命的感染,相同剂量继续治疗的死亡的风险可能会大于癌症复发的风险。

专栏 4.14 卡铂处方:AUC 和卡尔弗特公式

所需剂量按下列公式计算:

$$剂量 = AUC \times (GFR + 25)$$

其中的 AUC 指曲线下的面积。它是随着剂量增加,疗效随着增加,直至剂量增加疗效基本不变的一条曲线,只有在增加剂量增加毒性时效果才可能增加。一般情况下 AUC 值范围在成人为 5~7,但儿童高达 9。

专栏 4.15 鞘内(IT)的化疗。警告:此方式是很危险的!

通过鞘内路线直接进入脑脊液的药物可用于预防或治疗脑膜疾病。一般用于侵犯中枢神经系统的急性淋巴细胞白血病和高分化淋巴瘤的预防性治疗。

它可以通过神经外科腰椎穿刺或侧脑室引流(脑室抽吸收装置)。

必须格外小心,以防止不被许可的药物进行鞘内给药,因为这将会而且一直都会是致命的。因此,应坚持严格的用药政策,而且鞘内化疗不应与静脉化疗在同一天进行。

鞘内给药安全的药物如:

- 甲氨蝶呤

- 阿糖胞苷

- 塞替派

专栏 4.16 腹腔内化疗

手术放置导管直接进入腹膜通过腹腔液进行化疗,已应用于一些恶性肿瘤,尤其是卵巢癌和间皮瘤。腹腔内化疗可以高浓度化疗直接与腹膜转移接触。低浓度也将进入血液。它表明在卵巢癌有效,但(全身和局部)毒性增加并伴有腹痛。

辅助疗法的相互作用

许多患者尤其是晚期癌症患者,采取额外的治疗或辅助疗法。每个医院就不同患者在化疗的同时是否应用辅助疗法都有不同意见。了解辅助用药的历史是非常重要的,确保辅助疗法有助于化疗或其他药物治疗。一个具体的例子是圣约翰草,一种轻度抑郁症患者服用的药物。它是由细胞色素 P450 同工酶特别是 CYP3A4 代谢,对几

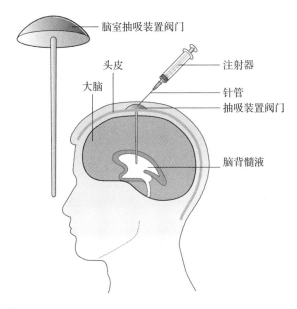

图 4.8
脑室抽吸装置

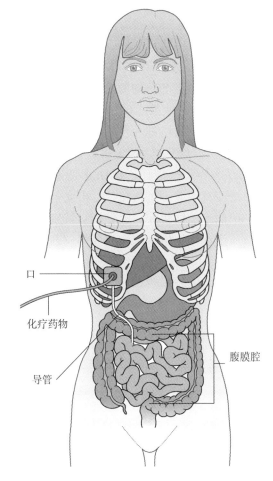

图 4.9
腹腔内化疗示意图

专栏 4.17　化疗毒性

急性毒性是指那些发生在治疗周期中的而迟发效应是多年后才发生的，并且是被覆盖的。每种药物都会有它自己特定的急性毒性但以下是许多类药物常见的毒性反应：

- 恶心和呕吐：往往发生在几个小时或每天的化疗中，应用止吐药适当控制。
- 腹泻和便秘：可能由化疗导致，例如：异环磷酰胺导致腹泻，或由止吐药导致，如便秘与恩丹西酮等 5HT3 拮抗剂有关。
- 黏膜炎：胃肠道感染是一些抗代谢药物和蒽环类药物的常见反应。它往往发生在化疗第一天开始一周内达到高峰。
- 骨髓抑制：引起贫血或中性粒细胞减少是许多化疗药的常见反应。它通常发生在治疗之后的 7~10 天，但某些药物治疗周期较长，使中性粒细胞减少出现较晚（3~4 周）。
- 感染：是化疗患者的一种常见发病源，但可通过避免使用减少中性粒细胞治疗的药物尽量降低风险，感染是由于中性粒细胞太低。化疗前应进行牙科评估以减少口腔败血症的发生降低侵入性牙科症状的风险。感染的最大风险是在治疗后的 7~15 天，但可能会在任何时间发生。这就是为什么要总是认真对待化疗患者发烧。
- 疲劳：是许多治疗常见的副作用，且在治疗过程中正变得更加重要。它可以发生在治疗周期的任何时间，但往往是在治疗的前几天更严重。给予类固醇止吐的患者，停用类固醇后可能会更加疲惫。
- 脱发：许多药物常见不良反应（但不是全部）。它开始在第一个化疗周期的前两个星期，所以最匹配颜色和发型的假发应在化疗前就有所准备。另一种方法是使用头皮冷却，但只能用于特定的化疗方案。
- 味觉变化：是很常见的，并可能发展到食欲不振。

同意患者时，不要忘了后期这些影响，这也是很重要的。图 4.10 毒性图表给出了一个例子。

种全身治疗药物的剂量有明显干预，包括依托泊苷和酪氨酸激酶抑制剂伊马替尼。

其他类的全身治疗

虽然化疗已经是全身治疗的主流方法，但是

毒副作用表												
试验名称：												
治疗方案：					日期：		周期：					
毒副作用：	0	1	2	3	4			0	1	2	3	4
体力状态						神经病						
疲劳						口腔炎						
恶心/呕吐						脱发						
腹泻						心脏						
便秘						胆红素						
血液学的(最大值)						丙氨酸氨基转移酶						
从上一个周期	血小板					红细胞压积						
（单位）后的灌注	红细胞					身高（如是骨肉瘤）						
住院时间						体重						
静注抗生素时间						抗菌时间						

图 4.10
药物毒性反应表

在过去 20 年也出现了一些替代疗法，在最近 20 多年的发展中，很多疗法已显著改善了生存率。其中一些是针对特定癌症的特定治疗方案，而另一些则有更广泛的作用。

激素治疗（表 4.1）

经过观察，卵巢切除可使乳腺癌患者肿瘤得到控制，前列腺癌患者通过睾丸切除而得到控制，这些暗示着某些癌症对激素敏感。自从了解到通过手术减少激素水平是有效的，药物开发也追求实现类似的效果。20 世纪 90 年代，在引进抗雌激素类药他莫昔芬后，雌激素受体阳性乳腺癌患者的乳腺癌生存率得到显著改善。这导致针对雌激素的生产药物的发展（如芳香酶抑制剂），以及研究其他激素敏感的肿瘤，如前列腺癌的激素治疗。这些都在乳腺癌和前列腺癌的章节中详细介绍（第 10 和 12 章）。一般情况下这些治疗方法要常年应用，以防止复发或控制病情，并治疗有效而不进行化疗。事实上，有证据表明，他们不能同化疗一起使用，特别是在乳腺癌的抗雌激素疗法中，因为这些抑制细胞生长剂（如他莫昔芬），导致细胞周期阻滞，阻碍化疗，化疗产生疗效依赖于快速分裂的细胞。

表 4.1　药物激素治疗

	举例	作用机制
乳腺癌		
抗雌激素	他莫昔芬	阻断雌激素受体
芳香酶抑制剂	瑞宁得、依西美坦	通过芳香化酶阻断雄激素转化成雌激素
前列腺癌		
LHRH 拮抗剂	戈舍瑞林	通过负反馈降低睾酮水平
皮质类固醇激素	氢化可的松	抑制肾上腺皮质雄激素

二膦酸盐

二膦酸盐在癌症辅助治疗中是一个很好的例子。这些药剂最初被用来治疗骨质疏松症，但已被证明在恶性肿瘤骨转移中能稳定其活性，也被证明可以减少乳腺癌内脏转移。后者作用的确切机制尚不明确。可以静脉注射或口服。例如帕米膦酸钠和唑来膦酸。

抗体

抗体是血浆中的 B 细胞针对抗原产生的免疫球蛋白。一些肿瘤细胞表达特异性抗原，而正常细胞不表达，这就成为这些特异性抗原单克隆抗体的发展目标。迄今为止，这类中最成功的单克隆抗体药物是利妥昔单抗和曲妥单抗。利妥昔单抗是针对表达 CD20 的 B 细胞，利妥昔单抗标准化疗对 B 细胞淋巴瘤的生存率有显著改善。曲妥单抗的靶点是 25% 的乳腺癌患者中发现的阳性 HER-2 受体。曲妥单抗最初用于转移性疾病，之后用于 HER-2 受体阳性乳腺癌妇女的辅助治疗，生存率得到显著改善。其他抗体也得到广泛发展，如贝伐单抗针对血管内皮生长因子受体的作用。这表明在多种癌症中生存率都有所改善，在相关章节有介绍。这些药物的毒性是不同

的细胞毒素与过敏性反应中最显著的一个。

免疫治疗

抗体只是免疫疗法中的一种。免疫药物是针对宿主（患者）的免疫反应进行修订的药物，并不是针对一个特定的分子或受体。这类药物包括干扰素和白细胞介素。高剂量干扰素已被用于黑色素瘤，白细胞介素 -2 对一些肾细胞癌有效。干扰素和白细胞介素产生的免疫反应的副作用，类似病毒感染，如发热、疲劳、肌肉痛和头痛。

小分子药物

小分子药物开发有一个具体的目标，通常作用于一个分子或细胞通路。例如酪氨酸激酶抑制剂（tyrosine kinase inhibitors，TKIs）和 mTOR 抑制剂。TKIs 可以具体到一个特定的酪氨酸激酶，如伊马替尼，或可能会碰到一些激酶，如舒尼替尼。图 4.11 显示了 c - KIT 的酪氨酸激酶信号途径的一个例子。

一旦受体开启了一个级联，将会导致进一步的细胞增殖。级联步骤在许多癌症有共同途径，有效抑制其中一种蛋白质将成为对治疗肿瘤有用的药物。

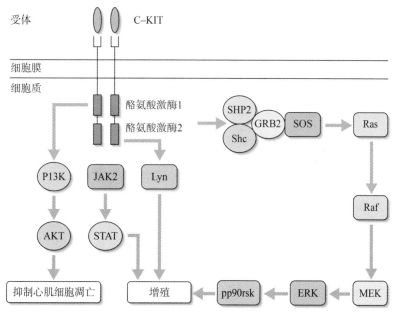

图 4.11
c-KIT 信号通路示意图

全身放疗

放疗是对体内以特定的点进行放射治疗。一般来说，放射性核素扫描是评估特异性肿瘤对放射的摄取剂量。放疗可反复几次，但有迟发性骨髓增生异常综合征的风险。

对治疗反应的评估

全身治疗通常是用于治疗转移性疾病，或手术前的新辅助治疗。在这种情况下需要做出评估，以确保有效的治疗（图 4.12），因此可考虑替代治疗以避免不适当的毒性。大多数情况下通过实体性肿瘤（RECIST）标准做出放射学（如 CT 或 MRI）疗效评价（专栏 4.18 和 4.19，表 4.2）。即使评估的替代手段也可以使用（如胃肠道间质瘤节），但这些名词的理解，在所有癌症的管理中是必要的。然而在某些肿瘤或 RECIST 的辅助设置条件中没有充分的说明。在辅助治疗的目的是治愈，整体的生存和无进展生存期是成功的关键指标。进行临床试验，这可能需要多年的评估，所以有时会使用其他各项指标。这些包括肿瘤的病理反应如有被赋予新辅助治疗骨肿瘤或乳腺癌患者。细胞坏死或病理反应的程度反映预后。胃肠道间质瘤已具有针对性的治疗——伊

专栏 4.18　RECIST 标准评价病灶的定义

- 可测量病灶——病灶可以采用传统技术准确测出最长测直径 ≥ 20 mm 的病灶，或螺旋 CT 扫描测出 ≥ 10 mm 的病灶。
- 非可测量病灶——所有其他病变，包括小病灶（常规技术最长径小于 20 mm 与或螺旋 CT 扫描 <10 mm），例如：骨病灶，脑膜病，腹水，胸腔 / 心包积液。

专栏 4.19　RECIST 标准的明确反应

- 确认目标的主要目标反应是为了避免高估响应率观察。在确认的情况下，有些反应是不可行的，在没有明确的反应，它应此类研究的明确结果。
- PR 或 CR 的地位，被分配的变化肿瘤测量必须证实重复，应进行评估，了解标准第一次疗效观察不少于 4 周。由较长的时间间隔研究协议也可能是合适的。

马替尼治疗，RECIST 标准评估可能不能反映真实的结果。这些肿瘤和其他肉瘤有可能不会明显减小，但患者感觉更好。辐射通常是伴随着一个肿瘤密度变化而变化越是囊性和密度越低的，辐射剂量越小。正是考虑到这些变化，针对胃肠道间质瘤的新标准（Choi 标准）已应用于这些肿瘤。

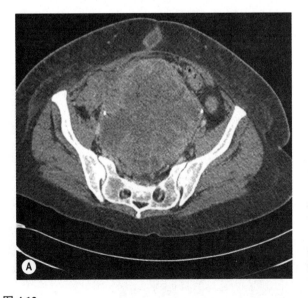
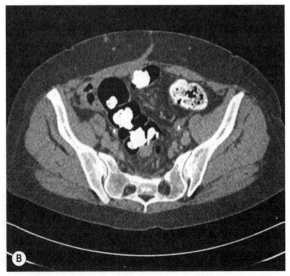

图 4.12
CT 扫描示化疗前的巨大复发子宫肉瘤（A）；经 6 个化疗周期的治疗后示肿瘤完全缓解（B），该患者继续行根治性放疗并获得了 6 年的无瘤生存期

表 4.2　RECIST 反应标准

可测量病灶	
完全缓解（CR）：	所有病变消失
部分缓解（PR）：	病变可测量病灶最大径缩小 30% 以上。
疾病进展（PD）：	病灶增大 20% 以上或出现新发病灶。
稳定（SD）：	处于 PR 和 PD 之间
不可测量病灶	
完全缓解（CR）：	病灶消失，肿瘤标记物正常
不完全缓解 / 稳定（SD）：	病灶持续存在或 / 和肿瘤标记物持续高于正常上限值
进行性疾病（PD）：	出现新发病灶。

此外，临床受益被使用，特别是在临床试验中。需要考虑的不仅是明显的 CR 和 PR 的 RECIST 反应，而且也要考虑这些肿瘤的稳定及可能受到的 RECIST 影响，还有就是症状的改善。对于姑息治疗，这显然也是重要的。

全身治疗的未来（专栏 4.20）

本章强调了癌症全身治疗的发展和日益多样化的方法，从当初偶然发现化疗药物到靶向治疗的想法。全身治疗的未来在于发展更具体且毒性较低的药物和最好的评估方法。目前仍然需要发现最好组合方式的药物，如有细胞毒性一个小分子化疗或不需化疗的一些针对性的小分子治疗方法。随着临床用药舞台的不断变化，代表着这将是未来的肿瘤学家的巨大挑战之一。

专栏 4.20　全身治疗的未来

- 尤其为那些没有成熟疗法的癌症寻找新的靶向分子。
- 寻找最好的方法来评估新的疗效。
- 学习相结合的最佳途径，新疗法或化疗。

参考文献

Eisenhauer EA, Therasse P, Bogaerts J, et al. New response evaluation criteria in solid tumours: Revised RECIST guideline (version 1.1). Eur J Cancer 2009;45:228–247.

Brighton D, Wood M (eds). The Royal Marsden Hospital Book of Cancer Chemotherapy. Edinburgh: Elsevier, 2005.

Arkenau H, Carden C and De Bono S. Targeted agents in cancer therapy. Medicine 2007;36(1):33–37.

第5章 肿瘤遗传学

E Copson

引言

近 20 年来，我们对癌症遗传起源的理解得到快速发展。5% ~ 10% 的肿瘤是由遗传基因改变造成的，这种基因改变使得这些人一生中更易罹患诸如乳腺癌、结直肠癌（表 5.1）以及其他非常少见的肿瘤。

大多数所谓的"遗传性癌症易感综合征"是由于抑癌基因的一个等位基因（复制）的突变以常染色体显性遗传方式遗传所造成的。

遗传性癌症的机制

肿瘤的产生涉及两类基因。在正常情况下，癌基因控制着细胞的生长和增殖，而这些基因一旦被异常激活或过度表达，就能促使克隆扩增。抑癌基因则能够抑制细胞的异常增殖，它们的表达减少可以导致细胞分裂不受控制。几乎所有的遗传性癌症易感综合征都是由生殖细胞抑癌基因突变的遗传造成的。遗传而来的突变使得基因的一个复制失活，继而另一个正常复制也发生突变，由此导致细胞无法产生抑癌基因蛋白（Knudson 二次打击学说，图 5.1）

最初，遗传性癌症易感综合征的概念是从对一个早期发病的视网膜母细胞瘤患者的观察中发展而来的，这个患者具有阳性家族史。

同一抑癌基因的两个等位基因均带有突变并遗传下来的情况极其少见，但它可以导致完全不同于单等位基因突变的更为严重的临床表现。比如，来自单个亲代的 BRCA2 基因突变与乳腺 / 卵巢癌有关，但是 BRCA2 双等位基因突变则会引起 Fanconi 贫血。

诊断

导致恶性肿瘤发生的遗传性肿瘤易感综合征具有如下特点：发病年龄低、双侧肿瘤发生率高、多部位原发瘤以及具有特殊癌症的家族史。诊断的第一步要求得到详细的家族史，包括所有母系及父系亲属中的恶性肿瘤病例，应特别注意发病年龄及原发肿瘤的部位。只要有可能，就应设法获得病理报告以便确认恶性肿瘤的诊断。

只有为数不多的专业分子遗传实验室可以分析取自外周血样本的 DNA 中已知的肿瘤易感相关基因突变情况。金标准是对整个基因进行直接测序，但一般来讲，在商业上对某些非常大的基因，如 BRCA1/2，进行整个直接测序并不可行。因此，对于致病性突变的筛选常常局限于只对基因编码区、或者带有最大密度已知突变的区域进行分析。另外，还需要进行基因删除检测。对一个未知突变的完整筛查需要数周时间。而预测性检测相对较快，这种检测是为了明确个体是否带有其他家族成员所携带的特异性突变基因。

遗传咨询

对任何考虑接受遗传性癌症易感综合征筛查的个体，有必要在检查前以及取得检查结果

表 5.1　与遗传性癌综合征相关的常见癌症危险性

肿瘤部位	相对危险 > 5.0 的相关基因	癌症综合征
乳腺	BRCA1/2	遗传性乳腺/卵巢癌综合征
	TP53	Li-Fraumeni 综合征
	PTEN	Cowden 综合征
	CDH1	遗传性弥散性胃癌综合征
	STK11	Peutz-Jeghers 综合征
结直肠	APC	家族性腺瘤性息肉病
	MUTYH	
	MLH1	Lynch 综合征（遗传性非息肉性结肠癌）
	MSH2	
	MSH6	
	PMS2	
胰腺	BRCA2	遗传性乳腺/卵巢癌综合征
	BRCA1	
	MSH2	Lynch 综合征（遗传性非息肉性结肠癌）
	MLH1	
	STK11	Peutz-Jeghers 综合征
	TP53	Li-Fraumeni 综合征
	PRSS1	遗传性胰腺炎
	SPINK1	家族性非典型性痣恶性黑色素瘤综合征（FAMMM）
	CDKN2A	
前列腺	BRCA2	遗传性乳腺/卵巢癌综合征
子宫内膜	MLH1	遗传性非息肉性结肠癌
	MSH2	
	MSH6	
	PMS2	
卵巢	BRCA1/2	遗传性乳腺/卵巢肿瘤综合征 遗传性乳腺/卵巢癌综合征
	MLH1	Lynch 综合征
	MSH2	

时向专家进行咨询。要告知患者无法查到突变并不总意味着没有突变，未来当遗传检测更为精密时还会有进一步的结果。遗传咨询的作用总结于专栏 5.1。

本章其余部分将更为详细地述及遗传性乳腺癌和结直肠癌，以及最为常见的癌症易感综合征。

遗传性乳腺癌

研究表明 20% ~ 30% 的乳腺癌患者具有遗传性乳腺癌阳性家族史（专栏 5.2）。大约 5% 的

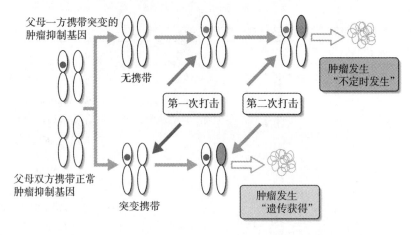

父母一方携带突变的
肿瘤抑制基因

无携带

第一次打击　第二次打击

肿瘤发生
"不定时发生"

父母双方携带正常
肿瘤抑制基因

突变携带

肿瘤发生
"遗传获得"

图 5.1
肿瘤抑制基因突变携带者及非携带者的肿瘤信号通路比较—Knudson 二次打击学说

专栏 5.1　遗传咨询的作用

- 解释散发性和遗传性癌症危险性的不同
- 帮助确认详细的家族史
- 解释遗传测试的替代选项，比如基于家族史的个体危险性近似值
- 解释将突变传给子代的风险
- 找出需接受遗传检查最合适的家族成员
- 确保个体理解癌症易感性基因突变检查阳性的意义，包括目前推荐的筛查方法和预防性干预措施
- 确保个体理解阴性结果的意义，包括对常见肿瘤的人口筛查
- 确保个体理解含糊结果的意义
- 帮助将检查结果与家族其他成员沟通
- 确保个体理解遗传检查可能造成保险公司对其区别对待
- 专注于家族健康

专栏 5.2　乳腺癌危险上升的女性

一般认为女性在存在罹患乳腺癌危险增加时就应战胜它

- 有一位近亲属于 40 岁前诊断出乳腺癌，或者
- 有两位亲属（同一血缘）于 50 岁前诊断出乳腺癌，或者
- 有 3 位以上亲属在任何年龄诊断出乳腺癌

最近几年，多项大宗病例对照研究已经识别出了 DNA 修复基因的变异体（如 CHEK2、ATM、BRIP1 和 PALB2），这些变异使得乳腺癌风险上升整整一倍。它们的人群发生率约为 1% ~ 5%。

遗传性乳腺癌 / 卵巢癌综合征

临床特征

见表 5.3。

遗传学及病理

BRCA1 和 BRCA2 是经典的肿瘤抑制基因；其突变的遗传以常染色体显性遗传的方式发生，并发现在肿瘤组织中存在无突变等位基因的缺失。尽管 BRCA1 和 BRCA2 基因蛋白产物的确切机制并不清楚，但有证据提示这些蛋白质涉及 DNA 修复和转录调控，并且还对细胞周期控制和细胞移动起作用。散发性乳腺癌不含有 BRCA1 的突变，BRCA2 突变也非常罕见。

乳腺癌病例被认为起因于高度外显的常染色体显性遗传性癌症易感综合征（图 5.2）。高度外显的乳腺癌易感基因有两个，BRCA1 和 BRCA2。在一些亲属终生乳腺癌外显率可高达 80%，很明显外显率也受到其他遗传因素和环境因素的调节。更为少见的综合征包括 Li-Fraumeni 综合征、Cowden 综合征、Peutz-Jeghers 综合征以及遗传性弥漫型胃癌（HDGC）综合征，通过其他的临床表现或者乳腺癌家族史类型能够把它们辨认出来（表 5.2）。这些突变携带者罹患乳腺癌的终生风险大约为 20% ~ 100%。极大多数乳腺癌家族人群发病也可能是由多个低外显的癌症易感基因与环境因素相互作用而产生的结果。

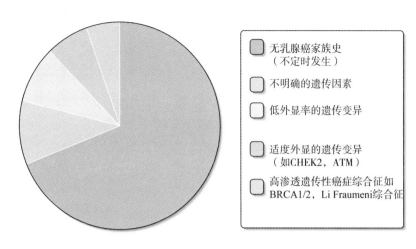

图例：
- 无乳腺癌家族史（不定时发生）
- 不明确的遗传因素
- 低外显率的遗传变异
- 适度外显的遗传变异（如CHEK2，ATM）
- 高渗透遗传性癌症综合征如BRCA1/2，Li Fraumeni综合征

图 5.2
遗传因素在乳腺癌病因学中的重要性

表 5.2　与乳腺癌危险升高相关的癌症易感综合征

临床综合征	基因	人口频度	乳癌危险	其他肿瘤
遗传性乳腺癌	BRCA1	1 : 1000	40%～80% 终生危险 40%～80%	卵巢
遗传性乳腺癌	BRCA2	1 : 750	40%～80% 终生危险 40%～80%	卵巢 前列腺 胰腺
Li-Fraumeni 综合征	TP53	全球＜400 家系	30%～60% 45 岁时 30%～60%	肉瘤 脑肿瘤 肾上腺皮质瘤 白血病
Cowden 综合征	PTEN	1 : 300 000	25%～50% 终生危险 25%～50%	甲状腺 子宫内膜
Peutz-Jeghers 综合征	LKB1/STK11	1 : 8900～1 : 280 000	30%～55% 终生危险 30%～55%	结肠 小肠 胰腺 卵巢
HDGC	CDH1	未知	20%～40% 终生危险 20%～40%	胃 结直肠
运动失调性毛细血管扩张症	ATM	1 : 250	RR 2.3 相对危险 2.3	白血病 淋巴瘤

诊断

有多个评分系统被用来估计一个家族携带 BRCA1 或 BRCA2 基因突变的可能性，比如 Gail 模型。如果估计携带突变的机会超过 20% 的话，大多数肿瘤遗传机构会推荐对 BRCA1/2 的突变进行筛查。对于乳腺癌患者，肿瘤学家必须考虑到潜在 BRCA1/2 突变的可能性（专栏 5.3）。

尽管 BRCA1 和 BRCA2 都是极其巨大的基因，但是对它们所有编码区域无义突变的筛查可以在 8 周内完成，而完成针对已知突变的预测性检查只需要 1 周。现在还可以进行出生前及胚胎植入前的遗传学检测。超过 20% 的 BRCA1 和 BRCA2 基因筛查可识别出错义突变。

表 5.3　BRCA1 及 BRCA2 遗传性乳腺癌 / 卵巢癌综合征的临床特点

特点	BRCA1	BRCA2
基因位点	C 17 号染色体	13 号染色体
人群频度	1/400，犹太人中升至 1/50	1/400，犹太人中升至 1/50
遗传	常染色体显性	常染色体显性
乳腺癌终生危险（女性）	40% ~ 80%	40% ~ 80%
乳腺肿瘤病理特点	典型的高度淋巴细胞浸润及侵入性边界，ER、PR、HER-2 阴性	无典型表型
卵巢癌终生危险	40% ~ 60%	10% ~ 20%
其他相关肿瘤	胰腺	男性乳腺癌 胰腺 前列腺

专栏 5.3　提示乳腺癌患者可能存在 BRCA1/2 突变的临床特征

- 诊断时年龄不到 35 岁
- 明显的乳腺癌家族史，即
  - 2 个一级直系亲属患乳腺癌，平均年龄不到 50 岁
  - 3 个或 3 个以上二级亲属患乳腺癌，诊断年龄不到 60 岁
- 有乳腺癌 / 卵巢癌家族史
- 有男性乳腺癌家族史
- 犹太人
- 双侧乳腺癌（首个乳癌诊断时不到 50 岁）
- ER/PR/HER2 阴性的高分化肿瘤 *

* 仅为 BRCA1 基因

初级预防

对于已知有 BRCA1 或 BRCA2 突变的个体，预防性双侧乳房切除是最有效的预防措施，可以使患癌危险最大下降 90%。而预防性卵巢切除则更易于被大多数女性接受，可以使乳癌危险下降 60%、卵巢癌危险下降 95%。至于使用三苯氧胺进行化学预防目前仍有争议。

二级预防

多年来，对所有已知存在 BRCA1 或 BRCA2 突变的患者建议定期进行乳房 X 线摄片以及临床检查。2006 年英国国家健康与临床优化研究

所（NICE）关于家族性乳腺癌诊治指南建议，对所有年龄在 30 ~ 49 岁的 BRCA1/2 基因突变携带者应该进行每年一次 MRI 检查，理由是 MRI 检查被证明要比乳房 X 线摄片更为灵敏。对卵巢癌的筛查尚处于研究阶段。

BRCA 基因相关乳癌的治疗

潜在的 BRCA1/2 携带者的处理方法总结于图 5.3，并将在第 10 章乳腺癌中进行讨论。

遗传性结直肠癌

约 5% 的结直肠癌病例系由潜在的遗传性癌

专栏 5.4　提示存在结直肠癌遗传易感性的临床特征 *

- 50 岁前早期发病的结直肠癌或子宫内膜癌
- 多发结直肠癌或单个患者出现超过 10 个腺瘤性息肉
- HNPCC 相关肿瘤患者具有：
  - 1 个以上 50 岁前患有 HNPCC 相关癌症的一级亲属或者
  - 2 个以上在任何年龄患有 HNPCC 相关癌症的一级或二级亲属
- 同一个体具有多发性 HNPCC 相关肿瘤病史
- 已知癌症易感综合征家族

* HNPCC 相关癌症见表 5.4

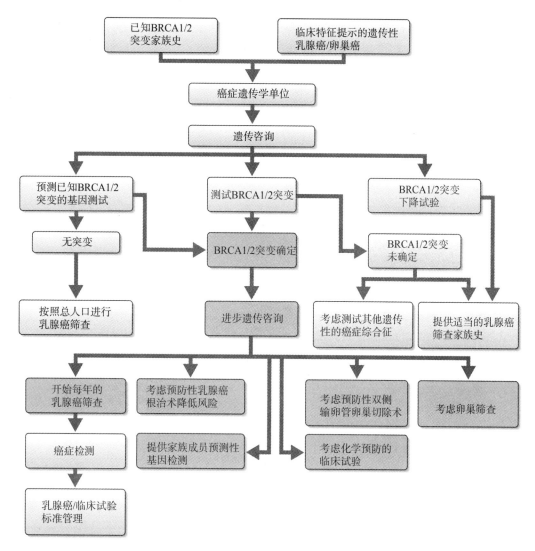

图 5.3

潜在 BRCA1/2 基因突变携带者的处理策略

症综合征引起，尤其在年轻的结直肠癌患者中表现得越来越多。专栏 5.4 中所列出的任何一项特点都应使我们怀疑家族性结直肠癌综合征的存在。

　　大多数家族性病例是遗传性非息肉性结肠癌（hereditary non-polyposis colon cancer，HNPCC）或者家族性腺瘤性息肉病（familial adenomatous polyposis coli，FAP）。前者也称为 Lynch 综合征，估计占所有结直肠癌中 2% ~ 3%；而后者只占所有结直肠癌的 1% 或更少。它们的主要特征总结于表 5.4。

　　另外，在 Peutz-Jeghers 综合征中也发现罹患胃肠癌症的风险性上升，此综合征系由 STK11 基因的突变遗传所造成。

家族性腺瘤性息肉病

临床特征

　　FAP 的一个特点是患者在 20 岁左右出现数百个结肠腺瘤性息肉，其转化为恶性的危险性几近 100%。此症患者被诊断出大肠癌的平均年龄为 39 岁，而且罹患其他肿瘤（表 5.4）的危险性也有增加。

遗传与病理

　　超过 90% 的 FAP 病例存在 5 号染色体上 APC 基因的突变。APC 蛋白表达缺失可导致染

表 5.4　FAP 及 Lynch 综合征的临床特点

临床综合征	家族性腺瘤性息肉病（FAP）	Lynch 综合征
发病率	1/8000	1/1700
临床特点	年轻患者，大量的高恶变率胃肠道腺瘤性息肉	早发结肠癌危险性高，伴有特有的结肠外肿瘤危险性增加
结肠癌危险性	40 岁时几乎 100%，轻型 FAP70 岁时 80%	70% ～ 90%
结肠外肿瘤	硬纤维瘤（12% ～ 17%） 上消化道癌（3% ～ 5%） 骨瘤 甲状腺癌 肝 - 胰肿瘤	子宫内膜癌（30% ～ 60%） 卵巢癌（9%） 胃（19%） 十二指肠 胰腺 泌尿系（18%） 脑 皮脂腺瘤 / 癌
遗传	常染色体显性	常染色体显性
基因	APC	hMLH1 hMSH2 hMSH6
病理机制	Wnt 通路激活及染色体不稳定（见正文）	DNA 错配修复缺陷
病理特点	腺瘤性息肉	微卫灶不稳定

色体不稳定。这种不稳定源于细胞骨架调控缺失和 Wnt 通路激活，进而促使肿瘤发生。

诊断

对于年轻患者，FAP 的诊断可通过可弯曲的乙状结肠镜检做出。对 10 ～ 12 岁的患者推荐进行 APC 基因突变的遗传筛查。出生前诊断以及胚胎种植前的遗传诊断也是可行的。

初级预防

APC 基因突变携带者应该在 10 ～ 15 岁以后每年接受结肠镜监视检查。对于检查发现多发腺瘤的患者建议于 20 岁左右进行预防性结肠切除。手术类型取决于直肠息肉的多少和患者的年龄（见表 5.5）。环氧化酶 -2 抑制剂西乐葆和非甾体类抗炎药物舒林酸能够减少十二指肠息肉的形成，但严重的十二指肠息肉病就需要做 Whipple's 手术切除。

二级预防

在已经接受预防性结肠切除的 FAP 患者中，壶腹周围癌是最常见的致死原因。因此，对此类患者需要从 25 ～ 30 岁开始进行上消化道内镜检查以长期监视小肠情况。如果存在硬纤维瘤或肝母细胞瘤家族史，也应该考虑常规腹部检查和 / 或影像学检查。

遗传性非息肉性结直肠癌

临床特征

遗传性非息肉性结直肠癌（hereditary non-polyposis colon cancer，HNPCC）是一种遗传性癌症综合征，早发结直肠癌危险性高，并可伴有罹患子宫内膜、卵巢、胃、十二指肠以及泌尿系统恶性肿瘤危险性的增加。从特征上看，肿瘤多位于右半结肠（70%），并且发生同时及异时性多原发瘤的概率上升。

表 5.5　FAP 患者手术选择

年龄及息肉数量	推荐手术方式	优点	缺点
青少年，息肉数量不多老年，少量直肠息肉及轻型息肉病	全结肠切除并回结肠吻合	能够腹腔镜下完成恢复快且并发症发生率低排便控制较好	需要监视直肠情况几十年后可能需要转建回肠袋
年龄 > 20 岁，典型 FAP 及大量直肠息肉	直肠结肠全切除术伴回肠造袋	降低直肠癌危险	便次增加及吻合口漏盆腔感染

遗传与病理

在高达 70% 的 HNPCC 的患者中，潜在的遗传缺陷是以下 3 个基因中的 1 个存在胚系基因突变：hMLH1、hMSH2 和 hMSH6。这些基因均编码 DNA 错配修复蛋白。错配修复缺陷使得其他基因，如某些调控细胞周期的基因产生突变的快速累积，由此促使细胞发生恶性转化。

诊断

根据 Amsterdam 标准 II（专栏 5.5），美国国家综合癌症网的指南最近指出 HNPCC 的临床诊断需要遵照以下最低标准。

借助一组 5 个或者 6 个多形性标志可测定肿瘤组织中微卫星灶的高度不稳定性（MSI），这一检测在超过 80% 符合 Amsterdam 标准的患者中为阳性。对于具有 MSI 证据的患者要提供 hMLH1、hMSH2 和 MSH6 基因胚系突变的筛查。肿瘤组织 hMLH1、hSMH2 和 hSMH6 蛋白的免疫组织化学染色在预测潜在的 MMR 基因缺陷方面显示出了高度的敏感性和特异性。由于只有不到 15% 的散发性肿瘤存在 MSI，而它却存在于极大多数的 HNPCC 相关肿瘤中，所以 Bethesda 指南可以用来识别早发的或者家族集群发病不明显的结直肠癌，也可以用于那些 MSI 分析有助于遗传辅导和检测的患者。

初级预防

在 HNPCC 患者中，对预防性结肠切除的作用仍有争议。一些专家确实推荐对完成生育后的 HNPCC 相关基因突变的女性携带者进行预防性子宫切除术和双侧输卵管卵巢切除术。

二级预防

对于 HNPCC 相关基因突变携带者，目前最为普遍提倡的二级预防方法是自 20～25 岁起每年一次结肠镜筛查。对有胃癌史的 HNPCC 家族成员应考虑常规上消化道内镜筛查，而对于具有泌尿系肿瘤家族史的患者则需要进行尿细胞学检查。而对其它所有推荐的监视手段目前并无充分依据。

对女性 HNPCC 突变携带者应该进行卵巢和子宫内膜肿瘤的筛查，方法是盆腔超声检测结合每年一次经阴道测定子宫内膜厚度和（或）子宫内膜抽吸检查。

结肠癌的处理

由于 HNPCC 患者中发生同时性多发肿瘤的概率较高，其治疗可以采用结肠次全切除术，然而必须权衡结肠广泛切除后功能方面的后果。

Li-Fraumeni 综合征

典型的 Li-Fraumeni 综合征（LFS）首次被

专栏 5.5　HNPCC 临床诊断标准

至少 3 位亲属患有 HNPCC 相关癌症（见表 5.4）+ 以下所有标准：
- 3 位亲属中有一位必须是其他两位的一级亲属
- 至少有连续的两代受影响
- 于 50 岁前至少 1 位亲属有相应的肿瘤诊断
- 排除 FAP

描述是在 1969 年，这是一种少见的癌症易感性遗传综合征，是以在儿童及青年时期发生各种肿瘤为特点的常染色体显性遗传疾病。所引起的肿瘤主要是软组织肉瘤、骨肉瘤和乳腺癌，而脑癌、白血病及肾上腺皮质癌也很多见（典型 LFS 的定义见专栏 5.6）。据报道，还有许多其他肿瘤也见于 LFS 家族成员（表 5.6）。

遗传学

大约 70% 的符合典型 LFS 标准的家系中存在 TP53 基因（染色体 17）的胚系突变，但随着标准放松，检出率也有所下降。TP53 基因的蛋白质产物是细胞周期和凋亡的调控者。P53 缺失导致带有突变的细胞以不受控制的方式分裂而形成肿瘤。

发病率

据估计，TP53 胚系突变的发生率为五千分之一。到 50 岁时外显率至少为 50%。

诊断

TP53 突变能够通过对 TP53 基因的测序检查出来。

临床处理

根据针对高危个体的 NICE 指南，存在 TP53 突变的女性应该接受乳腺癌筛查，方法为 30 岁起每年一次乳腺 MRI（NICE 推荐对非常高危的女性制订个体化的检查时间表，而且对这些少见病例的 MRI 检查起始年龄可以提早到 20 岁）。

LFS 患者接受放化疗以后会处于二次罹患肿瘤的危险，这种情形尽管令人担忧，但是目前尚无 LFS 患者肿瘤的行为不同于散发肿瘤的任何依据。

Cowden 综合征

Cowden 综合征是一种常染色体显性遗传癌症易感综合征，其特点是多发性错构瘤且患甲状腺癌和乳腺癌危险性升高，并伴有其他肿瘤发生机会增加。

目前，可根据国际 Cowden 联合会的操作标准（表 5.7）来做出 Cowden 综合征的诊断。

遗传学

在 80% 的 Cowden 综合征家族成员中，潜在的突变存在于 10 号染色体上的 PTEN（与张力蛋白同源的蛋白酪氨酸磷酸化酶）基因。PTEN

表 5.6　典型 Li-Fraumeni 综合征（LFS）的肿瘤构成及与 LFS 相关的其他肿瘤

典型 Li-Fraumeni 综合征（LFS）的肿瘤构成	与 LFS 相关的其他肿瘤
乳腺癌	白血病
软组织及骨肉瘤	肺
脑肿瘤	胃肠道
幼儿肾上腺癌	卵巢
（脉络丛肿瘤）	淋巴瘤
	小儿肿瘤
	黑色素瘤
	前列腺
	胰腺
	（+许多其他肿瘤）

专栏 5.6　典型 LFS 的临床特点

根据 Chompret 标准作出的典型 LFS 定义

肉瘤、脑肿瘤、乳腺癌或肾上腺皮质癌首发病例年龄不到 36 岁

+1 位或 1 位以上 46 岁前患癌（如首发病例为乳癌，则应是除乳癌外的其他肿瘤）的一级或二级亲属

或者

有任何年龄的患多原发肿瘤的亲属

或者

无论有无家族史，首发病例多患原发肿瘤，其中两个为肉瘤、脑肿瘤、乳腺癌、和（或）肾上腺皮质癌，且肿瘤开始出现的年龄不到 36 岁

或者

无论有无家族史，首发病例于任何年龄患肾上腺皮质癌

表 5.7　Cowden 综合征临床诊断标准

特定标准	主要标准	次要标准
黏膜上皮病灶：	包括：	包括：
面部毛囊瘤	乳腺癌	泌尿生殖系肿瘤
肢端角化	甲状腺癌	脂肪瘤
乳头丘疹	子宫内膜癌	纤维瘤
黏膜病灶	巨头畸形	乳腺囊腺病

编码一个介导细胞生长、增殖、细胞周期停滞和（或）凋亡的磷酸酶，因而具有抑癌基因的作用。

发病率

Cowden 综合征的发病率估计为 1/200 000。PTEN 基因胚系突变遗传与女性 25% ~ 50% 的终生罹患乳腺癌危险相关。

临床处理

目前，尚无对 Cowden 综合征筛查的共识。已知或怀疑存在 PTEN 突变的个体应该推荐给当地的癌症遗传机构，以寻求用最新的设备进行筛查。

视网膜神经胶质瘤

视网膜神经胶质瘤是少见的视网膜原发性恶性肿瘤。单侧肿瘤常常在 4 岁前发病（中位年龄 18 个月），而双侧肿瘤发病甚至更早（中位年龄 13 个月）。仅 5% ~ 10% 的患者具有阳性家族史。在存活下来的遗传性视网膜神经胶质瘤患者中，1/4 患者将发生第二原发瘤，发病时间最长可在首次发病后的 40 年。肿瘤的类型包括肉瘤、黑色素瘤、脑肿瘤、乳腺癌以及白血病。

遗传学

RB1 基因位于 13 号染色体，其胚系突变见于超过 80% 的遗传性或双侧视网膜胶质瘤病例，且以常染色体显性遗传形式遗传。RB1 基因编码的蛋白质具有转录调节子的作用，抑制细胞周期进入有丝分裂所需基因的表达。RB1 基因突变外显性变化较大，发现有跨代现象。

发病率

视网膜神经胶质瘤非常少见，全球新生儿发病率为 1/20 000。约 45% 的病例为遗传性。

诊断

识别视网膜神经胶质瘤基因中的突变较为复杂，因为该基因分子量大并存在许多不同的突变。胚胎种植前遗传检测已被用于对此病的筛查。

处理

在父母基因存在突变的孩子中早期确认 RB1 基因突变，能够使视网膜神经胶质瘤经出生后的常规眼底镜检测而得到早期诊断（目的是为了保眼）。第二肿瘤发生率的上升与放疗有关。

Von Hippel-Lindau 综合征

Von Hippel-Lindau 综合征（VHL）是少见的遗传性癌症综合征，由视网膜和中枢神经系统（特别是小脑、延髓和脊髓部位）的血管母细胞瘤组成，且与嗜铬细胞瘤和肾透明细胞癌有关。此病以常染色体显性遗传方式遗传。与散发性嗜铬细胞瘤相比，遗传性嗜铬细胞瘤发生早且更多为多发病灶，但恶性转化可能性较小。25% 的 VHL 家族成员会罹患肾癌，中位发病年龄为 45

岁，与散发性肾癌相比，肿瘤多为双侧性。

遗传学

VHL 基因位于 3 号染色体。采用现代遗传诊断方法，在几乎所有临床诊断的 VHL 家族成员中均发现有 VHL 基因的突变或删除。

发病率

据估计，VHL 综合征发病率为 1/35 000。

临床处理

对 VHL 肿瘤的筛查应按表 5.8 所列内容进行。当一个家族中的基因突变得到认定时，目前就能够对 VHL 在出生前及胚胎种植前做出遗传学诊断。

多发性神经内分泌瘤综合征

多发性神经内分泌瘤（multiple endocrine neoplasia, MEN）是常染色体显性遗传病，特点是内分泌腺产生多发性的良性及恶性肿瘤。有关不同类型 MEN（MEN1、MEN2A 和 MEN2B）的主要临床特点总结于表 5.9。

遗传学

MEN1 是由位于 11 号染色体的 menin 基因突变引起的。Menin 是肿瘤抑制基因，可以和多个核蛋白包括转录因子相互作用。

MEN2A 和 MEN2B 均与 10 号染色体上原癌基因 RET 的突变有关，RET 基因编码一个跨膜受体酪氨酸激酶。RET 基因突变的位置似乎是决定产生 MEN2A 还是 MEN2B 的特征。

发病率

MEN 的发病率介于 0.2 ~ 2/100 000。

诊断

目前对 MEN 和 RET 基因的突变均能够直接检测。

临床处理

在 10 岁前就应该开始对 MEN1 家族成员或 MEN 基因突变携带者进行常规筛查，包括测定血清钙和泌乳刺激素。也应该考虑测定垂体、甲状旁腺和胰腺激素，并进行垂体影像学检查。

3 ~ 5 岁时预防性甲状腺切除对 RET 基因

表 5.8　VHL 临床特征发生年龄及推荐的监视检查

年龄（年）	临床特征	监视检查
1 ~ 10	视网膜血管瘤	视网膜筛查（5 岁起）
11 ~ 20	视网膜血管瘤	视网膜筛查
	小脑血管母细胞瘤	中枢神经影像学检查
	嗜铬细胞瘤	尿 / 血浆儿茶酚胺
		20 岁开始肾影像学检查
21 ~ 30	小脑血管母细胞瘤	中枢神经影像学检查
	嗜铬细胞瘤	尿 / 血浆儿茶酚胺
	肾囊肿	肾影像学检查
31 ~ 40	肾囊肿	肾影像学检查
	肾癌	中枢神经影像学检查
	内淋巴囊肿瘤	
41 ~ 50	肾癌	肾影像学检查

表 5.9　多发性神经内分泌瘤综合征的临床特点

综合征	肿瘤构成	评价	遗传缺陷
MEN1	甲状旁腺腺瘤	出现于高达 95% 的患者	11 号染色体 MEN1 基因突变
	胰岛细胞肿瘤	出现于 50% ～ 75% 的患者	
	垂体腺瘤	25% ～ 65% 的患者	
	类癌		
	甲状腺肿瘤		
MEN2A	甲状腺髓样癌	高达 100% 的患者	10 号染色体 RET 基因的胞外半胱氨酸编码子突变
	嗜铬细胞瘤	40% 的患者	
	甲状旁腺增生	常为多发性、双侧	
		10% ～ 35% 的患者	
MEN2B	甲状腺髓样癌	高达 100% 的患者	10 号染色体 RET 基因的酪氨酸激酶编码子突变
	血管瘤	高达 100% 的患者	
	嗜铬细胞瘤	常为多发性、双侧	
	还有	40% ～ 50% 的患者	
	- 骨骼异常		
	- 巨结肠		

突变携带者有益。成年后应该进行嗜铬细胞瘤筛查。

小结

在任何肿瘤临床科室，患遗传性癌症综合征的患者只是极少数。然而，正确识别潜在的高危遗传性基因突变是选择恰当的临床干预、使恶性疾病发病降至最低的保障，因而无论对患者还是他们的家族成员的最后结局均具有显著影响。因此，对所有癌症患者必须获得完整的家族史，而对于具有可疑遗传性癌症易感综合征临床表现的患者则应推荐他们接受专家的评估及指导。

致谢

感谢 Diana Eccles 教授提供的有助评价。

参考文献

Eng C. Will the real Cowden syndrome please stand up: revised diagnostic criteria. J Med Genet 2000;37:828–830.

Callender GG, Rich TA, Perrier ND. Multiple endocrine neoplasia syndromes. Surg Clin North Am. 2008;88:863–895.

Foulkes WD. Inherited susceptibility to common cancers. N Eng J Med 2008;359:2143–2153.

Garber JE and Offit K. Hereditary cancer predisposition syndromes. J Clin Oncol 2005;23:276–292.

Gonzalez KD, Noltner KA, Buzin CH, Gu D, Wen-Fong C et al. Beyond Li Fraumeni Syndrome: clinical characteristics of families with p53 germline mutations J Clin Oncol. 2009;27:1250–1256.

Guillem JG, Wood WC, Moley JF, Berchuck A, Karlan BY et al. ASCO/SSO review of current role of risk-reducing surgery in common hereditary cancer syndromes. J Clin Oncol 2006;24:4642–4660.

Kim WY and Kaelin WG. Role of VHL gene mutation in human cancer. J Clin Oncol 2004;22:4991–5004.

NCCN clinical practice guidelines in oncology: Colorectal cancer screening. www.nccn.org

NCCN clinical practice guidelines in oncology: Genetic/familial high-risk assessment: breast and ovarian. www.nccn.org

NICE clinical guideline 41: Familial breast cancer (issue date October 2006). www.nice.org

第6章　肿瘤治疗的迟发效应及生存状态

HM Hatcher

引言

据估计，在英国有 100 万～150 万肿瘤患者在确诊后仍然生存。随着肿瘤发病率及生存率的日益增加，幸存的肿瘤患者所占比率将达到成人群体的 1.5%～2.5%。目前，儿童及成人肿瘤患者的 5 年生存率分别为 79% 及 64%。癌症确诊后的发病率及死亡率受医学、生理、社会及经济方面诸多问题的影响显著。本章节就这些问题进行概述。

儿童肿瘤及其生存预后

在一般人群当中肿瘤发病的中位年龄为 70 岁，然而在近 30 年生存率获得显著提高的主要为儿童肿瘤。由于参与临床试验的经治患者多数为儿童，因此最初的生存资料来源于儿科患者。随着平均寿命的延长，儿童肿瘤患者医疗相关后遗症变得尤为复杂。

鉴于儿童依赖于父母而且处于生长发育期，因此幸存儿童肿瘤患者的社会心理问题不同于成人。此外，儿童肿瘤患者即使临床治疗满意，其家庭仍会受到严重影响。许多患儿的父母或同胞会经受心理及社会问题的长期困扰。

医疗晚期影响

迟发性效应取决于肿瘤类型、治疗方法、家族基因及治疗时患儿所处的发育阶段。专栏 6.1

列出了可能的主要影响。

继发性恶性肿瘤

继发性恶性肿瘤可表现为实体瘤或血液系统肿瘤（如白血病或骨髓增生异常综合征），已成为继原发性恶性肿瘤之后肿瘤患者死亡的第二大主要原因。发生继发性恶性肿瘤风险的增加与联合放化疗、个体基因差异及组织对放疗的敏感性有关（表 6.1）。

继发性实体肿瘤通常发生于接受放疗的部位，而且往往发生在联合化疗的情况下。这种肿瘤发生的风险与放疗范围、强度、类型及总剂量有关。放疗后最容易发生继发性恶性肿瘤的组织器官为骨髓、甲状腺、乳腺及软组织（肉瘤）（专栏 6.2）。

专栏 6.1　医疗后期影响	
继发性恶性肿瘤	如白血病、肉瘤
慢性健康状况	如呼吸困难、疲乏
心脏	如心律失常
神经	如周围神经病变
肺	如纤维化
内分泌	如 GH 缺乏
不育	如卵巢功能早衰
骨	如骨质疏松症
肾	如低镁血症

表 6.1　肿瘤治疗后最常见的继发性恶性肿瘤及部分确定的或可能的致病因素

继发性恶性肿瘤类型	明确的或潜在的危险因素
白血病	化疗，如依托泊甙、蒽环类
肉瘤	放疗，如对原发肉瘤或腹膜后淋巴结的放疗 遗传因素 1，如利 - 弗劳梅尼综合征、遗传性成视网膜细胞瘤
肺	放疗，尤其吸烟患者 随访中多次 CT 扫描
乳腺	放疗，如斗篷野或单侧胸部放疗，尤其 18 ~ 20 岁或 20 岁出头的患者（可达到标化死亡率风险比的 4 ~ 7 倍）
子宫	他莫昔芬（风险 1/100 000）治疗，HNPCC 患者的风险增加
结直肠	盆腔或腹部放疗
膀胱	盆腔放疗 部分烷化剂（联合放疗）

专栏 6.2　学习要点

- 与相同组织学类型的原发性肿瘤相比，继发性恶性肿瘤更具侵袭性，而且对治疗敏感性下降。
- 对于尤文氏肉瘤放疗来说，放射剂量大于 54 Gy 与继发性恶性肿瘤的发生有关，但是放射剂量低于 45 Gy 与局部复发有关。

白血病及骨髓增生异常综合征的发生与化疗，尤其是使用依托泊苷、蒽环类药物及烷化剂有关。此种白血病的特征为染色体 11q23 异常，通常于初始治疗后 2 年内发病而且预后不良。在尤文肉瘤或横纹肌肉瘤强化治疗后 20 年，继发性血液系统肿瘤发生的风险高达 20%。骨髓增生异常综合征与应用烷化剂化疗有关。

在原发肿瘤初始治疗后，继发性恶性肿瘤的累积发生率随着患者生存时间的延长逐步增加。如霍奇金病患者在初始治疗后的 20 年及 30 年，继发性恶性肿瘤的发生率从 10.6% 增加至 26.3%。霍奇金病患者在接受斗篷野放疗后发生乳腺癌的风险增加，因此绝大多数病例可能会不

同意放疗。与高龄患者相比，年轻肿瘤患者在治疗后发生继发性恶性肿瘤的相对风险更高。有研究显示继发性恶性肿瘤总的 15 年累积发生率为 11.2%，这些肿瘤大多表现为肺癌（2.8%）、白血病（1.5%）、结直肠癌（1.5%）以及乳腺癌（1.2%）。

不育

因肿瘤或肿瘤治疗导致的不育对于那些尚未成家的患者来说是一个严重问题（图 6.2）。发生不育的风险与性别、治疗方法及肿瘤类型有关（专栏 6.3）。儿童肿瘤患者与其健康同胞相比，发生不育的风险比在男性及女性分别为 0.76 及 0.93。

英国的工作组制定了相关指南，强调了肿瘤的潜在治疗策略及不同治疗导致不育的风险（专栏 6.4）。相关内容可以从放射科医师皇家学院网站获取（http：//www.rcr.ac.uk/publications. aspx? PageID=149&PublicationID=269）。

不育通常发生于男性患者在应用烷化剂化疗、生殖腺区放疗或全身放疗后。考虑到这一原因，具有生育功能的男性患者均应该在治疗前留取精子于精子库。对于诸如骨盆尤文氏肉瘤因骶神经受侵犯而不能够射精的患者，精子抽吸是可以考虑的取精方法。有些男性患者在治疗完成后两年可能仍然保留生育功能。伴有区域淋巴结肿大的睾丸肿瘤患者在新辅助化疗后行双侧腹膜后淋巴结清扫术可能会导致逆向射精。

盆腔放疗可以导致子宫纤维化，进而会限制

例专框 6.1

患者，女性，21 岁，右侧骨盆尤文肉瘤，接受了新辅助化疗、减瘤手术、放疗及辅助化疗。患者对治疗反应敏感，治疗后 5 年随访行 CT 检查发现手术残存小病灶无进展。骨盆及腹股沟疼痛症状在治疗后 8 年加重，遂先后行 X 线及 MRI 检查并发现左侧髋臼实性包块。包块的特点不具尤文肉瘤特征，但是活组织检查证实为骨肉瘤。尽管当时没有远处转移而且进行了辅助化疗，但是肿瘤仍迅速进展，患者于 1 年内发生肺转移并死亡。

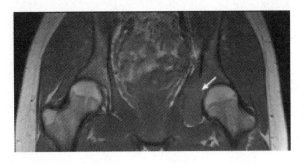

图 6.1
盆腔冠状位 T2 加权 MRI 示右侧髋臼骨结构异常、边缘不规则（箭头），而左侧髋臼未见异常可见正常骨髓结构。左侧肿块为骨肉瘤

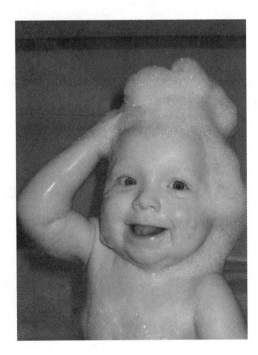

图 6.2
肿瘤治疗后怀孕成功的结果

专栏 6.3　肿瘤幸存患者的不育风险

引起成人患者不育的最大风险包括：

- 烷化剂，如异环磷酰胺
- 丙卡巴肼
- 腹部或盆腔化疗
- 年龄增加：30 岁以上女性患者化疗后发生不育的风险高于 30 岁以下的女性患者，而且 40 岁以后发生不育的风险显著增加。40 岁以上女性患者在接受环磷酰胺 5 g/m^2 治疗时会发生闭经，而青少年患者即使接受 20 g/m^2 的治疗仍可维持正常行经。

怀孕患者体内胎儿的生长发育。

卵巢功能早衰可发生于盆腔（或脊柱）放疗或特定药物化疗。绝经的发生与治疗方案有关，而与肿瘤类型关系不大。进行膈下放疗联合烷化剂化疗的女性非常容易发生绝经。高强度治疗（包括全身放疗）以及烷化剂化疗通常会引起女性不育。对于那些在治疗后生育功能保留的病例来说，她们绝经的时间也可能会提前数年。

妊娠期的年轻患者在接受蒽环类药物化疗时需要进行超声心动图检查，因为怀孕期间胎儿发育可增加孕妇心脏负荷从而使得心脏功能更容易受损。

肿瘤患者在治疗后其子女先天性畸形的发生率似乎并没有明显增加。此外，即使患者接受了骨髓移植治疗，其子女儿童肿瘤的发生率也不会增加（专栏 6.5）。

骨骼的晚期影响

甾类药物、化疗或放疗会影响骨骼的生长（专栏 6.6）。此外，以芳香化酶抑制剂或抗雄激素内分泌治疗会引起明显的骨骼缺失。骨质减少通常发生于联合化疗结束时。ER 受体阳性的乳腺癌患者化疗后可能还需要进行芳香化酶抑制剂治疗，这会进一步加重化疗所致的骨质疏松，因此在治疗同时通常需要补充钙或双磷酸盐类以预防骨折的发生。为了减小患者因严重骨质疏松发生进一步骨折的风险，在开始进行激素治疗前需要进行风险评估及骨矿物质密度扫描以了解骨质疏松情况。患者在激素治疗后 6 ～ 12 个月后需要进行再次评估。对那些高风险的患者应该建议其高钙饮食或补充钙剂。对于极高风险或发生骨折的患者应该口服或静脉应用双磷酸盐类药物。

放射性骨坏死可能发生于高强度放疗尤其是头颈部放疗后。治疗前牙科评估以及正确的治疗方案对于预防这种并发症的发生具有重要意义。

骨坏死是白血病、淋巴瘤治疗后或行骨髓移植治疗的一种已知并发症，其发生与应用高剂量甾类药物治疗有关。骨坏死通常发生于承重骨如股骨，有高达 20% 的患者可能会因股骨头坏死行髋关节成形术。下颚骨坏死可继发于唑来膦酸治疗后，因此患者治疗前应该行牙科评估，而且

专栏 6.4　女性患者的生育选择

目前对于需要强化治疗或盆腔放疗的女性患者不提倡生育，因为许多生育选择代价高昂而且英国国民健康保险制度不容许。例如：

- 有些情况，如乳腺癌患者在应用他莫昔芬内分泌治疗后卵巢功能受抑，但由于卵巢未行手术切除，因此，如果同时应用促黄体激素释放激素可使部分女性患者的生育功能保留。
- 冷冻胚胎可能是一个不错的选择，但其前提是患者的病情能够容许治疗推迟数周以便以完成取卵及试管受精。同时这一选择还存在其他问题，一方面需要有固定的配偶不断捐献精子用以受精，而这通常不适合年轻患者；另一方面如果父亲事后改变主意拒绝胚胎移植那么冷冻胚胎必须被处理掉。
- 有人曾尝试在试管受精后分离冻存卵母细胞而不是立刻培育胚胎。目前应用冷冻卵子的受孕概率很低，而且这种技术虽然有很大进展但是仍然处于试验阶段，应用时需认真评估。
- 有研究采用冷冻未成熟卵子的方法，这种方法不需要推迟进行可能导致不育的治疗，但是其可靠性目前尚无证据支持。
- 预先保存卵巢组织而在肿瘤治疗后再植给患者的方法仍然处于试验阶段。
- 对于那些虽然有生育功能但是因手术或放疗导致子宫不能适应足月妊娠的患者，代孕是可以考虑的一种选择。
- 不管代孕与否，应用捐赠卵子也是一种可能的选择。
- 领养是一种可以考虑的选择。

专栏 6.5　肿瘤治疗后的怀孕时机

肿瘤治疗后的怀孕时机很难确定。如果患者生育功能保留则建议患者尽早怀孕。然而，由于大多数肿瘤在治疗后的最初几年容易复发，因此通常建议患者在治疗完成后 2 年再考虑怀孕。大宗的研究并未显示乳腺癌患者在确诊后数年内怀孕会增加复发的风险。

对于行维持治疗如口服他莫昔芬治疗的乳腺癌患者，治疗期间不建议怀孕，因为药物会给胎儿的发育带来风险。

专栏 6.6　激素诱发骨缺失及骨折的危险因素

- 激素拮抗治疗，如芳香酶抑制剂或抗雄激素药物
- 吸烟
- 酗酒
- 家族史
- 骨转移
- 年龄增加

治疗期间一旦怀疑发生牙脓肿需要停用唑来膦酸并进一步行牙科检查。

神经系统影响

　　根据肿瘤及治疗的不同，神经系统的损害可发生于中枢神经大脑或周围神经或自主神经。中枢神经系统肿瘤可能需要进行头颅放疗并联合化疗，这会导致中枢神经及周围神经合并损伤。

　　特定的化疗药如铂类及长春生物碱类具有神经毒性。随着年龄的增长尤其 50 岁以后，神经受损的风险大大增加。治疗期间如果不进行专门评估，神经损害将可能持续终生。疼痛性周围神经病变通常与上述药物尤其长春新碱有关。顺铂所致周围神经病变出现的临床症状在治疗结束后可能会继续进行性加重，因此实时监测临床症状的进展具有重要意义。

　　因听神经损害导致的听力缺失可发生于应用铂类药物尤其顺铂化疗后，因此在治疗前后都应该进行听力检测。

　　神经认知功能也可能受损，这种损害在急性淋巴细胞白血病及中枢神经系统肿瘤患者治疗后最为多见。由于许多患者在年轻时接受治疗，因此神经认知功能的受损会影响他们进一步学习深造或就业。这种不良影响对于 5 岁以下儿童及女性患者来说尤为严重。

胃肠道影响

　　盆腔或腹腔放疗会引起急性肠道损害，如放射性肠炎。晚期损害通常被低估，但是有很高的发生率（专栏 6.8）。间歇性亚急性肠梗阻也会发生。所有这些表现的原因是多方面的，因此患者需要由消化科医生进行相关检查。患者如发生直肠出血必须引起重视，因为这可能意味着继发性恶性肿瘤的发生，这一点对于行盆腔放疗的患

者来说更为重要。

心脏影响

心脏损害可表现为心功能衰竭、心律失常以及心肌梗死风险增加（表 6.2）。主要危险因素包括纵隔或左侧胸壁放疗、蒽环类药物及长春新碱化疗。无症状性心律失常是常见的表现。应用蒽环类药物化疗会导致儿童患者左心室壁变薄及左心室功能降低，而且这种变化在治疗后数年仍然会进展。使用血管转化酶抑制剂在短期内会改善左心室功能，但是没有证据显示有症状的患者会长远获益。

现有文献尚难以提供有关心肺并发症治疗及随访的指南。然而，治疗后可以考虑将减少其他已知的心脏病危险因素（如戒烟、控制血压及胆固醇）作为推荐生活方式的一部分。

肺影响

长期肺损害表现多样，会导致很高的发病率和死亡率。肺损害的类型包括纤维化（放疗或博来霉素化疗）、肺炎（放疗或吉西他滨化疗）、

例专框 6.2

患者，男性，17 岁，髓母细胞瘤（图 6.3A），成功实施了联合放化疗及后续化疗。患者的一个主诉症状为失稳，这一症状于化疗期间急剧恶化以至于患者不能够独立站立和行走。MRI 检查（图 6.3）虽排除了原发病复发但是发现了瘢痕灶的存在，后者与放疗时的情况相一致。神经系统检查未见中枢系统异常变化。然而患者出现了严重的周围神经病变，表现为踝关节及腕关节以远部位的本体感觉消失。不幸的是 5 年后虽然 MRI 检查未显示复发征象，但是患者因周围神经病变而一直不能独立走出房间并参加工作（专栏 6.7）。

无症状性肺功能检查异常（放疗及联合化疗）或肺癌（尤其放疗和化疗后继续吸烟的患者）。儿童转移性 Wilms 瘤患者进行单侧胸部放疗时尤其容易发生肺损害。

内分泌系统影响

内分泌异常可发生于任何内分泌器官。当患者接受放疗部位邻近垂体或甲状腺时最容易引起内分泌异常（表 6.3）。由于激素具有重要的生理功能，因此内分泌异常的患者需要行激素替代

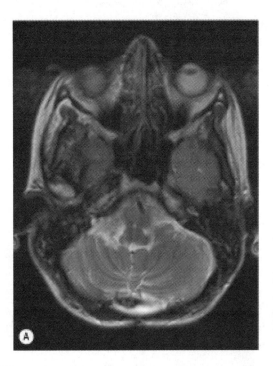
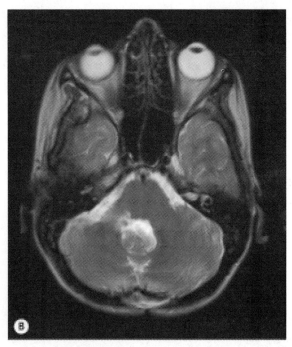

图 6.3
放疗前 MRI 水成像显示右侧小脑髓母细胞瘤（A），放疗后患者出现神经症状恶化时的脑部 MRI 表现（B）

治疗。内分泌异常尤其是垂体或甲状腺内分泌异常通常不会在治疗后立刻发生，因此至少应该在治疗后 1 年或更早（如出现症状）复查内分泌功能。尤其在患者的感染期间，接受高剂量的类固醇激素治疗者应当考虑肾上腺功能不全的可能。在临床随访期间，内分泌激素摄入水平对于评估肿瘤治疗的迟发效应是必不可少的。

肥胖症

肥胖症是肿瘤患者尤其儿童肿瘤患者治疗后所面临的一个严重问题。接受头部放疗、女性及 0 ~ 4 岁年龄段患者中肥胖症的发生率最高。急性淋巴细胞白血病患者治疗后有很高的肥胖症发生风险，其原因可能与预防性头部放疗及联合应用高剂量的皮质类固醇激素有关。

慢性健康状况

除了引起特定的损害，肿瘤治疗对患者的整体健康状况也会产生不良影响。慢性健康损害包括整体健康或者上文提及的各种损害对个体健康的不利影响。上述影响也包括使日常生活受限的慢性疲劳症状，后者会在治疗结束后仍然持续数年。一项关于儿童肿瘤幸存者的研究显示慢性健康损害几乎发生于所有患者，而且其中有 27.5% 患者发生严重的或威胁生命的健康问题。多种慢性疾病的发生同样比较常见，有 37.6% 的患者至少有两种慢性疾病而 23.8% 的患者至少有 3 种共存病。

肿瘤治疗后的死亡原因

肿瘤确诊后以及确诊后生存超过 5 年的患者

表 6.2　与肿瘤治疗相关的主要心脏问题	
心脏问题	致病因素
心律失常（多数无症状，具体影响不清）	放疗
	多药联合化疗如蒽环类联合紫杉类药物
心力衰竭	放疗
	蒽环类
	曲妥珠单抗
冠状动脉疾病和心肌梗死	膈上放疗
	蒽环类
	长春新碱
注：化疗后高胆固醇血症常见	

发生死亡的主要原因是肿瘤本身。而肿瘤复发后的主要死亡原因依次为继发性恶性肿瘤、肺损害及心脏损害。有研究显示继发性恶性肿瘤、心源性死亡、肺源性死亡和其他死因的标化死亡率风险比分别为 19.4、8.2、9.2 和 3.3。5 岁以前确诊及初始诊断为白血病或中枢系统肿瘤的女性患者死亡风险很高。如果目前纵隔放疗（霍奇金病后遗症的主要原因）的比率能因治疗方法的改进而日益减少，那么上述的致死因素在将来可能会逐步减少。

肿瘤诊治的心理影响

肿瘤确诊后，患者及其家人要进行心理方面的调整以适应肿瘤治疗及可能导致的不良后果。不足为奇的是精神压力作为一种非常常见的

表 6.3　最常见内分泌异常及原因

受累内分泌器官	受影响激素	致病因素
垂体	生长激素	脑部（垂体区）放疗
	TSH	
	FSH/LH	
甲状腺	甲状腺素	颈部或上胸部放疗，剂量大于 15 Gy（散射效应）
性腺	睾酮	放疗
	雌二醇	烷化剂
		盆腔或全身放疗
肾上腺	皮质醇	大剂量甾类激素（主要血液系统恶性肿瘤）

心理问题可发生于 95% 的肿瘤患者。绝大多数患者会出现焦虑及轻度抑郁但是通常不需要接受治疗。然而，部分患者会出现严重的心理问题，如抑郁症、创伤后精神紧张性障碍、自杀观念及各种重性精神病，在这些情况下往往需要行治疗干预。

对于儿童肿瘤来说，幸存患儿心理上的压力要逊于其父母。这是由于相比较患儿而言，父母会更加关心患者的健康及肿瘤的诊治。

有研究显示 12.83% 儿童肿瘤幸存患者会有自杀想法及自杀尝试。与普通人群相比，肿瘤患者标化的自杀死亡风险比为 1.35 ~ 2.9。自杀的危险因素包括：男性、高龄、高分期、预后不良、体质差、酗酒、合并其他精神疾患、疲劳、疼痛、功能丧失和既往自杀史或家人自杀史。缺乏家庭或社会关爱同样与自杀风险的增加有关。

心理健康问题必须受到足够重视。在治疗全程乃至于治疗后多年密切关注心理健康问题将有助于及时为患者提供帮助。认识到心理健康问题是肿瘤及肿瘤治疗的一种潜在后果有助于将其作为疾病的自然进程而加以适度治疗，正如其他的肿瘤支持治疗一样。

婚姻

与同龄健康人群相比，肿瘤幸存者通常更有可能成为单身，而且离婚的发生率更高。

社会后果

采用年龄配对的对照研究发现，肿瘤幸存者收入较低而且难以获得人寿及医疗保险或抵押贷款。

参考文献

Ganz PA. Cancer survivorship. Today and Tomorrow. Springer Press. 2007. ISBN-10: 0-387-34349-0.

Mertens A, Yasui Y, Neglia J et al. Late mortality in Five-year survivors of childhood and adolescent cancer The childhood cancer survivor study. J Clin Oncol 2001;13:3163–3172.

Expert guidance on fertility: The effects of cancer treatment reproductive functions. Guidance on management. Repo of a Working Party. Available from: http://www.rcr.ac.uk publications.aspx?PageID=149&PublicationID=269.

有用网站

The USA National Action Plan for Cancer Survivorship: http://www.cdc.gov/cancer/survivorship/pdf/plan.pdf

SEER survival data: http://seer.cancer.gov/csr/1975_2005/

第7章　肿瘤的姑息治疗

TV Ajithkumar

引言

姑息治疗是对进展期肿瘤患者积极的整体治疗，所涉及领域不仅仅限于肿瘤学。姑息治疗并不限于疼痛管理及其他对症处理还应包括解决患者及其家属的心理、社会和精神支持等问题，让患者得到最佳的生活质量。自从 1967 年由 Cicely Saunders 及其同事在英国建立世界首家临终关怀医院以来，肿瘤姑息治疗及临终关怀医院均获得了迅速发展。今天，姑息治疗及临终关怀已成为在全世界兴起的研究领域。本章节主要阐述肿瘤患者的对症治疗，不详细讨论多学科姑息治疗的相关原则。

镇痛治疗

疼痛是许多肿瘤患者的主要恐惧所在，因此镇痛是肿瘤治疗的重要部分。有超过 80% 的进展期肿瘤患者会出现疼痛，而其中大约 20% 患者的疼痛与手术、放疗及化疗有关。镇痛包括两个重要步骤：疼痛评估及疼痛治疗。

疼痛评估

对疼痛进行多层面的评估具有重要意义。疼痛程度、部位、持续时间及影响因素均需要进行评估。目前有多种疼痛评估方法，常用的方法见专栏 7.1。

疼痛治疗

疼痛治疗包括镇痛药应用及非药物治疗措施。世界卫生组织（WHO）的三阶梯治疗方案（图 7.1）是疼痛治疗的金标准，可以使 80% 的患者解除疼痛。其余 20% 疼痛无法控制的患者因疼痛性质复杂而需要由专科医师处理。复杂疼痛的治疗措施包括神经麻醉剂应用、姑息性手术、放疗、化疗、物理治疗、职业治疗以及社会心理治疗。

镇痛药

常用镇痛药见表 7.1。强阿片类药物从低剂量开始使用，根据临床需要逐步加量（专栏 7.2）。吗啡是理想的强镇痛剂，最好采用口服。透皮镇痛药适用于稳定性疼痛。有些镇痛药物可能需要由姑息治疗内科或疼痛专科医师开具。

阿片类药物不良反应、毒性及治疗

所有患者在开始用药或增加剂量时会发生不同程度的嗜睡。这一症状会在用药剂量固定 3 ～ 5 天后减轻。患者用药后会出现便秘，30% ～ 50% 患者还会出现恶心及呕吐症状。这些症状需要预防性治疗。一旦出现难以忍受的不良反应时需要换用其他阿片类药物（图 7.2）。

阿片类药物毒性通常表现为假性幻觉（视野内阴影）、肌阵挛性抽搐、认知缺损、视听幻觉。初始治疗包括充分水化（脱水是常见的毒性反应）、减少阿片类药物及氟哌啶醇药量

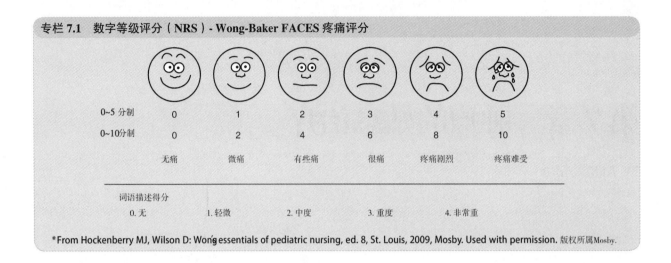

专栏 7.1　数字等级评分（NRS）- Wong-Baker FACES 疼痛评分

0~5 分制	0	1	2	3	4	5
0~10 分制	0	2	4	6	8	10
	无痛	微痛	有些痛	很痛	疼痛剧烈	疼痛难受

词语描述得分

0. 无	1. 轻微	2. 中度	3. 重度	4. 非常重

*From Hockenberry MJ, Wilson D: Wong essentials of pediatric nursing, ed. 8, St. Louis, 2009, Mosby. Used with permission. 版权所属Mosby.

（1.5 ～ 3 mg 口服）以防止认知损害。如果患者发生持续性毒性反应而且镇痛不全则有必要更换阿片类药物（图 7.2）。尽管还没有最佳选择，但是羟考酮及氢吗啡酮通常可供选择。纳洛酮是一种短效的静脉用阿片类药物拮抗剂，可用于解救偶然的阿片类药物严重过量。

如果疼痛迅速缓解（如神经传导阻滞后），许多患者可以马上停用阿片类药物而不会发生任何不良反应。然而，有 10% 的病例可能会出现由于生理依赖所致的戒断症状，这可以通过逐日减量加以避免。

辅助镇痛药

辅助镇痛药（表 7.2）是常规镇痛药治疗复杂疼痛的有益补充，包括抗惊厥药、抗抑郁药、解痉药、双磷酸盐类、甾类、肌肉松弛药及 N-甲基 -D- 天冬氨酸拮抗剂（氯胺酮）。

复杂性疼痛

神经源性疼痛通常难以控制。控制神经源性疼痛的有效药物列于表 7.2。阿米替林联合常规镇痛药是复杂性疼痛的一线镇痛方案。如果疼痛不能有效控制，可以使用加巴喷丁联合或替代阿米替林。神经受压性疼痛可以考虑应用甾类或 TENS（经皮电刺激神经疗法）。如果上述方法无效，可以选用氯胺酮镇痛。如果疼痛依然无法控制，可以考虑神经麻醉措施包括神经阻滞（神经传导阻滞、硬膜外应用阿片类药）或神经破坏（作为最后的措施）。

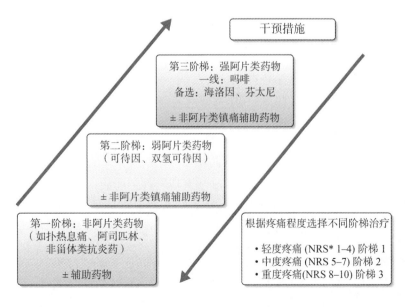

干预措施

第三阶梯：强阿片类药物
一线：吗啡
备选：海洛因、芬太尼
± 非阿片类镇痛辅助药物

第二阶梯：弱阿片类药物
（可待因、双氢可待因）

± 非阿片类镇痛辅助药物

第一阶梯：非阿片类药物
（如扑热息痛、阿司匹林、非甾体类抗炎药）

± 辅助药物

根据疼痛程度选择不同阶梯治疗

• 轻度疼痛 (NRS* 1-4) 阶梯 1
• 中度疼痛 (NRS 5-7) 阶梯 2
• 重度疼痛(NRS 8-10) 阶梯 3

图 7.1
WHO 三阶梯止痛治疗方案。*NRS -10 分制数字疼痛等级评分

表 7.1　镇痛药

药物	剂量	注意事项	与口服吗啡的相对效应
步骤 1			
扑热息痛	1 g/4 h 口服	肝毒性	
双氯高灭酸	50 mg/ 4 ～ 6 h	胃肠及肾毒性	
其他非甾类抗炎药		胃肠及肾毒性	
步骤 2			
可待因	60 mg/4 h 口服	最大量 240 mg/d	0.1
双氢可待因	60 mg/4 h 口服	最大量 360 mg/d	0.1
曲马多	50 ～ 100 mg/4 h	最大量 400 mg/d 老年人意识模糊	0.1 ～ 0.25
步骤 3			
口服吗啡：即时释	初始剂量 2.5 ～ 10 mg/6 h	幻觉及意识模糊	1
非口服吗啡	初始剂量 5 ～ 10 mg	肾内蓄积效应	
12 小时缓释剂 - MST	间隔 12 小时用药；剂量根据口服吗啡的用量换算		
24 小时缓释剂 - MXL			
二乙酰吗啡	非口服		3
羟考酮： 即时释（Oxynorm） 缓释（奥施康定）	初始剂量 20 mg	幻觉及意识模糊发生少于吗啡	1.5 ～ 2
氢吗啡酮： 即时释（Palladone） 缓释（Palladone SR）	初始剂量 8 mg		7.5
芬太尼： 经皮 经黏膜 含服 经鼻	12 ～ 100 mcg /h 连用 3 天以上	用药 48 小时后达稳定血药浓度。仅仅适用于稳定痛而且对肾衰竭患者安全	+4（12 mcg /h 与吗啡 40 mg/d 等效）
丁丙诺啡：			
口服	0.4 mg		75
静脉	0.3 ～ 0.6 mg		100
经皮	17.5 ～ 35 mcg/h		+4（剂量由吗啡 mg/d 换算为 mcg/h）
美沙酮	10 mg	对神经性疼痛有效 / 可以用于肾衰患者	4（吗啡用量 < 90 mg/d），8（吗啡用量 90 ～ 300 mg/d）及 12（吗啡用量 > 300 mg/d）

专栏 7.2　阿片类药物剂量调整

步骤 1
- 开始应用即时释阿片类药（如根据年龄和疼痛程度口服吗啡 2.5 ~ 10 mg /4 h）。
- 突破性镇痛（即时释）采用常规用量。

步骤 2
- 估计总的镇痛需求用量（48 ~ 72 h 后）。

步骤 3
- 开始应用控释剂，用量由每日即时释剂的用量进行换算（例如每日口服吗啡用量为 120 mg/d，则 MST 用量为 60 mg/12 h）。
- 突破性镇痛剂量为每日常规用量的 1/6（例如上述病例口服吗啡 20 mg/d）。

步骤 4
- 如果患者每日需要 4 个以上突破性镇痛剂量，基础控释剂基础用量需要按步骤 2 及 3 调整剂量。

放疗对于控制骨痛有效。通过 4 周的治疗，41% 的病例可以获得 50% 的疼痛缓解。与机械不稳定相关的骨痛难以控制，这种类型骨痛通常由长期运动所致。对于存在广泛骨转移的患者，双磷酸盐类可以降低溶骨性病变的发生，然而其镇痛效果还不甚清楚。

非药物治疗

非药物治疗如 TENS、针灸、放松疗法及按摩可能都有一定镇痛效果。

恶心和呕吐

恶心和呕吐是肿瘤治疗中最常见的症状。全面的临床评估包括详细病史及查体对于明确不良反应的原因及严重程度具有重要意义。可能的原因包括治疗相关（化疗、放疗或其他用药）、胃肠道疾患（如梗阻）、电解质异常（如高钙血症）以及脑转移。诊治依赖于病史、临床检查以及对用药记录和对化疗方案的回顾。根据可能原因确定一线治疗方案，用药举例见表 7.3。左美丙嗪（6.25 ~ 25 mg 每日皮下注射）及地塞米松可作为二线用药。

便秘

大约有 50% 的肿瘤患者会出现便秘，可继发于许多疾病及治疗。需要对可能的原因进行评估。便秘的预防很重要，特别对于那些开始服用阿片类药物的患者。除非合并有小肠梗阻导致的呕吐，需要鼓励患者大量饮水。联合应用刺激性泻药或粪便软化剂如 co-danthramer（2 粒 1 ~ 2 次 / 日）或聚乙二醇钠钾散可用于进展期肿瘤患者。容积性泻药可用于经口进食无困难的患者。直肠内用药适用于口服泻药失败的患者。

表 7.2　辅助镇痛药

适应证	药物	剂量
神经源性疼痛	地塞米松	8 ~ 16 mg/d
	加巴喷丁	100 ~ 300 mg（晚上）逐渐加量至 600 mg 每日三次
	阿米替林	初始剂量 25 mg（晚上） 老年人初始剂量 10 mg
	普瑞巴林	150 ~ 600 mg
	卡马西平	100 mg 每日两次，逐渐加量至 1200 mg/d
	丙戊酸钠	200 ~ 500 mg 晚上
肌痉挛	地西泮	2 ~ 10 mg/d
	巴氯芬	5 mg 每日三次，可加量至最大剂量 100 mg/d
平滑肌痉挛	丁溴东莨菪碱	初始剂量 SC 20 mg 或 SC 注射 60 mg 至 120 mg/24 h
里急后重	硝苯地平	5/20 mg 每日两次 口服

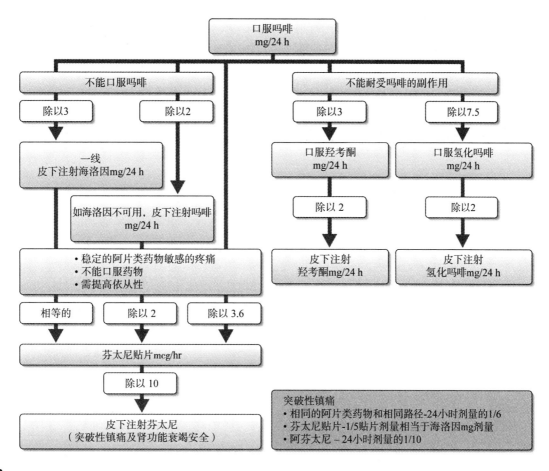

图 7.2
阿片类药物应用

表 7.3　恶心和呕吐的用药原则	
病因	治疗 - 一线镇吐药
化疗	格拉司琼 1 mg 每日两次 口服
	昂丹司琼 8 mg 每日两次 口服
	地塞米松 4 ～ 8 mg 每日两次 口服
	甲氧氯普胺 20 mg 每日两次 口服
放疗	格拉司琼 1 mg 每日两次 口服
	昂丹司琼 8 mg 每日一次
	氟哌啶醇 1.5 mg 每日一次或两次 口服
颅内压增高	赛克力嗪 50 mg 每日三次 口服
胃排空延迟	甲氧氯普胺 10 ～ 20 mg 每日四次 口服
	多潘立酮 10 ～ 20 mg 每日四次 口服
药物反应	氟哌啶醇 每日一次或两次 口服
代谢异常如尿毒症或高钙血症	氟哌啶醇 每日一次或两次 口服

甘油栓和比沙可啶栓分别通过软化大便及刺激直肠蠕动发挥通便作用。顽固性便秘患者需要进行灌肠。

腹泻

　　肿瘤患者发生腹泻可能与化疗（如 5- 氟尿嘧啶、多西紫杉醇）、盆腔放疗、感染或其他医源性原因有关。临床评估的目的在于明确腹泻的原因和程度。治疗基本为支持性措施旨在纠正脱水及电解质平衡紊乱。应用合适抗生素行抗感染治疗。由化疗及放疗所致腹泻采用饮食控制及洛哌丁胺治疗。奥曲肽对于严重腹泻有效（200 ～ 1200 mg 每日皮下注射）。

肠梗阻

　　肠梗阻常见于结直肠癌及卵巢癌患者。治疗

方案选择取决于多方面因素。外科手术是一种治疗选择，然而许多患者仅仅适合保守治疗。根据梗阻程度，外科手术包括短路手术、支架植入或肠管切除。通常情况下，外科手术适用于孤立肿瘤或粘连致肠管狭窄梗阻。肠管多处病变或广泛腹膜受累时，最好选择保守治疗。保守治疗包括肠道休息，鼻胃管减压（防止持续性呕吐），肠外甾类应用（控制恶心、肠水肿及外源性压迫），恶心呕吐处理（完全梗阻时应用赛克力嗪，部分梗阻时应用甲氧氯普胺），应用生长抑素类似物减少胃肠道分泌、促进液体吸收及减少肠蠕动和肠痉挛（奥曲肽 600 ~ 800 mg 每日皮下注射）。

口腔感染

肿瘤患者的口腔护理很重要。免疫抑制剂及甾类应用可以诱发口腔念珠菌病，表现为口腔黄白相间菌斑或局部发红伴疼痛性出血。需要进行抗真菌治疗如口服氟康唑。对于易感患者可行预防性抗真菌治疗。单纯疱疹病毒感染表现为口腔黏膜黄色溃疡伴疼痛。通常需要全身抗病毒治疗及应用强阿片类镇痛药。细菌感染根据细菌培养结果行抗感染治疗。

膈肌痉挛

呃逆是由于横膈反射性痉挛导致声门的突发运动所致。常见的原因包括胃扩张、腹内压升高、大剂量甾类应用及电解质平衡紊乱（如低钠血症、尿毒症）。甲氧氯普胺（10mg 每日四次口服）对胃扩张有效。去泡沫剂二甲硅油可以减轻肠胃胀气及扩张（复方二甲基硅油 5ml 每日四次）可能对治疗呃逆有效。巴氯芬（5mg 每日三次口服）或硝苯地平（5 mg 每日三次）可能会松弛平滑肌。当上述措施无效时，可以应用氯丙嗪抑制中枢性呃逆（12.5 ~ 25 mg/d）。

气喘

气喘是呼吸过程中的一种主观不适感觉。常见原因包括肺部疾患、颅内压增高、贫血及肺栓塞。支持性治疗包括呼吸锻炼以及治疗感染、心力衰竭、心包积液、COPD 及贫血。放疗对于巨大肿瘤及支气管梗阻所致气喘有效。癌性淋巴管炎可以应用地塞米松 16 mg/d 治疗。氧气疗法对于 $SaO_2 < 90\%$ 的患者有效。吗啡 5 mg/6 h 给药对于气喘同样有效。

咳嗽

肿瘤患者咳嗽可能源于肺部肿瘤疾患或合并肺部非肿瘤疾患。治疗因咳嗽类型及病因而异。对于可治疗的病因需要进行合适的治疗。理疗辅助排痰及体位调整可能会缓解咳嗽症状（如采用胸腔积液侧体位）。可待因糖浆及强阿片类药物（如口服硫酸吗啡）同样可以缓解咳嗽症状。

咯血

咯血可以采用口服止血药（如氨甲环酸）、局部放疗或支气管镜治疗。大量咯血需要适当镇静。

抑郁

肿瘤患者经常会出现抑郁症状。对于身体状况良好的患者，抑郁通常表现为食欲下降、体重减轻以及疲劳。医院焦虑抑郁量表（HADS）有助于诊断焦虑及抑郁。治疗包括个别疏导、心理辅导及抗抑郁药应用。一些肿瘤中心拥有专门的精神肿瘤学专业科室用以协助肿瘤患者抑郁症的治疗。常用的抗抑郁药如下：

- 西酞普兰，选择性 5- 羟色胺再摄取抑制剂，用于抑郁症的一线治疗，初始剂量 20 mg 并可加量至 40 mg。
- 米氮平，去甲肾上腺素及特异的 5- 羟色胺拮抗剂（NaSSA），每日用量 15 ~ 45 mg。
- 文拉法辛，5- 羟色胺 - 去甲肾上腺素再摄取抑制剂（SNRI），初始剂量每日 75 mg。

抑郁症通常首先开始应用一种抗抑郁药物，如果患者用药 4 周无效需换另一种抗抑郁药。

谵妄

谵妄（急性精神混乱状态）是肿瘤患者常见的一种精神异常。常见的原因包括代谢异常（低钠血症、高钙血症）、药物毒性（阿片类、甾类）、感染、脑转移或脑转移治疗。通常需要应用抗精神病药物治疗，常用的药物为氟哌啶醇，每日用量 5 ~ 30mg。

肿瘤相关性疲劳

肿瘤相关性疲劳定义为"肿瘤或肿瘤治疗所致的影响日常生活的持久性疲劳感"，其病因为多因素。治疗包括放松、减压、定期锻炼及心理辅导。

恶病质

恶病质表现为三联征：体重下降 > 10%、食物摄取减少（< 1500 kcal/d）以及系统性感染（CRP > 10 mg/L）。应该明确并治疗引起厌食的所有原因。营养支持具有重要意义。经常应用孕激素类药物改善食欲及增加体重。常用的药物为醋酸甲地孕酮（160 ~ 320 mg/d）及醋酸甲羟孕酮（200 mg 每日三次）。甾类可能有助于改善食欲及让人心旷神怡，然而需要警惕的是长期用药有可能会加重近端肌无力。

症候群

症候群定义为 3 个以上相互关联的症状伴发。通常出现的症候群有：

- 疲劳、疼痛及嗜睡
- 食欲下降、恶心、焦虑及情绪低落
- 疼痛、疲劳、情绪低落及低能。

症候群强调几个症状协同治疗的重要性，而不是单独治疗。

临终关怀

肿瘤患者的临终关怀最具挑战性。原发疾病的治疗不再是首要目的，治疗的重点转为最大限度的改善症状。生命终期的判断是临终关怀的一个重要方面。通常很难决定是否停止抗肿瘤治疗。临终关怀需要采用非常敏感的方法调动患者、患者家属及所有相关人员参与到患者的治疗中。

晚期肿瘤患者一旦出现下述表现将意味着病危：

- 卧床不起或无法活动
- 药物治疗无效
- 意识模糊
- 全身重度虚弱
- 嗜睡或昏睡
- 食欲缺乏及液体摄入减少。

利物浦护理路径（the Liverpool care pathway, LCP）是垂死患者临终关怀的总体规范。这一规范强调了停止诸如生命体征监测、静脉补液及应用抗生素等不恰当治疗的必要性。所有的临床措施旨在改善患者生活质量。采用输液泵给予最低限度的药物以减轻患者痛苦。

特定症状的治疗原则如上所述。临终躁动最初选用氟哌啶醇及咪达唑仑治疗。严重且难以控制的躁动可能需要应用抗毒蕈碱药，根据反应逐步增加剂量。临死前的喉音由呼吸道分泌物引起，因此需要应用抗毒蕈碱药如东莨菪碱、溴丁东莨菪碱及葡萄糖吡喀。

患者尊严是临终关怀需要考虑的一个重要心理因素。死亡场所的选择需要同患者及其家人一起商量决定。尽管大多数患者死于医院，但是仍然有许多患者选择在临终关怀医院或自己家里安息。这需要花时间来安排，因此有必要在病情恶化早期尽早作出选择以有足够的时间安排后事。

患者死亡后需要出具死亡证明，同时需要指出有关的法律要求及葬礼安排的流程。通常需要主动地或被动地向患者家属提供居丧服务。要为患者家属提供讨论心中疑虑的机会以便使整个居丧过程显得安逸。

参考文献

Fallon M & Hanks G. ABC of Palliative care. 2nd Edition. Wiley Blackwell, Oxford, 2006.

第2部分

各系统肿瘤的治疗

第8章　头颈部癌

AA Edwards，RL Mendes

引言

头颈部肿瘤学是一门极具挑战性的学科，它需要全面了解头颈部的解剖结构以指导多模式的治疗及其可能导致的明显功能障碍，如吞咽、面部表情和言语功能。起源于头部和颈部不同部位的肿瘤在临床表现、临床病程及治疗的选择等方面各不相同。

在世界范围内，头颈部肿瘤约占恶性肿瘤的6%，男性多见，男女之比为 2 ~ 3∶1，头颈部鳞癌常见于 40 ~ 70 岁的患者，发病率存在地域差异，例如鼻咽癌最常见于远东地区。

病因学

头颈部鳞状细胞癌的重要病因学因素包括以下几个方面：

- 烟草——抽烟或咀嚼烟草是头颈部鳞状细胞癌（squamous cell carcinomas，SCC）最大的危险因素，超过90%的患者有烟草使用史。
- 酒精——饮酒的增加与头颈部鳞状细胞癌风险的增加也息息相关，已被证实其与烟草在头颈鳞癌的发展中具有协同作用。
- 病毒感染——人类乳头状瘤病毒大约1/4的头颈部鳞状细胞癌标本含有HPV而且其中大约90%是HPV-16阳性。HPV-16与口咽鳞状细胞癌有显著关联。

- Epstein-Barr 病毒与鼻咽癌息息相关。放疗前后血浆中 EBV 的 DNA 水平与治疗结果和生存有明显关联。
- 其他危险因素
  - 较低的社会经济地位与口腔喉鳞状细胞癌也有明显关联。
  - 咀嚼槟榔糖——一种混合烟草、熟石灰和槟榔的用槟榔叶包裹的食品，在印度和东南亚部分国家和地区流行，其与口腔黏膜下纤维化变性与口腔白斑的变化有一定关联，也是发展为口腔癌的一个风险因素。
  - 职业危险因素包括：石棉（喉）、木粉尘（鼻腔、鼻窦、鼻腔和鼻咽部喉）、镍（上颌窦）和农药（喉）。
  - 紫外线暴露是唇鳞状细胞癌的一个风险因素。
  - 既往头部和颈部的辐射增加了后期头颈部恶性肿瘤危险。

发病机制和病理学

鳞状细胞癌被认为是一个从鳞状上皮化生到增生、从原位癌到浸润性鳞状细胞癌的逐步发展过程，这些组织学变化与之相伴的就是破坏细胞增殖的分子变化，以及抑制肿瘤抑制基因和激活癌基因。

头颈部的绝大多数（90%）恶性肿瘤是鳞状细胞癌。世界卫生组织对头颈部癌分类见

表 8.1。

解剖学

图 8.1 显示头颈部的解剖部位。图 8.2 描述了头颈部的颈部淋巴结以及典型区域的淋巴结引流的解剖位置，这些解剖特点在手术和放射治疗计划中有十分重要的作用。在未接受手术的颈部，不同的肿瘤部位淋巴结引流的模式相对可以预见，由于其原发部位及原发肿瘤的大小不同，隐匿的淋巴结转移也有所不同。颈部淋巴结转移危险因素的临床评估对关键性治疗的后续决策有

指导性的作用，如在颈部淋巴结清扫中包含多少淋巴结组群或放疗的靶体积。

临床表现

因肿瘤生长的大小和部位不同，多数头颈部肿瘤患者表现为局部症状（见后）。

头颈部癌患者的评估

头颈部肿瘤患者病史中的重要特征：
- 症状持续时间和强度

专栏 8.1　头颈部恶性肿瘤 WHO 分类

- 鳞状细胞癌及其变异型，如疣状癌
- 鼻咽癌
- 唾液腺瘤 - 腺泡细胞癌，黏液表皮样癌，腺样囊性癌
- 腺癌
- 淋巴瘤
- 小细胞癌
- 类癌
- 肉瘤
- 转移癌

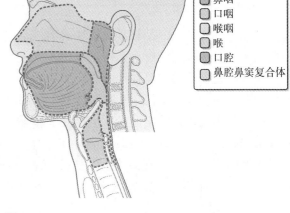

- 鼻咽
- 口咽
- 喉咽
- 喉
- 口腔
- 鼻腔鼻窦复合体

图 8.1
头颈部解剖

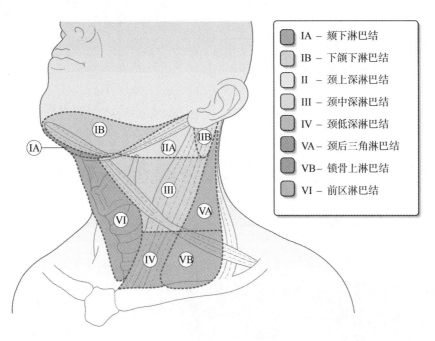

- IA – 颏下淋巴结
- IB – 下颌下淋巴结
- II – 颈上深淋巴结
- III – 颈中深淋巴结
- IV – 颈低深淋巴结
- VA – 颈后三角淋巴结
- VB – 锁骨上淋巴结
- VI – 前区淋巴结

图 8.2
颈部淋巴结解剖分区

- 年龄
- 社会经济地位
- 吸烟和饮酒史
- 多病共存：如吸烟相关的疾病，呼吸疾病、心脏疾病、糖尿病、肝病、外周血管疾病、免疫缺陷和营养不良
- 既往恶性肿瘤及癌前病变史（特别是在头部和颈部区域）。对于复发疾病或继发恶性肿瘤患者，既往的手术和（或）放射治疗详细资料有助于指导进一步治疗

临床检查

应该仔细检查整个口腔和牙齿（取出义齿后），舌、面颊以及口腔底部都应该用双手触诊。耳朵和鼻子都应该检查是否有损伤、溢液及出血。应该使用纤维鼻内镜或者间接喉镜检查咽喉部，并评估其声带活动情况。颈部应该触诊检查有无肿大的淋巴结或甲状腺肿块。对颈部淋巴结转移癌患者，应该寻找隐匿的原发病灶，特别要注意舌根、扁桃体、鼻咽部和梨状窝。

调查和分期

对可疑头颈肿瘤患者临床评估的目的是：

- 建立一个组织学诊断
- 进行疾病分期
- 排除伴发的上消化道肿瘤
- 确定恰当的根治性治疗方法

组织诊断

- 针吸 / 组织活检可用于肿大的淋巴结样本
- 麻醉后全上消化道内镜检查常用于建立活检组织学诊断以及临床肿瘤的分期

影像学检查

- 颈部超声检查对可疑的颈部结节更有诊断价值
- 头颈区域的 CT 和（或）MRI 可用来评估原发性肿瘤及其区域淋巴结的范围（图 8.3）。MRI 的优势在于评估软组织浸润、软骨以及周围神经的侵犯。CT 有助于评估对骨组织的侵犯，且具有吞咽困难患者易于接受、快速获得检查结果的优点。颈部 USS 在其分期中也具有重要的作用。
- 胸部 CT（或胸部 X 线拍片）可能需要排除局部晚期疾病的肺转移情况。但是胸部 X 线片可能检测不到体积较小的肿瘤转移
- ^{18} FDG PET-CT 在评估肿瘤复发和探测隐藏的早期肿瘤方面具有很重要的作用

分期

依据肿瘤的大小和（或）范围、区域淋巴结转移和远处转移情况进行 TNM 分期（专栏 8.2）。

头颈部癌的治疗

治疗前的评估

头颈部癌症的处理非常复杂，需要多学科诊疗团队模式。需要对所有患者的体力状态、牙齿、吞咽和营养等进行评估。牙齿评估的重要性在于最大限度地减少根治性放疗的晚期副作用，如龋齿和放射性骨坏死。维持头颈癌患者适当的营养是一个难题，对营养不良的患者或有营养不良风险的患者需要进行饮食评估和干预。所有局部晚期头颈癌患者应在根治性治疗前接受吞咽和语言疗法的评估。应嘱患者在放疗期间戒烟、尽量少饮酒。

治疗原则

早期疾病（I– Ⅱ 期 /T1–2N0M0）

早期疾病通常可行外科手术治疗或放射治疗。治疗方式的选择依赖于肿瘤的部位和预期的发病率。T1 病变和 T2 病变放射治疗的局部控制率分别为 85% ～ 95% 和 70% ～ 85%。在原发部位治疗的基础上还要考虑颈部的治疗。淋巴结阴性的头颈部癌患者中存在隐匿性淋巴结转移的

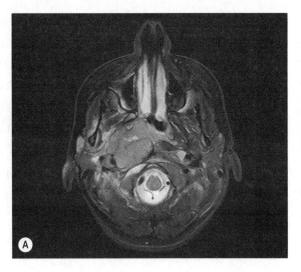
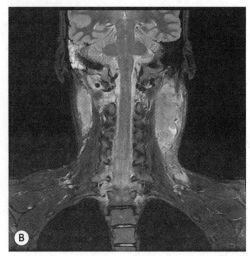

图 8.3
鼻咽癌 MRI

专栏 8.2　头颈部肿瘤 TNM 分期		
Ⅰ 期	T1N0M0	肿瘤最大径 ≤ 2 cm
Ⅱ 期	T2N0M0	肿瘤最大径 2 ~ 4 cm
Ⅲ 期	T3N0M0	肿瘤最大径 > 4 cm
	T1-3N1M0	同侧单个淋巴结转移，最大径 ≤ 3 cm
Ⅳ 期	T4N0-1M0	肿瘤侵犯周围组织
	任何 TN2M0	同侧单个淋巴结转移，最大径 > 3 ~ 6 cm（N2a） 同侧多个淋巴结，最大径均 < 6 cm（N2b） 双侧或对侧淋巴结转移，最大径均 < 6 cm（N2c）
	任何 TN3M0	转移淋巴结最大径 > 6 cm
	任何 T 任何 N M1	远处转移

T4 可分为 T4a（尚可手术切除）和 T4b（手术难以切除）。因而Ⅳ期可以分为Ⅳa（T4a），Ⅳb（T4b）和Ⅳc（M1）。咽和喉部肿瘤根据原发灶进行分期，鼻咽部肿瘤根据原发灶和淋巴结进行分期。

风险大于 15% ~ 20%。除口腔病变和 T1 期声门型喉癌外，所有患者均需要选择性治疗，如颈廓清手术、颈部放射线照射，颈部淋巴结的清扫取

决于肿瘤的原发部位和 T 分期，治疗方式的选择取决于原发部位的治疗（专栏 8.3）。

局部晚期疾病（Ⅲ – Ⅳ b 期 /T3-4N1-3M0）

局部晚期疾病的患者使用联合治疗。治疗取决于局部控制的机会及其转归。治疗方法有如下选择：

- 手术及术后放疗或放化疗
- 根治性放化疗 - 保存器官的选择
- 淋巴结廓清手术及术后放化疗

转移性疾病

远处转移患者的治疗，主要是对症和支持治疗。患者全身状况允许时，可行姑息性放疗、手术及化疗。

头颈部癌的放疗（专栏 8.4）

常规的放疗方法为每日 2 Gy，每周 5 天，总量 66 ~ 70 Gy。临床上淋巴结转移阴性的颈部选择性放疗方法为 44 ~ 50 Gy，分 22 ~ 25 次给予。

术后放疗的适应证是以危险因素为基础的（专栏 8.1）。治疗目标通常是瘤床及受累的颈部，分 30 ~ 33 次给予 60 ~ 66 Gy（专栏 8.4）。根据危险因素，可以考虑以较低剂量给予预防性

淋巴结放疗。

头颈部癌的其他放疗方法包括：超分割放疗（每天 2 个 1.15 Gy，在 7 周内给予 70 次放疗，总剂量 80.5 Gy）和加速分割（每周 6 次放疗，共 34 次给予 68 Gy）。CHART 试验没能改善局部晚期头颈部癌的局部控制。尽管相对于传统方法，超分割和加速分割对局部控制能够有所改进，但由于其实施的可行性差且需要放化疗的辅助，在临床实践中并没有得到普遍使用。

初始放化疗的作用（专栏 8.5）

一项荟萃分析表明，相对于单纯放疗，同时使用顺铂和传统放疗可以使五年生存率提高大约

专栏 8.3　I ~ II 期（T1-2N0）头颈部肿瘤淋巴结选择性处理原则

原发部位	临床 N0 淋巴结放疗区域	临床 N0 选择性淋巴结清扫区域
口腔：		
T2 局限在单侧	同侧 I ~ II	I ~ III
T2 靠近中线	双侧 I ~ III	
口咽：		
T1 扁桃体	同侧 Ib ~ II	II ~ IV
T2 单侧扁桃体	同侧 Ib ~ IV	
所有其他 N0	双侧 Ib ~ V	
喉：		
T1 ~ 2 声门	不行淋巴结放疗	II ~ IV 或 II ~ V（超过声门下）
T1/2 声门上	双侧 Ib ~ III	
所有其他 N0	双侧 Ib ~ V	
喉咽：		
所有 N0	双侧 I ~ V	II ~ V
鼻咽：		
T1N0 鳞癌	不行颈部放疗	—
所有 N0	双侧 I-V	

10%。对于每个患者而言，面对同步放化疗所导致的急性毒性反应增加，需要对这种潜在的生存率上的优势进行权衡。

术后放化疗的作用

分别在北美和欧洲进行的两项随机研究提示有不同的治疗效果，因此术后放化疗的作用尚不明确。

新的治疗途径

调强放射放疗（intensity modulated radiotherapy, IMRT）（图 8.5）对头颈部癌的作用正在不断地被研究，对脊髓等重要结构的放射剂量可以减少，副作用也可以获得改善，比如使其对涎腺的毒性最小化，而且能增加对病变组织的照射剂量。

近距离放射治疗的作用

在专科中心，使用低剂量率铱植入或者高剂量率后装置的近距离放射治疗可以用于一些头颈部亚位点。对于唇、舌根、口底和舌前部早期肿瘤，以及前次放疗部位内的小体积复发肿瘤，可以考虑近距离放射治疗。

化疗的作用

新辅助（诱导）和辅助化疗在局部晚期头颈部癌治疗中的作用仍然存在争议。一项针对研究化疗在局部晚期头颈部 SCC 作用实验的大型荟萃分析提示，诱导或者辅助化疗没有明显的益处。最新的研究支持诱导化疗在喉的局部晚期 SCC 中有改进保喉的作用。一项比较顺铂 -5- 氟胞嘧啶和多西他赛、顺铂和 5- 氟胞嘧啶的研究提示 3 种药物联用生存率更高（专栏 8.5）。

姑息性化疗

姑息性化疗对于晚期头颈部癌的益处适中，客观反应率为 30% ~ 40%，中位生存时间 6 个月。尽管卡培他滨、紫杉醇和生物靶向制剂也都在研

表 8.1 头颈部肿瘤术后局部复发相关预后指标

	原发肿瘤相关因素	颈部淋巴结相关因素
主要危险因子	手术切缘肿瘤残留	包膜外侵犯
次要危险因子	肿瘤浸润距手术切缘 < 5 mm	阳性淋巴结 ≥ 2 个
	软组织侵犯	1 个以上淋巴结区受侵犯
	原位多发病灶	阳性淋巴结直径 > 3 cm
	神经周围侵犯	
	血管侵犯	
	肿瘤低分化	
	临床 T3 或 T4	

复发的高危因素：存在一个主要的危险因子或两个次要的危险因子。
复发的中危因素：存在一个次要危险因子。
与肿瘤复发相关的其他预后指标：肿瘤原发于口腔；切缘原位癌或不典型增生；性质不明的手术或病理发现。

究，顺铂 /5- 氟胞嘧啶联用最常见。一线化疗无效的患者，应该考虑二期实验研究。由于比较容易监测肿瘤控制情况和正常组织反应，头颈部癌为新制剂的研究提供了理想的模板。国际多中心随机对照临床研究（EXTREME 研究）表明与单独化疗相比在以铂类 -5FU 为基础的化疗联合使用西妥昔单抗能够显著延长头颈癌患者的总生存期。

生物制剂的作用

表皮生长因子受体（epidermal growth factor receptor，EGFR）抑制剂在头颈部癌治疗中的作用已被研究。80% 以上的头颈部 SCC 肿瘤中 EGFR 过度表达，侵袭性肿瘤、对细胞毒制剂和放疗抵抗性均与之相关，因此预后较差。与单纯放疗相比，在局部晚期头颈部 SCC 治疗中，西妥昔单抗联合根治性放疗可以改进三年局部控制率（41% 对 34%）和总体生存率（55% 对 45%）。因此，NICE 推荐，对于铂基放化疗禁忌的体能状态良好的局部晚期头颈部癌患者，可以使用多西他赛联合放疗。

治疗中和治疗后的护理

放疗毒性在第 24 章讨论。患者在治疗完成后的康复需要一个多学科团队的协作，包括临床护理专业人员、言语和语言治疗师、营养师、理疗师、职业治疗师、口腔外科医师、口腔卫生师和整形科专家。

复发肿瘤的治疗

肿瘤复发通常是在局部，处理复发肿瘤的选择取决于初始的治疗方法。初始治疗为手术的患者，可以考虑挽救性手术、放疗或姑息性化疗，或者最好的支持治疗。根治性放疗或放化疗后肿瘤复发的患者，可以考虑挽救性手术。

晚期、复发或者转移的头颈部癌的治疗选择取决于以下因素：共存疾病、前期治疗、体能状态、患者倾向以及症状本质。晚期头颈部癌对患者外貌和重要功能（如言语、吞咽）有严重影响，在选择复发肿瘤的治疗方式时，患者的生活质量是需要考虑的非常重要的因素。

预后

头颈部癌的整体 5 年生存率大约为 50%。颈部淋巴结受累则预后变差。受累淋巴结的数量、累及淋巴结的范围以及包膜外的扩散都对整体生存率有影响。

随访

90% 的肿瘤复发发生在治疗后的第一个 2

专栏 8.4　头颈部肿瘤根治性放疗

根治性放疗

- 体位——除鼻咽癌、腮腺和耳部肿瘤外，所有的患者均为头部居中仰卧位、放疗前对口腔、鼻腔及鼻窦肿瘤进行咬切处理，有利于避免照射正常组织
- 固定——定制固定模具
- 定位——CT 扫描
- 靶体积定义
  - 大体肿瘤体积（gross tumor volume，GTV）——所有影像学检查发现的肿瘤区域
  - 临床肿瘤体积（clinical tumor volume，CTV）——大体肿瘤体积加上肿瘤微观转移（肿瘤边界外 1～2 cm）
  - CTV——图 8.2 显示淋巴结的解剖边界，表 8.2 显示临床 N0 淋巴结的处理。对于淋巴结阳性的患者，通常需要接受双侧 I～V 淋巴结区的放疗；而局限在单侧的 T2N1 期舌癌和 T1-2N1 期扁桃体肿瘤只需要行单侧 I～V 淋巴结区的处理
  - 计划靶体积（planning target volume，PTV）——根据固定方法确定，一般包括临床肿瘤体积边缘向外 3～5 cm
- 放射剂量
  - 第 I 期（图 8.4）
    - 对肿瘤原发部位和上颈部淋巴结进行平行逆向光子束照射，总剂量 44 Gy，每分割剂量 2 Gy
    - 避开脊髓和肺部，对前颈部进行光子束照射，总剂量 44 Gy，每分割剂量 2 Gy
  - 第 II 期
    - 在脊髓前方进行平行逆向光子束照射，总剂量 22～26 Gy，每分割剂量 1 Gy
    - 对前颈部进行 3 分割光子束照射，每分割剂量 0～6 Gy
    - 对需要处理的后颈部淋巴结，可给予阳性淋巴结总剂量 66～70 Gy 电子束照射，选择性淋巴结区总剂量 44～50 Gy 电子束照射
  - 下述情况应标明照射剂量
    - 皮肤受侵
    - 邻近表面切缘
    - 原电子治疗
    - 术后气管切开造口部位
- 监测
  - 随访评估并处理放疗毒副反应
  - 血红蛋白应维持在 12 g/dl 以上
- 头颈部关键器官的剂量限制（每分割剂量 2 Gy）
  - 晶状体 8～10 Gy，角膜 40 Gy，视网膜 50 Gy，视神经 50 Gy，视交叉 50 Gy，脊髓和脑干 44～48 Gy，下丘脑 44 Gy

术后放疗

- CTV——瘤床区和肿瘤边界外 1～2 cm
- PTV——取决于摆位误差
- 剂量——危险区域给予总剂量 60～64 Gy，分割成 30～32 份。选择性淋巴结照射的总剂量为 44～50 Gy，分割成 25 份

年内，二次原发肿瘤是获得成功治疗后早期头颈部癌患者的首要死因，比如：肺癌或者其它的头颈部癌。需要随访患者五年，以便发现复发的肿瘤和二次原发肿瘤，并处理治疗后的迟发疾病。

特定癌症的治疗

眼部肿瘤

眼睑的恶性肿瘤包括基底细胞癌和鳞状细胞癌，与皮肤癌的处理类似（第 14 章）。

专栏 8.5 头颈部肿瘤的系统性治疗

顺铂联合放疗

- IV期患者使用 3 个周期顺铂 100 mg/m²，第 1、22 和 43 天（如果 GFR > 50 ml/min）。上述方案被欧洲癌症研究与治疗组织（EORTC）和美国肿瘤放射治疗协会（RTOG）在术后放化疗临床实践中采用。

- IV期患者使用顺铂 40 mg/m²（最高不超过 70 mg），每周一次，持续 6 个疗程（如果 GFR 在 40~55，可以用卡铂（AUC 为 5）替代治疗，若 GFR < 40，则停用铂类）。该方案被一些英国医学中心采用。

西妥昔单抗（与顺铂存在配伍禁忌）

IV期患者初始计量为 **400 mg/m²**，之后每周剂量为 **250 mg/m²**，持续使用 2 ~ 8 周。

新辅助化疗

- IV期患者多西他赛 75 mg/m²，第 1 天。
- 顺铂 100 mg/m²，第 2 天。
- 5- 氟尿嘧啶 1000 mg/（m²·day），第 1 ~ 4 天。

每 3 周为一个疗程。

最多使用 3 个疗程，在第 2 个疗程结束之后进行一次疗效评价。

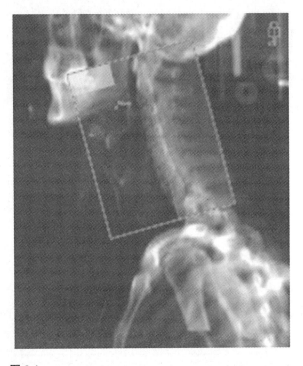

图 8.4

局部晚期喉癌分期放疗示意图：一期，治疗容积（绿色矩形区）包括颈后三角淋巴结。二期，屏蔽脊髓（红色阴影区）。保护口腔黏膜（黄色阴影区），最大限度地减少口腔黏膜炎（见书后彩图）

成人最常见的原发性眼内肿瘤是恶性黑色素瘤，与其他部位的黑色素瘤的生物学行为相似。对于肿瘤局限的患者，通常采用手术切除的方法，而对晚期肿瘤的处理与皮肤源性恶性黑色素瘤的处理相同（第 14 章）。

多种恶性肿瘤，如肉瘤和泪腺癌，可以起源于眶内。肉瘤者需行眼球剜除术和辅助放疗，同时行或不行化疗（第 14 章）。泪腺肿瘤在可能手术时行手术完全切除，而放疗则用于无条件手术切除的肿瘤以及手术后接近切缘或切缘阳性者。

外耳恶性肿瘤

外耳基底细胞癌和鳞状细胞癌的处理见第 14 章。

外耳道癌和中耳癌

外耳道癌局部复发风险高，需采用扩大的手术入路。中耳肿瘤通常为鳞状细胞癌，术前评估应包括高分辨率 CT 扫描，以了解病变范围。治疗采用根治性手术，术后行放疗。对小的肿瘤可以单纯行根治性放疗。早期肿瘤的 5 年生存率大约 80%，而晚期肿瘤大约 10%。

鼻部、鼻腔和鼻窦肿瘤

鼻部、鼻腔和鼻窦这一区域的恶性肿瘤较为多样，50% 的鼻窦肿瘤来源于上颌窦，25% 源自筛窦，还有 25% 起自鼻腔。鳞状细胞癌占 50%，其他的肿瘤包括腺癌、腺样囊性癌、黑色素瘤、嗅神经母细胞瘤和未分化癌。

临床特征及评估

临床症状多复杂，通常有感染和炎症的特点，导致就诊时即为晚期。临床症状取决于肿瘤的原发灶部位，包括鼻部肿瘤时出现鼻出血、鼻塞，筛窦肿瘤时出现眼部体征，上颌骨肿瘤时出现一侧颊部肿胀、张口受限、口腔上颌窦瘘和义齿佩戴障碍。大约 5% 的患者颈部淋巴结受累，

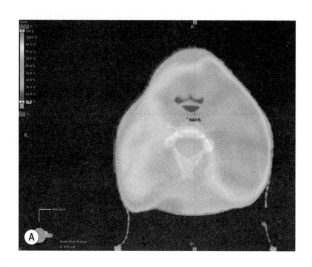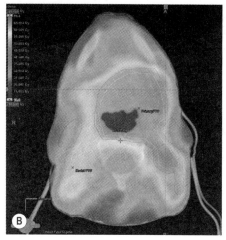

图 8.5
颈部轴位 CT 示调强放射治疗计划，使脊髓避开高剂量区的凹形等剂量曲线（A）和保护腮腺的等剂量曲线（B）（见书后彩图）

提示预后差。

术前评估包括病史采集、体格检查（包括眼和 I ~ IV 脑神经）、内镜、活检和影像学检查。CT 扫描有利于进行局部分期，而 MRI 则尤其适用于评价颅底和眶部受累情况。

治疗

治疗方法通常为手术完全切除后，继以术后放疗。手术入路因肿瘤部位而异，对临床上有淋巴结受累的患者需要进行淋巴结清扫，临床上淋巴结未受累时，对淋巴结转移风险高（例如软腭肿瘤）的肿瘤患者可行选择性淋巴结清扫。对局部疾病无手术条件的患者可以行根治性放化疗。

预后

联合治疗时，有报道 5 年生存率大约为 30% ~ 50%。

涎腺肿瘤

涎腺肿瘤异质性高，通常在 60 岁起病。可以起源于大涎腺（腮腺、颌下腺和舌下腺），以及口腔和鼻咽部的小涎腺。大约 20% 的腮腺肿瘤、50% 的颌下腺肿瘤和 80% 的舌下腺和小涎腺肿瘤是恶性的。最常见的恶性肿瘤是黏液表皮样癌，其次是腺样囊性癌、腺癌、腺泡细胞癌和鳞状细胞癌。

临床表现和评估

常见症状是无痛性肿胀。疼痛、神经麻痹、淋巴结转移和包块固定可见于恶性病变。小涎腺肿瘤通常表现为无痛的黏膜下包块。

临床评估包括对包块、口腔和口咽的详细检查，了解面神经和其他脑神经的功能状态，以及对区域淋巴结的检查。

FNA 有助于诊断。CT 和（或）MRI 等影像学检查有助于评价肿瘤累及的范围和淋巴结状态。

治疗

治疗的目的是以最小的创伤实现手术完全切除。腮腺癌需行腮腺全切，而其他腺体肿瘤需要大范围手术切除肿瘤。淋巴结肿大时需行颈清扫，而对于淋巴结阴性的患者，由于淋巴结复发的风险低，不常规推荐颈清扫。对高侵袭性肿瘤建议采用选择性颈清扫手术。

切缘可疑或阳性、肿瘤恶性程度高、晚期肿瘤，累及软骨、骨、肌肉或周围神经是术后放疗的适应证。放疗的靶体积应包括瘤床和附近的淋巴结区域。

多形性腺瘤是腮腺良性肿瘤，自然病程长，局部复发机会多变。对首次手术后复发风险高以及二次和多次复发的患者可以进行放射治疗。

预后

T1 ~ 2 期肿瘤的整体 5 年生存率为 60% ~ 75%，而 T3 ~ 4 期肿瘤在术后放疗的情况下低于 50%。预后差的特征包括恶性程度高的肿瘤、淋巴结转移和周围神经侵犯。

鼻咽癌

鼻咽癌（nasopharyngeal cancer，NPC）在东南亚常见。EB 病毒感染、遗传倾向和饮食（包括咸鱼）等因素增加了在东南亚罹患 NPC 的风险，吸烟也增加其患病的风险，大部分 NPC 是不同变种的鳞状细胞癌。

临床表现和评估

大部分患者表现为颈淋巴结肿块（70%），其他症状取决于局部肿瘤播散的方向，例如，通过咽鼓管传播可以引起单侧中耳疾病，而向后 - 外侧侵犯则引起脑神经受累。NPC 可累及多组脑神经，包括 III、VI 和 IX ~ XII 颅神经。

评估是为了了解局部肿瘤播散的情况，包括颅神经受累和淋巴结转移，NPC 可累及所有区域的颈淋巴结。根据内镜检查情况可做局部分期，还可帮助实施组织活检。头、颈部的 CT 检查是必要的，MRI 更利于显示软组织和黏膜下受累的情况。

治疗

可选择进行同步放化疗。放疗的靶体积应包括原发病灶和双侧颈淋巴结。放疗后颈淋巴结复发可作为颈清扫的适应证。

预后

肿瘤分期是最重要的预后因素。I 期肿瘤的整体 5 年生存率在 80% 左右，而 IV 期肿瘤仅为 30%。提示预后不良的因素包括颅底受累、老年和锁骨上淋巴结转移。

口腔

口腔肿瘤占头颈部癌的 30%。解剖学上，口腔分为唇、舌前 2/3 部分、颊黏膜、口底、牙龈、磨牙后三角和硬腭。最常见的部位是唇，其次是舌外侧缘和口底。90% 的癌是 SCC。

临床表现和评估

早期癌表现为白色或红色的斑片，可以发展为溃疡性病灶。其他症状特点包括进食困难和义齿佩戴障碍。

病情评估包括详细的病史采集、病变的检查（包括触诊以评估局部深层组织浸润的情况）。张口受限提示翼肌受累及磨牙后病变。此外，还应行脑神经和局部淋巴结检查。

治疗

唇和口腔的早期癌（T1-2N0）可以通过手术或放疗治愈。治疗方式的选择取决于预期的整形结果和当地的医疗水平。对于切缘阳性或肿瘤深在（深度 > 5 mm）的患者，术后放疗可以使局部复发的风险减少到最低。

对大部分晚期癌（T3-T4N+）患者采用手术联合放疗的治疗方法。

预后

预后取决于肿瘤的分期和部位，对早期唇癌采用手术或放疗，治愈率达 90% ~ 100%，不同部位的肿瘤在无淋巴结受累时的生存率为 65% ~ 90%。

口咽

口咽的解剖分区包括舌底、腭弓、扁桃体和扁桃体窝，以及咽壁。大部分肿瘤是 SCC（85%），而 NHL 也可发生于扁桃体（10% 的肿瘤）。最常见的部位是扁桃体和舌底。

临床表现和评估

症状特点包括吞咽疼痛、咽痛、发音含糊不清和牵涉性耳痛。多达 20% 的患者出现与鳃裂囊肿类似的淋巴结。

评估包括病史、颈部和上呼吸消化道的检查以及软性鼻内镜检查。原发灶的活检和可疑淋巴结的 FNA 是关键。

治疗

对早期肿瘤患者通常采用放射治疗，与外科手术相比功能保存方面更好。

晚期肿瘤患者，如果病变位于中线或双侧受累，需要联合治疗，先行颈廓清手术，继以放化疗。一侧病变严重的患者可考虑先行根治术，术后放疗，或者这些患者可以先行放化疗，这样与手术治疗相比有更好的局部控制率和更少的损伤。

预后

预后取决于肿瘤的部位和分期。疾病早期单纯放疗的局部控制率＞ 80%。

下咽

下咽分为三部分即梨状窝、环后区和喉后壁。超过 95% 的癌症为上皮来源，绝大多数为鳞状细胞癌。最常见的部位是梨状窝（60%），其次是环后区（30%）和喉后壁（10%）

下咽癌的特点是侵袭性局部扩散和早期转移，60% 的患者表现为局部病变，15% ~ 25% 有远处转移，最常见的转移部位是肺（80%），其次是肝和骨。

临床表现和评估

下咽癌的临床特征是进行性吞咽困难、吞咽痛、声嘶和颈部包块。部分患者可表现为原发部位隐匿的颈部淋巴结转移癌。

检查包括内镜和活检，CT 和 MRI 可进行局部分期。

治疗

多数患者表现为局部晚期症状，手术包括咽喉部全切术及功能重建，可供选择的治疗方法是放化疗（有或无新辅助化疗），能增加保喉的机会。对早期患者可采用根治性放疗的方法。

预后

整体预后差（5 年生存率为 15% ~ 65%）。

喉癌

喉癌是头颈部最为常见的恶性肿瘤，90% 为鳞状细胞癌。喉的解剖分区为声门区、声门上区和声门下区，声门癌常表现为 T1 期病变，预后最好。

临床表现和评估

声嘶是最为常见的临床表现，其他症状包括疼痛、吞咽困难、吞咽痛和牵涉性耳痛。声门上型的肿瘤可表现为以颈部淋巴结转移为首发症状。

治疗

对早期病变（T1-T2N0）通常采用手术或放射治疗，嗓音保护是决定治疗方式的一项重要因素，保守性外科手术和放射治疗的生存率类似，外科手术范围过大会导致发音障碍，放射治疗更为恰当。

如果喉软骨无破坏，对晚期患者可采用同步放化疗。外科手术包括全喉切除术，同时行永久性气管造口术，全喉切除术后患者的语音康复是整个治疗中必不可少的组成部分，语音康复可选择包括发音假体、食管发音和电子喉等方法。

预后

声门癌的预后最好，T1 期局部控制率为 90%，T2 期为 75%，部分 T3 期达 60%，复发患者再手术的 5 年生存率 T1 期为 95% ～ 100%，T2 期为 85% ～ 90%。

头颈部少见肿瘤

头颈部少见肿瘤包括腺样囊性癌、肉瘤和副神经节瘤。腺样囊性癌的特点是沿神经生长，晚期复发包括肺转移。治疗方法为手术和手术后的放射治疗。

肉瘤的治疗为手术切除，如果恶性程度高、或靠近手术切缘 / 切缘阳性，应行术后放射治疗（第 15 章）。

副神经节瘤起源于神经外胚层组织，常见于颈动脉体和颈静脉 - 鼓室区。手术是一种常用的治疗方法，对拒绝手术的患者，可以选择放射治疗。

参考文献

Argiris A, Karamouzis MV, Raben D, Ferris RL. Head and neck cancer. Lancet. 2008;371:1695–1709.

Grégoire V, Levendag P, Ang KK et al. CT-based delineation of lymph node levels and related CTVs in the node-negative neck: DAHANCA, EORTC, GORTEC, NCIC,RTOG consensus guidelines. Radiother Oncol. 2003;69:227–236.

Machtay M, Moughan J, Trotti A t al. Factors associated with severe late toxicity after concurrent chemoradiation for locally advanced head and neck cancer: an RTOG analysis. J Clin Oncol. 2008;26:3582–3589.

Baujat B, Audry H, Bourhis J et al. Chemotherapy in locally advanced nasopharyngeal carcinoma: an individual patient data meta-analysis of eight randomized trials and 1753 patients. Int J Radiat Oncol Biol Phys. 2006;64:47–56.

Emami B, Lyman J, Brown A et al. Tolerance of normal tissue to therapeutic irradiation. Int J Radiat Oncol Biol Phys. 1991;21:109–122.

Rivera F, García-Castaño A, Vega N, Vega-Villegas ME, Gutiérrez-Sanz L. Cetuximab in metastatic or recurrent head and neck cancer: the EXTREME trial. Expert Rev Anticancer Ther. 2009;9:1421–1428.

Corry J, Peters LJ, Rischin D. Optimising the therapeutic ratio in head and neck cancer. Lancet Oncol. 2010;11:287–291.

Dirix P, Nuyts S. Evidence-based organ-sparing radiotherapy in head and neck cancer. Lancet Oncol. 2010;11:85–91.

Bernier J, Bentzen SM, Vermorken JB. Molecular therapy in head and neck oncology. Nat Rev Clin Oncol. 2009;6: 266–277.

第 9 章　胸部肿瘤

TV Ajithkumar，HM Hatcher

肺癌

流行病学

　　肺癌已经成为现今工业化世界最常见的恶性肿瘤。英国每年有 37 000 例新增肺癌病例，而在美国，每年则有 170 000 新增病例。在年龄小于 40 岁的人群当中，极少有人被诊断出患有肺癌，而在 75 岁到 84 岁人群当中，则呈现出相当高发的发病率。肺癌的诊断中位年龄为 60 岁。在英国，肺癌在影响寿命的危险因素当中，包括男性 13 项，女性 20 项，均位列第 1 位。所有因恶性肿瘤导致的死亡原因当中，英国人群当中，肺癌占 25%，美国的数据显示为 28%。

病因学

吸烟

　　因吸烟引起肺癌死亡的患者，在男性中占92%，在女性中占80%。对导致肺癌发生的危险因素的研究显示，每天吸烟 20 支的人群，其风险值是从不吸烟人群的 20 倍。而且这一风险会在戒烟后 5 年内持续存在，甚至直到戒烟 15 ~ 20 年之后，才会降到从不吸烟人群的 2 ~ 3 倍。

　　被动吸烟人群的肺癌发病率，要比生活在无吸烟人群环境当中的高出 24%，在所有肺癌患者中，被动吸烟人群占 3%。

环境及职业因素

　　目前普遍认为约占病例总数 15% 的男性（5% 的女性）患者，其发病机制与职业因素及吸烟相关。

- 石棉可以增加间皮瘤以及肺癌的发病率，对于吸烟人群尤为明显。
- 据报道，英国每年有 2000 多名肺癌患者（约占总数的 6%）的死亡，与花岗岩释放出来的含氡的放射性气体相关。
- 其他工业致癌物包括：铀、砷、镍、氯乙烯。

其他危险因素

- 肺部疾病：陈旧性结核、矽肺、肺纤维化会增加肺腺癌的发病率，此称之为瘢痕癌。
- 遗传因素：肺癌患者的亲属，演变发生肺癌的风险，是普通人群的两倍。研究表明，TP53 基因载体变异、视网膜母细胞瘤（retinoblastoma，RB）基因突变着色性干皮病、Bloom 综合征、Werner 综合征等情况均是增加肺癌发病率的危险因素。
- 既往恶性肿瘤病史：肺癌的长期存活患者，仍然有再次发生肺癌的风险；接受过放射治疗、吸烟的乳腺癌患者，其发生肺癌的风险亦高于普通人群。

发病机制和病理学

发病机制

肺癌通常发生在支气管黏膜层，极少出现在肺实质。曾有假说认为，侵袭性肺癌是在烟草烟雾所含有的致癌因素等作用下，使调节上皮细胞生长与分化的基因异常改变，引起的一个多步骤分化、生长发展的终末结果。

癌前病变

众所周知的两种癌前病变包括：非典型腺瘤型增生（atypical adenomatous hyperplasia，AAH）和弥漫特发性肺神经内分泌细胞增生（diffuse idiopathic pulmonary neuroendocrine cell hyperplasia，DIPNECH）。AAH 表现为高分辨率 CT 扫描小于 5 mm 的局灶性磨玻璃样影，并可无规律性地发展成为侵袭性的肺腺癌。DIPNECH 的 CT 表现为内含有空泡征的微小结节，伴有细支气管壁增厚，通常是肺部良性肿瘤的病变前身。

恶性病变

专栏 9.1 列举了肺部肿瘤在光学显微镜下形态学分类，根据最显著的差别，区分出了小细胞肺癌和其他类型的非小细胞肺癌。不同的亚组在临床表现、病程以及对治疗的反应等方面均存在差异。

专栏 9.1　肺恶性肿瘤
- 鳞状细胞癌和变异体
- 小细胞癌
- 腺癌和变种，其中包括支气管肺泡癌
- 大细胞癌及变种
- 腺鳞癌
- 多形性癌，肉瘤或肉瘤变种
- 类癌
- 唾液腺型癌
- 未分化癌

小细胞肺癌

小细胞肺癌（small cell carcinoma，SCLC）是高度恶性的神经内分泌瘤，典型表现为大面积的中央型病变伴肺不张，以及广泛的纵隔淋巴结转移，2/3 的患者在诊断初期就已经出现转移征象，而且脑转移的风险较高。光学显微镜下表现为肿瘤组织由小圆形的细胞组成，胞内为较大的圆形或椭圆形细胞核和较少的细胞质。免疫组化结果为神经内分泌标记的细胞角蛋白染色阳性（如神经元特异烯醇化酶）。

非小细胞肺癌

非小细胞肺癌（non-small cell lung carcinoma，NSCLC）包括以下几种类型：

鳞状细胞癌——大约占肺癌总数的 30%，中央型病变时可形成阻塞性肺不张、远端肺炎以及肺门、纵隔淋巴结肿大。约有超过 10% 的病变可能会在病变中央出现空洞。显微镜下显示肿瘤组织中出现角蛋白产物以及细胞间桥形成。

腺癌（30% ~ 35%）——近年来，随着鳞癌和小细胞肺癌发病数量的减少，腺癌的发病率呈上升趋势，而且在未来一段时间内还会持续。腺癌通常表现为外周型的较小病变，有较高的淋巴结以及远处播散可能。腺癌当中有相当部分病例被细分为细支气管肺泡癌，胸部 X 线表现与肺部炎症类似，病变呈弥漫性改变，进展缓慢。其组织学诊断主要依靠是否有腺体样结构新生物或者细胞质内黏蛋白形成。免疫组化染色显示 TTF-1（甲状腺转录因子 -1，通常在肺腺癌及甲状腺癌时表达为阳性），可以帮助区别肺腺癌以及其他类型的肺癌（TTF-1 阴性）。

- 大细胞肺癌（10% ~ 20%）经常会出现大范围的末梢神经损害，局部淋巴结转移和远处转移的风险较高。镜下形态观察排除其他类型的肺癌种类后，可诊断为大细胞肺癌。

其他类型的神经内分泌肿瘤

这些肿瘤拥有神经内分泌瘤特有的免疫组化（如嗜铬粒蛋白）或电镜（神经内分泌颗粒）特征。大约占肺癌总数的 2%，通常会有异型性的临床表现。

- 典型的类癌，中央型和周围型都会出现，与是否吸烟关系不明显，预后良好。镜下显示肿瘤由多角形细胞构成，胞内细胞器清晰，可见明显小梁样结构或岛状生长形态；通常每 10 个高倍视野（HPF）下有丝分裂项不超过 2 个，并且没有坏死样结构。
- 不典型的类癌在形态学特征上可表现为每 10 个高倍视野（HPF）下可见 2 ~ 10 个有丝分裂项，或见有坏死样结构。通常认为不典型类癌生物学行为介于典型类癌与小细胞肺癌之间。目前尚没有明显证据显示典型类癌可以进展为不典型类癌或小细胞肺癌。
- 大细胞类型的神经内分泌癌相对不典型类癌来说预后较差。这类肿瘤具有神经内分泌瘤的特征，但是不同于典型类癌、不典型类癌以及小细胞肺癌。形态学表现为具有明显的坏死样结构，每高倍视野（HPF）超过 10 个有丝分裂项。

临床表现

超过 90% 的患者所出现的症状，大约有 30% 来自于肿瘤本身，30% 来自于非特异性的全身综合征（厌食、体重下降或疲劳），另外 30% 来自于转移性病变。大约 5% 的患者没有临床症状，偶然查体发现病情。

呼吸道症状

咳嗽是最常见的主要症状（70%），其次是呼吸困难（60%），胸部疼痛或不适（50%），咯血（41%）。

其他症状

病变压迫喉返神经造成声音嘶哑；累及隔神经时形成呼吸肌运动障碍；累及臂丛神经时可造成肩部疼痛、手臂疼痛；C8 及 T1-2 神经累及时可造成感觉异常或肌肉萎缩；累及交感神经时可

造成 Horner 综合征。4% 的肺癌患者会出现上腔静脉阻塞（SVCO），小细胞肺癌患者常见。病变累及胸膜时可导致胸膜炎性疼痛和胸腔积液。累及心包时可能会出现心包积液，罕见时甚至会发生心包填塞。巨大淋巴结病变压迫食管时可导致吞咽困难。

有 25% 以上的患者会出现骨疼痛的症状。如果出现广泛转移累及肝也会造成肝区疼痛。肾上腺功能减退的情况在临床上比较少见。超过 10% 的患者在伴有颅内压增高、局灶性神经系统损害、精神以及人格改变等情况时通常可以诊断为出现脑部转移。

超过 10% 的患者会出现副癌综合征，副癌综合征表现见专栏 9.2。小细胞肺癌最常见的神经副癌综合征的相关类型。大约有 15% 的鳞状细胞癌细胞会使甲状旁腺激素（PTH）或者 PTH 释放肽分泌过多，导致高钙血症。大约有超过 10% 的患者会因出现抗利尿激素分泌异常综合征导致低钠血症，这种情况在小细胞肺癌患者当中比较常见。

体征

常规体格检查不能有效排除肺部肿瘤。

一般情况：恶液质、杵状指、贫血、锁骨上淋巴结肿大、上腔静脉综合征（SVCO）以及 Horner 综合征（肺部上叶肿瘤）。

胸部情况：肺叶呼吸音减弱、肺叶膨胀不全体征、爆裂样呼吸音、单向哮鸣音、胸腔积液体征、肋骨压痛。

其他系统：骨组织压痛、肝大、脑转移体征、周围神经系统病变以及近端肌肉功能损害。

检查及分期（图 9.1）

对可疑肺癌患者评估需要：

- 确定组织学类型
- 明确病变范围（分期）
- 评估能够接受最佳治疗方案的适应证

专栏 9.2 肺癌的副瘤综合征

神经系统

多焦性脑病[1]

小脑病变[1]

边缘叶脑炎[1]

锥体外系综合征[1]

钢人综合征[1]

肌阵挛[1]

视神经炎[1]

感觉运动多发性神经病变[1]

Lambert-Eaton 综合征[1]

慢性胃肠道假性肠梗阻[1]

内分泌系统

不适当的 ADH 分泌综合征（SIADH）[1]

恶性鳞状细胞癌的体液高钙血症[2]

异位库欣氏综合征类癌[1,3]

异位 hCG 综合征[4]

生长激素过度分泌[3]

心血管

血栓性静脉炎[2]

动脉血栓形成

Marantic 心内膜炎

肌肉骨骼和皮肤病

肥大性骨关节病[2,5]

杵状指[2,5]

皮肌炎

黑棘皮病[5]

匐行性回状红斑

获得性多毛症[2]

瘙痒症[2,5]

雷诺综合征

血液系统

溶血性贫血

红细胞发育不良

血小板增多症

其他

肾病综合征

高尿酸血症

1. 常见于小细胞肺癌 2. 常见于鳞状细胞癌

3. 良性肿瘤 4. 大细胞癌 5. 腺癌

影像学

胸部 X 线（图 9.2A）检查可以显示肺部病变以及有无肿大淋巴结。还可以显示并发的肺不张、胸腔积液、多发小结节、心包积液等情况。当骨转移或骨质破坏造成侵袭性破坏时也可以显示出来。

在包括气管镜等进一步检查之前，可以先完成包含上腹部（有 3% ~ 10% 的患者会出现无症状的肝以及肾上腺转移，图 9.2B、C）的胸部增强 CT 扫描。

出现在肺组织边缘，短轴直径 > 1cm，中央低密度考虑坏死性病变的肺门淋巴结，提示转移性淋巴结可能性大。CT 检查尚不能准确评估淋巴结病变的性质，以区分 T3 与 T4 分期，也不能明确显示有无累及胸壁组织，这些对于制定治疗方案尤为重要。

CT 扫描能够有效地对可切除性进行评估，如果 CT 扫描显示：病变包绕肺动脉 / 静脉，肿瘤严重累及纵隔组织，广泛的纵隔淋巴结肿大，以及明显的远处转移等情况，通常提示肿瘤无法彻底切除（准确率 96%）。如果病变累及一侧肺动、静脉主干，或支气管干，以及跨主肺裂生长（左肺斜裂，以及右肺水平裂），提示可能需要行全肺切除术。

如怀疑存在脑部转移或者计划行肿瘤根治术时，需要行脑部 CT 检查。

当出现骨组织疼痛症状，或者独立的碱性磷酸酶升高，可进行骨扫描检查。

组织学诊断

纤维支气管镜活检可以检出 60% ~ 70% 的肺癌患者（中央型肿瘤）。联合应用活检、刷检及灌洗等取样手段可以最大程度地提高检出率（敏感性 83% ~ 88%）。

CT 引导下经皮穿刺针吸 / 活检，可以有效地检出周围型肺癌患者。组织芯活检的敏感性高于活检针抽吸方法。操作并发症包括出血以及气胸。

细针抽吸活检还适用于考虑转移时的淋巴结活检取样，皮肤结节活检，肝以及肾上腺组织活检。也可以用于胸腔积液抽吸，送检生化、细胞学检查，以及多发胸膜病变活检。

痰细胞学检查敏感性变化区间较大

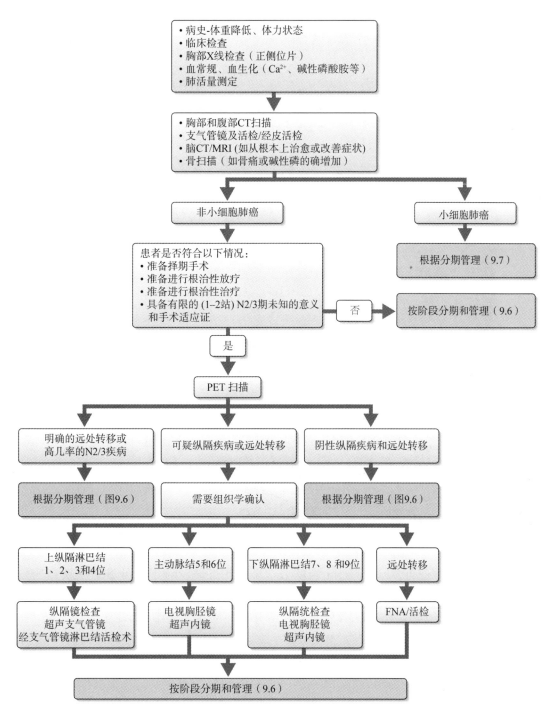

图 9.1
肺癌治疗评估

（10% ～ 97%），可在中央型病变，患者不能耐受或者不愿接受气管镜检查或者其他有创操作时应用。

分期分类方法（专栏 9.4），也可以应用 TNM 分期方法。

分期

分期可以明确预后以及指导治疗。肺癌 TNM 分期见专栏 9.3，小细胞肺癌可应用简单

非小细胞肺癌的纵隔分期

准确地区分 Ⅱ、Ⅲ A、Ⅲ B 分期，对于具有潜在手术可能的患者，明确最佳手术治疗

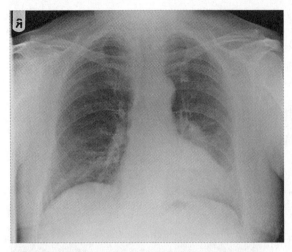
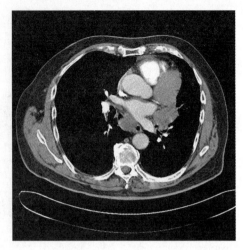
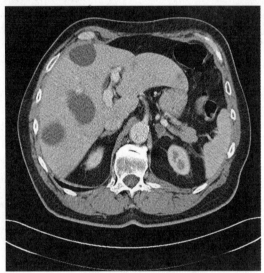

图 9.2

肺癌影像学表现

方案尤为重要。Ⅱ期病变可以进行肺叶切除术或者全肺切除术，以及纵隔淋巴结活检术；ⅢA期病变需要在根治性手术或根治放化疗治疗后进行新辅助化疗；而ⅢB期病变是无法进行根治性切除术的。明确淋巴结状态和准确区分肿瘤 T3、T4 分期十分必要。纵隔淋巴结分类见图 9.3。

纵隔分期方法

正电子发射断层扫描（positron emission tomogram，PET）（图 9.4）——是根据肿瘤细胞对 2- 氟 -18- 氟 -2- 右旋脱氧葡萄糖（FDG）不同摄取的理论建立的扫描方法。FDG 在肿瘤细胞中代谢程度较正常细胞为高，并且增强的区域可以被扫描检测出来。FDG-PET 相对于 CT 扫描的敏感性为（87% vs .68%），特异性为（91% vs. 61%），准确性为（82% vs. 63%）。PET 扫描

结果阴性时，对于区分 N2/N3 期病变具有较高的价值，并且对于纵隔分期具有促进作用。总的来说，对于非小细胞肺癌，PET 较之 CT 检查可以提高大约 20% 的诊断准确性。

PET 还可以检测出远处转移，其检测出胸腔外转移的概率较之 CT 扫描高出 9% ～ 11%。CT 检测肾上腺转移的假阳性结果，也可以由 FDG-PET 阴性结果得到修正。

PET 检查的局限性在于炎性纵隔淋巴结可能因形成"热点"而被报告成为假阳性（假阳性率高达 13% ～ 17%）。当病变＜ 1 cm，肿瘤呈现低代谢活性时，例如类癌和支气管肺泡细胞癌 PET 检查的准确性较低。

对于所有可能进行根治性治疗的非小细胞肺癌（NSCLC）患者，都推荐进行 PET 检查。当 CT 检查报告没有纵隔淋巴结转移，而 PET 报告有异常时，在确定性治疗之前需要经过纵隔

专栏 9.3 非小细胞肺癌分期

I a 期	
T1N0	肿瘤直径 ≤ 3cm
I b 期	
T2aN0M0	肿瘤直径 ＞ 3 cm 或 ≤ 5 cm
	肿瘤直径 ≤ 5cm 且侵及脏层胸膜，位于主支气管远端隆突 ≥ 2cm，或肺不张
II A 期	
T2bN0M0	肿瘤直径 ＞ 5 cm 或 ≤ 7 cm
T1-T2aN1M0	患侧肺门转移或支气管周围结节
I B 期	
T2bN1M0	
T3N0M0	肿瘤直径 ＞ 7 cm 或
	肿瘤侵及胸壁，隔膜，隔神经，纵隔胸膜或心包壁层，或肿瘤距隆突，＜ 2 cm，全肺或同一肺叶结节不张
III A 期	
T4N0-1M0	肿瘤侵及纵隔结构 或不同肺叶结节
T1-3N2M0	患侧纵隔转移和（或）隆突结节
III B 期	
T4N2M0	
任意 T N3M0	对侧肺门结节性转移或纵隔结节
	中斜角肌或锁骨上淋巴结转移
IV 期	
M1a	对侧肺结节 / 胸膜结核 / 恶性胸腔积液远处转移
M2b	

专栏 9.4 小细胞肺癌分级

局限期（I- III）期

肿瘤局限于一侧胸腔、纵隔，淋巴结位于一侧锁骨上能被一个照射野所包裹。

进展期（IV）

肿瘤发展超过局限期范围，有远处转移的患者（M1）。

镜活检确认，因为大约有 50% 的患者为 PET 假阳性。

MRI 扫描——对于分期而言作用有限，但是对于评估血管及椎体受累情况，以及评估 Pancoast 瘤（肺尖肿瘤综合征）的臂神经丛是否受累。

气管内超声检查（endobronchial ultrasound，EBUS）——气管内超声检查可以透过 5 cm 深度探测淋巴结及管腔，有助于探测气管旁（2、4 组）淋巴结、支气管旁淋巴结（图 9.3），以及经气管内超声引导下气管镜针吸活检（图 9.5）。恶性淋巴结的超声表现为边缘清楚的圆形低回声结构。EBUS 相对于 CT 和 PET 的优势在于可以探测到小于 1 cm 的淋巴结。还可以探测到支气管、周围肿瘤组织累及的深度及病变范围，分析肺门血管、支气管、病变之间的相互关系。EBUS 提示淋巴结分期的准确性 96%、敏感性 95%、特异性 100%。

食管内超声（endo-oesophageal，EUS）结合细针抽吸穿刺，可以像诊断上腹膜后淋巴结一样有效，对于纵隔镜未能探及的主动脉旁（5组）、隆突下（7组）、食管旁（8组）等位置的淋巴结进行活检。EUS-FNA 和 EBUS 作为无法取代的检测项目，像纵隔镜一样可以辅助使得外科技术更为完善。

经气管镜针吸活检（transbronchial needle aspiration，TBNA）——使用光学纤维气管镜，对于纵隔转移性病灶诊断的敏感性为 78%，和高特异性为 100%。当然诊断结果与操作者关系密切。

纵隔镜检查被广泛认为是术前纵隔情况评估的金标准，CT 扫描检查可以帮助筛选需要行术前纵隔镜检查的患者。颈部纵隔镜检查可以取到病变对侧的淋巴结，并有助于评价气管旁淋巴结（2、4组），以及下纵隔的淋巴结组（7、8、9组）。但是纵隔镜不能探及主动脉旁淋巴结（5、6组）。因纵隔镜操作所造成的死亡病例极其罕见，但是并发症常见，尤其是心律失常，曾报道发生率为 0.5% ~ 1%。需要倍加关注的是，纵隔镜检查显示纵隔淋巴结活检阴性的患者，经外科手术后证实大约有 30% 纵隔淋巴结转移阳性。

电视辅助胸腔镜（video-assisted thoracoscopy，VATS）对于检测主动脉旁（5、6组），食管旁

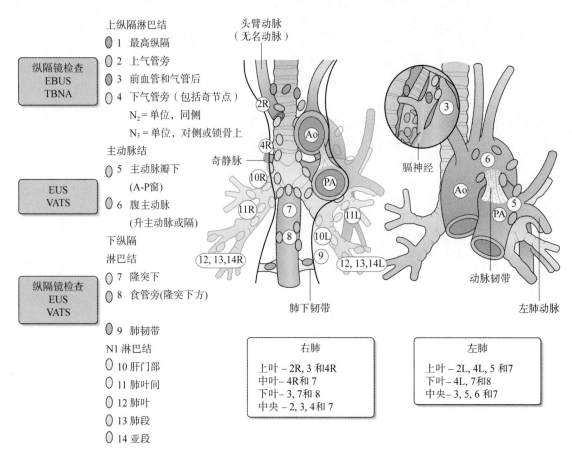

上纵隔淋巴结
- 1 最高纵隔
- 2 上气管旁
- 3 前血管和气管后
- 4 下气管旁（包括奇节点）

纵隔镜检查
EBUS
TBNA

N₂ = 单位，同侧
N₃ = 单位，对侧或锁骨上

主动脉结
- 5 主动脉瓣下（A-P窗）
- 6 腹主动脉（升主动脉或膈）

EUS
VATS

下纵隔淋巴结
- 7 隆突下
- 8 食管旁(隆突下方)

纵隔镜检查
EUS
VATS

- 9 肺韧带

N1 淋巴结
- 10 肝门部
- 11 肺叶间
- 12 肺叶
- 13 肺段
- 14 亚段

头臂动脉（无名动脉）
奇静脉
膈神经
肺下韧带
动脉韧带
左肺动脉

右肺
上叶 – 2R, 3 和4R
中叶 – 4R 和 7
下叶 – 3, 7 和 8
中央 – 2, 3, 4 和 7

左肺
上叶 – 2L, 4L, 5 和7
下叶 – 4L, 7 和8
中央 – 3, 5, 6 和 7

图 9.3
纵隔淋巴结分类、淋巴转移途径和肿瘤分期的方法（见书后彩图）

（8组），下肺韧带（9组）等处淋巴结具有相当的优势，同时也可以进行胸腔探查以及胸膜活检。

肺癌的治疗

当患者出现疑似肺癌的症状时需要及时进行评估（图 9.1），并且转诊至肺癌专家治疗组，并且根据肺癌类型（非小细胞肺癌、小细胞肺癌）、分期、身体状况、并发症以及心肺情况等因素制定不同的治疗方案。

非小细胞肺癌（图 9.6）

Ⅰ～Ⅱ期

处于Ⅰ～Ⅱ期的肺癌患者，如果身体情况允许（0～1），肺功能可以耐受，通常选择可以治愈的治疗方案。治疗方案包括：

- 仅手术治疗（如果可以彻底切除）
- 手术后进行放疗（病理镜下可见残端残留）
- 手术后进行化疗（ⅠB 和Ⅱ期病例）
- 根治性放疗（患者不能耐受或不愿意进行手术治疗）

根治性手术治疗

手术治疗可以最大限度地使Ⅰ～Ⅱ期病变得到治愈的希望，但是只有 10% ～ 20% 的患者适合手术治疗。手术治疗的目标是彻底切除肿瘤以及肺内的淋巴结。患者需要进行详尽的术前评估，对于长期吸烟的患者而言，经常会因为心肺功能减退而导致身体耐受性降低。肺活量检测对于所有患者都是必要的，如果 FEV1 小于 1.5 L 需要行肺叶切除术，小于 2 L 需要行全肺切除术时，全肺功能检测则更加重要。表 9.1 显示了对于不同类型根治性治疗方案所需要达到的肺功能指标。所有患者都需要进行 ECG 检测，如果听诊存在心脏杂音，还需要进行超声心动图检查。

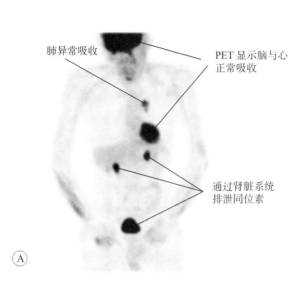

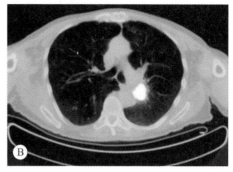

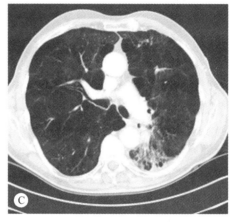

肺异常吸收

PET 显示脑与心正常吸收

通过肾脏系统排泄同位素

图 9.4
肺癌 PET 扫描

如果患者存在已知的心肌缺血类病变，则需要进行详细的心功能评估。

　　完整的解剖学切除术常见以下几种情况

- 肺叶切除术是最常规的治疗方式，术后死亡率 2% ～ 4%
- 如果肿瘤累及肺门结构（例如主支气管、肺动脉主干），则需要行全肺切除术，术后死亡率相对升高，为 6% ～ 8%
- 周围型肿瘤或者肺功能不全患者，可以进行局部切除或者肺段切除术，但是局部复发率会增高 3 ～ 5 倍，术后生存率降低为 5% ～ 10%
- 支气管成形术或袖式切除术相对于全肺切除术而言可以保留更多的肺组织，这种术式常见于隆突位置附近的气管腔内型病变，并保留远端肺组织

根治性放疗（表 9.2）

　　Ⅰ ～ Ⅱ 期患者如果不能进行手术治疗，在肺功能允许的条件下可以进行根治性放疗（表 9.1）。随机对照临床研究显示，放疗预后效果不及手术治疗（4 年生存率 7% vs. 23%）。在进行了常规根治性放疗（6 周 30 次共 60 Gy）之后，2 年生存率大约可以达到 20%。一项英国医学研究理事会的研究结果显示，连续超分割加速放疗法（CHART）可以获得更高的 2 年生存率，大约为 29%。这种放疗方案是将 54 Gy 分为 36 次，在连续 12 天当中，每天进行 3 次治疗，每次治疗最少间断 6 h。

　　目前改进技术的立体定位放疗方案，典型的会对肿瘤局部进行精确定位后使用 3 ～ 5 次较大剂量照射，然后再序贯治疗。早期研究结果建议超过 90% 的 Ⅰ 期患者 2 年内能够得到有效的局部控制。

术后治疗

放疗

　　目前并没有明确的证据表明 Ⅰ ～ Ⅱ 期肺癌患

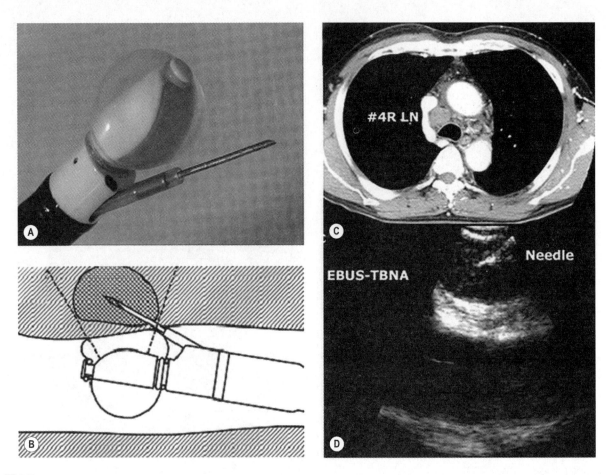

图 9.5
A：内镜支气管内镜超声，B：内镜下穿刺活检，C、D：气管旁肿大淋巴结

者接受根治性外科治疗后需要再进行术后放射治疗。但是对于可能会降低术后生存率的 N0、N1 期病变，也会建议常规进行序贯放疗。因此对于未能进行彻底切除的病变，和意外的 N2 期病变（可以改善局部控制，但是对远期生存率控制效果不明显），在患者身体状况及残留肺功能允许的条件下，均需要进行术后放疗。然而，仍需要进行长期研究，以明确在辅助化疗过程中放射治疗的确切作用。

化疗（专栏 9.5）

在随机对照临床试验结果中，IA 期患者进行辅助化疗，其术后生存率并没有明显受益。对于 IB 和 II 期患者而言，荟萃分析指出，以顺铂类为主的术后辅助化疗，可以使总生存率提高 5%，最近关于顺铂联合化疗的研究都表现出对此观点的支持。NCIC JBR 10 和 ANITA 试验都是使用的长春瑞滨和顺铂方案，NCIC JBR 10 试验表明，IB 期和 II 期患者的 5 年总生存率，从 54% 上升到了 69%。ANITA 试验结果显示，对于 NSCLC 患者进行手术切除后辅助化疗，虽然 IB 期总生存率没有显著差异（62% vs. 63%），但是 II 期病例具有显著统计学差异（52% vs .39%）。目前对于不同分期的肿瘤病变，进行着各种化疗方案的多种临床试验研究，但是缺少标准化的外科入组条件限制，生存率获益也不明显（ALPI 和欧洲 BIG 肺癌试验）。国际肺癌辅助放化疗协作研究（IALT）试验根据前瞻性间断分析，得到 56 个月的中位生存时间，具有显著统计学差异，显示生存率可以得到提升，但是试验结束的比较早。总体而言，进行了肿瘤切除术的 IB 和 II 期患者，在条件允许的情况下，都需要在术后 12 周以内进行 4 个周期的顺铂联合方案的化疗。

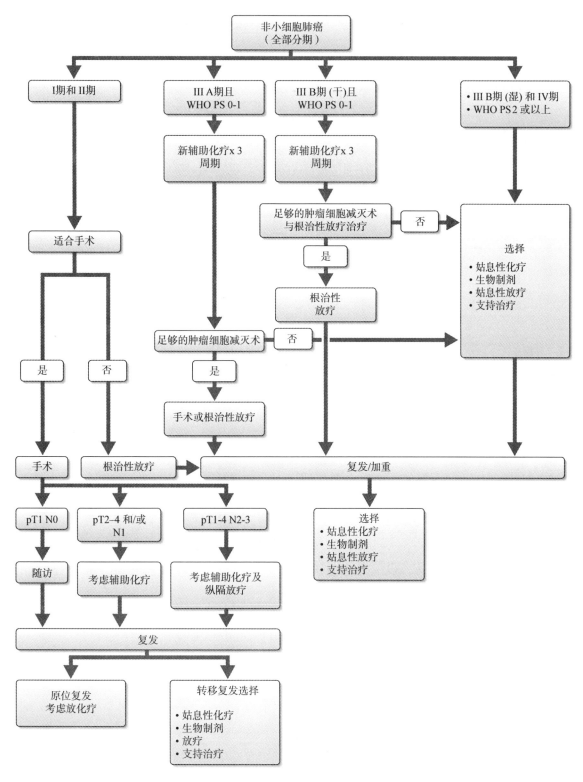

图 9.6
非小细胞肺癌的治疗流程
患者体力状态良好（0-2）时可考虑姑息性化疗

表 9.1　治愈性治疗与最低肺功能指标

检测		全肺切除	肺叶切除	放疗
	FEV_1	$\geq 2\ L$	$\geq 1.5\ L$	Ⅰ期 & Ⅱ期：> 1 L*
				Ⅲ期 > 1.5 L$
	FEV_1/FVC	≥ 50	≥ 50	
	FEF 25 ~ 75	$\geq 0.6L$	$\geq 0.6\ L$	-
	PCO_2	35 ~ 45 mmHg	35 ~ 45 mmHg	-
	PO_2	> 60 mmHg	> 60 mmHg	-
	预计术后 FEV_1	$\geq 1L$ or 40%	$\geq 1L$ or 40%	-
	MVO_2	> 15 ml/kg/min	≥ 15 ml/kg/min	-

* 周围型肺癌或小肺癌（计划量 < 150 cm³）> 0.7L。

$ 小肿瘤 > 1L。

表 9.2　肺癌放疗

适应症	技术	靶区	剂量 *
不完全切除	CT 计划的适形	能手术切除范围 + 1 ~ 2 cm 边缘	50 Gy/20 次（微观）55 Gy/ 20 次（宏观）
术后 N2 疾病	CT 计划的适形	整个纵隔 + 1 ~ 1.5 cm 边缘	50Gy/20 次 或 60 Gy/30 次
根治性放疗 - Ⅰ & Ⅱ期	CT 计划的适形	肿瘤的放疗区 +1 ~ 2 cm 边缘	55 Gy/20 次 或 64 Gy/32 次 或 "详细计划"
根治性放疗 - Ⅲ期	CT 计划的适形	肿瘤放疗边缘区 +1 ~ 2 cm 边缘	55 Gy/20 次 或 64 Gy/32 次 或 "详细计划"
姑息性放疗	常规	放疗区 +1 ~ 2 cm 边缘	39 Gy/13 次 10 Gy 单次
胸部放疗 - 小细胞肺癌	CT 计划的适形	纵隔周围结节可行的放疗前行肿瘤化疗 + 1.5 cm 边缘	40 Gy/15 次

*V20（正常肺能接受 20 Gy 的容积）应该小于 34% 脊髓应 4 周内 < 38 ~ 40 Gy 6 周内 < 44 Gy。

Ⅲ期

Ⅲ A 期（T1 ~ 3，N2M0/T3 N1M0）

　　Ⅲ A 期患者，情况复杂，治疗方案各异，预后也不尽相同。单纯手术治疗预期 5 年生存率能够达到 40%，但实际只有不到 10%，主要决定因素在于纵隔淋巴结的病变情况。

　　如患者体力状况良好（0 ~ 1），理想治疗方案是根治性联合放化疗。如果 N2 淋巴结较小，可以在新辅助化疗或放化疗后，进行手术治疗。

　　治疗方案观点包括：

- 根治性放化疗 [T1 ~ 3 N2，体力状态（performance status，PS）0 ~ 1]
- 单纯手术治疗，或术后联合放疗 / 化疗（术前未能预期的 N2 期病变）
- 术后新辅助放化疗 / 化疗（T3 N1，和较

专栏9.5　肺癌的化疗方案

非小细胞肺癌

- 顺铂 80 mg/m² IV 第 1 天 + 长春瑞滨 30 mg/m² IV 第 1、8 天，3 周重复

此方案用于辅助化疗试验

- 卡铂（AUC 5）IV 第 1 天 + 长春瑞滨 25 mg/m² IV 第 1、8 天，3 周重复
- 卡铂（AUC 5）IV 第 1 天 + 吉西他滨 1200 mg/m² IV 第 1、8 天
- 卡铂（AUC 5）IV 第 1 天 + 紫杉醇 175 mg/m² IV 第 1、8 天，3 周重复

以上三种方案疗效相当

- 多西他赛 75 mg/m² IV 第 1 天，3 周重复用于二线化疗

小细胞肺癌

- 卡铂（AUC 5-6）+ 足叶乙苷是一线用药。
- CAV（顺铂，阿霉素加长春新碱）
- ACE（阿霉素，环磷酰胺加依托泊苷）
- CAV & ACE 未进行同步放化疗
- 口服托泊替康

小的 N2 病变，PS0 ~ 1）

- 根治性放疗（如果不能进行化疗，PS0 ~ 1 可以接受放疗）
- 姑息性化疗（PS ≤ 2，不适合进行根治性放疗）
- 对症治疗，以及姑息性放疗（PS ≥ 2）

IALT 试验研究以及荟萃分析结果显示，ⅢA 期病变，经过术后辅助化疗后，生存期指标至少提升了 5%。同样，ANITA 试验也显示接受彻底手术切除术后的 ⅢA 期患者，序贯进行长春瑞滨和顺铂辅助化疗后，生存率提高具有显著地统计学差异（42% vs. 26%）。

ⅢB 期（T4 任何 N M0 / 任何 T N3 M0）没有恶性积液

治疗观点：

- 根治性放化疗（PS0 ~ 1，病变可以完全被照射覆盖）
- 术后新辅助放化疗或辅助化疗（身体情况较好的组别）

- 根治性放疗（病变较小足以完全照射覆盖，PS0 ~ 1，化疗禁忌）
- 姑息性化疗（不适宜行根治性治疗，ps > 2）
- 对症和支持治疗

对于年轻一些，身体情况适宜的处于 ⅢB 期患者，如果病变累及邻近器官结构，可以选择先期进行新辅助化疗或者联合放化疗，然后再进行外科手术治疗。对于这一类患者，进行化疗同时辅助放疗，至少可以增加 2 年内的生存率，并逐渐成为治疗趋势。已有关于剂量和计划的试验结果表明，全剂量的化疗及放疗，可以使患者获得最大限度的受益。

ⅢB 期合并恶性积液 / Ⅳ期

对于存在恶性积液的 ⅢB 期和出现远处转移的 Ⅳ 期患者而言，已无治愈的可能，预后比较接近。治疗预期是以控制疾病进展，改善症状为目的。此时患者通常会因为多种并发症的出现而比较脆弱，其耐受性因素很大程度决定了治疗的效果。曾有很多试验，针对这一组别患者进行化疗方案和全力支持治疗的对比，6 个月期间接受化疗，治疗应答率达到 20% ~ 40%，中位总生存率不超过 1 年。化疗受益可使生存期延长 6 ~ 8 周。关于总体生存率的荟萃分析显示，应答率与个体差异相关。化疗效果通常于治疗前后使用胸部 X 线检查进行对比评估。

化疗与姑息性放疗，通常都会以症状缓解程度来进行评估，如疼痛缓解、体重稳定、体力状态的恢复等。治疗副反应也经常出现，但是关于生活质量的相关研究表明，联合化疗所造成的不良伴随症状，相对于没有进行化疗的患者来说，与其疾病进展所造成的损害类似，并不容易明显区别。

总体而言，对于身体情况良好（WHO 0 或 1）的适合患者来说，化疗是可以获得更多益处的。常见的联合化疗方案为铂类加长春瑞滨或吉西他滨。最近的研究表明，顺铂 + 培美曲塞方案与顺铂 + 吉西他滨方案进行对照，对于局部扩散或转移的腺癌，治疗后总体生存期有所提高（12.6 vs. 9.6 个月），对于大细胞肺癌的治疗结

果是 10.4 vs. 6.7 个月。对于耐受性较差或是老年患者来说，可以选择单药治疗方案，或者姑息性放疗，生物制剂以及其他试验性治疗。

最近的Ⅲ期临床研究显示，在进行一线化疗方案之后，使用培美曲塞或厄洛替尼维持治疗，可以使患者有效地控制疾病进展。

姑息性放疗

有大量患者需要放射治疗来缓解症状。当 NCSLC 病变范围较大，根治性放疗不足以完全照射覆盖，或者出现并发症，这一类患者将成为一个亚群。一项 MRC 研究表明，这类患者 ps0-1 的情况下，进行高剂量姑息放疗（13 次合计 39 Gy，如果照射野内没有脊髓时可以选择 12 次 36 Gy），相对比 2 次 17 Gy 的放疗来说，2 年生存率为 13% vs. 9%。如果患者因肿瘤本身或转移病灶引起局部症状，也可以选择姑息性放疗，这时可以应用单次 10 Gy（PS > 2），或 2 次 17 Gy（PS2）。放疗分次较多时造成的副反应包括恶心、急性胸痛和发热。

NSCLC 复发的处理

会有少部分Ⅲ B/ Ⅳ期患者，虽然接受了前述标准铂类联合化疗之后，仍出现肿瘤复发或进展的情况，此时则可以使用二线类化疗药物。相对于仅接受最佳支持治疗方案的这一类亚群患者来说，多西他赛的作用活性明显，可以增加中位生存期 3 个月左右。也有观点认为，如果距离之前的放疗已有 6 个月以上的间隔，还可以再次使用放疗，当然照射范围最好能够避开骨髓。

配合化疗使用厄洛替尼，可以提高生存期大约 2 个月，并且能够有效控制症状。在英国，厄洛替尼已经可以在临床上替代多西他赛，成为治疗 NSCLC 的二线用药。

新的因子

对于 NSCLC 分子机制的理解，可以促进新的靶向治疗方案的研究。这一机制常见于不同的恶性肿瘤（见阑尾）。这其中最成功的

研究因子就是针对 NSCLC 的表皮生长因子受体（EGFR）。目前已有两种口服药物可以限制 EGFR 酪氨酸激酶活性，即厄洛替尼（特罗凯）和吉非替尼（易瑞沙）。其药物不良反应也不同于标准化疗药物，常见的有可以反映药物活性的标志性皮疹、腹泻和肺炎（有日本针对吉非替尼的研究报道）。其中亚洲、不吸烟的、女性、腺癌（特别是支气管肺泡癌亚型）的患者受益可能性最大。从分子水平而言，在酪氨酸激酶区域的增加 EGFR 蛋白表达，基因扩增，EGFR 基因突变等情况，都会提高患者对药物的反应性。一项最近的对比研究显示，卡铂 + 紫杉醇化疗方案，联合使用吉非替尼（IPASS 研究），对于 EGFR 阳性肿瘤患者，可以提高自有生存期。

一项随机性研究（E4599）显示，对于未进行其他治疗的非鳞癌患者，使用贝伐单抗（anti-VEGF）联合化疗，可以提高生存期大约 2.3 个月。

小细胞肺癌（图 9.7）

小细胞肺癌（SCLC）大约占肺癌总数的 20%，确诊患者 60% 以上都已经处于病变晚期。

局限期病变

对于身体状况良好（0 ~ 2），没有显著并发症的患者，标准治疗方案是铂类为主的联合化疗，并辅以胸部放疗和预防性颅脑放疗。

大约有 5% ~ 10% 的 SCLC 患者，由于病变局限在肺内，通常是经过手术切除后方才确诊，这些患者需要接受进一步的辅助化疗，以应对远处转移的高发可能性。早期病变的外科治疗作用并没有完全确定，对于早期 SCLC 患者，化疗完全有效或部分有效后进行外科治疗没有获益。

化疗方案（专栏 9.5）

小细胞肺癌的主要治疗手段是化疗。随机对照研究显示，多品种药物联合化疗，应答反应率以及生存效果都要优于单一药物化疗方案。

荟萃分析显示，对于局限期，甚至广泛期的 SCLC 患者，以顺铂为主的化疗，其结果都表现为 12 个月内的高应答反应率（69% vs. 62% P

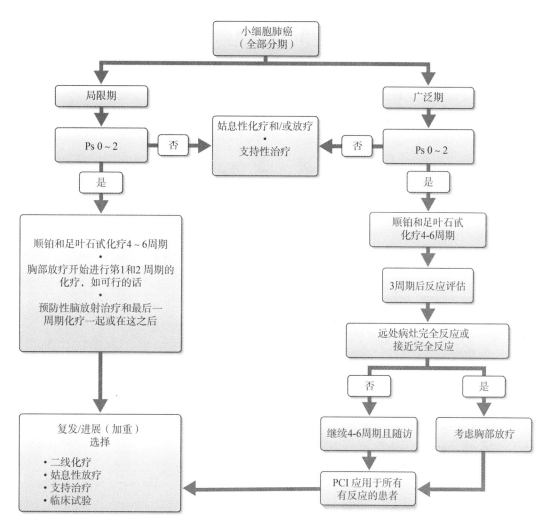

图 9.7
小细胞肺癌的治疗流程

< 0.001）和低死亡率（OR 0.80 CI 0.69 ~ 0.93；*P* = 0.002）。铂类比之蒽环类抗生素为主的化疗方案来说，具有较小的黏膜毒性和骨髓抑制，并且更易于放疗相结合。目前虽然没有确切证据说明卡铂—依托泊苷方案与顺铂—依托泊苷具有相同的效果，但就既往用药以及当前临床经验而言，若以生存为首要目的则选择顺铂，若以缓解为首要目的则选择卡铂。

患者接受 4 ~ 6 周期化疗以后的维持治疗方案尚没有定论，加大剂量会导致毒性增加，而相比标准剂量亦没有生存优势。

放疗

胸部放疗

局限性 SCLC 患者具有胸部放疗的指征，荟萃数据分析显示，辅助放疗可以减低死亡风险 14%，相当于 3 年生存率提高 5%。在胸腔内放疗控制组，额外增加 1.2% 的附加费用，可以使死亡率改善达到 25%。中断放疗会导致生存率下降（中位生存期 14 vs. 16 个月）。放疗期间继续吸烟也会导致生存率下降（中位生存期 14 vs .18 个月）。

不过目前合适的总剂量以及单次剂量也没有统一观念，临床上通常会在化疗结束后，或者第 1、2 次化疗期间视可行性，进行为期 3 周，分为 15 ~ 20 次，总剂量 40 Gy 的放疗。也有选择分为 25 次，总剂量 50 Gy 的治疗经验。有研究显示，每日两次照射要优于每日一次的治疗效果。

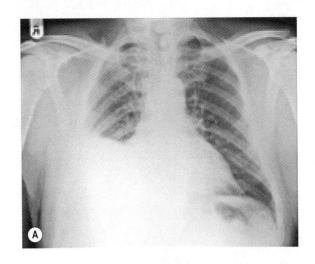

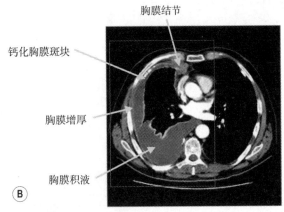

图 9.8
间皮瘤影像学表现

预防性颅脑放疗

在被诊断为小细胞肺癌的同时，已有 10% 的患者出现了颅脑转移。另有 40% ～ 50% 的患者在治疗效果不佳的情况下发展出现脑部转移。

荟萃数据统计显示，经过预防性颅脑放疗（prophy lactic cranial irradiation，PCI）治疗的 SCLC 完全缓解（CR）患者，PCI 可以使颅脑转移发生率降至 54%，死亡风险降至 16%，3 年生存率提高 5.4%（20.7% vs. 15.3%）。目前尚没有证据显示年龄与放疗剂量对于治疗收益存在影响。尽管 PCI 的最佳时机尚不确定，但总的来说还是建议在首选治疗后尽快进行 PCI。对于 PCI 的剂量，目前也没有结论性建议。在英国（UK），通常进行 2 周，15 次，总剂量 30 Gy 的 PCI，也有 10 次 20 Gy，以及 15 次 30 Gy、18 次 36 Gy 等不同的方案。出于对一些远期神经系统损害（例如认知障碍、共济失调）的考虑，对于年龄超过 70 岁，

表 9.3　IMIG 间皮瘤分期

级别	
Ⅰa	
T1aN0M0	局限于壁层胸膜；未侵犯脏层胸膜
Ⅰb	
T1bN0M0	局限于壁层胸膜；散在分布脏层胸膜
Ⅱ	
T2N0M0	患侧胸膜（i）侵犯隔肌或（Ⅱ）融合的脏层胸膜肿瘤或延长脏层胸膜的肺实质
Ⅲ	
T3N0M0	患侧胸膜侵犯胸内筋膜，或者延伸到纵隔脂肪或孤立可切除胸壁部分，侵犯心肌但未侵透。
T1-3N1M0	同侧支气管或肺门淋巴结
T1-3N2M0	同侧纵隔或内乳淋巴结 / 隆突下淋巴结。
Ⅳ	
T4N0M0	弥漫性或胸壁多处受侵；经隔肌扩散到腹膜；直接侵犯对侧胸膜；纵隔器官受侵；侵及脊柱；侵及心脏内膜并参与心肌的扩张
任意 T,N3M0	对侧纵隔淋巴结；对策乳腺淋巴结 或任何锁骨淋巴结
任意 T，任意 N，M1	目前有远处转移

或是存在颅脑血管病变的患者，尽量避免使用 PCI。

广泛期病变

化疗是针对广泛期 SCLC 患者的主要治疗手段，近期的循证医学研究显示，经过化疗可以显著延长其生存期。专栏 9.5 列出了其中一种方案。

包括胸腔外病变的广泛期患者，在接受首选化疗后得到完全缓解疗效后，胸腔内放疗可以使其生存率得到改善，效果与局限性病变类

表 9.4　EORTC 间皮瘤的预后因素

预后因素		得分
性别	男	+0.60
性能状态	1 或 2	+0.60
病理诊断	可能或很可能	+0.52
肉瘤类型	是	+0.67
白细胞计数	$> 8.5 \times 10^9/L$	+0.55
总分为各项之和（0 ~ 2.94）		

估量结果	预后好（总分 ≤ 1.27）	预后差（总分 > 1.27）
中位生存时间	10.8 个月	5.5 个月
1 年生存率	40%	12%
2 年生存率	14%	0%

似。近期一项随机研究显示，广泛性 SCLC 患者（18 ~ 75 岁）在化疗取得缓解效果后，接受分为 5 次总剂量 20 Gy 的 PCI，亦可获益，包括降低颅脑转移（1 年内发生风险 15% vs. 40%），以及更好的 1 年生存率（27% vs. 13%）。

二线化疗方案

肿瘤在一线化疗后复发，其中位生存期级为 4 个月。可以将患者区分为两个组别：治疗敏感组，用药后获得缓解疗效，并维持至少 3 个月以上的未进展期；反之则称为治疗抵抗组。在接受一线化疗药物治疗大约 4 个月后，中位生存率开始出现恶化，敏感组可以再次接受同种类型的一线药物治疗，并获得疗效。二线化疗用药大约可以对 30% ~ 40% 的敏感组患者产生疗效（中位生存期 6 个月），但是仅对不足 10% 的治疗抵抗组患者产生疗效。常用的二线化疗方案为 CAV 方案，或者口服托泊替康（专栏 9.5）。

影响预后因素及生存期

总体而言，身体状况条件是评价肺癌预后的最佳指标。在 NSCLC 早期，肿瘤分期及淋巴结分期是具有重要意义的预后因素。

在 NSCLC 晚期，女性患者预后稍好。体重显著下降（近 3 个月下降超过 10%）、病理结果为大细胞肺癌等情况，通常预后不良。先期治疗效果明显通常预示生存期较长。

对于 SCLC 患者而言，良好的身体状况、女性以及局限性的病变通常预后生存期较长。

不同分期的非小细胞肺癌的 5 年生存期见下表：

Ⅰ	Ⅰ 期	60% ~ 80%
Ⅱ	Ⅱ 期	25% ~ 40%
Ⅲ a	Ⅲ a 期	10% ~ 40%
Ⅲ b & Ⅳ	Ⅲ b 期 & Ⅳ 期	< 5%

30% ~ 40% 的局限性 SCLC 患者生存期可达 2 年，中位生存期 18 ~ 20 个月；广泛性 SCLC 患者的中位生存期为 10 ~ 12 个月。

特殊情况

肺上沟瘤

肺上沟瘤（Pancoast 瘤）通常为 T3/T4 期，确切的分期对于最优治疗方案的制定尤其重要。近期研究表明，对于没有远处转移的患者可以选用联合治疗方案。一项关于联合放化疗（2 周期顺铂—依托泊苷化疗，肿瘤部位及锁骨上窝行 25 次总剂量 45 Gy 放疗）的 Ⅱ 期研究结果表明，3/4 的患者获得完全缓解，总体 5 年生存率达到 44%。在此研究中，联合当化疗后 3 ~ 5 周，进行手术切除，并在术后再进行 2 周期化疗。

有报道称，选择根治性放疗（60 ~ 66 Gy）可以使 5 年生存率达到 40% 以上。

总的来说，对于可以切除的病变，当患者身体状况良好（0 ~ 1）时，选择联合放化疗后予以手术切除，术后再辅助化疗的治疗方案。对于不能切除的病变，或者局部晚期病变，当患者身体状况良好时，可以选择根治性放疗或联合放化疗。如出现转移性病灶或身体状况较差，则只能选择对症保守治疗。

专栏 9.6　胸腺瘤的 WHO 分类

类型	描述	特点	10 年生存率
A	髓样胸腺瘤	4%～7% 胸腺瘤；17% 重症；上皮细胞呈梭形或椭圆形，少数淋巴细胞	100
AB	混合胸腺瘤	28%～34%；16% 为重症；病灶为混合型胸腺瘤，或淋巴细胞灶	100
B1	主要是皮质胸腺瘤	9%～20%；57% 为重症；大量肿瘤细胞类似正常胸腺功能，	83
B2	皮质胸腺瘤	20%～36%；71% 为重症；淋巴细胞沉重的人口分散泡状核细胞和独特的核仁丰满	83
B3	分化良好的胸腺瘤	10%～14%；46% 为重症；上皮细胞是圆形或多角形与淋巴细胞的一小部分混合	35
肿瘤	胸腺瘤 - 各种亚型　胸腺神经内分泌肿瘤	不特定胸腺组织学特征，但其他器官的癌	28
	合并胸腺上皮肿瘤	至少 2 个不同的区域，每个区域对应于一个构造适应于组织学胸腺瘤和 / 或胸腺上皮癌；常见组合 B2 及 B3	–
新实体	小结节性胸腺瘤	1%～5%；常不表现为重症；预后好	–
	双相化生性胸腺瘤	男性多；常不表现为重症；预后好	–
	肝癌	肝癌的特征	–
	肿瘤移位 t（15；19）	侵袭性的癌症生存期只有几个星期	

类癌肿瘤

局限性的类癌肿瘤首选外科手术切除。典型类癌呈低度恶性，通常选择手术切除，根据具体情况甚至需要行袖式切除术或者支气管成型术。不典型类癌属于具有侵袭性的恶性肿瘤，首选根治性手术切除。据报道称局部残留率，典型类癌占 8%，不典型类癌占 23%。辅助治疗的作用尚不确定。超过 64% 的不典型类癌患者在确诊后中位时间 17 个月左右出现全身性转移。

应用于 SCLC 的联合化疗方案，也可以用于转移性类癌的治疗。

混合型小细胞和非小细胞肺癌

有很小的概率（2%）出现混合型小细胞和非小细胞肺癌，对于此类肿瘤尚没有确切的治疗方案，因此通常根据病变的分期，以及患者一般情况实施个性化治疗。虽然，小细胞肺癌的外科治疗亦无定论，对于局部混合型肿瘤患者，亦酌情选择手术治疗，或者联合放化疗（类似 NSCLC，可选择大剂量放疗以得到远期控制）。如患者一般情况较差，或出现转移性病灶，则仅可以进行姑息性治疗。

从未吸烟的肺癌患者

从未吸烟是指其一生当中吸烟量少于 100 支。研究表明，被动吸烟是导致此类肺癌发生的常见原因，也包括一些其他高危因素。女性常受累，以腺癌居多，尤其是细支气管肺泡癌亚型。治疗方案大体类似于吸烟患者。而且，近期研究数据显示，此类患者对于 EGFR 酪氨酸激酶抑制剂，例如厄洛替尼、吉非替尼等药物的治疗反应性较高，预后生存率较好（见

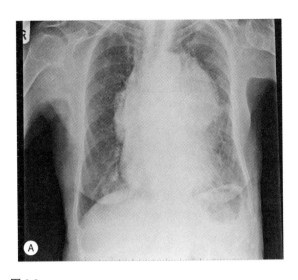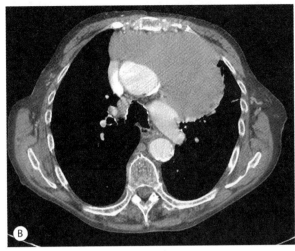

图 9.9
胸腺瘤影像学表现

IPASS 研究，p102）。

多原发性肺癌

大约有 2% ~ 4% 的患者会出现多原发性肺癌，可同时发生（同时检出），也可能不同时发生（检出时间存在间期）。但是，这类病变与肺癌转移性病灶较难区分。多原发性肺癌患者的治疗方案通常以多个单发肿瘤对待。

孤立性转移的 NSCLC

另有一小部分患者，在进行根治性治疗之后，或是确诊时即存在胸腔外的、孤立性转移病灶。研究表明，如患者身体状况良好，对其进行肺部肿瘤加转移灶切除术，无论是否行全身治疗都可以改善预后生存。

同步发生的孤立性肾上腺转移病灶的患者，联合切除、肺癌及转移灶的治疗可使 5 年生存率达到 10% ~ 23%，如果在根治性治疗后至少 6 个月以后出现继发性孤立性肾上腺转移病灶的患者，5 年生存率可以达到 38%，而 6 个月内出现复发的，其生存期不足 2 年。

同步发生孤立性脑转移的患者，完全切除所有病灶，据报道其 5 年生存率可达 21%。因此，当患者身体状况允许的条件下，全面评价病变分期（包括 PET 扫描）后显示肺癌处于 Ⅰ ~ Ⅱ

期，则对肺部原发灶进行根治性切除术，脑部转移灶亦进行手术切除，或者进行射频消融术。当然，术后还需要进行系统治疗，例如全脑放疗（whole brain radiotherapy，WBRT）。若根治术后出现继发性脑转移，也可以考虑进行手术切除，辅助 WBRT，或放射外科治疗。

姑息治疗内容

尽管治疗方法日新月异，仍有很多 SCLC 以及 NSCLC 患者的病情不断进展，最终导致死亡。晚期肺瘤患者，会由于出现各种问题而需要特殊治疗。

- 骨转移是常见的情况，可以导致疼痛以及骨髓压迫症。疼痛可以使用单次 8 Gy 照射缓解，骨髓压迫可以使用 5 次、总剂量 20 Gy 的放射治疗缓解。
- 咯血：肿瘤病变累及血管时可导致明显的咯血症状。姑息性放疗（单次 10 Gy）可以有效缓解出血情况，其他方法也可以，例如冷冻治疗等。
- 出现上腔静脉阻塞的情况，需要紧急处置。第一时间使用激素，后续进行放疗（5 次，总剂量 20 Gy），成功缓解症状的有效率大约 60%。
- 骨转移或者某种类似甲状旁腺激素的肽

类产物，可导致出现高钙血症，对于晚期肺癌患者可以通过常规检查监测，出现时需紧急处置。治疗方案为补液、磷酸盐等以调节电解质为目的的方法，属于肿瘤治疗的基础治疗范畴。

- 喘鸣多源于肿瘤或淋巴结压迫近端气道所致，发生率较低，但是症状显著且痛苦。首要进行的支持治疗为激素、吸氧，以及请耳鼻喉专科评估气道条件。情况严重时可使用氦氧混合气，其与氧气混合的氦气分子较小，有助于氧气的运送。对于压迫性病灶（例如对局部病灶的放疗）的治疗是唯一可以缓解喘鸣症状、并防止病情进展的方法。

- 呼吸困难是 NSCLC 晚期患者最常见的症状，并可使病情进一步恶化。在进行了可以排除胸腔积液、肺动脉栓塞等可治疗性情况的检查后，如果确认呼吸困难是源于肿瘤病情进展所致，且不能够进行积极治疗时，一些简单的方法，例如风扇、放松宣教、口服吗啡等，可以放松血管平滑肌以缓解症状的手段，可能会有帮助。总之对于大部分肺癌患者而言，会出现各种需要对症处理的情况，因此也希望可以控制症状的专科医生能够尽早介入治疗。

随访

对于接受了根治性治疗的 NSCLC 患者进行随访的作用仍存在争议。若患者存在需要再次接受治疗的可能性，常规接受第 1 个 2 年内每 3 ~ 6 个月随访一次，以后 6 ~ 12 个月一次随访，并且进行临床以及影像学检查是合理可行的。SCLC 患者治疗后随访的作用较不甚清楚。

有证据表明，治疗后继续吸烟会对预后造成不利影响，因此不鼓励吸烟。

间皮瘤

间皮瘤是一种起源于胸膜及心包细胞的侵袭性肿瘤。目前在英国仅有超过 2000 例新诊断病例，预计在 2015 年病例数最多。在美国，每年新发病例为 2000 例，发病率呈下降趋势。欧洲未来 15 年预期发病率增高与第二次世界大战后广泛应用石棉有关。诊断时平均年龄 60 岁，男性发病率是女性的 5 倍。

病因学

间皮瘤是与职业最相关的肿瘤。据估计 80% ~ 90% 的男性间皮瘤患者及死亡病例是由于石棉职业暴露引起的。暴露后潜伏期在 15 ~ 50 年。造船及建筑业是与大量石棉暴露相关的职业。吸烟并不增加患间皮瘤的风险。但是，吸烟合并石棉暴露会增加患肺癌的风险。

发病机制和病理

发病机制

闪石（蓝色及棕色）石棉与间皮瘤发病密切相关。估计是由于闪石细而长的纤维吸入后会穿透并抓在胸膜表面。纤维刺穿有丝分裂纺锤体引起染色体改变以及纤维产生的自由基引起恶变。猴病毒 40（SV40）与间皮瘤之间可能的相关性尚存在争议。最近有研究提出一种石棉致癌的遗传易感性。

病理学

间皮瘤有以下四种组织亚型

- 表皮型（40%）——与胸腔积液有关，预后好
- 肉瘤样（20%）——"干性"间皮瘤
- 混合型（35%）
- 未分化型（5%）

主要通过免疫组化与腺癌相鉴别。间皮瘤的钙网膜蛋白、WT1（威尔曼瘤 1）抗原、上皮细胞膜抗原（EMA）及细胞角蛋白 5/6 阳性。而细胞角蛋白 7、8、18 及 19、TTF-1、BER-EP4（大多数）、CEA 及 MOC 为阴性。相反则诊断为腺癌。

临床表现

最常见的表现是运动性呼吸困难，胸痛及胸腔积液。体重下降、疲劳、咳嗽及癌性发热也比较常见。右侧胸腔（65%）受累较左侧胸腔（35%）多见，3% 的患者双侧胸腔受累。

检查及分期

影像学表现

胸片及 CT 扫描（图 9.8）是最常用的影像学检查。胸片表现为胸膜增厚、胸腔积液及胸腔体积缩小。CT 表现有一侧胸腔积液、胸膜结节样增厚及肺被肿瘤包裹（"壳样"表现见于 70% 的病例）导致一侧胸腔缩小。20% 的患者可见钙化斑块。胸壁受累导致胸膜外脂肪层消失，肋间肌受累，肋骨移位或骨质破坏。

PET 扫描有助于鉴别胸膜肿块的良恶性，同时能发现胸腔外及淋巴结病变。最近的研究报道 PET 扫描在判断预后及评估化疗效果方面的应用增多。

组织诊断

所有患者均需要通过胸腔积液细胞学检查或胸膜活检进行组织病理学诊断。胸膜活检通过放射引导下或胸腔镜下进行。用最少 500 ml 的胸腔积液分离的细胞有助于细胞学检查。

分期

推荐使用国际间皮瘤兴趣组（international mesothelioma interest group，IMIG）的分期系统，该系统是以临床 - 病理肿瘤变量及肺癌淋巴结分类为基础的（表 9.3）。

治疗

目前尚无标准的治疗方案，仅有少数患者（10% ～ 15%）适合可能的根治性治疗。大部分患者（85% ～ 90%）发现即为晚期，中位生存时间小于 12 个月，5 年生存率 ≤ 1%。分期为 I 期及 II 期的适宜的患者可通过根治性手术或者多学科治疗来延长生存时间。

手术

尚无随机试验证实手术的利弊。根治性切除包括大块切除壁层脏层胸膜连同其下方的肺、同侧心包及隔肌，称为胸膜外全肺切除术（extrapleural pneumonectomy，EPP）。总结发现 EPP 手术的 5 年生存率为 10% ～ 20%。MARS（间皮瘤及根治性手术）临床试验的目的是判断行 EPP 手术的患者与不行手术的患者相比，在生存时间及生活质量上是否更好。然而大部分患者不适合这种扩大手术。据报道在专家手术中，其并发症发生率为 60%，死亡率为 3.4%。

姑息手术包括胸膜切除及胸膜剥脱术。适用于常规治疗无效的胸腔积液，缓解其引起的呼吸困难。该方法的疗效尚未得到证实。

放疗

间皮瘤不是放疗敏感的肿瘤。但是，放疗仍适用于以下情况：

- 预防胸部穿刺部位种植——用来预防间皮瘤细胞沿着胸腔镜及胸腔引流管穿刺部位种植。该适应证尚无充分的证据（三项小的临床实验中，一项证实有效，其余两性证实无效）。电子放疗剂量 21 Gy，每次 3 Gy，放疗时间超过一周。
- 姑息性放疗——用来缓解疼痛。
- EPP 术后辅助放疗——无随机临床实验数据。一项 II 期临床实验报道其能降低局部复发率，延长生存时间。

化疗

尽管化疗作为综合治疗的一种方法，但是大多数化疗药疗效差，毒性大。多数单药及联合化疗研究发现客观有效率 < 20%，且不影响生存。一项系列研究表明，顺铂是最有效的单药。近期

化疗的进展是抗叶酸药物，培美曲塞，其抑制胸苷酸合成酶。最近一项有 456 例 PS 评分为 0～1 的患者入组的随机研究发现，培美曲塞与顺铂相比，在有效率（41.3% vs 16.7%；$P < 0.001$）、中位生存时间（12.1 vs. 9.3 个月；$P = 0.02$）及肿瘤进展时间（5.7 vs. 3.9 个月；$P = 0.001$）方面均有优势。中性粒细胞减少是联合治疗化疗中最常见的毒性反应。推荐的培美曲塞剂量为 500 mg/m^2 静滴第 1 天，顺铂 75 mg/m^2 静滴第 21 天，4～6 个疗程。没有数据显示超过 6 周期的化疗有益处。

高龄患者，多用卡铂代替顺铂，Ⅱ期的临床研究证实其疗效相同。

姑息治疗

反复的胸腔积液常常导致患者虚弱。滑石粉胸膜固定术并发症少，效果最好。也可以用 Pleur X 导管反复引流。

其余对症治疗的方法与其他晚期肿瘤相同。

影响预后因素及生存情况

有两种预后预测模型：EORTC 模型（表 9.4）将间皮瘤患者划分为预后好（中位生存时间 10.8 个月）和预后差（中位生存时间 5.5 个月）的两组。而 CAL-B 模型划分为 6 个组，中位生存时间从 1.4～13.9 个月不等。表 9.4 显示 EORTC 预后指数。

法医学意义

间皮瘤是法定报告疾病。诊断为间皮瘤的患者自动享有一定的福利和津贴。

腹膜间皮瘤

间皮瘤也可以起源于腹膜及心包。恶性腹膜间皮瘤占所有间皮瘤的 10%～15%，表现为腹水及肿瘤引起的症状。多数患者为弥漫性腹膜间皮瘤，特征是全腹膜表面多发结节。通过活检明确病理诊断，注意除外合并胸膜病变。

治疗方案包括全身化疗，单纯减瘤手术，减瘤手术联合腹腔化疗，放疗。PS 评分为 0-1，表现为腹膜弥漫性病变，无腹膜外播散的病例可以考虑行最大程度的减瘤手术及术后高温化疗。化疗药物用丝裂霉素 C。一个系统综述报道的中位生存时间为 34～92 个月，5 年生存率为 29%～59%。围手术期并发症发生率为 25%～40%，死亡率为 0%～8%。

其他 PS 评分好但无法手术的患者可以考虑顺铂 + 培美曲塞化疗（文献报道中位生存时间为 13.1 个月）。单纯手术适用于无疼痛的高分化肿瘤及多囊性间皮瘤（这两种变异多见于年轻女性，起源于盆腔腹膜）。

PS 评分差的患者给予对症及支持治疗。整体生存时间约 12 个月。

新药物及未来研究方向

培美曲塞取得成功之后，已经有研究试图用靶向药物治疗来延长生存期。大部分间皮瘤 EGFR 过度表达，已经有Ⅱ期的临床试验使用 2 种 EGFR 小分子，吉非替尼和厄洛替尼。其中吉非替尼有效率不足 10%，而厄洛替尼未见有效。络氨酸激酶抑制剂也能作用于 VEGF 通路。索拉非尼和瓦他拉尼对少数已经接受过其他治疗的患者有效。然而随机研究发现，贝伐单抗可作为一种抗 VEGF 的单克隆抗体，其联合化疗与单纯化疗相比并没有提高疗效及生存。

有一些有趣的抗肿瘤核糖核酸酶，如从蛙卵中分离出来的豹蛙酶应用于 81 例化疗后肿瘤患者、可评估疗效的患者时，4 例出现部分缓解，2 例略微有效，35 例疾病稳定，中位生存时间为 6 个月。

胸腺瘤

介绍

胸腺瘤是起源于胸腺组织的上皮性肿瘤，有报道显示几乎占原发性纵隔肿瘤的一半左右。胸腺瘤从良性病变到高度恶性病变，表现形式多样，预后各有不同。

好发年龄段为 40～60 岁，没有性别差异，目前尚无确切的病因学因素。

病理学

WHO 分类（专栏 9.6）依据新生物上皮细胞结构，以及无新生淋巴组织结构等组织形态学特点，并与预后紧密关联。

临床表现

大约 50% 的患者没有任何症状，因常规查体发现病变。常见症状包括：胸部疼痛，咳嗽，呼吸困难，吞咽困难，声音嘶哑，呼吸道感染以及上腔静脉阻塞等。胸腺瘤可出现各种副肿瘤综合征表现。大约 30% ~ 40% 的胸腺瘤患者出现肌无力甚至摔倒等症状，有 10% ~ 15% 的肌无力患者存在胸腺瘤病变。

检查及分期

影像学检查

胸部 X 线检查，较大的肿瘤可表现为纵隔增宽，或者前纵隔占位性病变（图 9.9A）。典型的 CT 扫描征象为边界清楚，具有囊性结构的前纵隔占位性病变（图 9.9B）。如果 CT 显示不清，可行 MRI 扫描，以明确病变与纵隔、心脏以及心包的关系。

组织学诊断

CT 引导下细针抽吸活检的可靠性较小。如瘤体较大，可行安全性较高的 CT 引导下中心组织活检。如果不适合进行 CT 引导活检，或穿刺结果未能得到确切诊断，下一步可进行前纵隔切开术。目前（电视辅助胸腔镜手术 VATS）为组织学诊断提供了有力帮助，不过理论上存在胸膜种植的风险。若肿瘤病变较小，切除活检也是可行的方法。

分期

胸腺瘤分期遵循 Masaoka 分期方案（专栏 9.7），这是一种针对手术切除术后病理学的分期方案。是否存在侵袭性生长，是判断预后的重要因素。

治疗方案（图 9.10）

对于胸腺瘤治疗的成功取决于外科手术的完全切除。大多数局限性的胸腺瘤都可以根治性切除。不同分期的胸腺瘤治疗方案见图 9.10。

早期（Ⅰ、Ⅱ期）

外科治疗

外科经纵劈胸骨入路，进行整体切除术是首选的治疗方法。如果患者存在重症肌无力，或者具有潜在肌无力可能，则需要在术前进行适当的干预措施，以避免术后出现肌无力危象。Ⅰ期胸腺瘤完全切除后，大约有不足 2% 的患者可能出现复发。大约有 30% 的患者在术中发现病变呈侵袭性生长，不过大多数病例仍可以顺利实现完整切除的手术。然而，对于进行了完整切除的侵袭性胸腺瘤而言，还会有 30% 的病例，会在中位时间 3.8 年左右出现局部复发。

放疗

尚没有明确证据支持对于Ⅰ期病变进行放疗。辅助放疗可以使侵袭性病变的复发风险从 26% 降到 5%，因此曾经被当作Ⅱ期病变的标准化治疗手段。不过最近一些研究指出，局部复发导致治疗失败的发生部位，出现在胸膜的概率高于纵隔，因此建议在有病理组织学支持下，肿瘤切除后洁净边缘＜ 1 mm 时，应进行术后放疗。

化疗

肿瘤病变累及胸膜（Ⅱb 期）的亚组患者，

专栏 9.7　胸腺瘤 Masaoka 分期

级别	描述
Ⅰ	肉眼完全局限在包膜内，无镜下侵犯
Ⅱa	镜下侵犯包膜
Ⅱb	肉眼侵犯到包膜或胸膜
Ⅲ	侵入邻近器官（心、肺、大血管）
Ⅳa	胸腔或心包转移
Ⅳb	淋巴或血性转移

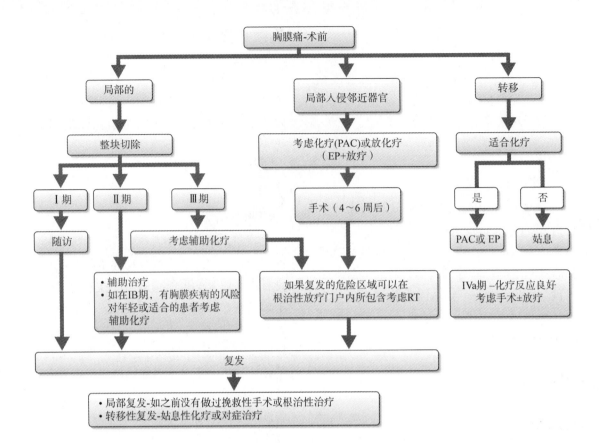

图 9.10
胸腺瘤的治疗流程

胸膜复发的概率较高，由于放疗区域太大而不能进行放疗时，可以考虑进行化疗。

局部晚期病变（Ⅲ、Ⅳa 期）

如果术前检查考虑病变属于局限在胸膜以内的Ⅲ期或Ⅳa 期病变，可以考虑对患者进行肿瘤辅助治疗。例如单纯化疗（PAC 方案），或者联合放化疗（EP 方案 +45 Gy 放疗），之后 4 ~ 6 周进行手术切除。如果患者没有进行术前放疗，可在根治性放疗能够覆盖有风险的区域，并且肺功能检测允许条件下，考虑进行术后放疗（专栏 9.8）。

转移性病变

如果患者一般情况允许，可进行姑息性化疗，否则只能接受对症及支持治疗。

化疗

如果患者手术治疗和（或）放疗效果不理想，或者出现转移等情况，备选治疗方案可考虑化疗（专栏 9.9）。但是，目前没有关于胸腺瘤

专栏 9.8 胸腺瘤的放疗

靶区

• GTV——可见的肿瘤区或术后肿瘤标记区

• PTV = GTV + 1.5 ~ 2 cm

主要器官

• 肺，心脏和脊髓

能量

• 6MV

放射野安排

• 单野

• 前后不对称野（2:1）或（3:2）

• 双侧野

• 多野

剂量

• 完全切除的镜下病变——50 Gy 分 20 ~ 25 次 /5 周

• 肉眼可见病灶——55 Gy 分为 20 次或 60 Gy 分为 30 次

• 术前——45 Gy 分为 20 次

特殊情况

• 伴有系统性红斑狼疮的患者需调整剂量，减少毒性。

化疗的随机对照试验研究。现有研究结果表明，顺铂＋多柔比星＋环磷酰胺（CAP 方案）可以获得 50% 的治疗有效比例，中位有效时间为 12 个月，中位生存期为 38 个月。另外一个化疗方案，依托泊苷＋顺铂（EP 方案），治疗有效率为 56%，中位有效时间为 3.4 年，中位生存期为 4.3 年。因此，CAP 和 EP 方案被用作胸腺瘤和胸腺癌的标准化疗方案。

补救措施

经常会出现胸腔内肿瘤复发的情况，这些患者如果没有复发，可能存活 5 年以上，因此可以考虑再次接受切除手术。曾有这一亚组的数据报道显示，接受再次完全手术治疗的 5 年生存率为 64%，相对于 51% 有所提高。

患者出现转移性复发病灶时，需要在接受治疗之前进行耐受性评估。如果患者之前没有接受过化疗，目前状况允许，可以使用铂类为主的化疗方案（PAC 或 EP）。若患者在接受过铂类化疗 12 个月以后出现复发，可以再次选择同样的化疗方案，而 12 个月以内复发的时候依然选择同样的方案还需要进一步研究。如果患者对化疗不敏感，而对奥曲肽标记扫描显示结果有意义，则可以选择生长抑素衍生物＋泼尼松龙治疗作为替代方案。常用方案为奥曲肽 1.5 mg/d 皮下注射，或兰瑞肽 30mg 每 2 周一次肌内注射，配合每天使用泼尼松龙，直到病情进展。

姑息治疗

姑息治疗方案与其他恶性肿瘤晚期对症治疗策略相似，要解决的最常见的问题为胸腔积液或晚期肿瘤压迫导致的呼吸困难。

影响预后因素及生存期

影响预后的因素包括临床分期，组织学形态，最重要的因素是手术切除是否彻底。是否存在肌无力症状对于胸腺瘤患者预后生存期影响，没有像其他一些系统免疫性疾病，如红细胞发育异常、低丙种球蛋白血症、红斑狼疮等预后不良

> **专栏 9.9　胸腺瘤的化疗**
>
> **CAP**
> - 顺铂（$50mg/m^2$），阿霉素（$50mg/m^2$），并且环磷酰胺（$500mg/m^2$）第 1 天
> - 21 天重复，如 2 周期后病情稳定最多化疗到 8 周期。
>
> **EP**
> - 顺铂 $60mg/m^2$ 第 1 天，依托泊苷 $120mg/m^2$ 第 1、3 天。.
> - 3 周 1 周期，最多可到 8 周期。

一样显著。10 年生存率统计：非侵袭性（Ⅰ期）胸腺瘤在 67% ～ 80% 左右，侵袭性（Ⅱ～Ⅳ期）胸腺瘤 35 ～ 53%。5 年生存率统计：Ⅰ期为 93%，Ⅱ期为 86%，Ⅲ期 70%，Ⅳ期 50%。

有报道称，超过 28% 的患者会出现第二种原发性肿瘤，以结直肠肿瘤最为常见，具体原因尚不清楚。

随访

胸腺瘤患者应当随访观察 10 年以上，即使出现晚期转移亦不罕见。随访内容包括：定期的临床检查，血象检测，以及 CT 扫描。

未来方向

未来生长抑素衍生物以及放射靶向治疗具有较大的进展空间。也有报道称，吉非替尼和西妥昔单抗等单克隆抗体类药物，也可以使得胸腺瘤患者在治疗中受益。

参考文献

Herbst RS, Heymach JV, Lippman SM. Lung cancer. N Engl J Med. 2008;359:1367–1380.

Bonomi PD. Implications of key trials in advanced nonsmall cell lung cancer. Cancer. 2010;116:1155–1164.

Puglisi M, Dolly S, Faria A et al. Treatment options for small cell lung cancer – do we have more choice? Br J Cancer. 2010;102:629–638.

Tassinari D, Drudi F, Lazzari-Agli L et al. Second-line treatments of advanced non-small-cell lung cancer: new evidence for clinical practice. Ann Oncol. 2010;21: 428–429.

Dempke WC, Suto T, Reck M. Targeted therapies for

non-small cell lung cancer. Lung Cancer. 2010;67: 257–274.

Stahel RA, Weder W. Improving the outcome in malignant pleural mesothelioma: nonaggressive or aggressive approach? Curr Opin Oncol. 2009;21:124–130.

Ceresoli GL, Zucali PA, Gianoncelli L et al. Second-line treatment for malignant pleural mesothelioma. Cancer Treat Rev. 2010;36:24–32.

Falkson CB, Bezjak A, Darling G et al. The management of thymoma: a systematic review and practice guideline. J Thorac Oncol. 2009;4:911–919.

第 10 章　乳腺癌

TV Ajithkumar，HM Hatcher

引言

乳腺癌在英美是女性最常见的恶性肿瘤，美国每年新增的乳腺癌病例为 30 000，死于乳腺癌的人数为 15 000。在美国每年新发乳腺癌病例为 192 000，死亡病例为 43 300。英国女性一生中发生乳腺癌的概率为 1/12，美国女性则为 1/8。

病因

目前关于乳腺癌已报道的危险因素有：激素水平、遗传因素、饮食和电离辐射。表 10.1 列出了乳腺癌发病的危险因素和保护因素。激素影响，尤其雌激素的作用是乳腺癌发病最重要的致病因素。遗传因素作用则在第 5 章中论述。与 BRCA1 基因突变相关的乳腺癌则表现出发病年龄早，侵袭程度高，其最为典型的表现为雌激素受体（ER）阴性、孕激素受体（PgR）阴性，上皮生长因子受体 2（HER2/neu）阴性，即所谓的"三阴性乳腺癌"。BRCA2 基因突变占 ER 和 PgR 阳性乳腺癌的 1%。

其他危险因素包括：

- 既往单侧乳腺癌——对侧乳腺癌的发生风险会增加（每年 0.5% ~ 1%）。
- 乳腺曾接受过放疗——全乳或部分乳腺的放射治疗能增加乳腺癌的发生风险（相对危险度为 3）（如 Hodgkin's 病的斗篷式放疗）。
- 某些良性乳腺疾病（如非典型增生）。

发病机制和病理学

乳腺癌起源于终末导管——小叶单位的上皮细胞。乳腺癌的发展是一个多阶段过程。WHO 乳腺癌分类见专栏 10.1。

前期病变

小叶原位癌被认为是浸润性乳腺癌的前期病变，但多数情况下，它并不发展到浸润阶段。它被看作是小叶癌或导管癌的指标。

导管上皮非典型增生主要以导管内上皮增生并同时带有导管原位癌（ductal carcinoma-in-stu, DCIS）成分为特征。乳腺非典型增生演变成浸润性乳腺癌的危险性增加 4 ~ 5 倍。

DCIS 中恶性上皮增生被定义为没有间质浸润的导管上皮增生。它占可触及乳腺癌的 3% ~ 5%，筛查发现乳腺癌的 15% ~ 20%。DCIS 按照细胞核的病理学表现而分级。低级别微乳头状 DCIS 可以多中心发病，而高级别粉刺状 DCIS 则与同一象限发展为浸润性肿瘤相关。

微浸润癌被定义为浸润癌的最大范围小于 1 mm。

恶性乳腺病变

- 浸润性导管癌：是乳腺癌最常见的病理类型（占 70% ~ 80%），多认为由 DCIS 发展而来，属于非特殊型浸润性癌。导管非特殊浸润性癌是一种排除诊断，其他

表 10.1 乳腺癌的危险因素

	相对危险度
初潮年龄（小于 11 岁）	3
绝经年龄（大于 54 岁）	2
初产年龄	3
未产妇	3
接受激素替代疗法	1.7
口服避孕药	1.2
母亲患乳腺癌	1.5 ~ 2
两个一级亲属患乳腺癌	3 ~ 5
一级亲属 40 岁前患乳腺癌	3
双侧乳腺癌	4
酒精	1.3
保护因素	
35 岁前人工绝经	0.5
生育次数增加	0.5 ~ 0.8
初产年龄小于 30 岁	0.6 ~ 0.8
母乳喂养	0.8

专栏 10.1 WHO 乳腺癌病理分类修订版

癌前病变

小叶原位癌

导管内增生性病变

　导管非典型增生

　导管原位癌

微浸润癌

导管内乳头状癌

　乳头状瘤

　不典型乳头状瘤

　导管内乳头状癌

　囊内乳头状癌

恶性病变

浸润性导管癌（非特殊性）和亚型

浸润性小叶癌

管状癌

浸润性筛状癌

髓样癌

黏液癌

神经内分泌癌

化生性癌

肉瘤

特殊导管癌亚型包括：

- 管状癌：占乳腺癌的 1% ~ 2%。
- 髓样癌：占乳腺癌的 4% ~ 9%。
- 粘液癌：占 2%。
- 乳头状癌：占 1% ~ 2%。
- 浸润性小叶癌：占浸润性乳腺癌的 10% ~ 15%。这类肿瘤癌细胞呈弥漫性浸润，所以导致影像学检查与病理组织学检查上对肿瘤大小判定的不一致。
- 其他的癌：包括淋巴瘤、肉瘤、恶性黑色素瘤和转移。

乳腺癌术后的病理报告应当包括以下这些最基本的信息：肿瘤个数，最大肿瘤直径，组织学类型和分级，肿瘤周围切缘和最小切缘，脉管浸润，清扫淋巴结数量，受累淋巴结数量和切除范围（例如微浸润或微转移），DCIS 的范围，ER、PR 和 HER2 的免疫组化状况。免疫组化中显示 HER-2（++）的患者需要进行荧光原位杂交（FISH）来判断是有癌基因扩增（专栏 10.2）。

乳腺癌分为 5 种分子亚型：luminal A，luminal B，HER2+，正常乳腺样和基底样型。Luminal 肿瘤为 ER+，而其他类型为 ER-。不同分子分型肿瘤，其预后是不一样的。日常临床工作中正逐步开展乳腺癌分子分型的诊断，将来会按照不同的分子亚型进行针对性的治疗。

乳腺和淋巴的外科解剖（图 10.1）

成人乳腺上、下界介于第 2 ~ 6 肋之间，内侧达胸骨中线，外侧至腋中线。

腋淋巴结约有 20 ~ 30 个不等，临床外科将腋淋巴结分为 3 组：

- I 组——胸小肌下方淋巴结（12 ~ 14 个）。
- II 组——胸小肌深部淋巴结（6 ~ 8 个）。
- III 组——胸小肌上方淋巴结（2 ~ 4 个）。

内乳淋巴结（每侧 3 ~ 5 个淋巴结），距离胸骨外侧缘 2 ~ 3 厘米，上下位于第 3 ~ 5 肋骨

Nottingham 结合组织学分级的评分

特性	1分	2分	3分
腺管形成	＞75%	10%～75%	＜10%
核异质	轻度异质	中度异质	明显异质
有丝分裂 /	主要依据有丝分裂最活跃区域的直径		
每 10 个高	大小评分		
倍视野			
组织学分级Ⅰ：	3～5 分		
组织学分级Ⅱ：	6～7 分		
组织学分级Ⅲ：	8～9 分		

ER 和 PR 评分系统

McCarty's Semi 激素受体定量评分系统（0～300 分）

阴性	≤ 50（-）
弱阳性	51-200（+）
中等阳性	101-200（++）
强阳性	201-300（+++）

Her-2/neu 评分

免疫组化评分

0～1 分：阴性

2+：临界值（需要进一步检测）

3+：阳性

FISH 检测

＜2.0，未显示基因扩增：阴性

＞2.0，基因扩增：阳性

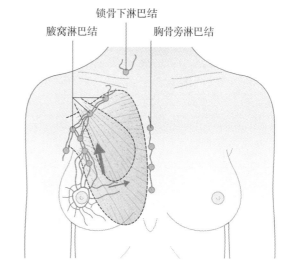

图 10.1

乳腺及淋巴结引流的外科解剖图

体征

乳腺临床检查可发现无痛性肿块，边界清楚或不清，可累及皮肤或胸壁，当皮肤受累时，其表现为酒窝征，皮肤受侵、发红及出现硬结或不规则状结节。腋窝和锁骨上淋巴结肿大。

转移性疾病可表现为肝大、胸腔积液和脊柱压痛（多累及胸椎、腰椎）。

初始评估

对疑似乳腺癌患者进行"三联"评估包括：临床检查、乳腺影像学（乳房 X 线检查和 / 或超声）和病理评价（空芯针活检）。采用这些方法，乳腺癌的诊断率可达 99%。

临床检查

临床检查有助于明确体征，准确记录病灶部位，并可根据肿瘤大小和淋巴结情况确定临床分期。

乳腺影像学

乳房 X 线照片

DCIS 在乳腺钼靶 X 线摄影最常见的异常征

之间，根据体型不同，深度约为 4～6 厘米不等。

腋窝淋巴结接受 75% 以上的淋巴回流，剩余部分则流经至内乳淋巴结。当肿瘤位于乳腺中央区或腋窝淋巴结广泛转移时内乳淋巴结受累的风险较高。腋尖淋巴结癌转移导致淋巴管阻塞后淋巴液逆行播散至锁骨上淋巴结（图 10.1）。

临床表现

乳腺钼靶 X 线摄影能发现许多早期乳腺癌患者。乳腺癌临床表现主要有无痛性肿块（65～75%），乳房变形（5%）和乳头溢液（2%）。少数患者则表现为孤立肿大的腋窝淋巴结。有些患者以远处转移症状为初始临床表现，如骨痛、呼吸系统症状和肝转移、脑转移表现。

例专栏 10.1　乳腺癌：病例报告的关键要素

所有患者

- 年龄，月经状态，体力状态
- 既往乳腺疾病，影响治疗的合并疾病（心血管 / 糖尿病 / 系统硬化），血栓病史，其他的药物治疗和过敏
- 家族史（乳腺癌，卵巢癌，前列腺癌，肉瘤）

局限肿瘤的新患者

- 肿瘤的大小和位置
- 淋巴结状况
- 受体状况
- 患者是否担心自身形象，如果条件许可是否有乳房重建愿望
- 有计划的外科手术

远处转移的新患者

- 转移疾病的位置与范围（体积）
- 受体状况
- 任何影响治疗的危急症（如上腔静脉阻塞综合征、脊髓压迫症）
- 任何威胁生命的内脏受累的体征

局部复发患者

- 既往分期和初始诊断日期
- 详细的既往治疗情况和治疗相关并发症，以及至初始治疗完成的时间
- 受体状况
- 当前症状 / 体征的持续时间，激素状况
- 局部复发时的分期（目前分期）

转移复发患者

- 既往分期和初始诊断日期
- 详细的既往治疗情况和治疗相关并发症，以及至初始治疗完成的时间
- 受体状况
- 当前症状 / 体征的持续时间，激素状况
- 复发时的临床分期（目前分期）
- 任何影响治疗的危急症（如上腔静脉阻塞综合征、脊髓压迫症）
- 任何威胁生命的内脏受累的体征

象为微钙化（占 50%），其他表现还包括非对称的致密影和肿块。高级别 DCIS 常表现为细线状、分支样钙化，而低级别 DCIS 往往表现为细颗粒状钙化。浸润性乳腺癌则表现为可疑肿块（图 10.2）。尽管钙化在不同病变期可有不同表现，而细小线性钙化（直径 < 1 mm）、大小不均一钙化和簇状钙化往往提示为恶性可能。

乳房 X 线照相检查腺体丰富的乳房组织，其诊断的灵敏度较低，尤其在年轻妇女和接受激素替代疗法（HRT）的女性。不断发展的数字化乳腺 X 线摄影有利于致密型乳腺检查和计算机辅助检测成像。

超声

乳腺超声检查能鉴别 1 厘米以上的乳腺囊性和实性病变。恶性肿瘤表现为周围组织扭曲的低回声病变，伴后方声影（图 10.3）。它还可进行腋窝淋巴结状态评估以及指导细针穿刺和组织芯活检。而对于诊断早期乳腺癌，乳腺超声的敏感性则不及乳房 X 线检查，因此其不适用于筛选。

磁共振成像扫描

与乳房钼靶 X 线照相检查相比，MRI 能更精确了解肿瘤的大小，而其在确定导管内病变和多灶病变时更有优势。MRI 诊断恶性肿瘤的灵敏度很高（几乎达 100%），而在发现 DCIS 的灵敏度稍低（80%），但是 MRI 的假阳性率亦很高。MRI 对乳房腺体组织致密的年轻女性检测效果好（图 10.4）。要求对具有乳腺癌高危因素但年龄小于 40 岁的妇女早期筛查，在乳腺癌保乳手术前排除多灶性疾病，假体植入术后成像及区分肿瘤复发还是术后瘢痕，MRI 具有独到之处。

病理诊断

病理诊断可以通过空芯针穿刺或开放手术活检来获得。空芯针活检可通过常规或真空辅助手段如麦默通来完成。真空辅助活检可获得更大量的样本，在某些情况下可能将乳腺内异常病变全部切除。临床不能扪及具体肿块的病变需要在开放活检前借助影像学手段（乳腺 X 线摄影或超声）引导下行导丝定位。

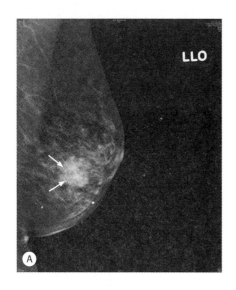
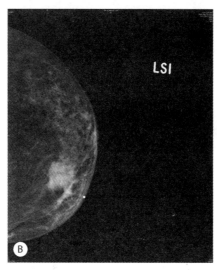

图 10.2
乳腺钼靶摄片
侧斜位（MLO）（A）显示乳腺内钙化斑点的不规则病灶（箭头所指）；头尾向（上下）（B）显示乳腺的外部及侧方病变，可见肿块位于乳腺中间

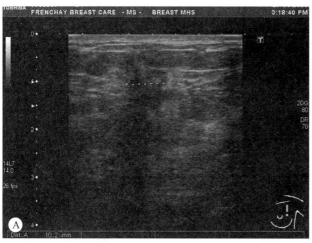
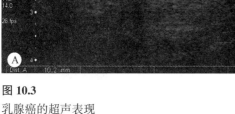

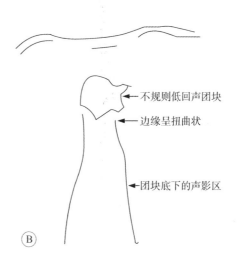

不规则低回声团块

边缘呈扭曲状

团块底下的声影区

图 10.3
乳腺癌的超声表现

3 种评估方法后的检查

　　大多数早期乳腺癌患者没有临床远处转移证据，故在详细的术前评估后则可行手术治疗，而对于术前行全身新辅助治疗的患者仍需要进行分期检查，其主要包括：

- 全血计数，肝肾功能检测和血清碱性磷酸酶测定。
- 胸部 X 线和胸腹部 CT 扫描检查以排除远处转移。
- 骨扫描。

　　对于术后病理显示有 ≥ 4 个淋巴结受累和肿瘤大小 ≥ 5cm 的乳腺癌患者也需要行以上的全身

检查。而对于淋巴结受累数目 < 4，生化功能正常，没有远处转移征象的患者远处转移的发生率为 2% ~ 4%，故此类患者不需要行常规的分期检查。

分期

　　乳腺癌 TNM 分期在专栏 10.3 中列出。

原位癌的治疗

导管原位癌（DCIS）

　　DCIS 的治疗目的是防止局部复发，尤其是发展成浸润性乳腺癌。对于仅接受单纯活检的

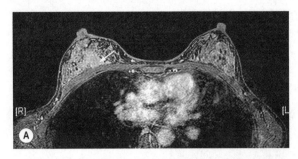

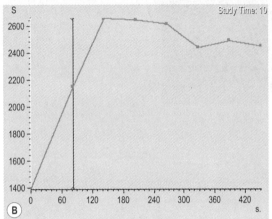

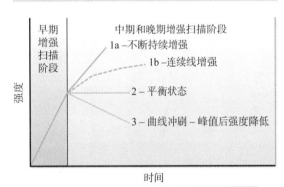

1 – 大多良性（83%），9%恶性
2 – 11% 良性，35%恶性
3 – 典型的恶性（57%恶性，5%良性）

图 10.4
乳腺癌 MRI 表现

导管内原位癌，约有 40% 演进为浸润性癌。单中心 DCIS 的外科治疗包括保乳手术和全乳腺切除。手术方式的选择需要和患者共同商议。那些接受单纯乳腺切除的患者可以考虑行术中乳房重建。到目前为止，在行导管内原位癌保乳手术时，尚没有公认的确定最佳切缘位置的标准；现在普遍认为 > 10 mm 的切缘为足够，而 < 1 mm 为切缘宽度不够（NICE 推荐为 2 mm）。对于局部切除切缘持续阳性，弥漫性的导管原位癌（2 个以上的象限受累），分布于整个乳腺的可疑微钙化，行保乳手术后不能获得比较满意的

外观，以上情况均建议行乳腺单纯切除术。单纯导管原位癌不需要行腋窝淋巴结清扫及腋窝淋巴结分期。一些文献报道，腋窝淋巴结转移率约 0 ～ 2%，而出现淋巴结受累的主要原因是组织中存在未能识别的浸润癌成分。

随机研究证明术后放疗（总量 45 ～ 50 Gy，每次 1.8 ～ 2 Gy）减少乳腺癌复发风险（在原位癌和浸润癌），对总生存和非相关预后因素没有影响。然而，对于直径 < 10 mm，低 / 中级别 DCIS，切缘充足时，可以不必进行放疗（10 年局部复发率 10%）。尽管目前尚没有针对瘤床放

疗是否有益的随机研究，但普遍认为如果为得到更充分阴性切缘而广泛切除腺体组织会导致乳房的不美观。

两项研究评估了他莫西芬在 DCIS 治疗中的优势。NSABP B-24 表明他莫西芬能减少 DCIS 和浸润癌的局部复发（11%vs7.7%，*P*=0.02），而同时 UKCCCR 实验表明当他莫西芬与全乳放疗联合治疗时对并没有降低局部复发风险（15% vs. 13%，*P*=0.42），不行放疗，单纯行他莫西芬治疗则能减少 DCIS 局部复发（10% vs. 6%，*P*=0.03），但不能降低浸润性乳腺癌的复发率。对于 DCIS 术后行激素内分泌治疗，目前并没有得到普遍认可。当前的临床研究则评估了不同激素的疗效（如 IBIS Ⅱ）。

通过乳腺钼靶摄影对 DCIS 患者的随访观察，其无瘤生存率接近 100%。患单侧乳腺 DCIS 的女性，每年对侧乳腺肿瘤发生的风险比率为 0.5% ～ 1%。

小叶原位癌（LCIS）

LCIS 占所有乳腺原位癌的 30% ～ 50%，10% 发展为浸润癌，35% ～ 60% 为双侧发病。通常临床上触及不到，即使在钼靶 X 线片上因为没有中心坏死也难以发现。1/3 的小叶原位癌患者在 20 年后能在同侧或对侧乳腺发展为浸润性乳腺癌。然而，LCIS 是否为浸润性小叶癌的前期阶段还不得而知。

单灶 LCIS 在活检后需密切观察，因为活检后发展为浸润癌的比率接近每年 1%。对于发生浸润癌发生风险高的 LCIS 患者，比如年轻女性、弥散的高级别病灶和明显乳腺癌家族史者，通常的治疗方法为全乳房切除术。他莫西芬作为预防性治疗使用得越来越广泛，因为它能降低 56% 浸润癌的发生风险。

LCIS 与 DCIS 或与浸润癌并存时，其治疗取决于大部分肿瘤的组织学恶性程度。对 LCIS 没有必要扩大手术范围来获得阴性病理切缘。

早期浸润性乳腺癌治疗（图 10.5）

在三重评估后，早期乳腺癌（非炎性乳腺癌

T1-2N0-1M0）的初始治疗包括：

- 保乳手术加腋窝手术
- 全乳切除加腋窝手术
- 新辅助治疗后保乳治疗（原发灶直接手术美观效果差）

手术

外科手术的目的是去除乳腺原发病灶，分期和进行腋窝治疗。原发病灶可以进行保乳手术（放疗后广泛的局部病灶切除（WLE））或乳腺全切术。相比较乳腺全切术，保乳手术 + 放疗可以获得比较满意的外观，但是并不是所有的患者都具备保乳手术的指征（专栏 10.4）。

乳腺外科手术

WLE 的目的是切除显微镜下肿瘤周围至少 1 mm 的正常组织以获得阴性切缘。在 WLE 后增加局部复发的临床病理因素包括：

- 阳性切缘（< 1 mm）。阴性切缘的复发风险为 2% ～ 5%，而阳性切缘的复发风险为 16% ～ 21%，因此如果条件许可所有患者需要再次扩大切除。
- 年龄 ≤ 35 岁（局部复发风险增加 2 ～ 3 倍）。
- 广泛的导管内癌成分（定义为浸润性导管癌，> 25% 的肿瘤体积为 DCIS，DCIS 超过浸润癌的范围，延伸到正常乳腺实质）。
- 淋巴血管受侵犯—使局部复发风险增加 1.5 倍。
- 分级（组织学 Ⅰ 级肿瘤比 Ⅱ ～ Ⅲ 级肿瘤复发风险少 1.5 倍）。

乳腺全切术：包括从胸肌筋膜上将乳腺完全切除。乳腺全切后胸壁复发风险包括：肿瘤 > 5 cm，受累淋巴结数目超过 4 个，切缘 < 1 mm。组织学 3 级和脉管浸润不是独立的复发预后因素。

乳腺全切术后乳腺重建

重建可以在乳腺切除术的同时进行乳房再

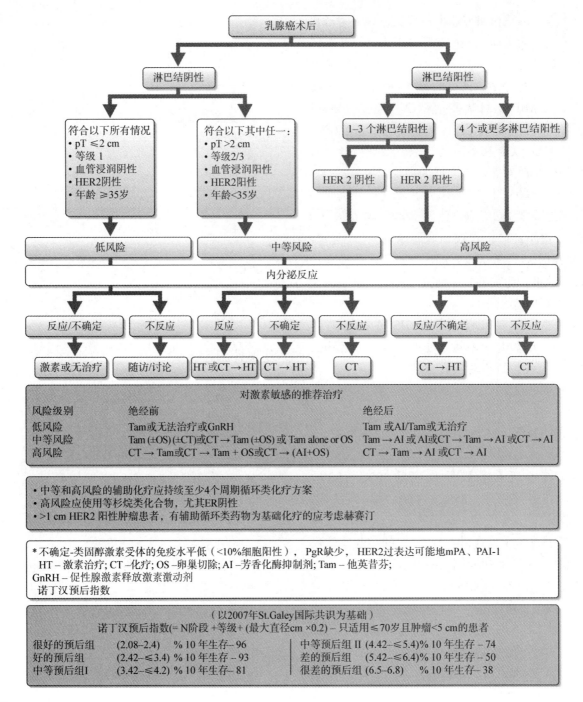

图 10.5

乳腺癌系统的辅助治疗方案（以 2007 年 St.Galeg 国际共识为基础）

造，也可以在后期进行。即时乳房再造适于弥漫 DCIS 和早期乳腺癌患者，因为她们术后不需要放疗（放疗会影响再造的乳房美观）。后期乳房再造适于术后放疗的患者，因为此类患者需要通过放疗彻底根除肿瘤。

再造重建的方法包括：

- 组织扩张器——初始先将扩张器置入胸肌后方的间隙里，几个月后放入含硅胶或盐水的永久性假体。其并发症包括感染、扩张失败、包膜挛缩（特别在放疗后）。

- 自体组织——使用背阔肌皮瓣或自由皮瓣（腹直肌皮瓣——TRAM 皮瓣）

专栏 10.4　保乳手术禁忌证

- 既往做过乳腺或者胸壁放疗（因为不能再接受术后放疗）
- 妊娠期间的放疗（对胎儿有电离辐射损伤）
- 弥漫可疑的或癌性微钙化灶（不易获得清楚的切缘）
- 病变广泛，不可能通过单一切口的局部彻底切除（达不到切缘阴性且影响美观）
- 连续阳性病理切缘（不能获得 > 1mm 的切缘）
- 累及皮肤的活动性结缔组织病（包括硬皮病和狼疮）（能增加放疗毒性，如果患者坚持性保乳手术，可以适当减少放射剂量）
- 肿瘤 > 5cm（影响乳房美观，可先行新辅助化疗再行保乳手术）
- 含有广泛导管内癌成分的阳性灶性切缘（不含有广泛导管内癌成分的阳性灶性切缘可以采用高剂量放射治疗）
- ≤ 35 岁妇女或者 BRCA1/2 基因突变的绝经前妇女（复发风险高）

腋窝手术

腋窝手术包括单纯前哨淋巴结活检（sentinel node biopsy，SNB），SNB 后腋窝淋巴结清扫或单纯腋窝清扫。腋窝淋巴结受累风险高（比如 > 3cm 的可触及的腋下淋巴结肿大或 T3、T4 肿瘤，多中心肿瘤），既往有乳腺或腋窝手术史、妊娠或哺乳期（有染料或放射性核素使用禁忌）、临床试验之外新辅助全身治疗后（作用未确定），这些情况下不进行前哨淋巴结活检，而腋窝淋巴结清扫才是标准治疗。

采用术前皮内注射锝标记的胶体和淋巴闪烁或术中注射蓝色染料或同时使用这两种技术进行 SNB 定位。前哨淋巴结活检检出率超过 95%。前哨淋巴结阳性的患者将进行腋窝淋巴结清除。目前一项研究（年鉴）是评估放射治疗在前哨淋巴结阳性患者中的作用。

辅助放疗（专栏 10.5 和 10.6）

一项荟萃分析结果表明，辅助放疗可降低 2/3 局部复发风险，使 15 年的存活率提高 5%。

提示在 15 年期间每 4 位局部复发的乳腺癌患者中，放疗能避免一例死于乳腺肿瘤复发。

保乳手术后

放射治疗降低保乳术后局部复发率（保乳手术后行放疗 vs 未放疗，5 年局部复发风险分别为 7% 和 26%），放疗是当前局部广泛切除后的标准治疗。然而，一项研究显示，年龄大于 70 岁，并有良好预后因素（肿瘤小于 2 厘米，组织学 1 或 2 级，ER 阳性，淋巴结阴性，没有脉管受侵）的乳腺癌患者，术后不行放疗亦不影响患者生存。

全乳照射后瘤床增量放疗已经显示出可以降低局部复发率（10 年随访，加量放疗与不加量放疗相比，局部复发率分别为 6.2% 和 10.2%，$P < 0.001$）。一项多因素分析示年龄是唯一显著影响局部复发的因素，加量放疗对于 40 岁以下患者受益最大，但是加量放疗并没有改善患者 10 年总生存率。许多肿瘤中心目前都进行着与复发风险相适应的增量放疗。

全乳切除术后放疗（专栏 10.5 和 10.6）

放疗在乳房切除后的作用一直存有争议。认为真皮淋巴管受累会增加胸壁复发。肿瘤直径 ≥ 5 厘米，淋巴结转移 ≥ 4 个，使胸壁复发危险增高（20% ~ 30%），建议常规术后胸壁放疗。这样使局部复发下降（6% vs. 23%），15 年的存活率提高了 5%。T1 肿瘤 1 ~ 3 个淋巴结转移或 T2 肿瘤伴有生物学不良特性（ER-，HER2+，组织学 3 级和增值指数高）的可考虑推荐术后放射治疗。

4 个以上淋巴结转移的患者，在腋窝清扫后有锁骨上复发的风险（> 15%），因此对于存在 4 个淋巴结以上转移的患者建议锁骨上放射治疗。腋窝清扫后不推荐行腋窝放疗，因为腋窝放疗后增加 30% ~ 40% 严重淋巴水肿的风险，不进行放疗腋窝孤立复发只有 1% ~ 4%。然而，在个别情况下腋窝有较大的肿瘤残留或阳性切缘时考虑行腋窝放疗。

> **专栏 10.5　乳腺癌的放射治疗**
>
> **适应证**
>
> **全乳房照射**
>
> - 浸润性乳腺癌保乳术后
> - 导管原位癌保乳术后（低复发风险除外）
>
> **瘤床加量放疗**
>
> - ＜ 40 岁乳腺癌患者
> - 40 ～ 50 岁有高复发风险的患者
> - 切缘＜ 1mm 且未行进一步手术治疗
>
> **乳房切除术后胸壁放疗**
>
> - T3/T4 肿瘤
> - ≥ 4 个淋巴结转移
>
> **锁骨上窝放疗**
>
> - ≥ 4 个淋巴结转移
>
> **体位**
>
> - 仰卧位，上肢外展（为作 CT 计划）
> - 仰卧于成角乳房板
>
> **定位**
>
> - 模拟器或者 CT 计划
> - 靶区范围
>
> **临床靶区范围**
>
> - 全乳——完整的乳腺组织和除去肌肉、胸腔和皮肤的皮下组织
> - 胸壁——皮肤包括延伸至深筋膜的瘢痕组织，除外肌肉和胸腔
> - 瘤床——手术后的切除区域或者血肿周围 1.5 ～ 2 cm
> - SCF 淋巴结——SCF 淋巴结，锁骨下淋巴结和尖组淋巴结
>
> **计划靶区范围**
>
> - 临床靶区周围 1 cm 边缘
>
> **剂量**
>
> **全乳、胸壁和锁骨上淋巴结**
>
> - 50 Gy/25 次或者 40 Gy/15 次
>
> **瘤床加量**
>
> - 16 Gy/8 次（EORT 研究）
> - 9 Gy/3 次、10 Gy/5 次、12.5 Gy/5 次等

> **专栏 10.6　放疗的毒副作用**
>
> **急性反应**
>
> - 疲劳
> - 皮肤红疹（100%）和乳房下皱褶脱皮（10%）
>
> **晚期反应**
>
> - 乳房水肿硬化（30%）
> - 毛细血管扩张（1%）
> - 无症状肺功能改变（1%）
> - 肉瘤（30 年有＜ 1% 的危险度）
> - 淋巴水肿（3% ～ 40% 与腋窝淋巴结清扫范围相关）
> - 臂丛神经受损（1%）

耐受治疗相关的毒副作用，所以全身系统的辅助治疗就值得推荐，然而目前尚缺乏指导全身治疗的最佳策略。

在选择全身治疗方案时，患者的激素受体状态和 HER2 状态是最重要的决定因素。ER+ 的肿瘤患者可以单独接受内分泌治疗或联合化疗，而 ER- 的患者则行单独辅助化疗，然而目前尚无指南推荐哪种辅助化疗疗效最佳。一些专家证明辅助化疗使＜ 90% 的患者获得 10 年绝对生存获益，其他人证明至少 3% ～ 5% 的患者因化疗使 10 年生存获益。若干决策辅助工具（如 https：//www.adjuvantonline.com 和诺丁汉预后指数）已经对外开放从而来帮助制定辅助治疗策略。根据 2007 年 St. Gallen 共识，中危、高危患者推荐进行术后辅助化疗（图 10.5）。肿瘤直径＞ 1 cm，HER2+ 和 / 或淋巴结转移者考虑使用曲妥珠单抗辅助治疗。

辅助化疗

一项荟萃分析显示 6 个月以蒽环类药物为基础的联合化疗在年龄小于 50 岁的女性降低每年乳腺癌死亡率约 38%，50 ～ 69 岁女性是 20%（5 年 DFS 和 OS 的绝对风险降低 3% 左右）。最近的一项荟萃分析表明，对于高危早期乳腺癌在蒽环类药物为基础的化疗中加入紫杉醇使 5 年 DFS 绝对风险降低 5%（复发相对风险下降 17%），OS 降低 3%（相对死亡风险下降 15%）。亚组分析表明，即使不考虑患者 ER 状态、淋巴

全身辅助治疗

全身辅助治疗是通过消灭在诊断时就可能存在的微小转移病灶从而预防乳腺癌复发的可能。当辅助治疗能显著降低局部复发风险，并且可以

结转移个数、年龄、绝经情况和 HER-2 状态情况下，DFS 获益仍然存在。然而，是否所有亚群特别是淋巴结阴性的患者均能从紫杉醇辅助化疗中获益的这个问题仍然不清楚。

目前临床实践中，对于没有高危因素的早期乳腺癌使用蒽环类为基础的化疗方案（例如 FEC 或 Epi-CMF）化疗，而对于具有高危复发因素的患者需要行术后辅助治疗，一般使用紫杉醇 - 蒽环类联合方案（图 10.5）。在英国，紫杉醇 - 蒽环类联合方案允许在淋巴结阳性乳腺癌。专栏 10.7 显示了乳腺癌中的常用化疗方案。

辅助内分泌治疗（图 10.5）

早期乳腺癌试验组（early EBCTG）概述了辅助他莫昔芬的治疗疗效，结果示雌激素受体阳性乳腺癌患者使用 5 年三苯氧胺可减少乳腺癌复发风险 41%，死亡率降低 34%，而与患者年龄、绝经状态、是否行化疗均无明显关系，还可使对侧乳腺癌发生率降低 47%。

绝经前妇女内分泌治疗推荐的标准方案是：单独使用他莫西芬（20mg/d）5 年或者卵巢功能抑制联合他莫昔芬，而目前主要通过双侧卵巢切除或使用至少 2 年的促性腺激素释放激素激动剂（GnRH）来达到卵巢功能抑制。芳香酶抑制剂（AIs）不适用于绝经前妇女（见下文）。一项关于 GnRH 受体激动剂戈舍瑞林 2 年（ZIPP）的研究显示，单独使用戈舍瑞林能减少癌症相关不良事件发生率 14%，预防 8.5 例死亡事件的发生，戈舍瑞林联合他莫昔芬与他莫昔芬片单独治疗相比，前者减少 2.8% 不良事件发生率和 2.6% 死亡事件发生。

绝经后妇女辅助内分泌治疗的选择

- 他莫昔芬 5 年。
- 他莫昔芬 2 ～ 3 年，转换为芳香化酶抑制剂依西美坦或来曲唑（共 5 年）。
- AI 治疗 5 年，来曲唑或阿那曲唑（肿瘤较大，淋巴结阳性或 HER2+ 疾病）
- 他莫昔芬 5 年，序贯 AI（来曲唑）2 ～ 3 年（淋巴结阳性患者）

他莫昔芬的最佳治疗时间为 5 年。两项随机

研究（aTTom 和 ATLAS）的早期结果显示长时间服用他莫昔芬并没有显示更显著的获益，相反，与使用 10 年他莫西芬相关的不良事件如子宫内膜癌和静脉血栓形成的风险则明显增加了。

早期转换为 AI，初始使用 AI 和后续使用 AI，均表明能提高乳腺癌患者的无病生存率，主要降低了远处转移、乳腺癌复发和对侧肿瘤发生的可能。

内分泌制剂的作用机制

雌激素刺激乳腺癌的生长。绝经前女性，体内 90% 的雌激素是由卵巢在 FSH 和 LH 刺激下产生。其余的雌激素由周围循环的雄激素在芳香化酶作用下转换而成，芳香化酶存在于卵巢外组织中，如皮下脂肪、肝、肌肉、乳腺和乳腺癌细胞中。在绝经后女性，卵巢不再分泌雌激素，而卵巢外组织继续产生雌激素。芳香化酶活性随年龄增长而增加。

内分泌治疗的目的是减少雌激素对乳腺癌细胞的刺激，这主要是通过阻止雌激素与癌细胞的结合（如他莫西芬）或者是抑制卵巢和卵巢外雌激素的产生（如卵巢切除，GnRH 激动剂和芳香化酶抑制剂）实现的。

激素制剂

他莫西芬是非甾体类抗雌激素制剂，它有抗乳腺癌细胞活性，并能促进骨骼、子宫内膜和血清脂质化。他莫西芬与雌激素竞争雌激素受体，使肿瘤细胞停滞于 G1 期，减缓肿瘤细胞生长速度，其他的机制主要包括诱导凋亡、增加 NK 细胞活性。

他莫西芬的不良反应包括潮热 50%、阴道分泌物增加、不规则流血。他莫西芬能增加患子宫内膜癌的风险，特别是年龄在 50 岁以上的患者（每 10 000 个他莫西芬治疗 10 年的女性，就会增加 80 例患子宫内膜癌），其他的副反应包括子宫内膜息肉和增生、静脉血栓（1% ～ 2%）和视网膜病。他莫西芬有益的作用包括增加骨密度，减少循环中胆固醇和 LDL 的含量。

芳香化酶抑制剂通过抑制绝经后女性卵巢外组织的芳香化酶来降低雌激素水平。然而 AIs 类药物在绝经前女性中是没有效果的，因为它增加

专栏 10.7 乳腺癌化疗方案

辅助 / 新辅助

CMF
- 环磷酰胺 100 mg/m^2 PO d1 ~ 14
- 甲氨蝶呤 40 mg/m^2 Ⅳ d1、8
- 5-FU 600 mg/m^2 Ⅳ d1、8
- 四氢叶酸 15 mg 6h×6 PO d2、9（甲氨蝶呤后 24h 开始）

28 天为 1 个周期，4 ~ 6 个周期

Epi-CMF（来自 2003 年 ASCO 会议上报道 NEAT 的临床试验结果）
- 表柔比星 100mg/m^2 Ⅳ bolus 21d 共 4 周期
- CMF 序贯 4 周期

FEC
- 5-FU 600 mg/m^2 Ⅳ d1
- 表柔比星 60 ~ 75 mg/m^2 Ⅳ d1
- 环磷酰胺 600 mg/m^2 Ⅳ d1

21 天为 1 个周期，共 6 周期

FEC100
- 表柔比星 100 mg/m^2 Ⅳ d1
- 5-FU 500 mg/m^2 Ⅳ d1
- 环磷酰胺 500 mg/m^2 Ⅳ d1

21 天为 1 个周期，共 6 周期

FEC-D

FEC 方案 3 周期后序贯多西他赛 100 mg/m^2 三周期，每 21 天一个周期

TAC
- 多西他赛 75 mg/m^2 Ⅳ d1
- 阿霉素 50 mg/m^2 Ⅳ d1
- 环磷酰胺 500 mg/m^2 Ⅳ d1

21 天为 1 个周期，共 6 周期

EC-T（EC 方案每 3 周 1 个周期，4 周期后序贯紫杉醇 3 周期方案，也为 4 周期）
- 表柔比星 90 mg/m^2 Ⅳ d1 每 3 周 1 次
- 环磷酰胺 600 mg/m^2 Ⅳ d1 每 3 周 1 次
- 多西他赛 100 mg/m^2 Ⅳ d1 每 3 周 1 次

多西他赛
- 多西他赛 100 mg/m^2 Ⅳ d1

21 天为 1 个周期，共 6 周期

AC
- 多柔比星 50 mg/m^2 Ⅳ d1
- 环磷酰胺 500 mg/m^2 Ⅳ d1

21 天为 1 个周期，共 4 ~ 6 周期（该化疗方案持续时间尚有争议）

姑息治疗
- 卡培他滨 1250 mg/m^2 PO bid d1 ~ 14 每 3 周一次 直到疾病进展或者无法耐受毒副反应或者患者 / 医生选择
  停止使用

还有许多其他方案包括之前的化疗方案

骨髓抑制的周疗方案

（如果患者出现明显骨髓抑制，可以改为 3 周方案）

表柔比星周疗
- 表柔比星 20 mg/m^2 Ⅳ d1 qw 共 12 周

多西他赛周疗
- 多西他赛 30 ~ 40 mg/m^2 Ⅳ d1 qw 共 12 周

紫杉醇周疗
- 紫杉醇 80 ~ 100 mg/m^2 Ⅳ d1 qw 共 12 周

促性腺激素的分泌，这导致雌激素在下丘脑 - 垂体性腺轴中的反馈减少，引起芳香化酶的活性增强。有两类 AIs.

- 第一类抑制剂（类固醇类似物 - 酶非激动剂）——与芳香化酶不可逆结合，如依希美坦。
- 第二类抑制剂（非类固醇类似物 - 酶抑制剂）——与芳香化酶可逆结合如阿那曲唑和来曲唑。

通常 AIs 的副反应为潮热、关节痛和肌肉僵硬。长期使用芳香化酶抑制剂引起的骨质疏松须引起注意，所以患者在开始使用 AIs 前都必须行骨密度检测。骨密度降低的患者需要补充维生素 D 和钙，而骨密度值得分少于 -2.5 SD（骨质疏松）的患者需要行双磷酸盐治疗。所有使用 AI 的患者需要每 2 年一次骨扫描检查。

辅助曲妥株单抗治疗

对 HER2+ 患者（免疫组化得分 3+ 或 FISH 得分 > 2.0），推荐进行一年的曲妥株单抗治疗。曲妥株单抗（赫赛汀）是人源性单克隆抗体，与 HER2 的胞外区结合。所有 6 个随机试验表明化疗中加入曲妥株单抗能提高 DFS，其中 4 个研究提示辅助曲妥株单抗使患者获得总生存获益，如 HERA 研究比较化疗与化疗联合曲妥株单抗疗效，联合治疗组的 3 年无病生存率（81% vs. 74%）和总生存（92% vs. 90%）都得到了显著提高。

曲妥株单抗的适应证为不管有无淋巴结转移、肿瘤大小 > 1 cm 和需要辅助化疗的乳腺癌患者。目前并没有单独评价曲妥株单抗在淋巴结阴性或者肿瘤 < 1 cm 患者中的疗效。首次负荷剂量为 8 mg/kg，后续每 3 周一次的 6 mg/kg 的 17 次维持剂量是临床治疗推荐。如果延迟治疗超过 7 天以上，则需要从负荷剂量重新开始。

曲妥株单抗最常见的副作用，包括过敏性和流感样症状。心脏毒性值得关注，因为 < 4% 的患者会出现心脏损伤的症状或严重的心力衰竭。所以如果当患者左心室射血分数 < 50% 时，不能继续使用曲妥株单抗，并且其不能与蒽环类药物但可以与紫杉醇联合使用，治疗期间必须定期监测患者心功能。最近的一项研究报道接受曲妥株单抗治疗的患者行放疗时并没有增加不良心血管事件的发生。

局部晚期乳腺癌（T_3N_1，$T_{1-3}N_{2-3}$，T_4N_{0-3}）（图 10.6）

局部晚期乳腺癌通常进行新辅助治疗，其目的是使原发肿瘤降期以利于外科手术甚至不必进行全乳切除。

受体阳性的老年女性，可以起始使用内分泌药物治疗。尽管研究表明所有 AIs 的疗效比他莫西芬疗效好，但来曲唑是唯一许可用于新辅助治疗的药物。分别比较来曲唑、阿那曲唑与他莫西芬的两项随机研究表明芳香化酶抑制剂可以诱导肿瘤高度退缩以致使保留乳房成为可能。一项比较研究中，服用他莫西芬与来曲唑各 4 个月，与他莫西芬（36%）相比，来曲唑的缓解率更高（55%）。这项研究还证明 HER-1 或 HER-2 阳性的肿瘤对来曲唑的反应率更高（88% vs 21%）。另一项研究中，与他莫西芬相比阿那曲唑取得了明显高的保乳率（47% vs. 22%，$P = 0.03$）。

对于原发肿瘤大但需行保乳手术的乳腺癌和炎性乳腺癌患者，新辅助化疗是标准治疗方案。化疗能使肿瘤缓解率达 70% ~ 90%，其中 20% 为病理完全缓解。NSABP B-27 研究显示蒽环类药物序贯多西紫杉醇新辅助化疗，能获得较好的肿瘤缓解率（90.7% vs. 85.5%，$P=0.001$），病理完全缓解率（64% vs. 40%，$P=0.001$）。在 HER2 阳性患者，加入曲妥株单抗可以提高病理应答（65% vs. 26%，$P=0.016$），所以应该在非蒽环类新辅助化疗方案中应当加入曲妥株单抗，故临床实践中就有这样一项方案即给予 3 ~ 4 周期的蒽环类化疗药，序贯泰素加曲妥株单抗。在乳腺癌中，对首次系统治疗的反应类型与程度可以预测患者的无病生存和总生存。

新辅助化疗后，炎性乳腺癌患者进行全乳房切除术，而非炎性乳腺癌患者进行全乳切除，如果具备保乳指征可以行保乳手术。如果化疗前 SNB 阴性，不需进行腋窝淋巴结清扫手术，如果腋窝状况不明或 SNB 阳性，需要进行腋窝

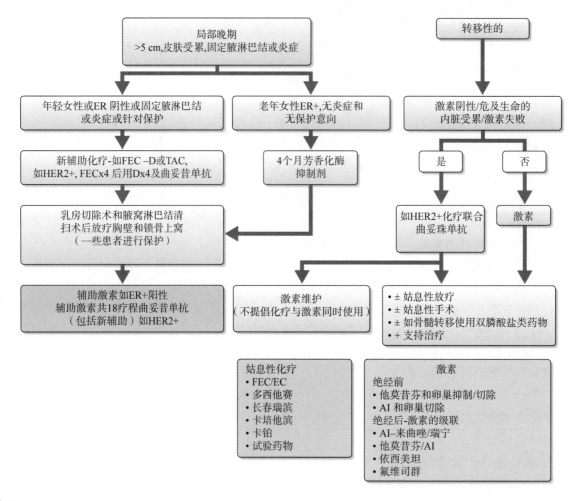

图 10.6

乳腺癌局部进展和转移的治疗流程

清扫。

所有患者术后都需要行胸壁和全乳的放疗（图 10.6）。全身系统辅助治疗则根据患者的激素和 Her-2 状态制订方案。

转移性疾病（任何 T，任何 N，M1）（图 10.6）

大约 6% 的患者在诊断时存在远处转移，40% 的早期乳腺癌患者最终会发生转移。远处转移患者的生存时间从数月至数年不等。骨转移的预后最好，其次是肺、肝和脑转移。

评估包括完全的病史和体检，如果条件许可，血液化验包括肿瘤标志物 CA15-3。评估还包括胸部、腹部和盆腔的 CT 扫描、骨扫描和受体状态。如果有相应症状，则进行头部影像学检查。

治疗的目的是控制症状，提高生活质量和生存。治疗的选择是内分泌治疗、化疗和生物制剂。

受体阳性的患者没有威胁生命的内脏转移时用内分泌治疗。绝经前妇女，以前未用过他莫西芬或不连续使用 > 12 个月时，标准的治疗选择是他莫西芬加卵巢切除或功能抑制。或者可以考虑使用卵巢切除加 AI 治疗。

对于绝经后妇女的研究表明与他莫西芬相比，AI 有治疗优势，因此如果以前没使用过，应该成为选择的药物。在晚期乳腺癌的一项研究中，与他莫西芬相比，使用来曲唑致进展时间明显延长（41 周 vs. 26 周，P=0.0001），应答率更高（30% vs. 20%，P=0.0006），因为数据更倾向于使用来曲唑获益，因此应成为治疗的选择。二线治疗没有明确的推荐，但是选择包括他莫西芬、阿那曲唑、来曲唑、依西美坦、氟维斯群和醋酸甲地孕酮。在有化疗指征之前，要使用不同内分泌制剂，直至尝试了所有选择。

当患者激素受体阴性，内分泌耐药，肿瘤进展危及生命时采用化疗。化疗可使 50% 患者有效，但通常持续不到一年。荟萃分析结果表明，蒽环类药物比 CMF 方案疗效更好，如果患者既往未使用过蒽环类药物，应该列为首选。紫杉醇类药物是蒽环类药物失败后的选择。多西紫杉醇和紫杉醇两种制剂均证明有效。应用于乳腺癌的其他药物包括卡培他滨、长春瑞滨，吉西他滨，卡铂等（专栏 10.6）。

HER2 阳性患者应使用曲妥珠单抗治疗，可单独使用或与化疗联合。使用曲妥珠单抗疾病进展的患者，回顾数据支持更换化疗方案，继续使用曲妥珠单抗；然而，NICE 推荐如果全身疾病进展，停用曲妥珠单抗。HER2 阳性患者脑转移的风险很大。孤立病灶进展或脑转移复发时不必停止曲妥珠单抗治疗。

曲妥珠单抗治疗失败后的患者，拉帕替尼是治疗选择，尽管目前在英国没有批准。它是 HER2 和表皮生长因子受体抑制剂。一项选择既往使用过曲妥珠单抗患者的随机研究显示出卡培他滨联合拉帕替尼与单独使用拉帕替尼相比能显著改善病程进展时间（6.2 个月 vs. 4.3 个月，P=0.00013）。

一小部分骨髓转移患者之后会出现广泛的骨骼疾病。每周低剂量蒽环类或紫杉类药物缓和化疗是对这些患者的治疗选择（专栏 10.6）。

对于远处转移的患者，应当在内分泌治疗 3 个月后或者在 2～3 疗程化疗后对患者进行疗效评价。

复发性疾病

2%～20% 的患者在保乳手术后和 < 10% 患者在根治性手术后会在 10 年内出现局部复发，而 10%～70% 的患者在 10 年内将会出现复发转移。

患者出现孤立的局部复发前需要在可能的有效治疗和"第二次"辅助治疗前有充分的分期。全身复发患者的治疗则与那些转移性肿瘤类似。

姑息治疗

- 骨转移——疼痛治疗管理按照 WHO 止痛剂阶梯进行及局部放射治疗。研究表明，每次 8～10 Gy 分次照射与延长照射效果类似。骨转移的妇女应给予双磷酸盐治疗，这有助于控制疼痛以及预防骨折；骨转移的妇女需要放疗，或骨科手术及治疗高钙血症。帕米膦酸钠、伊班膦酸钠、氯膦酸盐和唑来膦酸都被证明是有效的。
- 脑转移——脑转移瘤的处理在第 16 章中阐述。HER2 + 患者易出现脑转移，特别是后颅窝转移风险大。
- 肿瘤相关的症状，真菌生长、排液和出血，可采用姑息性治疗如乳房切除手术或放疗。
- 肿瘤急诊的管理如脊髓肿瘤压缩和高钙血症在第 23 章中讨论。

预后因素和结果

淋巴结转移是最重要的预后因素。淋巴结受累数目具有预后意义。其他重要的预后因素包括肿瘤的大小（影响淋巴结受浸润的风险、转移和生存）、组织学分级（影响生存）、年龄（女性 <年龄 35 岁局部复发的风险为 35 岁以上妇女的两倍，远处转移风险增高 1.6 倍）、激素受体状态（ER + 肿瘤患者有更好的生存率）、淋巴浸润（出现局部复发和全身转移机会增加）和 HER2 +（不良预后，更可能对蒽环类敏感）。

长期预后估计可使用诺丁汉预后指数（图 10.5）或使用在线项目如辅助在线（www.adjuvantonline.com）完成。

Ⅰ 期乳腺癌 5 年的生存率是 85%，Ⅱ 期是 70%，Ⅲ 期是 50%，Ⅳ 期为 20%。

筛查和预防

有证据表明，使用乳腺钼靶筛查可使乳腺癌死亡率降低 1/3。在英国，筛查的主要对象为：那些已经研究证明收益最大者为年龄介于 50～69

岁的女性。而对介于 40～49 岁和大于 70 岁的女性行钼靶早期筛查是否有益处尚存争议。

一般人群钼靶筛查可两年做一次，有乳腺癌家族史则建议每年一次。早期筛查的女性中，乳腺癌患病率约为 0.5%（即 200 位筛查妇女将有一例被诊断为乳腺癌）。10% 的女性在钼靶筛查中有阳性发现，在后续的进一步评估中发现为乳腺癌而被召回。

有乳腺癌家族史的妇女中评估和预防乳腺癌在专栏 5.2 中列出。

特殊情况

佩吉特病

乳腺佩吉特病是一种好发于 50～60 岁妇女的癌前病变，其主要发生于乳头乳晕区。临床表现为有乳头红斑、干燥、皲裂。

佩吉特病镜下最显著的特征为：佩吉特细胞遍布于表皮细胞周围。超过 95% 的患者伴有相关的浸润性导管癌。50%Paget 病患者有乳腺肿块，其中超过 90% 为浸润性癌。而另一半没有乳腺肿块的佩吉特病患者中，30% 将会发展为浸润性癌，70% 发生导管原位癌。

确定诊断包括乳腺检查、钼靶检查和病理活检，预后取决于相关恶性病变的特性。

保乳手术及序贯放疗是首选的治疗方式。一个小系列研究提示乳腺佩吉特病行单纯手术后其局部复发率为 25%～40%。一项 EORTC 研究结果显示完全切除乳头乳晕复合体，术后序贯放疗局部复发率为 5.2%。当存在多灶性病变时，应同患者商量选择后行全乳房切除。充分考虑佩吉特病潜在的恶性肿瘤特征，而再决定是否区域淋巴结的处理及全身治疗。

炎性乳腺癌

炎性乳癌占所有乳腺癌的 2%。临床表现为有边界不清的红斑、压痛、硬化和湿疹样的皮肤改变。这种情况常被误诊为乳腺脓肿。镜下特点是真皮淋巴管存在癌细胞。所有患者都需要进行胸部和腹部 CT 检查和骨扫描来明确分期。无远

处转移的患者需行新辅助化疗治疗后再行乳房切除、腋窝淋巴结清扫和辅助放疗。在 HER2 + 患者中，曲妥珠单抗可以与紫杉类同时进行新辅助治疗。如果患者 ER+，可接受内分泌治疗。25% 的患者在姑息治疗后将会出现远处转移，其治疗原则同转移性乳腺癌。

三阴性乳腺癌

三阴性乳腺癌缺少雌激素受体、孕激素受体和 HER2 受体的表达。高达 15% 的乳腺癌患者为三阴性乳腺癌，其常伴有较高局部复发及全身转移风险。这类患者的肿瘤特性类似于 BRCA-1 相关的乳腺癌。目前，这种肿瘤与其他乳腺癌治疗方法相同。基于对 BRCA1 基因通路异常的认识，正在研究的铂化疗和聚乙烯（ADP-核糖）聚合酶（PARP）抑制剂可以作为一个潜在的治疗策略。数据表明这些肿瘤对铂化疗敏感，因此许多评估各种铂类方案的研究正在进行中。

双侧乳腺癌

双侧乳腺癌常发生于有明显乳腺癌家族史和发病年龄低的乳腺癌患者。它可以同步发生（肿瘤同时发生或在初始诊断的 6 个月内发生），发生率不到 1%；或者不同步发生（肿瘤最初诊断 6 个月或更长时间后发生），研究随访发现其每年发生率为 1%～2%。临床工作中，对于双侧乳腺癌的治疗应将其看作两个独立的单侧乳腺癌一样。

男性乳腺癌

男性乳腺癌占全部乳腺癌的 1% 和男性癌症死亡率的 0.1%。男性乳腺癌发病年龄高，诊断时的平均年龄较女性迟 10 岁。睾酮和雌激素平衡的变化可能在病因学上起了一定作用，男性隐睾症增加了发病风险。先天性曲细精管发育不全者患乳腺癌的风险增加 50 倍，其他危险因素包括肥胖、肝硬化、乳腺癌家族史和 BRCA1/2 突变。

男性乳腺癌约 90% 为浸润性癌，10% 为非浸润性。浸润性癌最常见的病理类型浸润性导管癌

约占 80%，而乳头状癌占 5%、小叶癌占 1%。10% 的非浸润性癌是 DCIS。ER+ 占 80%，PR+ 占 75%。

通常表现为无痛性肿块（85%），其他特点包括乳头内陷、溃疡、溢液和疼痛。检查包括超声、钼靶及组织学证实。

主要治疗为乳腺切除及与女性乳腺癌类似的腋窝处理。辅助放疗指证类似于女性乳腺癌。对 ER+ 肿瘤，建议辅助他莫昔芬治疗。

转移性乳腺癌可以采用内分泌治疗或化疗。在男性，80% 的雌激素是由周围组织分泌，20% 为睾丸分泌。因此，芳香化酶抑制剂可能无效。内分泌治疗方法包括他莫昔芬口服、睾丸切除术、抗雄激素和氨鲁米特治疗。

孕期乳腺癌

请参阅第 19 章。

最新进展

生物靶向药物单独或联合治疗的疗效目前正在观察研究阶段。一项随机对照试验比较分析贝伐单抗（血管生成抑制剂）联合紫杉醇和单用紫杉醇治疗的疗效，结果显示：联合组的缓解率为 37%，单药组缓解率为 21%，P=0.001，具有统计学差异，无瘤进展期的生存率分别为：联合组 11.8 个月，对照组 5.9 个月，也有显著统计学差异。但是两组患者的总生存期无明显差异。目前一项正在进行的临床试验（BEATRICE）则观察评价三阴性乳腺癌辅助化疗时使用贝伐单抗 1 年联合紫杉醇治疗的疗效。

其他的生物靶向制剂如舒尼替尼（酪氨酸激酶抑制剂）、PARP 抑制剂西妥昔单抗（表皮生长因子抑制剂）和伊沙匹隆（一种微管的抑制剂）目前正在研究观察阶段。

参考文献

Veronesi U, Boyle P, Goldhirsch A, Orecchia R, Viale G. Breast cancer. Lancet. 2005;365:1727–1741.

Benson JR, Jatoi I, Keisch M et al. Early breast cancer. Lancet. 2009;373:1463–1479.

Buchholz TA. Radiation therapy for early-stage breast cancer after breast-conserving surgery. N Engl J Med. 2009;360:63–70.

Pagani O, Senkus E, Wood W et al. International guidelines for management of metastatic breast cancer: can metastatic breast cancer be cured? J Natl Cancer Inst. 2010;102:456–463.

Roy V, Perez EA. Beyond trastuzumab: small molecule tyrosine kinase inhibitors in HER-2-positive breast cancer. Oncologist. 2009;14:1061–1069.

Bosch A, Eroles P, Zaragoza R, Viña JR, Lluch A. Triple-negative breast cancer: molecular features, pathogenesis, treatment and current lines of research. Cancer Treat Rev. 2010;36:206–215.

Fentiman IS, Fourquet A, Hortobagyi GN. Male breast cancer. Lancet. 2006;367:595–604.

Dawood S, Ueno NT, Cristofanilli M. The medical treatment of inflammatory breast cancer. Semin Oncol. 2008;35:64–71.

第11章 消化系统恶性肿瘤

TV Ajithkumar，E de Winton

食管癌

流行病学

食管癌是具有侵犯性的恶性肿瘤，其总体生存率低于10%。在英国每年有超过7000个新发病例，美国每年16 000个新发病例。诊断时的年龄中位数为69岁。男女比例为2.5∶1，但颈段食管癌多见于女性。

病因学

有专家认为胃食管反流病和Barrett食管病增加患腺癌的风险。统计显示，在西方国家胃食管反流病增加腺癌的发病率（每年10%）。

专栏11.1显示了食管癌发生的危险因素。水果和蔬菜丰富的饮食已被证明可以减少相对风险。

解剖结构

食管从环咽括约肌延伸至胃食管交界处（the gastro-oesophageal jundtion，GOJ），长度为25 cm。图11.1显示了食管的解剖。大多数肿瘤（85%）发生于食管的中下1/3段，15%的肿瘤发生在上1/3段。

发病机制和病理

食管癌的发生是一个多步骤导致癌变的过程。Barrett食管导致腺癌要经过相关基因的逐步变化进展而成。常见的恶性肿瘤是腺癌、鳞状细胞癌（sguamous cell carcinoma，SCC）以及未分化癌。大多数发生在GOJ及以上的腺癌可按Siewert分类法分为如下3种：

- Ⅰ型 - 远端食管癌可能浸润GOJ。
- Ⅱ型 - 跨越GOJ（贲门癌，也称为交界癌）。
- Ⅲ型 - 贲门下胃癌可能浸润GOJ和食管远端。

腺癌在英国占65%，Barrett食管是主要的病因因素。每年每100个Barrett食管患者中有1个发生癌变。

鳞状细胞癌（SCC）占食管癌的25%，酗酒和吸烟是主要的致病因素。SCC常发生在中上1/3段。

最常见的转移扩散的部位是淋巴结（70%）、肺（20%）、肝（35%）、骨（9%）、肾上腺（2%）。

临床表现

大多数患者表现为进行性吞咽困难和饮水呛咳，提示疾病已进入晚期。50%的患者有吞咽疼痛和其他不适症状，包括反流、反胃、食后呕吐和体重快速下降。肿瘤的局部浸润导致疼痛，神经受压导致Horner综合征、复发性喉返神经麻痹和凸起的半隔膜。转移性疾病可以导致肝区疼痛、骨转移、腹水或腹腔积液。患者在这个阶段通常表现为恶病质。

评估

病史：症状包括体力状态，体重减轻及吞咽

困难程度等。

查体：恶病质、贫血、黄疸、扩展至锁骨上淋巴结、胸部（胸腔积液）和腹部（肝大、腹水）。

专栏 11.1　食管癌高危因素

- 胃食管反流病（失弛缓症—鳞状细胞癌，裂孔疝和肥胖—腺癌）
- Barrett's 食管（腺癌）
- 营养缺乏（维生素 A，核黄素—鳞癌）
- 食管损伤（鳞癌）
- 乙醇（鳞癌）
- 吸烟（鳞癌）
- 真菌毒素（被感染的食物）
- P-V 综合征（上 1/3 鳞癌）
- 胼胝体掌肌（50% 生存危险鳞癌）
- 头颈部肿瘤史（鳞癌）
- 饮食—高脂、低蛋白和低热量（鳞癌）
- 亚硝胺类（腺癌和鳞癌）

检查和分期

检查的目的是，对疾病的严重程度进行判断，获得组织学诊断，进一步评估恰当的治疗措施。

- 钡餐试验通常是首选的检查，可显示梗阻水平。恶性狭窄出现不对称的突然缩小，边缘不清及不规则的轮廓，并可能会显示近端扩张（图 11.2A）。
- 内镜是在视觉下直观地评估肿瘤，并可活检。
- 超声内镜（endoscopic ultrasound，EUS）有助于通过食管的不同组织层次评估肿瘤浸润深度（准确性＞90%），及相邻结

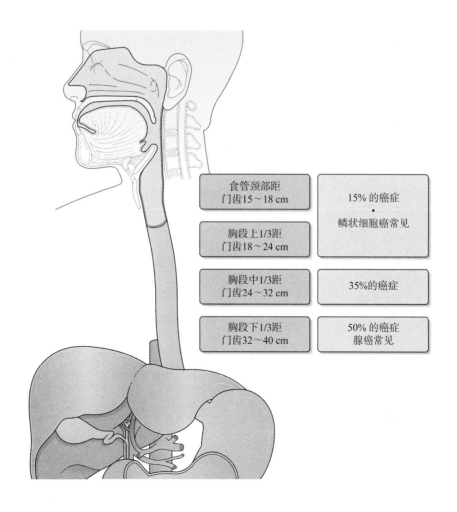

食管颈部距门齿15～18 cm	15% 的癌症·鳞状细胞癌常见
胸段上1/3距门齿18～24 cm	
胸段中1/3距门齿24～32 cm	35%的癌症
胸段下1/3距门齿32～40 cm	50% 的癌症腺癌常见

图 11.1

食管断面解剖

构和邻近的淋巴结肿大是否浸润（准确性 70% ~ 80%）。正常食管有 5 个交替的强回声和低回声，腔内最低回声为表浅黏膜层。食管肿瘤出现低回声肿块，可以破坏这种分层模式（图 11.2B，箭头）。

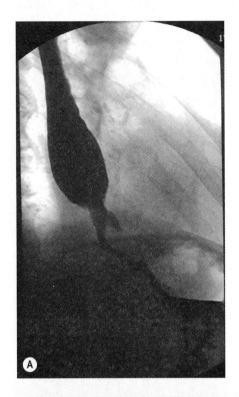

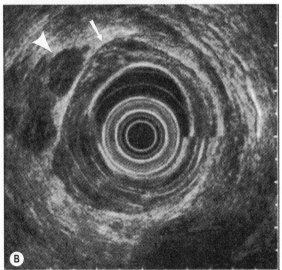

图 11.2

食管癌钡餐试验（A）和超声内镜检查（B）[Weinstein WM，Hawkey CJ，Bosch J. Clinical Gastroenterology and hepatology，1st edition，Page 183，fig 32.7（Mosby，2005）]

恶性淋巴结的特点是直径大于 1 cm，圆形，具有清晰的低回声区（图 11.2B，箭头）。在 EUS 引导下，细针穿刺（FNA）任何可疑的病变，尤其是直径 > 5 mm 的淋巴结，有助于提高诊断的准确性。

- 胸部、腹部和骨盆 CT 扫描通常用来评估肿瘤的局部侵及范围，以及局部和远处分期。
- 正电子发射断层扫描（PET）检测远处转移（灵敏度 90%，特异性 > 90%），在食管癌中已广泛使用。
- 腹腔镜先于外科手术用于下 1/3 段食管和胃食管交界肿瘤。这有助于可视化和活检腹膜的微小转移，这些病灶是 CT 或 PET 无法检测到的。通过该检查，至少有 20% 的患者可达到降期，甚至避免大手术。
- 支气管镜检查用于中上 2/3 段的食管，以排除支气管入侵。
- 通过内镜活检获得组织学诊断。
- 其他检查，包括全血计数，生化和凝血状况。考虑手术的患者需要做肺功能检查、血气分析、心电图和运动试验。

分期

分期判断预后、指导治疗。TNM 分期见于专栏 11.2。

食管癌治疗（图 11.3）

局部疾病

这组主要包括 I ~ III 期以及可手术治疗的 IV a 亚期（涉及胸膜，心包和隔肌）食管癌患者（图 11.3）。但是，只有 1/3 的患者表现为局部疾病，其中大部分是 II、III 期，只有不到一半的患者是可以治愈的。身体状况评估是选择适当治疗的重要因素。许多治疗方案的选择主要取决于分期、肿瘤的位置及对治疗的耐受性，其中治疗方案包括：

I 期

- T1 N0 M0 　浸润黏膜固有层或黏膜下层

II a 期

- T2 N0 M0 　浸润黏膜肌层
- T3 N0 M0 　浸润食管外膜

II b 期

- T1-2 N1 M0 　区域淋巴结转移

III 期

- T3 N1 M0
- T4 N0-1 M0 　浸润邻近结构

IV a 期

任何 T 任何 N M1a

IV b 期

- 任何 T 任何 N M1b

T 上 1/3 食管癌

- M1a: 颈部淋巴结转移
- M1b: 远处转移

中 1/3 食管癌

- M1a: 未定
- M1b: 非区域淋巴结和其他远处转移

下 1/3 段食管癌

- M1a: 腹腔淋巴结转移
- M1b: 其他远处转移

- 内镜下黏膜切除术（endoscopic mucosal resection，EMR）——仅限于黏膜层的表浅肿瘤。
- 单纯根治性手术（T1N0M0 肿瘤位于环咽交界处 5cm 以上的，适合手术）。
- 根治放化疗（肿瘤位于环咽交界处 5cm 以内的，T1-T3N0-1M0 和 T4N0-1M0 期肿瘤不能手术切除的患者 / 医学上不适合的患者）。
- 术前化疗 + 根治性手术（肿瘤位于环咽交界处 5cm 以上的可手术治疗和医学上适合 T1-T4N0-N1M0 期的患者）。
- 根治性的放化疗 + 手术（只适用于那些放化疗残留病灶适合手术治疗的患者）。
- 根治性放疗（不适合手术和化疗）。
- 姑息治疗或最佳支持治疗（PS > 2）。

根治性手术

与放疗相比，手术治疗是最佳的治疗方式。专科治疗中心的最佳数据显示，5 年生存率接近 35%，同时术后死亡率少于 5%。

手术方式取决于肿瘤的位置、组织学及淋巴结清扫的程度。手术涉及次全食管切除术与胃上部，颈段食管与胃吻合术及成形术。60% ~ 70% 的患者在手术过程中涉及淋巴结，因此需要在中下 1/3 肿瘤的腹部和纵隔行淋巴结清扫（应清扫最少 15 个淋巴结）。

常见的程序如下：

- 上 1/3 段食管癌：完整切除肿瘤，纵隔及锁骨上淋巴结清扫的三相方法。
- 中和下 1/3 的肿瘤：艾弗 - 刘易斯两步法。第一阶段包括剖腹探查术和游离胃，随之右侧开胸切除肿瘤，将食管与胃吻合。

微创手术的方法正在开展。

根治性放疗（专栏 11.3）

放疗适用于不能手术治疗及有化疗禁忌证的患者。最好结果显示，5 年生存率小于 10%。

根治性放化疗（CRT）

放疗与化疗联合被证明优于单纯根治性放疗。化疗通过辐射致敏作用提高局部控制，有助于最大限度地减少远处转移复发。这种做法的结果，总体 3 年生存率为 30%。常用的组合是顺铂与 5 - 氟尿嘧啶联合每次 2 Gy，总剂量 50 Gy 的放疗治疗（专栏 11.3）。然而，局部复发仍然是 50% 的患者治疗失败的主要原因。试图增加放疗剂量，提高局部控制，导致增加相关的治疗死亡，而没有改善局部控制或生存。研究比较 CRT 与 CRT 联合手术，结果表明总生存率相似，但与手术治疗相关死亡率高。

术前化疗联合手术

一项荟萃分析显示，与单纯手术组相比，术前化疗联合手术组 2 年生存率提高了 7%（HR

专栏 11.3 食管癌放射治疗

位置—仰卧（中下三分之一手臂放于头上，上三分之一手臂放于两侧）

EUS 定位——超声内镜结合 CT 操作

靶区

根治性放化疗

- GTV——淋巴结肿大的肿瘤
- CTV：
  - 上下缘
    - 隆起型肿瘤（颈胸段肿瘤）——GTV 大于 2 cm 的双侧锁骨上淋巴结
    - 中三分之一段——GTV 大于 2 cm 边缘
    - 下三分之一段——GTV 大于 2 cm 边缘，腹腔轴位的淋巴结以及胃肝韧带（小弯、心旁、胃左侧淋巴结）
  - 侧面和前面——GTV +1 cm
  - 后方的——+0.5 ～ 1 cm
- PTV——CTV+1 cm
- 2 阶段治疗——阶段 1 CTV=GTV+3 ～ 5 cm 上下边缘和 1.5 ～ 2 cm 轴向边缘，阶段 2 CTV：GTV+2 cm 上下边缘和 1.5 ～ 2 cm 轴向边缘

根治性放疗

PTV—— I 期 5 cm 上下边缘，II 期 2.5 ～ 3 cm 上下缘和 2.5 cm 轴向缘

姑息放疗

PTV——肿瘤和淋巴结 +3 cm 边缘

剂量

指征	单程	双程
根治性放化疗	50 ～ 50.4 Gy 25 ～ 28 区域	I ——30 Gy 15 区 II ——20 Gy 10 区
根治性放疗	55 Gy 20 区或 66 Gy 33 区	I ——33 Gy 12 区和 II ——22 Gy 8 区 I ——36 Gy 18 区和 II 30 Gy 15 区
术前放化疗	45 Gy 25 区	
解救治疗	30 Gy 10 区或 20 Gy 5 区	

正常组织的耐受能力

- 肺 V20（每个靶区接受 20 Gy 照射）< 25%。
- 心脏 V30 < 40%
- 脊髓照射总剂量小于 45 Gy

放疗期间监护

- 每周化验血常规
- 保持 Hb > 12 gm%
- 避免体重显著下降（考虑 PEG/RIG 吸收）

0.90；CI 0.81 ～ 1.00）。一项含 802 例患者最大规模的研究（MRC OE02）显示，与单纯手术相比，术前两个周期 3 周方案顺铂（80 mg/m²，第 1 天，4 小时输注）联合 5- 氟尿嘧啶（每天 1 g/m²，持续输注 4 天）治疗后联合手术治疗，结果化疗将 2 年总生存率从 34% 提高到 43%（P = 0.004）。因此，大多数英国治疗中心将此方案作为标准治疗方案。

术前的 CRT 联合手术

一项荟萃分析显示，与单纯手术相比，术前的 CRT 联合手术组的 2 年生存率提高 13%（HR=0.81，95%CI 0.70 ～ 0.93，P = 0.002）。然而，这种获益只在同步放化疗而不是序贯治疗，术前的 CRT 组治疗相关的死亡率增加（P = 0.053）。由于对发病率和死亡率的关注，因此该方案没有在英国实行。

进展及复发性肿瘤（图 11.3 和 11.4）

三分之二的食管癌患者发生疾病进展，而且接受根治性治疗的大部分患者都有疾病复发。治疗基本上是姑息性的，目的是改善症状，提高生活质量，并可能延长寿命。治疗前的体力状态是决定是否进行有潜在毒性治疗的重要因素。

全身治疗

与单纯最佳支持治疗相比，化疗治疗晚期食管癌能够提高生存。在英国，表阿霉素、顺铂联合 5-FU（ECF）被作为标准方案（专栏 11.4）。一项用奥沙利铂代替顺铂和卡培他滨代替 5 - FU（EOX 方案）的随机研究试验（REAL-2）表明，5-FU 和卡培他滨的毒性相似；与含顺铂的方案（ECF 方案）相比，奥沙利铂增加神经毒性和腹泻，但减少了肾毒性、血栓栓塞、脱发、中性粒细胞减少等，而且接受 EOX 方案化疗的患者生存

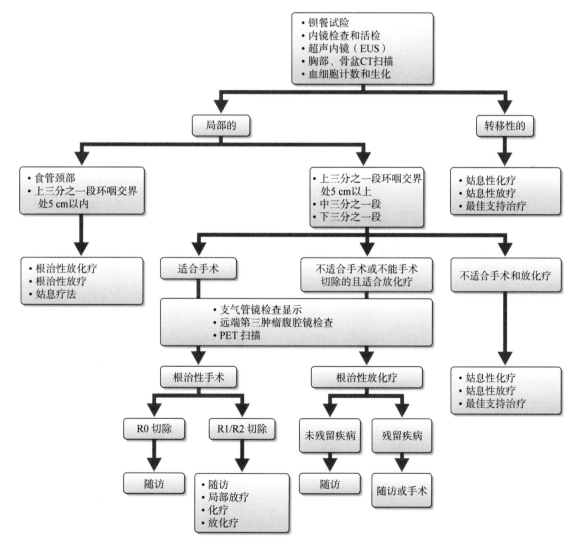

图 11.3
食管癌治疗策略

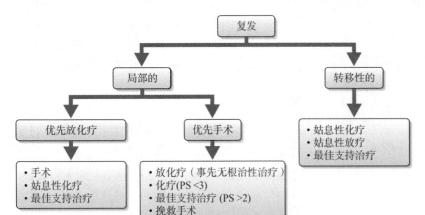

图 11.4
复发的治疗策略

时间较长（1 年的生存比 38% vs. 47%，$P = 0.02$）。

吞咽困难的姑息治疗

吞咽困难是需要姑息治疗的主要症状。缓解吞咽困难的方法如下：

- 内镜扩张——有直接但短暂的（2 ～ 4 周）生存改善，因此，只对那些寿命有限的患者有用。
- 支架——有立即和长期的改善。支架有两种类型：无覆盖和覆盖（有迁移的风险）。

- 局部疗法——激光，注射无水乙醇和光动力疗法。效果较差。
- 放射治疗——外照射或近距离照射。放射治疗不会促使吞咽困难症状立即缓解，并可能导致疾病开始恶化。
- 其他症状的姑息治疗遵循其他肿瘤的治疗原则。

预后和生存

分期，特别是浸润食管壁的深度，是一个重要的预后因素。其他预后因素包括年龄、体力状态和体重减轻（3 个月下降大于 10%）。分级和组织学亚型与预后无相关性。食管癌的 5 年总生存率小于 10%，同时不到 1/3 的患者适合手术切除。约 80% 的 Ⅰ 期患者能存活 5 年，而只有 15% 的 Ⅱ a / Ⅲ 期患者可存活 5 年。姑息治疗的患者中位生存期为 4 个月。

随访

所有根治性治疗的患者均接受跟踪随访。内容包括病史、临床检查，第 1 年每 4 个月一次，第 2、3 年每半年一次，以后每年一次。检查完成临床指标。

正在进行的研究和新因素

新的化疗方案和药物试验用于提高 CRT 的疗效。英国一项 SCOPE 1 试验是在标准的 CRT

专栏 11.4 食管癌化疗

术前化疗

- 顺铂 80 mg/m² 第一天，5-FU 1 gm/（m² d）天持续滴注 96 h，每 3 周 1 次，2 个周期。

放化疗

- 顺铂 60 ～ 80 mg/m² 每三周重复一次，4 个周期，放疗期间起初 5-FU 250 mg/（m² d），降至 200 mg/（m² d）。

解救化疗

ECF 方案

- 表柔比星 50 mg/m² 第 1 天，顺铂 60 mg/m²，第一天，5-FU 200 mg/（m² d），每三周重复一次

ECX 方案

- 表柔比星 50 mg/m² 第 1 天，顺铂 60 mg/m²，第一天，卡培他滨 625 mg/m²，2 次 / 天，口服，每 3 周重复 1 次。

基础上联合西妥昔单抗（EGFR 抑制剂）。

MRC OE05 研究，比较 ECF 方案化疗联合手术切除与 ECX 方案化疗联合手术切除的可手术切除食管腺癌患者。

伴随着各种提高食管癌局部区域控制的尝试，许多正在进行的研究评估各种生物制剂的益处。吉非替尼（500 mg/d）是阻断表皮生长因子受体（EGFR）的酪氨酸激酶抑制剂，已被显示在晚期食管癌患者中可获益（50% 6 个月的生存）。关于蛋白酶体抑制剂硼替佐米与化疗联合的一项研究也正在进行中。对另一种单克隆抗体帕尼单抗的试验也在进行中（REAL 3 研究）。

筛查和监测

筛查机制还没有完全建立。英国对高危患者（胼胝症和卢默文森综合征）定期进行内镜筛查。常规监测慢性反流病（个人绝对风险小于每年 1/1000）的作用没有被证实。Barrett 食管伴随轻度不典型增生的患者接受抑制胃酸治疗 8 ～ 12 周后，重复胃镜检查及多点活检，如果病情稳定，推荐每半年重复活检。高度异型增生的患者有 30% ～ 40% 风险患浸润性腺癌，因此，食管切除术适用于各期患者。

小细胞食管癌

约占食管癌的 0.5% ～ 2.4%。通常表现为持续 1 ～ 3 个月的吞咽困难（86%），并在接近 60 岁的患者出现。治疗上类似于小细胞肺癌的放化疗。有一些报告显示，手术切除可能提高长期生存，中位生存也在 12 ～ 18 个月不等。

胃癌

流行病学

胃癌是世界上第二大致死性癌症。英国每年有大约 8200 例新发病例，而美国超过 26 000 例。尽管胃癌的总发生率近年来显著下降，但胃近端肿瘤及贲门肿瘤的发生率却成指数上升。男性诊断的年龄中位数为 70 岁，女性为 74 岁。男性较女性常见，男女之比约为 2.3∶1。

只有约 20% 的患者病变较局限，胃癌的 5 年生存率是 15% ～ 20%。

病因学

胃癌的病因是多因素的，下列因素将增加胃癌的发生可能：

- 饮食：水果及蔬菜摄入较少，高盐饮食，高亚硝酸盐饮食或者进食烟熏、腌制食物都可增加胃癌的发生。
- 吸烟。
- 幽门螺杆菌——感染与胃腺癌及胃淋巴瘤的发生关系密切（增加 2.8 倍）。
- A 型血（增加 20% 浸润型胃癌的发生风险）。
- 胃切除后的残胃，慢性萎缩性胃炎和恶性贫血。
- 有胃癌家族史（增加 2 ～ 3 倍发生可能性）。
- 遗传综合征：遗传性非息肉性大肠癌，家族性腺瘤性息肉病，Peutz - Jeghers 综合征。

另外摄入水果与蔬菜（富含维生素 C、E 及抗氧化剂）、经常使用阿司匹林及非甾体类抗炎药都有降低胃癌发生风险的作用。

病理学

胃癌的发生是一个多阶段、多因素的过程，肠型胃癌演变经历化生——不典型增生——癌，3 个阶段。然而，弥漫型胃癌的演变细节尚不清楚。

- 95% 的胃癌是腺癌，组织学上分为肠型或弥漫型。肠型多发生于老年人的远端胃，弥漫型多见于年轻人。弥漫型的另一种是广泛浸润胃壁引起的皮革样胃。
- 胃的原发淋巴瘤（黏膜相关淋巴组织）也在不断增加。
- 胃肠道间质瘤（GIST）。
- 其他肿瘤包括小细胞癌、类癌和鳞状细胞癌。

临床特征

大多数患者表现为进展性疾病，呈现的特点往往无特异性，通常包括体重减轻、持续性腹痛、恶心、食欲缺乏、早饱感。吞咽困难症状可发生于贲门及胃近端肿瘤，而胃远端的肿瘤可表现为胃流出道梗阻。10% ~ 20% 的患者有呕血症状的出现。还有一些患者表现为副肿瘤综合征，包括：皮肌炎、黑棘皮病、环状红斑、微血管病性溶血性贫血。

评估

- 病史——详细的病史应包括体力状况的评估，近期体重减轻程度以及肿瘤家族史。
- 临床检查。
- 一般检查包括贫血、黄疸、恶病质以及肿大的左锁骨上淋巴结（Virchow 淋巴结）。
- 腹部检查：上腹部肿块、肝大、脐周结节、直肠前壁肿块以及卵巢肿块。

临床检查与分期

对患者的临床评估有助于明确组织学诊断，进行临床分期，并评估适宜的治疗方法。

初次评估

胃镜检查不但能够直接看到肿瘤的形态还能对可疑区域进行活检。由于弥漫型胃癌的被覆胃黏膜可能是正常的，因此对该型胃癌行胃镜诊断存在一定困难。

气钡双重造影检查可弥补胃镜检查的不足（图 11.5）。

进一步评估

一旦明确病理诊断，临床分期就决定了治疗方案的选择。

- 进行胸、腹部及盆腔 CT 检查以了解肿瘤局部情况（敏感性 65% ~ 80%）及有无转移。高分辨率动态双向多层螺旋 CT 将水（600 ~ 800 ml）作为对照，以扩张胃，提高诊断的准确性。但 CT 的主要不足之处是对于早期胃癌的检出并不十分精确，近 30% 的腹膜转移不能被发现。
- 超声内镜（EUS）对探测肿瘤浸润深度有帮助，并可引导可疑胃周淋巴结进行细针抽吸活检。胃壁在超声内镜下可以呈现高低交替回声带。
- 腹腔镜——进行腹腔镜检查能够直接观察肝表面、腹膜和局部淋巴结转移的情况。腹腔镜改变 CT 分期高达 40%（向上或向下分期），推荐用于所有胃癌和胃食管交界性肿瘤的患者。对所有可疑病灶应采取活检。术中超声可以进一步增加肝转移的检出率，并能对淋巴结进行更进一步的评估。腹腔冲洗细胞学检查是可行的，但由于冲洗液可能存在间皮细胞的污染，其灵敏度有一定局限。
- PET 扫描对于进一步发现胃癌转移有一定的意义，并能够预测胃癌对辅助治疗的反应性，尤其是在肠型胃癌的辅助治疗预测方面。

术前评估

包括全血细胞计数、血液生化、凝血功能检查、动脉血气分析、肺功能检查以及心电图检查。所有患者应在手术前进行营养状况的评估与筛选。体重指数 < 18.5、体重 < 90% 预测值、

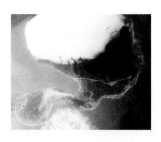

图 11.5
钡餐试验显示胃体部有一巨大环状缺损（经许可）

体重减轻＞ 20% 以及低蛋白血症都能够增加手术并发症的发生风险。

分期

专栏 11.5 显示了胃癌的病理学分期。由日本胃癌研究会定义的十六站淋巴结有助于确定胃癌淋巴结清扫的范围（图 11.6）。

胃癌的治疗（图 11.7）

所有患者都应进行多学科评估，并对体力状态和合并症进行评估。

早期胃癌

早期胃癌（early gastric cancer，EGC）的定义是局限于黏膜或黏膜下层（T1）不论有无淋巴结的转移。早期胃癌大约有 10% ～ 20% 存在淋巴结转移的情况，这主要取决于肿瘤的大小、病理亚型和是否有黏膜下浸润。早期胃癌经过治疗 5 年生存率可以达到 90% 以上。而如果不进行治疗，5 年以后将有超过三分之二的患者发展成为晚期癌症。治疗方法的选择：

- 内镜下黏膜切除术（EMR）：适用于分化良好的小息肉和隆起型病变。
- 胃切除并行淋巴结清扫术。

可切除胃癌

所有患者在开腹手术前都应行腹腔镜检查，联合或不联合腹腔脱落细胞学查找癌细胞的检查，以评估病变的范围及可切除性。只有不到一半的初诊患者有手术机会，且只有 13% ～ 50% 的患者能够通过手术治愈。

手术治疗

手术目的是彻底切除肿瘤及淋巴结。当进行胃切除术时，对于浸润型胃癌，手术切口距离肿瘤部位至少要有 5 cm，而对于一些扩张型胃癌手术切口距离肿瘤 2 cm 即能满足要求。幽门对

专栏 11.5　胃癌的 TNM 分期

0 期
TisN0M0 原位癌（无黏膜固有层浸润的上皮内癌）
ⅠA 期
T1N0M0 肿瘤浸润黏膜固有层或黏膜下层
ⅠB 期
T1N1M0 区域淋巴结转移 1 ～ 6 枚
T2N0M0 肿瘤浸润至肌层（a）或浆膜下层（b）。
Ⅱ期
T1N2M0 区域淋巴结转移 7 ～ 15 枚
T2N1M0
T3N0M0 肿瘤穿透浆膜层（脏层腹膜）
ⅢA 期
T2N2M0
T3N1M0
T4N0M0 肿瘤浸润邻近脏器。
ⅢB 期
T3N2M0
Ⅳ期
T1-3N3M0　区域淋巴结转移大于 15 枚。
T4N1-3M0
任何 T 任何 N M1

肿瘤的进展有一定的屏障作用，对于幽门部位的肿瘤切口距肿瘤的距离需要 2 ～ 3 cm。

胃切除的范围取决于原发肿瘤的大小和位置（图 11.8）。

- 胃大部切除术：适用于早期或病变较局限的 T2 期肿瘤，切口位置距离胃食管接口处要＞ 2 cm，对于一些浸润型胃癌，手术切口至少应距离肿瘤 5 cm。
- 全胃切除术：适用于肿瘤距胃食管交界处小于 5 cm 或是肿瘤侵及黏膜下层者。
- 胃远端切除术：适用于可切除的胃远端肿瘤。

淋巴结清扫术要想获得根治效果至少要清扫 14 组淋巴结，清扫 25 组淋巴结是目前推荐的最佳选择。基于胃周淋巴结清扫范围，可将清扫方式分类如下：

- D0——胃切除并第 1 组淋巴结未完全清扫。
- D1——胃切除并第 1 组淋巴结完全清扫。

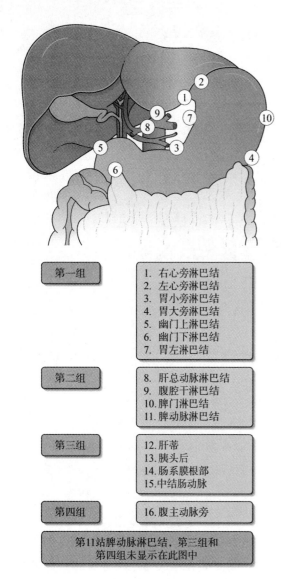

第一组	1. 右心旁淋巴结 2. 左心旁淋巴结 3. 胃小旁淋巴结 4. 胃大旁淋巴结 5. 幽门上淋巴结 6. 幽门下淋巴结 7. 胃左淋巴结
第二组	8. 肝总动脉淋巴结 9. 腹腔干淋巴结 10. 脾门淋巴结 11. 脾动脉淋巴结
第三组	12. 肝蒂 13. 胰头后 14. 肠系膜根部 15. 中结肠动脉
第四组	16. 腹主动脉旁

第11站脾动脉淋巴结，第三组和第四组未显示在此图中

图 11.6
上腹淋巴结分布

- D2——胃切除并第 1、2 组淋巴结完全清扫。
- D3——胃切除并第 1、2、3 组淋巴结完全清扫。
- D4——胃切除并第 1、2、3、4 组淋巴结完全清扫。

目前英国的做法是行无胰、脾切除的 D2 式淋巴结清扫，腹腔镜辅助的 D2 式清扫术有很好的发展前景。

辅助化疗

荟萃分析显示，虽然辅助化疗能够使患者的生存获益（一项研究报道 HR 0.85，95%CI0.80 ～ 0.90），但目前尚缺乏标准的化疗方案，因此辅助化疗也只应用于一些临床试验。

辅助放化疗

一份随机试验的结果显示：胃癌术后辅以放化疗与单纯手术患者的 3 年生存率分别是 50% 和 41%，二者之间存在显著统计学差异。但由于仅有 10% 的患者采用 D2 式切除，30% 的患者存在显著的放疗失败，且有 30% 因放化疗的毒副作用未能完成整个疗程，因此这种治疗方法并未成为英国乃至欧洲的标准治疗方案。

围手术期的治疗

一份随机研究结果显示：对于可切除胃癌和低段食管癌患者手术前后分别给予 3 周期的表柔比星、顺铂、持续 5-FU 静脉滴注（ECF）方案化疗，患者术后的 5 年生存率为 36%，而单纯手术的患者术后 5 年生存率为 23%，二者之间存在显著统计学差异，P 值等于 0.009。这种方法是目前英国和部分欧洲国家的标准治疗方案（专栏 11.6）。

不可切除胃癌

不可切除胃癌患者如不进行治疗，其中位生存时间为 6 个月。治疗的目的是减轻患者症状，提高生活质量，并尽可能延长患者的生命。各种姑息性措施包括：

- 止血——内镜激光光凝或氩离子凝固术能有效地控制出血。如果这些措施失败，可考虑姑息性切除。
- 梗阻的处理——胃出口梗阻主要见于远端胃肿瘤，近端胃肿瘤则表现为吞咽困难。内镜下支架置入术是有效的姑息方法，然而有 15% ～ 40% 的患者会出现治疗后梗阻的再发。姑息性的旁路手术也可以作为梗阻治疗的选择。
- 放疗——在其他治疗方法不宜应用时，能够有效地控制出血和梗阻症状，同时对于疼痛的控制也有效。

不可切除胃癌的系统性治疗

对于患有不可切除胃癌，伴或不伴有远处播

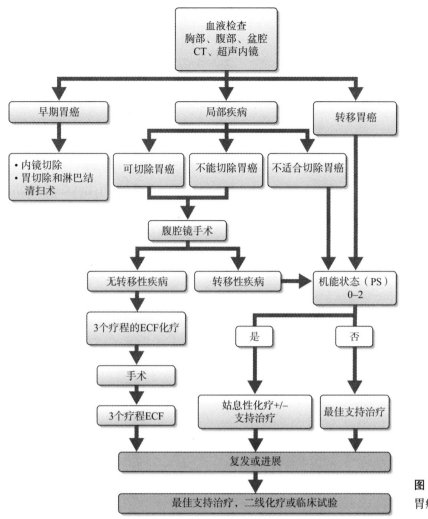

图 11.7
胃癌治疗策略

散的患者应考虑进行临床试验,对于那些体力状况良好,评分在 0 ~ 2 分的患者应采取系统性治疗。随机试验表明,化疗能够提高患者的生存质量,与最佳支持治疗相比能够延长患者的生存(前者为 9 ~ 11 个月,后者为 3 ~ 4 个月,HR 为 0.39)。一项荟萃分析表明,联合化疗提高了患者 6 个月的生存时间,且蒽环类、顺铂、5-FU 的三药联合方案能使患者得到最好的生存获益。在英国标准的治疗方案是 ECF 方案(专栏 11.6)。最近的一项研究(REAL2)表明,ECF 方案能与 EOX 方案媲美。EOX 方案的优点则是不需要进行 5-FU 的持续性滴注。

其他的常用药物包括紫杉烷类、依立替康。

随访

没有证据显示密切随访能够改善患者预

专栏 11.6 胃癌治疗方案

手术前后化疗和手术(英国 MRC MAGIC 试验)

- ECF 化疗:表阿霉素 50 mg/m² Ⅳ 第 1 天,顺铂 60 mg/m² Ⅳ 第 1 天,5-FU 200 mg/(m² d)Ⅳ 持续滴注 21 天 / 周期。
- 化疗后 3 ~ 6 周接受手术治疗。
- 术后化疗——术后 6 ~ 12 周开始给予 3 周期 ECF 方案化疗。

转移或不可切除性肿瘤

ECF 方案(见上)

ECX 方案

- 表柔比星 50 mg/m² 第 1 天,顺铂 60 mg/m²,第一天,卡培他滨 625 mg/m²,2 次 / 天,口服,每 3 周重复 1 次。

后,因此推荐对出现症状的患者进行长期密切的随访。

肿瘤复发的处理

二线化疗药物目前仍未统一，常用的有紫杉烷类、依立替康和奥沙利铂。对于多数复发患者的管理主要是支持疗法。

预后

可切除胃癌患者的预后因素主要有：肿瘤浸润深度、淋巴结转移数目、切缘阳性率。估计五年生存如下：

- Ⅰ期：70%。
- Ⅱ期：40%。
- Ⅲ期：20%。
- Ⅳ期：小于 5%。

新型药物

单克隆抗体和一些针对细胞增殖信号通路的药物尚待评价，这些数据仍然是有限的早期阶段的研究结果。正在研究的药物主要有贝伐单抗（anti-VEGF）、西妥昔单抗（anti-EGFR）等。

筛查

不建议进行胃癌的常规筛查，但在一些胃癌的高发国家或地区（如日本），对无症状的人群进行筛查却是获益的。

残胃癌

残胃癌的定义是良性的消化性溃疡胃切除术后 5 年残留胃发生癌变。远端胃切除后的患者胃癌的发生风险增长 4 ~ 7 倍，主要由十二指肠反流引起。治疗方法是残胃全切除并行 D2 式淋巴结清扫。残胃癌的淋巴结转移方式与原发胃癌不同，但临床预后是一致的。

肝癌

引言

肝癌可分为原发性（5%）和继发性（95%）两种。绝大多数原发性肝癌是肝细胞性肝癌（HCC），这种类型约占 90%。在英国每年有超

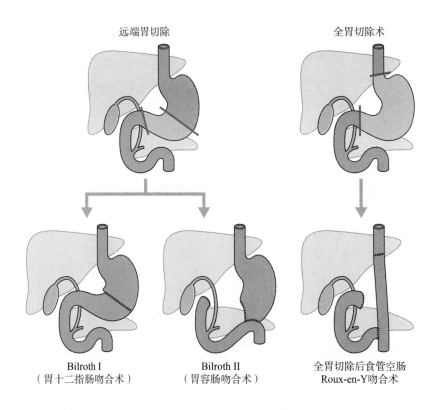

图 11.8

胃切除和重建

过 3000 新发病例，男性更易患病（男女之比为 5∶3），诊断时中位年龄为 64 岁。

病因

危险因素包括：

- 慢性肝疾病——80%～90% 的肝细胞癌由肝硬化发展而来。
- 病毒性肝炎——75% 的肝细胞癌是受 B 型和 C 型肝炎感染所致。近些年 HCV 感染呈上升趋势。
- 乙醇致癌——亚洲约为 10%，欧美约为 20%。
- 非酒精性脂肪肝病（NAFLD）——与肥胖和 2 型糖尿病相关，约 5% 的患者发展成肝硬化，最终增加患肝细胞癌风险。
- 黄曲霉素。
- 代谢性疾病——血色病、甲抗胰蛋白酶缺乏症、威尔逊疾病。

病理

肝细胞癌是最常见的肝癌类型，超过 50% 的病例都是混合型。此类型局部传播和侵袭血管，常转移至肺，其他病理类型包括胆管上皮癌、肉瘤和淋巴瘤。

临床表现

肝硬化患者在超声检查时偶见肿块是最常见的表现，其他表现包括腹痛、体重减轻、食欲减退、发热、腹水、黄疸及副瘤综合征（高钙血症和低磷血症）。约有 5%～15% 的患者有自发性出血的表现，这类患者多伴有腹痛、血性腹水、甚至休克。

诊断和分期

有肝硬化病史患者且肿块大于 2 cm，有超过 95% 机会发展成恶性，血清 AFP 大于 400 μg/L 即可诊断。

影像

造影增强 CT 和增强磁共振有助于确定诊断。这两种检查的准确性均为 80%。肝癌的特点是一个特定的血管征象——动态增加扫描病灶呈现早进早出征像。

组织诊断

肝硬化患者，如影像检查可见大于 2 cm 的轮廓清晰的特征性结节，即不用行组织活检。结节大小 1～2 cm 的患者，如果两种影像检查均见特征性的血管征象，可行组织活检。无特异血管征象的大于 1cm 的损害需要进行活检。但是，活检可延缓或避免，取决于明确治疗的时机。活检可增加肿瘤细胞的播种。小于 1cm 的结节需要密切随访。

分期

有两种分期法：TNM 和 Okuda 分期法。巴塞罗那临床肝癌协作组纳入了 Okuda 分期法（专栏 11.7），用于分期分级和推荐治疗。

治疗（图 11.9）

肝细胞癌的治疗主要取决于肿瘤分期、肝功能（Child 分级法，专栏 11.8）和患者体力状态。

O 期和 A 期

根治性治疗的方法包括：

- 切除
- 移植
- 经皮肿瘤消融

切除

手术切除治疗是肝癌未合并肝硬化患者的选择。这些肿瘤通常为单发，且肿块大，5 年生存率为 50%，小于 1% 的死亡率。

仅有一部分肝细胞肝癌合并肝硬化患者适合手术切除。无门静脉高压和正常胆红素是选择手术切除的关键因素。因此入选标准包括：

- 单发肿瘤
- 无黄疸
- 无门静脉高压
- 无肝外疾病

这部分适合手术切除的患者 5 年生存率达到 70%，手术死亡率小于 5%，手术切除后其他辅助治疗没有任何作用。

肝移植

肝移植是肝细胞肝癌合并肝硬化患者的一个治疗选择。肝移植（只有 10% 可行）的指征包括（米兰标准）：

- 单个肿瘤直径 < 5 cm
- 多发肿瘤少于 3 个，其最大直径 < 3 cm

在这些高度选择后的患者中，其 5 年生存率超过 70%。因为需要处理强烈的免疫抑制，所以肝移植不能作为肝细胞癌未合并肝硬化患者的可接受选择。

经皮消融

经皮消融治疗适用于 O 期或 A 期不适合切除或移植以及等待移植的患者，通过以下两者之一完成消融：

- 化学注射（乙醇、乙酸和煮沸的盐水）
- 热消融（射频、激光和冷冻疗法）

经皮乙醇注射和射频消融均可有效治疗小于 2cm 的肿瘤，同时射频消融也对更大的肿瘤治疗有效。

B 和 C 期

姑息性治疗方法包括：

- 经动脉化疗栓塞（TACE）和经动脉栓塞（TAE）
- 全身治疗

专栏 11.7　肝细胞癌 Okuda 分期

标准	阳性	阴性
肿瘤的大小，最大横截面面积，最大的横断面肝区肿瘤	> 50%	< 50%
腹水	临床可检测	临床不能检测到
白蛋白	< 3mg/dL	> 3mg/dL
胆红素	> 3mg/dL	< 3mg/dL
分期		
I	无阳性	
II	一个或二个阳性	
III	三个或四个阳性	

未接受治疗的预后
I 期：8.3 个月
II 期：2 个月
III 期：0.7 个月

- 化疗
- 生物制剂，如索拉菲尼

化疗反应率低，对生存无影响。索拉菲尼，一种多激酶抑制剂，治疗晚期肝细胞肝癌无肝功能异常的患者，结果显示与对照组相比，它可延长生存时间（10.7 个月 vs. 7.9 个月）。

D 期

对症和支持治疗。

治疗复发

手术切除后 5 年有 70% 的患者复发，一些是真正的复发（肝内转移），一些是新生肿瘤（30% ~ 40%）。真正复发是发生在手术切除的 2 年内，通常与血管侵袭、卫星结节和肿瘤分化差相关。新生的肿瘤常发生的晚些。

治疗方法包括再切除（10% ~ 20% 的可能），再移植或姑息治疗。

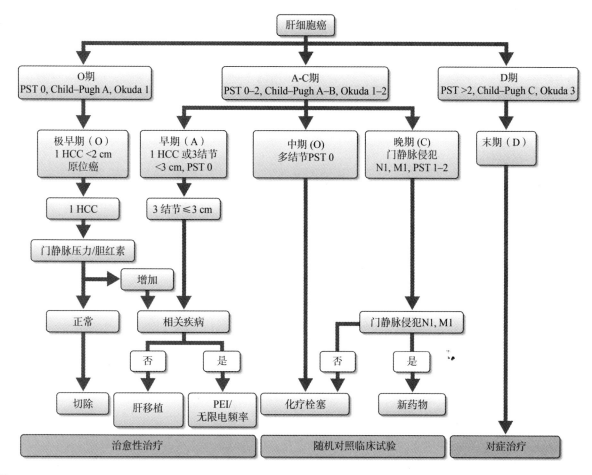

图 11.9

肝细胞癌的分期分级和治疗（Llovet JM，Burroughs A，Bruix J. LANCET 2003；362；1907-1917，fig 5，with permission）。PST- 体力状态评估；PEI—经皮乙醇注射

预后

预后取决于肿瘤本身和肝硬化程度。50% ~ 60% 的患者死于肝硬化，30% 的患者死于肝衰竭，10% 的患者死于消化道出血。

- O 或 A 期——根治性治疗后 5 年生存率为 50% ~ 70%。
- B 期——未接受治疗的中位生存时间为 16 个月，接受 TACE 治疗的 3 年生存率为 50%。
- C 期——未接受治疗的中位生存时间为 6 个月，接受姑息治疗的 3 年生存率小于 10%。
- D 期——1 年生存率小于 10%。

筛查

肝硬化患者可接受筛查，以血清甲胎蛋白

专栏 11.8 肝疾病的严重程度 Child - Pugh 分级

	得分		
标准	1	2	3
肝性脑病（分级）	无	1 ~ 2	3 ~ 4
总胆红素（mg/dl）	< 2	2 ~ 3	> 3
腹水	无	少量	中等或大量
血清白蛋白（g/dl）	> 3.5	28 ~ 35	< 2.8
凝血酶原时间（第二延长）或 INR	< 4 或 1.7	4 ~ 6 或 17 ~ 23	> 6 或 > 2.3

Child-Pugh A 级 = 5 ~ 6 分
B 级 = 7 ~ 9 分
C 级 = 10 ~ 15 分

（AFP）和超声检查作为筛查的常规检查。

胆管肿瘤

胆管肿瘤发生于 Oddi 括约肌和胆囊之间。

胆囊癌

引言

胆囊癌是最常见的恶性胆管肿瘤，女性多发，男女之比为 1:4。

胆结石是主要的危险因素，但是大部分胆结石患者不发展成癌症。65% ~ 90% 的胆囊癌与胆结石相关。其他高危因素的报道包括：瓷样胆囊、大于 10 mm 的胆囊息肉及胰胆管汇合异常（APBDI）。

病理

90% 的胆囊癌患者与发育不良、原位癌相关，提示多步骤的致癌作用。90% 的肿瘤类型是腺癌，剩下的是鳞状细胞癌。肿瘤播散是通过局部侵润（包括肝Ⅳ和Ⅴ段），还有淋巴管和静脉血管（至肝）。

临床表现

在胆囊切除术中可发现意外胆囊癌。其他表现为胆囊结石和持续性的黄疸。

检查和分期

超声是首选的检查，可显示局限于增厚胆囊壁的管腔内复杂肿块。可能与肝转移、腹水及扩张的胆管相关。

- CT——有助于局部分期，可明确侵润邻近组织、血管、结节或远处转移。
- MRI——有助于识别是否侵润肝十二指肠韧带和门静脉包绕，这两者都提示肿瘤不可切除。
- ERCP——不用于诊断胆囊癌，但是它可

识别邻近肝内或胆总管内是否有肿瘤生长。

分期

分期见专栏 11.9。

治疗

可手术切除的患者

手术是唯一能根治肿瘤的方法，不超过 10% ~ 30% 的患者可手术治疗，手术切除的禁忌证有：

- 肝多发转移
- 腹水
- 腹膜多发转移
- 肝十二指肠韧带受侵
- 主要血管包绕或闭塞
- 体力状态较差

手术方式包括：

- 单纯胆囊切除术
- 胆囊根治性切除术（肿瘤侵及固有肌层结缔组织和 ≥ T2）（图 11.10）
- 胆囊根治性切除术联合肝切除术——肝切除的范围有争议
- 胆囊根治性切除术联合广泛淋巴结清扫术——淋巴结清扫的作用有争议。主动脉淋巴结清扫不能改善患者生存
- 胆囊根治性切除术联合胆管或胰十二指肠切除术

辅助治疗

辅助治疗的作用未得到证实。一项小的回顾性研究显示胆囊癌完整切除术患者联合放疗和 5-FU 化疗有可能改善生存（与对照组的 5 年生存率 33% 相比，联合治疗的生存率为 64%）。

不可切除和转移的患者

这部分患者基本是以姑息治疗为主。放置支架或胆管旁路治疗黄疸。

姑息性化疗

大量研究的化疗方案是 5-FU，以 5-FU 为基础的化疗产生反应率为 10% ~ 38%。联合吉西他滨和顺铂的反应率高达 61%。

预后

胆囊癌的 5 年生存率小于 5%。诊断时的分期是决定预后的重要因素。疾病早期的中位生存时间为 7 ~ 19 个月，而有转移的为 2 个月。

胆管癌

引言

胆管上皮癌（CCA），包含发生于肝内胆管、肝门部和远端肝外胆管这三个部位，约占所有消化系统肿瘤的 3%。男性略多于女性。发病高峰年龄约 65 ~ 70 岁。

病因

危险因素包括：

- 原发性硬化性胆管炎（PSC，生存风险 5% ~ 20%）——早年出现（30 ~ 50 岁），倾向于播散性、多发性肿瘤

专栏 11.9　胆囊癌分期

I 期
- T1N0M0——肿瘤浸润黏膜固有层或肌层
- T2N0M0——肿瘤穿过肌层达结缔组织；未超过浆膜层或肝

II 期
- T3N0M0——穿透浆膜，浸润肝或邻近器官。
- T1-3N1M0——区域淋巴结转移

III 期
- T4 任何 NM0——浸润肝门静脉主干或肝动脉，或肝外多个脏器。

IV 期
- 任何 T 任何 N M1——远处转移

- 肝血吸虫感染（麝猫后睾吸虫病、华支睾吸虫病）——8% ~ 10%，为日本和南亚地区地方病
- 伤寒带菌病（增加 6 倍的患病风险）
- 慢性胆管内结石（10% 风险）
- 胆总管囊肿（生存风险 3% ~ 15%）——发展成胆管上皮癌的平均年龄为 34 岁，高危因素：胰胆管交界处异常，P53 和 Smad-4 肿瘤抑制基因突变，K-ras 癌基因突变
- 二氧化钍（放射剂，已经不用）
- 吸烟增加患原发性硬化性胆管炎的风险

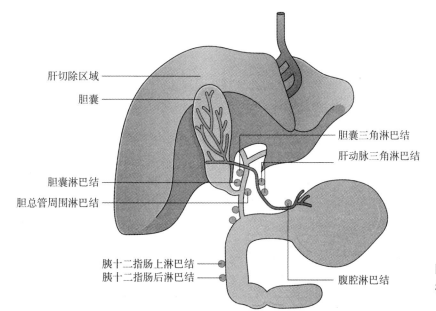

图 11.10
根治性胆囊切除术的手术范围

病理

胆管上皮癌可出现于胆道系统的任何部位。90% 的肿瘤为腺癌，然而源于胆总管囊肿或结石的肿瘤多为腺鳞癌或鳞癌。

临床表现

胆管上皮癌的临床表现与解剖位置相关。发生于肝内胆管部位的肿瘤占 10%，发生于肝门的肿瘤（IXlatshin 瘤）占 50% ~ 60%，发生于胆总管部位的肿瘤占 20% ~ 30%。肝内肿瘤表现为可被腹部成像检测到肿块或非特异症状，然而肝门部或肝外的肿瘤表现为黄疸（大于90%）、瘙痒、体重减轻、腹痛。患者表现为胆汁淤积、腹痛、体重减轻三联征的应考虑是肿瘤。

合并原发性硬化性胆管炎的恶性肿瘤患者的诊断具有挑战性。对于新发黄疸、合并稳定型 PSC 的以胆管狭窄为主的患者，增加恶性肿瘤的可能。

诊断和分期

血化验包括胆道阻塞引起的指标上升，CA199 大于 100 U/ml 的敏感性为 89%，特异性为 86%。

影像

- 超声检查作为具有肝功能异常、黄疸或腹痛患者的首选，可区分梗阻性和非梗阻性黄疸，发现肝内胆管上皮癌的肿块，确定疾病进展的患者有无腹水。此外，影像可作为疾病评估和分期的参考。
- 胸部、腹部及盆腔 CT 检查有助于诊断局部和转移病灶。
- 磁共振胆管水成像（MRCP）和内镜逆行胰胆管造影（ERCP）检查有助于准确诊断局部分期。
- MRI 特别有助于诊断肝门部胆管癌。
- 胆管造影术用于评估胆汁引流情况，并用于获得活检的可能。

组织诊断

可切除肿瘤的患者不需要进行术前组织诊断，而不可切除或转移的肿瘤需要进行术前组织诊断。组织诊断可通过胆道细胞、超声内镜或 CT 引导下活检得到，这些均取决于肿瘤的位置。

腹腔镜检查和腹腔镜超声检查有助于探查患者是否有肝表面或腹膜转移，从而避免开腹手术。

分期

近端胆管癌的 Bismuth-Corlette 分类法见图 11.11。

治疗

可切除肿瘤

可切除疾病的手术目的是达到 R0 切除，这种手术包括局部淋巴结清扫和扩大肝切除。不可切除的标准包括：

- 远处转移。
- 腹腔动脉包绕。
- 门静脉及络脉闭塞。
- 淋巴结转移（N2 淋巴结）。
- 较差的临床状态及并存病。

主要手术类型取决于肿瘤位置（图 11.11）。

辅助治疗

R0 切除后，辅助治疗作用未被证实。

肝移植

对于不可切除的、无淋巴结转移和血管侵润肿瘤局限的亚组患者来说，新辅助放化疗后肝移植可能是合适的治疗。美国报道其 5 年生存率为 82%。

不可切除肿瘤的治疗

不可切除肿瘤的治疗基本上是姑息性和维持

性的治疗。通过放置支架或胆道旁路来治疗黄疸。其他开展的治疗包括：光动力学疗法、高强聚焦超声（HIFU）、射频消融、姑息性放疗及支架药物涂层。

研究认为吉西他滨单药或联合铂类或卡培他滨的姑息性化疗适用于患者。结果显示反应率为 15% ~ 40%，中位生存时间为 4 ~ 16 个月，最近一项Ⅲ期临床试验（ABC-02），与单药吉西他滨相比，吉西他滨联合顺铂方案化疗显示出较好的中位总生存时间（11.7 个月 vs8.1 个月，$P <$ 0.001）。

新靶点

胆道癌中生长因子受体 HER-1 和 HER-2 均过表达，新靶点研究包括埃罗替尼（EGFR-1 抑制剂）和拉帕替尼（EGFR-1/HER-2 双靶点抑制剂）。

预后

胆管上皮癌 5 年生存率较差，小于 5%。75% 的患者 1 年内死亡。手术是唯一根治性的治疗，其结果依赖于手术切除的完整性。R0 切除的 5 年生存率为 20% ~ 40%，R1 的为 5% ~ 10%，R2 的为 0。

姑息性化疗后中位生存时间为 4 ~ 16 个月。

胰腺癌

引言

英国每年大约有 7400 例新发病例诊断为胰腺癌，美国约有 37 000 例。高发年龄集中在 65 ~ 75 岁之间，其中 60% 的患者都大于 65 岁。男女之比为 1.25 ∶ 1，只有 10% ~ 15% 早期诊断的患者可行根治性手术治疗，只有 4% 的患者生存时间超过 5 年。

病因

确切的病因尚不清楚，但是高危因素包括：

- 吸烟——增加 2 倍的患病风险，30% 的患者与此相关。
- 年龄——超过 50% 的胰腺癌患者发生在 70 岁及以上。
- 慢性胰腺炎——增加 15% ~ 25% 的患病风险。
- 迟发型糖尿病。

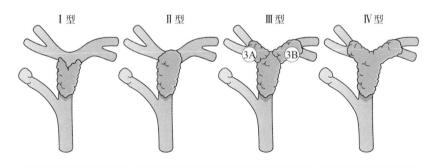

Ⅰ型：肿瘤位于肝总管分叉处，左右肝管之间相通
Ⅱ型：累及左右肝管汇合部，左右肝管不相通
Ⅲ型：肿瘤侵犯一侧肝管累及右肝管（ⅢA型）或左肝管（ⅢB型）
Ⅳ型：肿瘤致双侧肝管均受累

治疗
- Ⅰ型和Ⅱ型：行整块切除累及的肝外胆管、胆囊区域淋巴结切除及肝管空肠 Roux-en-Y 吻合术。
- Ⅲ型：在上述切除基础上+右半肝或左半肝切除术。
- Ⅳ型：在上述切除基础上+扩大右半肝或左半肝切除术。
- 胆管远端癌：行胰十二指肠切除术，术式同壶腹或胰头癌。
- 肝内胆管癌：行累及肝段或肝叶切除术。

图 11.11

肝门部胆管癌分型和治疗

- 遗传性胰腺炎——常染色体显性遗传病，PRSS1 基因突变，导致增加 70 倍的患胰腺癌风险。
- 家族性癌症综合征——占 10%。常见与胰腺癌相关的综合征包括：P-J 综合征、家族性非典型多痣黑素瘤、家族性腺瘤性息肉、L-F 综合征。

病理

导管腺癌是由称为胰腺上皮内瘤变（PanIN）的上皮癌前病变发展而来。

胰腺癌最常见的病理类型是导管腺癌。还有其他类型包括：未分化型（间变型）、腺鳞癌、印戒细胞癌、黏蛋白非囊型。65% 的肿瘤见于胰腺头部，15% 见于体部，10% 见于尾部，还有 10% 属多病灶。

临床表现

胰头癌主要表现为梗阻性黄疸或急性胰腺炎，但是常隐匿起病。胰腺体部和尾部的症状出现较晚，与预后差相关。其他表现包括：疲乏、背痛、体重减轻、迟发型糖尿病、脂肪泻和十二指肠梗阻。

体征

- 一般查体——贫血、黄疸、恶液质、左锁骨上淋巴结增大（Troisier's 征）。
- 腹部查体——腹部肿块、腹水、肝大、脐部结节。

诊断和分期

初步检查包括腹部超声和 CT 扫描。

- 腹部超声——初步评估哪些胆管和胰管扩张，可见到大于 2 cm 的肿瘤以及是否有肝转移。
- 胸腹盆 CT 扫描——有助于确定局部和远处分期，也有助于确定肿瘤是否可治愈

（80% ～ 90% 的准确性）。

进一步检查包括：

- 胆管水成像（MRCP）——有助于评价囊性肿瘤。
- 腔内超声——有助于诊断较小的肿瘤并活检。
- 内镜下逆行胰胆管造影（ERCP）——除了放置胆管支架缓解梗阻性黄疸和进行活检之外，很少用于诊断疾病。
- 经皮肝穿胆管造影（PTC）——用于经 ERCP 未缓解或不能治疗黄疸的病例。

组织学诊断

内镜超声引导下经细针穿刺获得组织学诊断。该技术的敏感性大于 90%，特异性接近 100%。经皮细针穿刺活检的敏感性较差，只有 69%，同时可能带来 16% 的腹膜内出血的风险。

血液检查

- 纤维结合细胞、生化、凝血状态。
- 血清 CA199 是常见的肿瘤标志物，它的敏感性为 70% ～ 90%，特异性为 90%，用于评估治疗疗效和鉴别是否有肿瘤复发。CA199 水平小于 200U/ml 的胰腺癌提示有较长的生存时间。

先于手术的进一步检查

腹腔镜联合腹腔镜超声检查可改变 15% 经 CT 扫描评价为可切除患者的治疗策略。在血清 CA199 水平和肿瘤大小的基础上选择腹腔镜是非常有效的策略，可使接受腹腔镜超声检查的患者由 100% 降至约 45%，同时可把疾病检出率从 15% 提高到 25%。

分期

分期见专栏 11.10

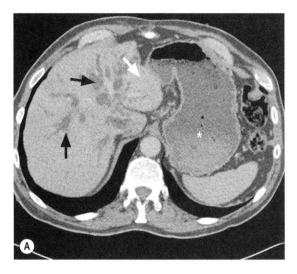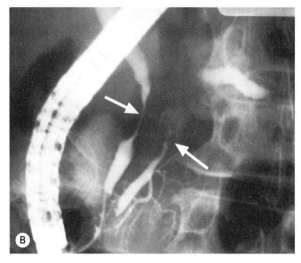

图 11.12

胰腺癌 CT 扫描和 ERCP 检查。A：胰腺癌（白箭头）导致胆管梗阻（黑箭头），十二指肠梗阻伴有胃扩张（白星）；B：ERCP 检查显示胆总管和胰管狭窄（双管征）

胰腺癌治疗

可切除肿瘤的治疗

手术

体力状态好的可切除肿瘤的患者可行根治性切除。可切除标准见专栏 11.11，尽管手术的目的是达到完全镜下切缘干净（R0），但是还是有 30% ~ 60% 的切除导致镜下切缘病灶残留（R1）。黄疸的患者可能需要先考虑给予术前胆汁引流治疗，手术方式取决于肿瘤的位置。

- 胰头癌——认为胰十二指肠切除术（标准 Whipple 手术）或保留幽门的胰头十二指肠切除术（部分胰腺切除的 Whipple 手术）是根治性手术治疗。一项荟萃分析显示两手术方式有相似的术后发病率和生存率。胰腺癌扩大根治性的淋巴结清扫术未能获得生存获益。
- 胰体尾癌——包括脾切除及大部分肝门淋巴结清扫的胰腺癌整块切除术。

根治性手术后有约 40% 的复发率和小于 5% 的死亡率。

新辅助治疗

以 5-FU 或吉西他滨为基础的化疗联合外放射的辅助治疗，可提高肿瘤的可切除性。几项研究报道切除为 60%，阴性切缘为 90%。然而这种治疗在英国并不常用。

术后治疗

- 辅助化疗——一项荟萃分析显示，与未接受化疗组相比，联合辅助化疗组可提高 5 年生存率（19% vs. 12%）以及中位生存时间（19 个月 vs. 13.5 个月）。最近 ESPAC-3 研究报告指出：通过比较手术切缘为 R0/R1 接受辅助化疗的患者，发现吉西他滨组和 5-FU/FA 组在中位生存时间上无统计学差异（23.6 个月 vs. 23 个月）。
- 辅助放化疗——一项荟萃分析显示：与未接受辅助放化疗组相比，接受了放化疗组未能从生存上获益（中位生存时间为 15.8 个月 vs. 15.2 个月）
- 辅助放化疗和辅助化疗——RTOG9704 试验显示：以 5-FU 为基础的放化疗组与吉西他滨为主的化疗组在生存获益上无统计学差异。

不可切除和转移的肿瘤

70% 的患者表现为不可切除的疾病，这些患者接受姑息治疗是必要的。治疗措施包括：

- 姑息性化疗（用于局部进展和转移的肿瘤患者）
- 姑息性放化疗（用于局部进展的肿瘤）
- 对症治疗（用于体力状态差的患者）

姑息性化疗——单药治疗的反应率很少超过 10%。一项荟萃分析显示：与最近支持治疗组相比，化疗组可改善生存（HR 0.64，95% CI 0.42 ～ 0.98）。单药 5-FU 的中位生存时间为 5 ～ 6 个月，与 5-FU 相比，单药吉西他滨的中位生存时间（5.7 个月 vs. 4.4 个月，P=0.0025）和 1 年生存率（18%vs 2%）均有所改善，同时相关药物毒性较轻。因此，吉西他滨是现有药物的最佳选择。

一项荟萃分析证实：与单纯吉西他滨组相比，吉西他滨联合化疗组生存获益（HR=0.91；95%CI 0.85 ～ 0.97），卡培他滨和铂类常与吉西他滨联合使用。

姑息性放化疗——5-FU 或吉西他滨与外照射同步治疗的作用尚不清楚。但是一项荟萃分析显示，与单纯放疗相比，放化疗可改善生存（HR 0.69，95% CI 0.51 ～ 0.94），单纯化疗与放化疗后再化疗之间无生存差异。

对症治疗

- 止痛治疗——治疗措施包括：镇痛药，内

专栏 11.10　胰腺癌分期

0 期

TisN0M0　原位癌

IA 期

T1N0M0　肿瘤局限于胰腺，≤ 2 cm

IB 期

T2N0M0　肿瘤局限于胰腺，> 2 cm

ⅡA 期

T3N0M0　肿瘤超过胰腺，但未浸润腹腔干或肠系膜上动脉。

ⅡB 期

T1-3N1M0　区域淋巴结转移

Ⅲ期

T4 任何 NM0　肿瘤浸润腹腔干或肠系膜上动脉。

Ⅳ期

任何 T 任何 N M1　远处转移

脏神经组织阻断或单侧胸腔镜下内脏神经切除术。

- 梗阻性黄疸——治疗措施包括放置胆管支架或手术改道治疗。塑料支架用于疾病转移和肿瘤大于 3 cm 的患者，而可自我调节的金属支架用于体力状态好、局部进展及肿瘤小于 3 cm 的患者。
- 十二指肠梗阻——内镜下放置支架或手术改道治疗。

新靶点

早期吉西他滨联合 EGFR 抑制剂埃罗替尼的研究显示了较好的结果，但是其 EGFR 抑制剂的确切作用还在研究中。

预后和结果

最主要的预后因素为肿瘤的可切除性和患者的体力状态。手术切除术后中位生存时间为 11 ～ 20 个月。不接受积极治疗，转移性胰腺癌的中位生存时间为 3 ～ 6 个月，局部进展的胰腺癌的中位生存时间为 6 ～ 10 个月，若是手术治疗，可使中位生存时间增加到约 11 ～ 15 个月。5 年生存率为 7% ～ 25%。单纯根治性切除术后 5 年生存率约为 10%。

胰腺内分泌肿瘤

胰腺内分泌肿瘤是由胰岛细胞发展演变而来，其主要类型包括胰岛素瘤、胃泌素瘤、胰高血糖素瘤及血管活性肠肽瘤。发病的平均年龄为 47 岁。MEN1 遗传综合征、VHL、NF1 和结节

专栏 11.11　可切除胰腺癌的标准

- 无腹腔干、肝、肠系膜上动脉浸润
- 肠系膜上静脉 - 肝门静脉汇合处开放
- 肝门静脉受侵长度不超过 2 cm，或超过周围 50%
- 无肝、腹膜或其他远处转移
- 无门静脉高压或肝硬化
- 排除手术外无严重相关疾病

硬化症可增加胰腺内分泌肿瘤的患病风险。

临床表现与肿瘤组织块有关，或是由过量的分泌肽所致。

- 胰岛素瘤表现为与快速或剧烈运动相关的低血糖，以饭后或饮用富含葡萄糖液体后迅速恢复为特征。如有非常低的血糖（< 2 mmol/L）和高水平的胰岛素和 C 肽（提示为内源性胰岛素）即可诊断。
- 胃泌素瘤表现为顽固性的多发溃疡病和腹泻。高水平的促胃液素即可诊断（> 100 pg/ml，或分泌素刺激之后 > 200 pg/ml）。
- 胰高血糖素瘤以高血糖、口腔炎、体重减轻、腹泻和精神障碍为主要特征。坏死松解性游走性红斑是特征性的表现。血清胰高血糖素水平增高即可诊断。
- 血管活性肠肽瘤（VIPoma）可引起水样腹泻和低血钾。血清血管活性肠肽水平增高即可诊断。

胰腺内分泌肿瘤诊断分期的检查包括 CT、MRI 扫描，EUS，[111]In- 奥曲肽，选择性的肝门 / 脾静脉采样和手术中超声检查。

手术切除也是治疗转移性疾病的选择。手术切除后 5 年生存率为 50% ～ 95%。

胰腺囊性肿瘤

约占所有胰腺囊肿的 15%。主要类型有：

- 浆液性囊性肿瘤主要影响女性，大部分发生在胰头部，30% 是囊性肿瘤。有规律地进行影像学检查是保守治疗的策略。
- 黏蛋白囊性肿瘤在女性中常见，影响胰腺的体部和尾部，其中有 40% 是原发性囊性肿瘤。手术切除可避免肿瘤转移。
- 导管内乳头状黏液肿瘤（IPMNs）在男性中常见，其中有 30% 是胰腺囊肿。起病于总导管的 IPMNs 应切除，而起病于分支导管的应进行有规律的影像学随访。

类癌

类癌是由肠嗜铬细胞病变而成的神经内分泌

肿瘤。其中有功能的，也有无功能的。发病的平均年龄为 49 岁，通常女性易患。

类癌的临床表现为非特异的腹部症状，尽管 25% 的患者可出现类癌综合征。CT 是影像学诊断的首选。手术是可切除肿瘤的治疗选择。然而，70% ～ 80% 的患者出现病情进展，其治疗选择包括：

- 用奥曲肽或长效对症治疗。
- 用 [131] I 碘 -MIBG 或 ^{111}In/90Y 奥曲肽放射性核素治疗影像学扫描阳性的患者。
- 姑息性化疗——链脲佐菌素联合 5-FU/ 达卡巴嗪、多柔比星联合 5-FU。

5 年总生存率为 30% ～ 40%，肿瘤转移的患者中位生存时间接近 7 个月。

小肠恶性肿瘤

小肠恶性肿瘤占所有消化道恶性肿瘤的 2% ～ 3%。肿瘤常发生在回肠部位，男性更常见。

病因

危险因素包括：

- 家族性腺瘤样息肉病（FAP）——小肠腺癌是有 FAP 史的患者结肠切除术后死亡的常见原因之一。
- 克罗恩病（腺癌）。
- 腹腔疾病（腺癌和淋巴瘤）——腹腔疾病中淋巴瘤的类型是与 T 细胞变化相关的肠病。
- 热带性口炎性腹泻（淋巴瘤）。
- MEN-1 型（促胃液素产生的十二指肠和空肠肿瘤）。

病理

小肠肿瘤有上皮、间质和淋巴来源的。发生在小肠的常见肿瘤类型包括：

- 腺癌（45%）——十二指肠和空肠的肿瘤发生于肝胰管壶腹部。

- 类癌或神经内分泌肿瘤（30%）——回肠末段常见。
- 肉瘤（10%）——回肠常见，GIST 是主要的肿瘤类型。
- 淋巴瘤（15%）——B 细胞型 NHL 是常见类型。
- 转移癌——较原发癌多见，通常原发癌发生于胃肠管腔、乳腺、子宫、卵巢和黑素瘤。

临床表现

根据临床表现取决于肿瘤的类型、位置和大小。大部分小肠肿瘤的患者表现为肿瘤晚期。非特异性症状包括腹痛、贫血、恶心、出血和体重减轻。患者也可表现为需要紧急手术的穿孔或肠套叠。十二指肠肿瘤表现为梗阻性黄疸，转移性肝类癌表现为类癌综合征。淋巴瘤表现为疼痛、体重减轻和吸收障碍征。GIST 常表现为贫血，有时有腹部肿块。

检查

根据现有症状决定初步检查。

影像

- X 线平片——有助于排除肠梗阻。
- 腹部超声——有助于发现肝转移、腹水和胆管扩张。
- 胸、腹和盆腔 CT 扫描可描述原发肿瘤和肿瘤的范围。不同的组织学类型表现为不同的特征，例如淋巴瘤可表现为小肠弥散性阶段性的增厚，GIST 表现为局限性的肿块。
- 小肠全段检查。
- 内镜超声。
- 小肠镜检查。
- ^{111}In- 奥曲肽扫描——类癌中排除疾病转移。

组织活检

确定治疗之前进行活检证实是必要的。活检诊断途径有内镜、CT 引导的腹腔镜方法或开腹探查。

分期

腺癌与结肠癌的分期相似。淋巴瘤是用 A-A 分期法。

治疗

小肠腺癌

局限性腺癌的患者，切除可见肿瘤和区域淋巴结。肿瘤晚期的患者，手术治疗有助于缓解症状。

化疗方案与结肠癌相同。一项小研究结果显示：奥沙利铂联合卡培他滨的化疗方案治疗的反应率为 50%，中位生存时间为 20 个月。

小肠淋巴瘤

Ⅰ 期和 Ⅱ 期 B 细胞 NHL 可接受手术联合或不联合化疗，而Ⅲ～Ⅳ期可接受首次化疗联合或不联合外科减瘤术。化疗方案与 NHL 相似。

GIST

小肠 GIST 的治疗方法与其他部位 GIST 类似。

预后

肿瘤的类型和分期决定预后。腺癌常表现为疾病进展和报道的 5 年生存率为 30%。十二指肠肿瘤的 5 年生存率为 50%，且预后较好。

淋巴瘤的 10 年生存率为 60%。小肠 GIST 的预后取决于肿瘤的大小和有丝分裂的速度。

结直肠癌

流行病学

在英国结直肠癌（colorectal cancer，CRC）是第三大常见肿瘤，位于乳腺癌和肺癌之后，在英国每年有超过 36 000 例新发病例诊断为结直肠癌，美国每年有 105 500 例。

超过 80% 的患者多在 60 岁以上发病，很少低于 40 岁（遗传形式的除外）。在英国男女的发病率之比为 1.2：1，男性的患病风险为 1/18，女性为 1/20。2/3 的原发肿瘤发生在结肠，1/3 发生于直肠，左半结肠比右半结肠常见（乙状结肠和直肠超过一半）。

病因学

大部分的结肠癌是散发的，与已知的遗传基因突变无关。遗传性肠道肿瘤的临床特征有早年发病、右半结肠肿瘤、同时（异时）结直肠癌或家族性相同患者的其他特征。超过 25% 的结直肠癌患者有家族史，提示已涉及遗传因素。

- 遗传。
  - 家族性腺瘤样息肉病（FAP）占所有结直肠癌病例的 1%。
  - 遗传性非息肉样结直肠癌（HNPCC）约占所有结直肠癌病例的 5%。
- 家族性——患者的一级亲属发展成结直肠癌的风险增加（相对危险 2.25）。
- 炎性肠道疾病——增加患病危险。溃疡性结肠炎发生 CRC 的累积风险 20 年为 8%，30 年为 18%。
- 饮食和补充——红肉。能量的过量摄入，体重指数增高增加患病风险，而蔬菜的大量摄入和高纤维饮食是保护因素。
- 药物——女性激素替代疗法和经常规律服用阿司匹林的人发生结直肠癌的风险低。
- 生活方式——长期吸烟是腺瘤和结直肠癌死亡率的高危因素。规律身体锻炼降低患结直肠癌的风险，尤其是男性。

发病机制和病理学

几乎所有的结直肠癌都是腺癌，由腺瘤样息肉经过多步骤发展而来（图 11.13）。大部分腺癌是典型形态学分化较好的。约 80% 的原发性结直肠癌和 70% 的转移性结直肠癌表达 CK7 阴性、CK20 阳性。少见的组织学类型包括：鳞状细胞癌、小细胞癌、腺鳞癌和髓样癌。

临床表现

约 85% 的患者出现症状才诊断为肠癌。将近 1/3 的患者出现大便习惯改变或出现梗阻症状（通常左半结肠远端肠腔狭窄和排更多粪块样大便），1/3 的患者出现缺铁性贫血（通常发生右半结肠癌）。直肠癌的其他症状包括大便失禁、黏液便和里急后重。超过 30% 的患者出现急性肠梗阻。大部分肿瘤进展后引起体重下降、恶心、食欲下降、腹痛和腹水或肝大引起的腹胀。

检查和分期

初步检查包括：双重对比钡剂灌肠法（double contrast barium enema，DCBE）、乙状结肠镜检查（可检查进镜 60 cm 的脾曲）、结肠镜检查（图 11.14A 或 B）。全结肠影像学检查发现约 5% 的患者有同时存在的肿瘤，超过 40% 的患者有同时存在的腺瘤。CT 结肠成像检查和 DCBE 检查可相互补充（图 11.14C）。内镜检查可提供组织学诊断。

怀疑肠梗阻的患者手术之前应行肠横断面成像，除非出现腹膜炎征象时需优先考虑紧急手术治疗。

进一步检查

- 血——全血计数、肝功能化验、U&E、血清癌胚抗原（carcinoembryonic antigen，CEA）。大部分患者出现术前 CEA 升高，可用于检测早期复发，这部分患者可进行合适的治愈性手术治疗。这有助于检测复发和转移的治疗疗效，但不能用于评估分化较差的肿瘤。

- 胸腹部、盆腔 CT 扫描有助于患者诊断 CRC 和进行分期。
- 直肠癌患者行盆腔 MRI 检查进行局部分期（图 11.15），包括 MRI 检查 T2W 成像有助于确定肿瘤的范围和鉴别直肠系膜边缘是否有肿瘤浸润，这将有助于决定是否需要新辅助治疗。
- 如果 MRI 发现小于 3 cm 的 T1 期肿瘤，直肠内超声有助于评估局部切除的可行性，排除肿瘤是否浸润肠壁肌层（T2），这项检查的准确性为 87%。
- PET 扫描不用于结直肠癌的常规检查，主要用于 CEA 升高或临床上怀疑肿瘤转移或复发，尤其是当 CT 扫描阴性或模棱两可且确定肿瘤将改变治疗策略时。PET 扫描在潜在可切除的疾病中发挥作用，如排除肺的广泛转移。
- 可切除或潜在可切除的肝转移患者，肝 MRI 扫描可用于在围手术期化疗之前排除肿瘤的广泛转移（图 11.16）。

分期

术前 TNM 和 Dukes' 分期见图 11.17。根治性切除术后，应检查 12 枚或大于 12 枚的淋巴结，这与 Dukes' B 期肿瘤的预后相关。病理报告应包括肿瘤是否引起肠道穿孔、血管壁外是否浸润、根治性肿瘤边缘、淋巴结（检查及涉及的数目）以及评估切除的完整性。

结肠癌的治疗（图 11.18）

Ⅰ期（Dukes' A）

- 手术

Ⅱ期（Dukes' B）

- 手术
- PS 评分 0 ~ 2 的患者考虑辅助化疗，如果：
  - 高危因素（血管浸润、腹膜受累或 T4 期、穿孔、分化差的腺癌及手术切缘残存肿瘤细胞）
  - 或年轻人（小于 70 岁）

Ⅲ期（Dukes' C）

- 手术
- PS 评分 0 ~ 2 的患者考虑辅助化疗

Ⅳ期

- 如果是可切除的肝转移、无肺转移的患者可考虑根治性手术联合围手术期化疗
- 姑息性化疗
- 姑息性放疗
- 其他姑息性治疗
- 积极对症治疗

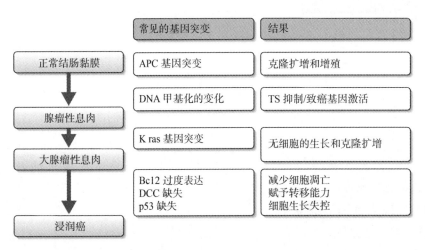

常见的基因突变	结果
正常结肠黏膜 → APC 基因突变	克隆扩增和增殖
↓ DNA 甲基化的变化	TS 抑制/致癌基因激活
腺瘤性息肉 → K ras 基因突变	无细胞的生长和克隆扩增
↓ 大腺瘤性息肉 → Bc12 过度表达 DCC 缺失 p53 缺失	减少细胞凋亡 赋予转移能力 细胞生长失控
↓ 浸润癌	

图 11.13
结直肠癌的发病机制

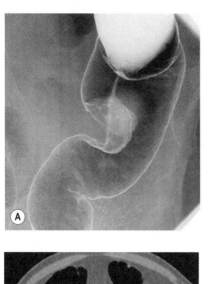
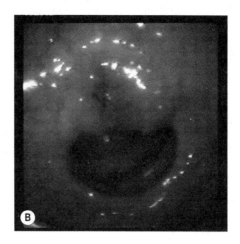
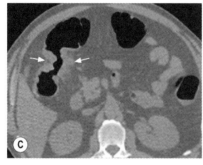

图 11.14

双重对比钡剂灌肠法显示一不规则向内生长带蒂息肉样癌（A），结肠镜显示 T1 高位直肠癌（B），CT 结肠成像检查显示一环形生长的肿瘤（B）[Parts A and C from Adam A, et al：Grainger & Allison's Diagnostic radiology, 5th Edition, Volume 1, 2009（Elsevier), with permission.]（见书后彩图）

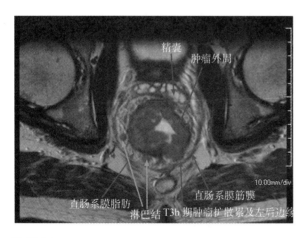

图 11.15

中低位直肠癌 MRI 检查 T2W 像显示直肠系膜边缘受侵。

手术

手术治疗是可治愈的，一些研究表明腹腔镜辅助与开腹行结肠切除术的生存时间相似，但是前者表现出手术切口小、住院时间短的优势。急诊手术较择期手术的患者有更高的围手术期死亡率。因此，急诊放置暂时性的支架有助于在决定手术之前缓解梗阻带来的损害。

辅助化疗

表 11.1 列举了现有推荐使用的辅助化疗方法。Dukes' A 期患者不能从辅助化疗中获益。在 Ⅲ 期（Dukes' C）患者中，5-FU/FA 化疗带来 8% ~ 13% 的绝对生存获益。6 个月的化疗疗效与 1 年的一样。Ⅱ 期患者，化疗可降低接近 33% 的疾病复发，但是绝对获益较少，因为死亡率较低（QUASAR 1 研究显示小于 70 岁的患者 5 年总生存率绝对增加 3.6%），存在高危因素的 Ⅱ 期患者有更高的疾病相关的死亡率（接近 Dukes' C 期的患者大于 1 个高危因素）。因此，辅助化疗使患者获得更大的绝对获益。

与静脉推注 5-FU 相比，Ⅲ 期患者口服卡培

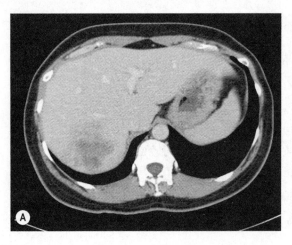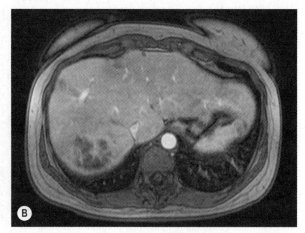

图 11.16

肝门 CT 扫描静脉期显示可切除肝转移病灶（A），肝细胞特异对比 MRI 检查发现更广泛的转移病灶（B）

他滨显示了相同的疗效，良好的毒性反应。它已经是存在高危因素的 Dukes'B 期患者和不能耐受联合化疗方案的 Dukes'C 期患者的标准治疗。Ⅱ 和 Ⅲ 期结直肠癌患者接受 5-FU 联合奥沙利铂方案化疗的 3 年 DFS 较单纯 5-FU 灌注化疗提高了 5%，但显示出较大神经毒性。Ⅲ 和 Ⅱ 期相比（6.9% vs. 2.7%），获益更大。因此，5-FU/FA 联合奥沙利铂方案是 Ⅲ 期结直肠癌患者的选择。

理想的化疗在手术 6 周内开始，但这要取决于伤口愈合和患者恢复的程度。手术后 3 个月开始化疗是否能从辅助化疗中获益还不能确定。

孤立性的肺或肝转移的治疗

肝或肺转移瘤切除术可配合原发疾病根治性切除术进行（图 11.16）。然而，有转移的患者只有 10% 可行手术切除。选择那些最初肝广泛转移的进行术前化疗，可提高约 30% 的可治愈性的切除。推荐手术前最多 12 周的奥沙利铂和伊立替康联合治疗，因其可与肝实质损害相关，增加化疗剂量可增加累积的风险。

最近发表的试验已表明对接受手术围手术期奥沙利铂（改良的 Ox/MdG）方案化疗（12 个星期前和切除后 12 周）的有四个或更少的可切除肝转移病灶的患者 3 年 PFS（42% vs. 33%）增加 9%，而不增加患者的术后死亡率。

报道称肝和肺转移瘤切除术后的患者 5 年生存率约为 30%，然而单纯肺转移瘤切除术后约为 50%。先前肝转移瘤切除术后出现孤立性肝病灶复发的患者，要是再切除取决于肝剩余量和 PS 评分。

直肠癌的治疗（图 11.19）

传统直肠癌的定义是指距肛缘小于 15 cm（美国小于 12 cm）的肿瘤，随着 MRI 成像的出现，直肠癌的定义是出现在腹膜返折处的肿瘤。

Ⅰ 期

- 全直肠系膜切除术（TME）前切除术（AR）或腹会阴联合切除术（APR）
- 超低或低位 T1 的直肠肿瘤局部切除
- 短程术前放疗用于决定行腹会阴联合切除术的 T2 低位直肠癌

Ⅱ 期

- 全直肠系膜切除术、前切除术或腹会阴联合切除
- 短程术前放疗用于决定行腹会阴联合切除术的 T3 低位直肠癌
- 如果 MRI 检查预测环周切缘（CRM）受侵（距肿瘤小于 1 mm）时，术前长疗程的放化疗
- CRT 术前未行放化疗的结肠癌患者可考虑行辅助化疗

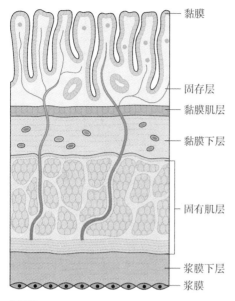

黏膜
固存层
黏膜肌层
黏膜下层
固有肌层
浆膜下层
浆膜

 直肠系膜组织/直肠系膜直肠

Tis – 局限于黏膜或黏膜固有层（无明显转移能力）
T1 – 侵入黏膜下层
T2 – 侵入固有肌层
T3 – 侵入浆膜下层结肠周直肠系膜组织
T4 – 侵入其它器官或浆膜表面的肿瘤

分期	TNM 分期	Dukes分期	% 患者
O	Tis N0 M0	–	
I	T1-2 N0 M0	A	11
IIA	T3 N0 M0	B	34
IIB	T4 N0 M0		
IIIA	T1-2 N1 M0	C1 or 2	26
IIIB	T3-4 N1 M0		
IIIC	T1-4 N2 M0		
IV	T1-4 N1-2 M1	D	29

N1 = 1–3 淋巴结有转移癌
N2 = ≥4 淋巴结有转移癌
C1 = 尖淋巴结阴性
C2 = 尖淋巴结阳性

图 11.17
结直肠癌分期

III 期

- 全直肠系膜切除术、前切除术（AR）或腹会阴联合切除
- 如果 MRI 检查预测环周切缘（circumferential resection margin，CRM）受侵（距肿瘤或淋巴结）时，行术前长疗程放化疗

- 短疗程的术前放疗用于要求腹会阴联合切除术的 T1-3N1-2 的低位直肠癌
- 任何期的直肠癌患者，如果存在复发的多个高危因素（年轻、受侵淋巴结、EMVI、巨大肿块）时，可考虑行短疗程的术前放疗
- 未接受术前同步放化疗的结直肠癌患者可考虑辅助治疗

IV 期

同结肠癌。

手术

局部复发是直肠癌的重要风险，传统复发率达 40%，与单纯手术一样高。约 25% 的患者不能单靠治疗局部疾病，这样很少能治愈疾病，常与症状差相关。近年直肠癌的治疗策略主要集中于降低局部复发率。R0 切除是最重要的因素，即环周切缘无肿瘤细胞，如果切缘阴性，则可降低局部复发率 90% 和死亡率 66%。

全直肠系膜切除术（tatal mesorectal excision，TME），涉及仔细剥离切除直肠系膜外平面。该技术显著改善了局部复发率、生存率以及降低发病率，尤其对男性而言。该技术应作为直肠癌手术的标准技术，无论是对于中高位肿瘤的前切除术，还是对于低位直肠癌的经腹会阴切除术，如果清除范围小于 1 mm，或是括约肌受侵，或是肛门功能较差。与开腹手术相比，腹腔镜手术有 CRM 受侵率高、性及泌尿系并发症发生率高的结果。因此，开腹全直肠系膜切除术仍是手术切除的金标准。

虽然局部切除是 T1 肿瘤的治疗选择，但是还没有对肿瘤复发危险因素（结节、高分化、血管受侵、肿块大于 3 cm）的随机研究。经肛门切除术是常用的技术。

放疗（表 11.2）

数据显示与术后放射治疗相比，术前放疗更有效（复发率 57% vs. 37%），毒性更小，需要照

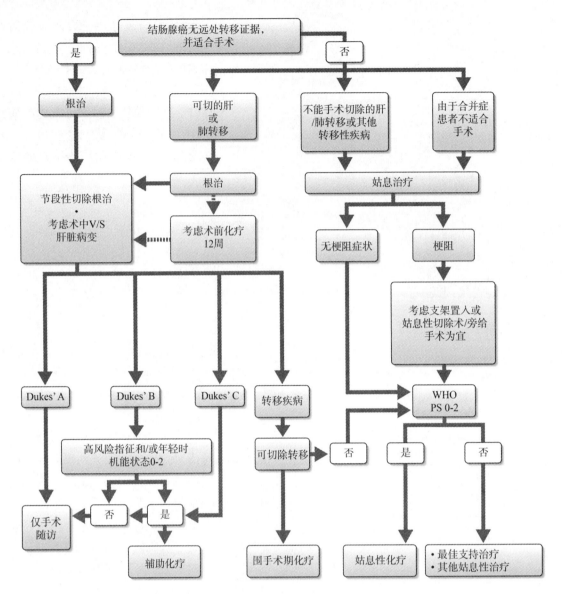

图 11.18
结肠癌治疗策略

射量更小（生物有效剂量大于 30 Gy vs. 大于 35 Gy）。

对于局部进展可切除的直肠癌来说，术前短疗程放疗显示降低局部复发率大于 50%（瑞典的研究显示：5 年局部复发率，单纯手术：手术联合放疗 =27%：12%）。全直肠系膜切除术的优势依然存在而且有更低的局部复发率（荷兰的研究显示单纯 TME 组的 2 年 LR 与 TME 联合放疗组的 2 年 LR 之比为 8.2%：2.4%）。放疗的不良反应是增加早期（创伤并发症）和晚期（肠、直肠肛门部及性功能）发病率。

在英国，术前 MRI 检查进行准确分期，导致有更多的患者选择使用短疗程放射治疗，可用

于估计 R0 切除、但有显著复发危险因素的患者（图 11.19）。MRC CR07 前期报道显示：与选择术后放疗相比，任何分期、任何部位的直肠癌患者接受术前短疗程放疗可明显降低局部复发率（4.7% vs. 11.1%），如果 CRM 阳性，其 3 年无病生存期（DFS）可改善 4.6%。

局部疾病进展的降期

MRI 检查评价术前长疗程同步放化疗的患者 CRM 受侵的风险有助于大于 80% 的肿瘤降期，变成 R0 切除。与增加急性毒性反应的单纯

表 11.1 结直肠癌化疗方案

方案	药物	剂量	时间	指征	PS
改良 RP	5-FU+ 叶酸	500 mg/m^2 20 mg/m^2	Ⅳ B 周 6/8 Ⅳ B 周 6/8	辅助，患者年龄小于 70 岁，Dukes' B（与 Mayo 临床方案等效，而且黏膜炎发生较少）	0～2
卡培他滨	卡培他滨	1250 mg/m^2	口服 2 次 14 d 3 周	辅助 Dukes' B 期（高危）和 Dukes' C，一线解救治疗	0～2
MdG	叶酸 +5-FU	350 mg 400 mg/m^2 2800 mg/m^2	Ⅳ 2 h d1 Ⅳ B d1 Ⅳ I 46 h d1～3	一线解救治疗（不能耐受卡培他滨或严重肾损害）	0～2
奥沙利铂 +MdG	叶酸 + 奥沙利铂 +5-FU	350 mg 85 mg/m^2 400 mg/m^2 2400 mg/m^2	Ⅳ 2 h d1 Ⅳ 2 h d1 Ⅳ B d1 Ⅳ I 46 h d1～3	Dukes' C 期辅助治疗，一线或二线解救治疗，可切除肝转移围手术期	0～1
伊立替康 +MdG	叶酸 + 伊立替康 +5-FU	350 mg 180 mg/m^2 400 mg/m^2 2400 mg/m^2	Ⅳ 2 h d1 Ⅳ 90 min h d1 Ⅳ B d1 Ⅳ I 46 h1～3	一线或二线解救治疗	0～1
伊立替康		350 mg/m^2	Ⅳ 90 min d1		0～1
	伊立替康			二线解救治疗	
同步放疗	卡培他滨 5-FU+ 叶酸	825 mg/m^2 350 mg/m^2 20 mg/m^2	po bd 5 周 Ⅳ B d1～5 周 1+5 Ⅳ B d1～5 周 1+5	局部进展直肠癌的新辅助治疗	0～1

放射治疗相比，同步放化疗可改善病理完全缓解率，降低局部复发率。

直肠癌的辅助治疗

数据显示术前不顾分期进行规律 5-FU 推注的同步放化疗治疗后对患者进行术后 5-FU 辅助化疗未能获益。认为对于未接受术前同步放化疗的患者可从辅助化疗中获益与结肠癌的治疗相似，但是直肠癌患者接受辅助治疗的研究数量还是不多。

直肠癌局部复发

选择脏器切除（如果未侵及盆腔侧壁或骶骨）的患者可能达到治愈。肿瘤转移的患者在执行此类创伤手术前应用 PET 进行排除，如果术前未接

受同步放化疗，应用于降低远期复发的风险。再照射不是常规治疗，但是可作为一些患者的选择。

结直肠癌的姑息治疗

姑息性治疗包括：局部进展不可切除，疾病复发，Ⅳ 期（除外局限性的肝或肺转移）。

腔内治疗

直肠上段、左或右半结肠肿瘤在内镜检查中放置可扩张的金属支架（技术难点是通过屈曲的肿瘤进行放置）。90% 患者的梗阻症状缓解达 1 年以上（其他 10% 患者的肿瘤扩散率为 10%，并有 10% 的再梗阻率），避免造口。内镜激光消融有助于控制结肠癌和接受过照射治疗的直

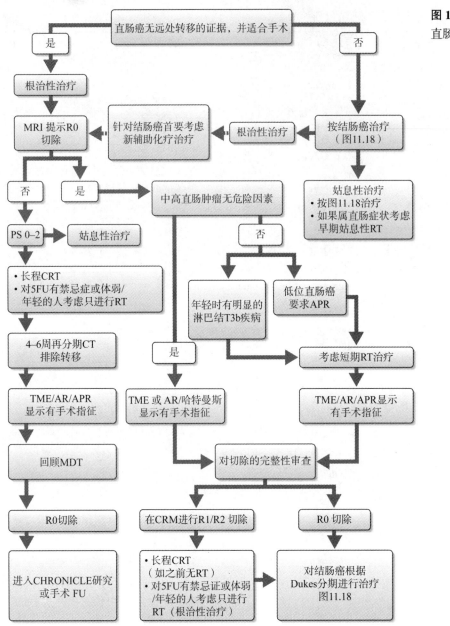

图 11.19
直肠癌治疗策略

肠癌患者出血。

放疗

对不可切除的直肠癌进行放射治疗可控制症状，尤其是出血、里急后重及疼痛。

姑息性化疗

早期接受化疗，而不是出现严重症状后，与良好的治疗结果相关，且对生活质量无影响。

与单纯最佳支持治疗相比，氟尿嘧啶可提高

中位生存时间将近 4 个月（10 个月 vs 6 个月）。与其他 5-FU/FA 方案相比，静脉推注 MdG 和口服卡培他滨的反应率接近 30%，毒性反应耐受性好。作为一线治疗的 MdG 或卡培他滨增加伊立替康或奥沙利铂治疗后，在毒性反应增加的情况下，可使反应率增加到 50% ～ 60%，中位生存时间延长至 14 ～ 16 个月。二线治疗添加此类药物可使中位生存时间延长超过 20 个月。

靶向治疗

与分别单纯化疗相比，贝伐单抗（抗 VEGF）

表 11.2　直肠癌放疗

指征	操作	靶区	剂量和时间
APR 低位直肠癌（T2-3N0，T1-3N1-2）	2D 模拟患者俯卧标记 3~4 个区域	计划靶区面积边缘 Sup——第 5 腰椎至第 1 骶椎 Inf——肛门标记 /3 cm 以下病变（其余肛管用于中高位肿瘤） Lat——距盆腔壁 1 cm 以上 Post——骶后 Ant——股骨头中部 / 骶骨岬 2 cm	25 Gy/5 区域，1 周以后，术前 7 天内
MRI 提示浸润或威胁 CRM	CT 计划 3D 适于 患者仰卧 3 或 4 个靶区	PTV=CTV（GTV 和直肠系膜）+ 3 cm sup/inf/lat 缘 2 cm ant 骶后	45 Gy/25 区域超过 2 周，术前化疗，手术 6-8 周
R1 或 R2 切除	2D 模拟器 患者仰卧 肛门标记 3 或 4 个靶区	靶区边缘 Sup——L5/S1 Inf——肛门 3 cm 以下病变标记 Lat——骨盆外 1 cm Post——骶后 Ant——近端股骨头 /3 cm 前至直肠	50.4 Gy/28 区域超过 5.5 周 术后化疗
不可切除或复发	模拟器 A＋P 靶区	靶区边缘 覆盖并超过肿瘤和盆腔淋巴结区域 如果 PS 较差，考虑 2 cm 病变	30 Gy/10 区域或 27 Gy/6 区域超过 2 周

联合伊立替康 /5-FU 做为一线治疗方案，可使中位生存时间提高 4.7 个月（20.3 vs 15.6），联合奥沙利铂 /5-FU 时可使生存时间延长 18 个月（63% vs 53%）。贝伐单抗常见的副作用包括：高血压、蛋白尿、胃肠穿孔、腹腔内感染、伤口愈合不良以及促进动脉血管血栓形成等。大手术后 28 日内不可接受此类治疗。

西妥昔单抗和帕尼单抗均是抗 EGFR 抗体。伊立替康 /5-FU 联合西妥昔单抗（CRYSTAL 研究）可提高反应率（RR，39% vs. 47%），改善疾病无进展生存期（PFS，8 m vs. 8.9 m）；与奥沙利铂 /5-FU 联合，可增加反应率（36% vs. 46%），但不能改善 PFS。西妥昔单抗常见的毒性反应有皮肤反应和腹泻。

K-ras 基因可作为抗 EGFR 抗体靶向治疗疗效的预测、预后因素。野生型 K-ras 与 RR、PFS 改善相关，突变型 K-ras 则与无治疗反应、生存差相关，有些证据显示，与单纯化疗相比，抗 EGFR 抗体事实上是无益于治疗的。

肝转移的姑息性治疗

经皮射频消融有助于一些不可切除或肝转移灶复发患者的姑息性治疗（中位生存时间可达到大于 36 个月）。然而，对于肿瘤大于 4~5 cm，表浅肿瘤及与血管关系密切的肿瘤，用 RFA 治疗效果较差。

随访

结直肠癌术后 2 年内的复发率为 80%，3 年内的为 90%。对于结肠癌和直肠癌分别治愈性治疗后小于 5% 的复发患者来说，5 年生存与 7 年生存相同。根治性治疗后随访的目的是发现潜在治愈阶段的疾病复发，检测异时性的息肉或肠道肿瘤。最佳的随访策略还没确定且在广泛变化中。

肠道定期检测

对于诊断结直肠癌时未行全结肠成像检查的患者来说，应在治疗的 6 个月内行结肠镜检查以排除同时性的息肉或肿瘤。对于诊断结直肠癌时已行全结肠影像检查的患者来说，推荐治疗后起初 1 ~ 3 年行结肠镜检查，对无息肉、生存预期可能大于等于 15 年的患者来说以后每 5 年进行一次结肠镜检查（息肉大于等于 5 枚以上的患者应常行此项检查）。

定期监测远处转移

研究表明密集的随访与显著改善 Dukes' B 和 C 期患者的 5 年总生存时间有关（HR 0.81），经积极监测大部分无症状的肝转移复发患者中，高达 20% 患者适合治愈性手术治疗。因此，对于 Dukes' B 或 C 期根治性治疗随访的患者来说，适合积极治疗的措施如下：

- 监测 CEA，每 6 个月一次，共 2 年，随后每年 1 次，直到第 5 年。
- 肝 CT 扫描（直肠癌中盆腔），第 12 个月，18 ~ 24 个月。
- 若 CT 扫描未见病灶，而 CEA 持续升高的需行 PET 检查。

筛查

普通人群

一项荟萃分析显示：大便潜血筛查可降低结直肠癌总死亡率 16%，筛查出患者的总死亡率降低 23%（RR 0.77）。英国国民健康保险制度肠癌筛查策略规定，对于年龄在 60 ~ 69 岁之间的人群进行每 2 年一次的大便潜血化验，结果异常的可行结肠镜检查。年龄超过 70 岁者需要进行筛查。

高危人群

预后与结果

分期是重要的预后因素。准确分期可使 I 期（Dukes' A）的 5 年生存率大于 90%，无危险因素的 II 期（Dukes' B）为 70% ~ 85%，有危险因素的 II 期和 III 期（Dukes' C）为 40% ~ 60%，IV 期为 5%。接受最佳支持治疗的不可切除转移性肿瘤的中位生存时间为 6 个月，接受化疗的为 18 ~ 20 个月，接受靶向治疗的超过 2 年。

肛门癌

鳞状细胞癌在肛管中不常见。发病高峰出现在 70 ~ 80 岁之间。肛管癌女性多见，男女比为 1 : 2 ~ 3，危险因素包括生殖器感染人乳头状瘤病毒（HPV、HPV-16 多见）、移植或 HIV 阳性患者慢性免疫抑制、吸烟（增加 2 ~ 5 倍）。

发病机制和病理学

肛管长 3 ~ 4 cm，并延伸到肛门括约肌上边界。肛周癌发生在肛周 5 cm 内，未延伸至肛管内的肿瘤。

肛门癌是肛门上皮内瘤样病变（AIN）由低级别到高级别发展而来，可在鳞状细胞癌邻近区域发现。

90% 的肛门癌是鳞状上皮细胞，组织学亚组包括：大细胞角质化、基底样细胞、迁移性细胞（大细胞无角质化）。这些都与生殖器肿瘤或表皮样肿瘤相关，都有相似的病史、治疗疗效、预后。

5% ~ 10% 的肿瘤是肛门腺癌，治疗与低位直肠癌相同，其他组织学类型有黑素瘤、基细胞和小细胞癌。

表现

50% 的肛门癌患者表现为大便不适，肛门瘙痒和出血。上述症状常与痔疮相混淆。任何超过 60 岁的患者均应检查，以排除肿瘤；同时也包括有肿块、腹股沟结节、疼痛或症状持续的患者。大便失禁和阴道瘘是疾病局部进展的晚期症状。远处转移少见。

检查和分期

初步检查包括：直肠指诊、麻醉下检查和活检。经肛门超声检查有助于评价肿瘤浸润深度和直肠周围结节。CT 或 MRI 检查有助于评估盆腔转移性结节。大于 50% 的可触及或放射性可疑腹股沟结节被遗漏，因此，临床上推荐对可疑结节行细针穿刺。如果细针穿刺不能诊断，可活检切除。诊断时可见小于 5% 的远处转移，分期时还要有胸腹部 CT 检查。除了常规血化验，有危险因素的患者还应化验 HIV。

TNM 分期见表 11.3。

治疗

局限性肿瘤的治疗方法有：

- 局部切除（可选择 Ⅰ 期的患者）
- 同步放化疗（CRT，Ⅰ ~ Ⅲ 期）
- 根治性手术（T3 或 T4 的肿瘤引起肛门括约肌受损和 CRT 后的解救）

Ⅳ 期患者治疗方法包括：姑息性化疗、姑息性放疗及积极对症治疗。

局部切除

选择肛门括约肌未受侵的 Ⅰ 期患者进行可治愈性的局部切除手术。单纯局部切除的 5 年总生存率约 70%。然而，CRT 显示了较好的疾病总控制，因此认为此方法适合所有患者，甚至适合在一线治疗选择局部切除的患者。

放化疗（CRT）

现在还没有关于手术和 CRT 的随机对照研究；但是大部分患者接受 CRT 治疗后可保留肛门括约肌。丝裂霉素和 5-FU 同时应用的放化疗是任何分期的局部肿瘤患者的标准选择（专栏 11.12）。UKCCCR ACT Ⅰ 和 EORTC 研究证实：CRT 在降低局部治疗失败方面优于单纯放疗，并且无需结肠造口、改善疾病特异性生存。同步治疗可增加毒性反应，在晚期发病率上无显著增长。

放射剂量和技术

治疗肛门癌所需的与化疗同步的放疗剂量存在争议。

研究证据提示：化疗联合小于 30 Gy 的放射剂量可有效治疗微小病灶，45 Gy 适合治疗无大块肿瘤的疾病，这是英国现有治疗的基础方案。既然肛门癌的倍增时间为 4 天（与子宫颈癌相似），通过延长总的治疗时间，有可能降低局部控制率。

临床上未常规处理腹股沟处结节的治疗失败率大于 25%。这导致了实行选择性结节外照射治疗，以此降低小于 5% 无显著发病率的风险。

顺铂的作用

5-FU 联合顺铂作为肛门癌的新辅助化疗，同步放化疗和辅助化疗的调查研究正在进行中。当前 UK-ACT Ⅱ 研究主要是比较两个 CRT（标准 MMC/5-FU 与顺铂 /5-FU）的时间问题，以及 2 周期顺铂 /5-FU 方案辅助化疗组与未接受辅助组。

HIV 阳性患者

在高效抗逆转录病毒治疗出现之前，HIV 阳性、CD4 计数小于 200、接受大于 30 Gy 的 CRT 患者的耐受性较差，出现较多的毒性反应。大部分患者接受标准剂量的治疗。

根治性手术

对于 CRT 治疗后证实有局部复发的适合考虑挽救性手术治疗的患者，应该重新进行分期，包括胸腹部 CT 扫描排除转移、盆腔 MRI 检查进行局部分期。通过解救手术切除的患者有近 50% 能治愈。但是接受完整切除的患者甚至出现约 50% 的局部复发率。腹股沟处结节剥离同样适用于 CRT 后肿瘤残留或腹股沟处复发转移的患

表 11.3　肛门癌分期

分组	TNM 分期	% 患者
Ⅰ	T1（肿瘤 ≤ 2 cm）N0	12
Ⅱ	T2（肿瘤 2 ～ 5 cm）N0	55
	T3（肿瘤 > 5 cm）N0	
Ⅲ A	T1-3 N1（直肠周围）	30
	T4（肿瘤浸润邻近器官）N0	
Ⅲ B	T4N1	
	任何 T N2（单侧髂内腹股沟淋巴结）	
	任何 T N3（直肠周围，或腹股沟，或双侧髂内，+/-腹股沟淋巴结）	
Ⅳ	M1（转移超过盆腔）	< 5

注：T4 不包括：肿瘤浸润直肠，皮下组织，皮肤或括约肌

专栏 11.12　肛门癌 CRT

放疗

Ⅰ

患者倾向肛门标记（肛管癌），沿可触及的肿瘤线（肿瘤边缘及腹股沟淋巴结）

前后区域

边界

上 = SI 结点底部以上

下 = 肛门缘 3cm 以上或肿瘤范围最前缘

外侧 = 股骨头外侧

1.8 Gy 17 个区域，共 30.6 Gy

Ⅱ

GTV 照射区域边缘为 3 cm。

N0 肛管癌 =3 个区域（后，左右外侧）

N0 肿瘤边缘 = 直接区域

N+ 肿瘤 = 前和后区域

1.8 Gy/ 区域，11 个区域，共 19.8 Gy

化疗

第 1 周丝裂霉素 C 12 mg/m² 第 1 天，5-FU 1000 mg/m²· d 第 1 ～ 14 天

第 5 周 5-FU 1000 mg/（m²· d）d1 ～ 14

放疗区域和剂量遵循 ACT Ⅱ草案。化疗计划遵循 ACT I 研究

者，但会导致高危术后创伤并发症和慢性淋巴水肿。

手术治疗的其他指征包括：初始 CRT 治疗禁忌证、肛门括约肌损害导致的失禁、阴道瘘以及 CRT 的晚期毒性。

转移性疾病

大于 15% 的患者发展为远处转移，顺铂联合 5-FU 是最有效的化疗，肿瘤转移性疾病的反应率约为 55%，但是很少出现完全有效，通常只能持续几个月而已。

随访

随访用于诊断早期局部复发，以便使患者接受解救手术治疗。肛门癌接受 CRT 治疗后退化较慢，需要几个月的时间，因此早期随机活检是没有用的。局部复发常出现在 CRT 治疗后 3 年内，远处转移常出现于 5 年内。所以，随访常由规律周期进行直肠指诊和腹股沟结节检查组成。如果出现持续的治疗有效，但有可能有病灶残留或直到消退，则最初是每 6 周检查一次。然后是每 2、3、4 个月检查一次，共 3 年；随后是每 6

表 11.4　T 分期 CRT 治疗的 5 年生存率和 5 年局部控制率

T 分期	5 年总生存率 %	5 年局部控制率 %
T1	80	90 ～ 100
T2	70	75
T3/4	45 ～ 55	55

个月检查一次，共 2 年。既往治愈后发展成边缘较硬的溃疡、扩大的肿块或是原发肿瘤部位持续性的疼痛，提示肿瘤复发，应行活检证实。

远期严重的毒性反应包括：溃疡、放射性坏死、狭窄引起肛门直肠功能下降、5% ～ 12% 的患者需要结肠造口术，都与放射剂量相关。会阴部纤维化、直肠紧迫感和腹泻、性交困难都相对常见。

预后和生存

原发肿瘤的大小、是否有转移都是预测生存

最有用的因素。5 年总生存率在 75% 左右。4 cm 大小的肿瘤是局部控制的界限，超过 95% 的小于等于 4cm 的肿瘤可达到对 CRT 治疗的完全病理缓解。

局部淋巴结的播散是生存的不利因素，患者 5 年生存率达到 20%，但仍低于无淋巴结转移的患者。如果腹股沟淋巴结未侵及皮肤或深层结构，单纯 CRT 治疗的控制率约为 80%。肛周的肿瘤较肛管肿瘤有良好的预后，这要归功于淋巴结转移风险降低了。

远处转移患者的中位生存时间为 9 ~ 12 个月。

参考文献

Mariette C, Piessen G, Triboulet JP. Therapeutic strategies in oesophageal carcinoma: role of surgery and other modalities. Lancet Oncol. 2007;8:545–553.

Hartgrink HH, Jansen EP, van Grieken NC, van de Velde CJ. Gastric cancer. Lancet. 2009;374:477–490.

Rampone B, Schiavone B, Martino A, Viviano C, Confuorto G. Current management strategy of hepatocellular carcinoma. World J Gastroenterol. 2009;15:3210–3216.

Eckel F, Jelic S; ESMO Guidelines Working Group. Biliary cancer: ESMO clinical recommendation for diagnosis, treatment and follow-up. Ann Oncol. 2009;20 Suppl 4:46–48.

Hidalgo M. Pancreatic cancer. N Engl J Med. 2010;362: 1605–1617.

Cunningham D, Atkin W, Lenz HJ et al. Colorectal cancer. Lancet. 2010;375:1030–1047.

Uronis HE, Bendell JC. Anal cancer: an overview. Oncologist. 2007;12:524–534.

第 12 章 泌尿生殖系统肿瘤

M Beresford

肾癌

引言

肾细胞癌（renal cell carcinoma，RCC），又称肾癌，占全身恶性肿瘤的 2% ~ 3%，在英国，每年约有 6600 例新发病例，并有 3600 人死于肾癌。在过去的 10 ~ 15 年内，肾癌的发病率在逐年增加，其中一部分原因是由于断层扫面成像技术的应用，使得偶发肾癌的检出率增加。目前肾癌的发病年龄高峰是在 65 ~ 75 岁，40 岁以下人群少见。男女发病比率为 3:2。

病因

肾癌的危险因素如下：

- 吸烟——吸烟者比不吸烟者更容易发生肾癌，并且这种影响似乎是剂量依赖性的，过量吸烟者的相对危险度为 2.0。
- 职业暴露——暴露于石油、烃、钢、石棉、镉、干洗用品的危险比为 1.3 ~ 1.6。
- 镇痛剂肾病——应用非那西汀有关的肾病患者发生肾癌的风险会增加。
- 肥胖——肥胖者肾癌的发病率升高，体重和风险呈线性关系（RR 达 4.8）。过度食用红肉和乳制品可能增加患病风险，摄入乙醇和咖啡似乎与肾癌并无联系。
- 获得性肾囊肿——透析患者。
- 遗传因素——Von Hippel-Lindau 病是一种家族性疾病，以多发肿瘤为特征，包括双侧肾细胞癌、视网膜或中枢神经系统血管瘤和嗜铬细胞瘤。遗传性乳头状肾细胞癌（hereditary papillary renal cell carcinoma，HPRC）容易发生多发、双侧肾 I 型乳头状肾细胞癌，并与 c-met 癌基因突变有关。

病理学

肾细胞癌占成人肾恶性肿瘤发病率的 85%，其余的肾恶性病变绝大多数为转移癌。其他罕见恶性肿瘤包括透明细胞肉瘤、淋巴瘤、嗜酸粒细胞性腺瘤以及成人 Wilms 瘤。

- 肾细胞癌（RCCs）——大多数肾细胞癌分化良好并且通常起源于肾上极。尽管肾癌常常包含一些其他类型的细胞成分包括颗粒细胞以及梭形细胞（预后不良的肉瘤样变），但是大多数肾癌为透明细胞类型。
- 移行细胞癌——相对少见，占肾恶性肿瘤的 5%，有些是镇痛剂肾病导致的后果。移行细胞癌起源于肾盂并且常常影响泌尿道上皮黏膜的多个部位，其中 50% 有膀胱肿瘤病史。尽管有时早期出现梗阻症状，但是，肾盂移行细胞癌往往发现得比较晚。由于接近肾静脉，肾盂癌容易较早发生扩散，以转移到肺和骨骼最为典型。根据肿瘤分级不同，其 5

年生存率在 10% ~ 70%。

- 鳞状细胞癌——此种类型罕见并且常常与慢性感染性鹿角形肾结石有关。发现时往往比较晚，而且伴有局部广泛病变。

临床表现

肾肿瘤常常由于无症状而被忽视，直到长大才被发现。经典的肾癌三联症（也称为"晚期三联征"）包括腰痛、血尿和腹部肿块，不到 10% 的患者会出现这些症状。高达 20% 的患者有发热病史，1/3 的患者有体重减轻和恶液质。30% 在发现时已经伴有转移性疾病，另外 25% 有局部进展性疾病。典型的转移部位包括肺（75%）、淋巴结/软组织（36%）、骨骼（20%）和肝（18%）。患者也可能表现出一些副瘤综合征的表现，如红细胞增多症、高钙血症等。

检查和分期

初步检查包括尿液检查如尿蛋白、尿红细胞和细胞学检查。血液检查应包括全血细胞计数、尿素氮和电解质、肝功、凝血以及钙离子水平。

影像学检查

CT 扫描：CT 扫描（图 12.1）对于确定适当的外科手术方式——腹腔镜、部分或根治性肾切除术有重要作用。肿瘤的大小是很重要的诊断

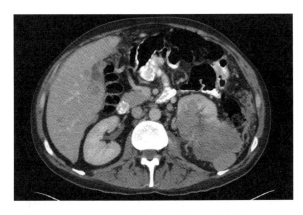

图 12.1
CT 扫描显示来自左肾的不规则团块状病变

指标——良性皮质腺瘤可能与恶性肿瘤表现相似，但直径往往小于 3 cm。

其他检查：对于小的肿瘤，如果 CT 扫描没有包括胸部，胸部 X 线检查足以用于分期。超声及彩色血流多普勒对评估肾静脉和下腔静脉侵犯有重要作用。在有骨骼症状或碱性磷酸酶升高时应考虑骨扫描检查。

如果从影像学检查或肾功能化验结果提示需要关注肾储备，则应该进行更正式的肾功能评估。

分期

分期（表 12.1）决定了肾肿瘤的预后和治疗方法。

处理

原发肿瘤的手术治疗。

治愈性手术

肾癌的确切性治疗方法是手术切除。根治性肾切除术，经前路将肾、肾上腺和肾周脂肪整块切除。在 T1 或 T2 期肾肿瘤，肾上腺很少累及，可以保留肾上腺。如果肿瘤侵入肾静脉，可以结扎癌栓远端，必要时甚至可以切除部分腔静脉壁。

区域淋巴结清扫术，有时应用在根治性切除的过程中，但其在延长生存期方面的作用还是值得商榷的。

近年来，随着外科技术进步，创伤更小的腹腔镜下部分或全肾切除术治疗肾小体积肿瘤已经成为现实。特别是对于肾功能储备较差或者对侧肾无功能的患者，应考虑保留肾组织的手术。

姑息性手术

对于伴有转移的肾癌患者，也可考虑肾切除术，此时，把它作为一种姑息治疗。虽然有很少（不到 1%）的患者，肾切除后可能会导致转移灶消退（"异位效应"），但是，这并不是考虑手术的主要原因。手术的目的主要是在于减轻症状，如疼痛、血尿和高钙血症。减小肿瘤体积也可能会提高后续的全身治疗的疗效——有试验表明，

表 12.1　肾实质肿瘤分级

分期			
I	T1 N0 M0	肿瘤体积 ≤ 7 cm，局限于肾	
		T1a：肿瘤体积 ≤ 4cm	
		T1b：肿瘤体积 > 4cm，≤ 7cm	
II	T2 N0 M0	肿瘤体积 > 7 cm，局限于肾	
III	T1/2 N1 M0	局限于肾，单个区域淋巴结转移	
	T3 N0/1 M0	T3a	侵及肾上腺或肾周组织，但未突破 Gerota 筋膜
		T3b	侵及肾静脉或隔下腔静脉
		T3c	侵及隔上腔静脉
IV	T4 N0-2 M0	T4	肿瘤侵出 Gerota 筋膜
	T1-4 N2 M0	N2	一个以上区域淋巴结转移
	T1-4 N0-2 M1	M1	远处转移

伴有转移的肾癌患者接受免疫治疗前先行姑息性切除术，再应用干扰素治疗具有更好的生存优势。

辅助治疗

有研究显示肾切除术后辅以干扰素的辅助疗法，似乎并没有生存优势。更复杂的和化疗毒性反应大的疗法，如联合应用干扰素、白细胞介素 -2 和 5 - 氟尿嘧啶（被称为 Atzpodien 方案）没有显示出任何优势，实际上可能是有害的。

转移性疾病

α- 干扰素

α- 干扰素是一种具有抗癌、抗病毒活性的细胞因子。有报告显示，转移性肾癌的反应率为 10% ~ 15%，完全缓解率为 2%（虽然也有偶尔自发缓解的报道），疾病稳定的比率约为 25%。一个循证医学研究表明应用干扰素与没有应用干扰素相比，前者具有 3 个月的生存优势。干扰素在预后较好的患者中的作用较强，这与转移病灶的多少、患者的体能状态以及诊断到转移的时间间隔有关。

干扰素的最佳给药方案尚不清楚。典型的给药方案是 9 ~ 12 兆单位皮下注射，每周 3 次，往往以一个较低的剂量开始，以评估患者的耐受性。治疗在 6 ~ 9 个月后或者病情恶化时停止。治疗期间应监测血细胞计数和肝功能。

干扰素具有显著的副作用（专栏 12.1），会影响生活质量。这些副作用是剂量依赖性的，但是大多数人往往在停药后迅速消失。常见的副作用包括乏力、类似流感样症状、腹泻、恶心、呕吐、厌食、骨髓抑制及注射部位皮疹。

白细胞介素 -2

白细胞介素通过刺激细胞毒性 T 细胞发挥作用。它可以皮下注射、高剂量静脉注射或持续静脉滴注（疗效相似）。它可代替干扰素或与干扰素联合应用，似乎可以改善反应率（15% ~ 20%），但并没有改善总体生存率，而且比干扰素的副作用更大。

醋酸甲羟孕酮

反应率只有 5% ~ 7%。一项比较孕激素和干扰素治疗的试验显示，干扰素组具有约 2.5 个月的生存优势。

化疗

化疗的反应率低于 10%。少数伴有肉瘤样变的肾癌病例对肉瘤化疗的方案有反应，如阿霉素和环磷酰胺。

新药

各种新的靶向治疗药物在治疗转移性肾细胞癌中也取得了可喜的成果，其总体耐受性优于干扰素和白细胞介素 -2。目前的研究主要集中在这些药物对转移性疾病的辅助治疗作用及其应用先后顺序方面的研究。

索拉非尼和舒尼替尼是口服的多激酶抑制剂，抑制血管内皮生长因子（VEGF）、血小板源性生长因子（PDGF）和 c-kit 的酪氨酸激酶活性。他们具有抗细胞增殖和抗血管生成的作用。一项索拉非尼与安慰剂对照作为二线全身治疗转移性 RCC 患者的 III 期试验表明，索拉非尼可改善无进展生存期（分别为 5.5 个月与 2.8 个月）。

在舒尼替尼作为一线治疗的研究中显示，舒尼替尼与干扰素组患者的无进展生存时间分别为 11 个月与 5.1 个月（$P < 0.000\ 001$），中位总生存期为 26.4 个月与 21.8 个月（$P = 0.51$）。在英国，舒尼替尼是作为体能状态 0～1 级的患者的推荐治疗药物。口服剂量是 50 mg，每日一次，连续 4 周，休息 2 周（6 周为一个周期）。根据患者的耐受程度每日剂量可下调至 12.5 mg，但有证据表明，疗效与剂量具有相关性。药物不良事件包括皮疹、腹泻、手足皮肤反应、乏力、血小板减少症和高血压。这些通常是容易处理的，而且很少导致永久停药。

替西莫司可以抑制 mTOR 受体的活性，后者在细胞信号转导通路的下游，被认为是一个与其他途径相关联的关键点。这是一种静脉注射剂，与干扰素相比，可以改善转移性 RCC 的无进展生存期，特别是有利于预后差的患者。依维莫司是口服的 mTOR 抑制剂，在先前应用酪氨酸激酶抑制剂治疗中发生进展的患者，作为二线治疗，取得了一定的效果。

贝伐单抗是一种单克隆抗体，能抑制血管内皮生长因子。在贝伐单抗与干扰素联合应用与单独应用干扰素的对比研究中，结果显示，二者联合应用使得初始治疗的转移性 RCC 患者的无进展生存期延长至两倍。

放射治疗

放射治疗可用于控制出血和原发肿瘤部位的疼痛以及治疗骨骼和中枢神经系统转移症状。

转移瘤的手术处理

应该考虑切除肾癌转移灶，尤其是肺内转移灶，可获得较好的效果。虽然孤立病灶完整切除后所看到的生存率数字最好，高达 50%，相比之下，多个病灶完整切除的 5 年生存率为 20%；但是，手术处理不应局限于孤立转移灶。原发肿瘤和肿瘤进展出现转移灶的时间间隔与疾病特异性生存期相关。切除脑转移灶也有良好的效果，尤其是当切除原发肿瘤后相对较长时间才发生脑转移时。

预后因素和生存期

RCC 患者的生存期仍然有限，但是，大家公认特定的转移性疾病患者可以获得较好的长期生存。预后较好的因素包括分期为 I 期、肿瘤未侵犯集合系统和透明细胞为主型。

为纪念斯隆 - 凯特琳，以他命名的预后分层方法通常用于转移性疾病。该方法提出 5 个主要的预后因素：体能状态差（KPS ＜ 70）、乳酸脱氢酶升高（＞ 1.5 倍正常）、血钙升高、低血红蛋白、未切除肾。根据具有这些预后因素的数目，患者被分为 3 个风险组：0= 低风险，1～2= 中等风险，3～5= 高风险。有报告显示，这些高危人群的 3 年生存率分别为 31%、7% 和 0%。

不同分期肾癌的 5 年生存率分别为：I 期 66%，II 期 64%，III 期 42% 和 IV 期 11%。

膀胱癌和肾盂癌

引言

膀胱癌占所有恶性肿瘤的 4%，在英国，每年有超过 10 000 个新发病例和近 5000 人由于膀胱癌死亡。在全世界范围内，其发病率占常见肿瘤的第 9 位，但在北美和西欧更常见，在男性中占第 4 位、在女性中占第 8 位。世界范围内的男女发病比例是 10：3。膀胱癌在 50 岁以下少见，在 70 岁以上人群中最常见。

病因

膀胱癌的危险因素包括:

- 吸烟(增加 2 ~ 5 倍的风险)。
- 感染——尤其是血吸虫病增加鳞状细胞癌的风险。
- 职业 / 化学(苯胺染料、芳香胺、印刷业、橡胶工业、电缆制造、焦油制造、污水处理工人、病虫害防治、联苯胺、环磷酰胺、2- 萘胺、苯基苯胺、非那西丁)。
- 膀胱结石(慢性膀胱炎)。
- 慢性留置导管。
- 放疗史(肉瘤的风险)。

病理

在西方国家,超过 90% 的膀胱肿瘤是移行细胞癌(transitional cell carcinoma,TCC),而且常伴有鳞癌、腺癌、肉瘤分化的成分。在形态上,80% 为乳头状,20% 为扁平状,最有可能受累的区域是膀胱的后壁和外侧壁。扁平状的肿瘤往往级别更高,具有更高的侵袭性。不太常见的病理类型有鳞状细胞癌、腺癌和罕见的小细胞癌。

肿瘤最初出现时往往是低级别且表浅的,但往往是多发的且容易复发。每一次复发,均具有细胞学异型性恶化的趋势。整个泌尿道包括输尿管、肾盂以及膀胱均有发生移行细胞癌的风险。

原位癌的特征是全层上皮细胞均严重发育不良。这意味着预后差,往往具有侵袭性的组成部分。至少有 30% 的 Ⅲ 级原位癌将发展为侵袭性癌。

临床表现

膀胱癌最常见的表现是无痛性血尿。有肉眼血尿的患者患有膀胱肿瘤的概率为 25%(如果为镜下血尿时,比率为 5%)。其他症状包括尿频、尿急、尿痛和腰痛,后者是由于输尿管梗阻造成的。有时,患者出现由于转移造成的症状,如骨痛、骨折或呼吸急促。

肿瘤分级与淋巴结受累是密切相关的。1 级肿瘤不到 10% 有淋巴结受累,相比之下,3 级肿瘤的淋巴结受累比率为 80%。膀胱癌的转移部位主要是肺和骨骼。

检查和分期

检查

初步检查包括尿液细胞学检查,静脉尿路造影(IVU)及膀胱镜检查。膀胱镜检查应包括双合诊、尿道和膀胱的全面检查、所有可疑部位的活检、可视肿瘤的经尿道电切术和检查结果的详细图表,作为对照以协助后续随访。

一旦证实存在膀胱肿瘤,应考虑做进一步检查,包括抽血化验(肾功能、全血细胞计数、肝功能和钙离子水平),胸部 X 线片,组织学检查,腹部和盆腔的 CT 或 MRI 扫描(图 12.2)。MRI 更有利于显示邻近器官早期侵犯和膀胱外的扩散。如果有骨骼相关症状或碱性磷酸酶升高,则有必要行骨扫描检查。胸部 X 线或胸部 CT 用来排除转移性疾病(图 12.3)。

分期

膀胱肿瘤的分期见表 12.2。

治疗

膀胱肿瘤的治疗取决于肿瘤侵入膀胱壁的深度和肿瘤的病理分级。表浅的、非肌层浸润性肿瘤,一般都是采用经尿道切除治疗,多发或复发性肿瘤辅以膀胱灌注化疗或免疫治疗。局限性肌层浸润性膀胱癌,采用原位膀胱切除术或膀胱及周围组织的放射治疗。图 12.4 显示了不同临床分期的膀胱肿瘤的处理。专栏 12.1 中显示了根治性膀胱切除术的适应证。

灌注疗法

膀胱内灌注治疗能降低经尿道切除后膀胱

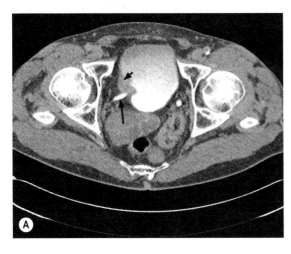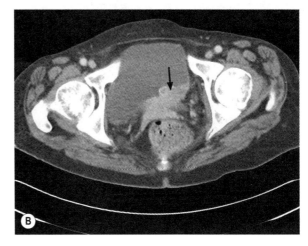

图 12.2
膀胱肿瘤的 CT 表现：肿瘤显示为膀胱底部右侧的充盈缺损（短箭头所示），造影剂填充输尿管（长箭头所示）并通过肿瘤进入膀胱（A）。图像显示来自膀胱底部的不规则肿块（B）

专栏 12.1 根治性膀胱切除术指征

- 重度 / 持续原位癌
- 侵入肌层
- T1 期肿瘤在膀胱内治疗前提下出现多样复发
- T1 G3
- 鳞状细胞癌和腺癌
- 不稳定患者（监护不可实现）

肿瘤的近期复发率。包括化疗如灌注丝裂霉素，或免疫治疗如灌注卡介苗（BCG）。化学疗法的化学性膀胱炎的发病率约 40%，但 BCG 的为 90%，因此后者往往用于耐受性强的患者。

灌注化疗

丝裂霉素能使第一次膀胱镜检查的复发率从 25% 降低到 12% 以下。用法为经尿道膀胱肿瘤切除后 6 h 内单剂量给药或每周一次、连续 6 ~ 8 周。应该在膀胱内保留 1 ~ 2 h。有报告其有效率高达 65%，有 35% 的完全缓解率。其副作用包括膀胱炎、膀胱容量减少、帕尔默脱屑和皮疹。

膀胱内免疫疗法

膀胱内灌注卡介苗的有效率在 75%，平均复发时间为 2 年。目前已证明在原位癌患者中此种疗法能减少膀胱切除的比率。其副作用包括膀胱炎、发热、血尿和前列腺炎。

卡介苗治疗应在肿瘤切除术后 1 个月后进行，以使膀胱黏膜愈合。每周一次（81 mg 卡介苗溶入 50 mg 生理盐水中），连续治疗 6 周，随后行膀胱镜检查。如果有反应，则启动第二个为期 6 周的治疗。如果有进展，应考虑膀胱切除术。

维持治疗试验表明（最初 6 周治疗后，每 6 个月接受连续三次、每周一次的治疗，连续 3 年）患者可获得较好的疗效（但不到五分之一的患者能耐受这个计划）。

肌层浸润性疾病

如果是局限性的肿瘤，其目的是在保证治愈的前提下尽可能保留膀胱。局限于膀胱的肿瘤，根治性膀胱切除术的治愈率为 60% ~ 70%。根治性外放疗可能使膀胱功能保存，但治愈率较低，仅为 50%（尽管没有手术和放疗之间直接的比较研究）。如果肿瘤扩散超出膀胱壁（T3 期肿瘤），根治性膀胱切除的治愈率为 30%，而且一半的患者将在 1 ~ 2 年内发生远处转移。

根治性膀胱切除术

根治性膀胱切除术的切除范围包括膀胱、膀胱周围脂肪及其连带的腹膜。在男性，前列腺和精囊也要被切除。在女性，还要切除子宫、尿道、附件、卵巢，并行阴道袖状切除。尿道重建

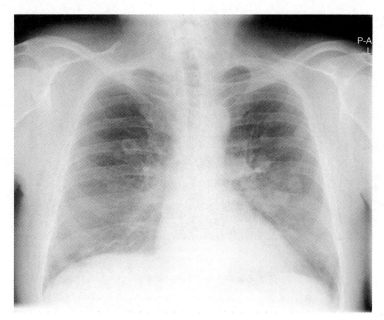

图 12.3

胸片显示来自膀胱移行细胞癌的肺部"炮弹样"转移灶

表 12.2	膀胱肿瘤分期	
分期		
I	T1 N0	侵犯上皮下结缔组织
		T1a - 深部固有层
		T1b - 固有肌层
II	T2 N0	侵犯肌层
		T2a - 浅 1/2 肌层（浅肌层）
		T2b - 深 1/2 肌层（深肌层）
III	T3 N0	膀胱周围组织侵犯
		T3a - 显微镜下
		T3b - 肉眼
	T4a N0	T4a - 侵犯前列腺，尿道，阴道
IV	T4b N0	T4b - 侵犯盆壁，腹壁
	T 1 - 4 N1-3	N1 - 单个淋巴结转移，最大径 ≤ 2 cm
		N2 - 单个淋巴结转移，最大径 2～5 cm 或多个淋巴结转移，最大径 ≤ 5 cm
		N3 - 淋巴结转移，最大径 > 5 cm
	M1	远处转移

在女性患者往往更加困难。淋巴结清扫的作用一直存在争议，但目前人们普遍接受此做法。如果尿道保留在原位，有 5%～10% 的尿道肿瘤复发风险。

尿流改道术的技巧：

1．回肠膀胱术（造口）
2．可控尿流改道术

- Mainz Ⅱ（如果没有尿道，将输尿管接入直肠——肠道肿瘤和终身腹泻的风险会增加）。
- 可控性尿流改道术 [输尿管植入小肠和应用自然腔道（如输卵管或盲肠）连接贮尿囊与皮肤实现自我导尿]。
- 如果保留尿道（即没有原位癌、高级别肿瘤），可以将输尿管连接到小肠做成的贮尿囊——因为缺乏排尿的感觉，所以需要进行膀胱训练。

根治性膀胱切除术的副作用包括高达 3% 的死亡率、男性阳痿（70%～100%）、女性性交困难、输尿管皮肤瘘、感染及肠瘘（30%）。

根治性放疗

根治性放疗的目的是在保留膀胱的前提下达到治愈的目的。根治性膀胱切除或是放疗的选择应通过一个有患者参与的多学科会议来决定。有随机研究表明，与根治性膀胱切除相比，放疗的局部复发率较高，但在密切随访并能够保证复发后能予以补救性膀胱切除的情况下，二者的总体生存期相似。大约有三分之一的放疗患者可以保持膀胱免于切除。

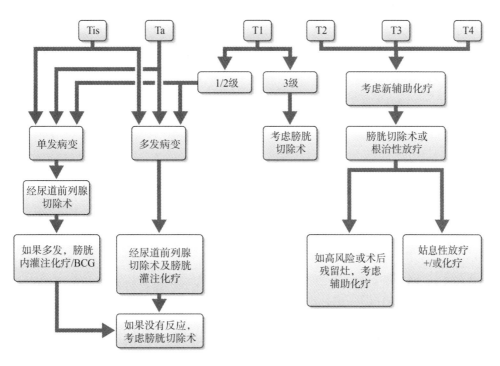

图 12.4
不同分期的膀胱移行细胞癌的治疗方案

还没有证据显示膀胱切除术后淋巴结放射线照射和盆腔辅助放疗具有生存优势。

放射治疗的预后不良因素包括输尿管梗阻、经尿道切除不完全、无蒂（比乳头状恶性程度高）肿瘤和连续或第一次膀胱镜检查时发现肿瘤复发。

在那些以前有盆腔放疗史、炎症性肠病或小肠粘连、广泛原位癌、膀胱功能不佳、多次经尿道切除术或多次膀胱内灌注化疗（由于放疗可能会使已经减退了的膀胱功能更加恶化）的情况时，根治性放射治疗是作为禁忌的。

根治性放疗是典型的根据 CT 设计的，其照射靶区包括距离空虚膀胱边缘 1.5 ~ 2 cm 左右的范围，包括前列腺尿道和肿瘤延伸到的范围。这个边缘设计是考虑到了一定的膀胱运动范围。直肠和股骨头应当作为高危险器官。治疗通常是通过三维计划实施，照射剂量为 55 Gy、共 20 次（超过 4 周），或 64 Gy、32 次（超过 6.5 周），用 6 ~ 10 mV 的光子。

放疗的并发症包括放射性膀胱炎（< 5%）、放射性直肠炎（< 5%），肠梗阻（< 3%）和勃起功能障碍（60%）。

有采用部分膀胱照射（或予以分两期追加小剂量照射整个膀胱）的做法，以减少副作用，同时维持有效的治疗剂量。

姑息性放疗

对于淋巴结阳性或局部进展性肿瘤，尤其是对于有血尿或骨盆疼痛的患者，姑息性放疗是有益的。姑息性放疗的定位通常采用传统的定位方法，有时通过膀胱 X 线片进行膀胱定位。典型放疗剂量方案包括 30 Gy、10 次、2 周以上，21 Gy、3 次、1 周以上，或者在体弱的患者，8 ~ 10 Gy、一次。大约一半的患者症状可以获得改善，但也有相似比例的患者会有比较严重的副作用。

化疗

化疗主要用于膀胱癌的姑息治疗和转移性膀胱癌的治疗，但有很好的证据支持全膀胱切除术前新辅助化疗的应用。然而，以铂类为基础的化疗方案，有比较明显的毒副作用和致吐性，很多浸润性膀胱癌患者的肾功能较差，所以常常不能耐受化疗。

转移癌的化疗

联合化疗如 CMV 方案（顺铂、甲氨蝶呤、长春花碱）和 MVAC 方案（甲氨蝶呤、长春新碱、阿霉素、顺铂）的反应率为 40% ～ 70%。吉西他滨联合顺铂的新型化疗方案有相似的反应率和生存率，但毒性反应较少（专栏 12.2）。单剂铂类方案的反应率比较低（仅为 30%）。

新辅助化疗

一项关于肌层浸润性膀胱癌的新辅助化疗的荟萃分析显示，接受以顺铂为基础的联合化疗方案治疗的患者在总生存期方面有 5% 的绝对优势。这样做的好处与局部治疗的类型（手术或放疗）无关，适用于所有的患者。新辅助化疗在保留膀胱方面也可能有一定的作用，对此有反应的患者进行放疗，无反应患者予以行膀胱切除术。目前有关的随机对照试验正在研究中。

辅助化疗

关于辅助性化疗是否有益的证据尚不一致，一项循证医学研究不建议将此作为常规治疗。高危患者（淋巴结阳性或 T3/4 期）膀胱切除后立

即实施化疗与延迟化疗的比较研究尚未纳入足够数量的患者。

放化疗同步治疗

还没有确切的证据表明，顺铂与放疗同步进行的效果优于单纯放疗。5 - 氟尿嘧啶和丝裂霉素 C 与放疗相结合的疗法，作为一种毒性较低的方案，正在研究中。

肾盂癌和输尿管癌的处理

表 12.3 显示了肾盂癌和输尿管癌的分期。肾盂和上尿路移行细胞癌的治疗要根治性切除肾及输尿管。对于小的、局限的肾肿瘤，如果需要关注残留肾功能，可进行保留肾单位的手术。根治性切除术后的辅助放疗没有生存优势，但切缘阳性或残留肿瘤的患者可考虑辅助放疗。周围组织结构对剂量有限制，但通常为 45 ～ 50.4 Gy、25 ～ 28 次。有一些证据表明，在 T3/4 和（或）淋巴结阳性的患者，手术切除后，顺铂化疗联合放疗可以提高总体生存率和无病生存率。多数复发位于远处，因此应考虑应用含铂化疗方案进行全身辅助治疗，但是有关这种方法的好处的数据很少。目前关于辅助化疗的证据显示，淋巴结阳性患者较局部进展性肿瘤但淋巴结阴性的患者对辅助化疗的反应更好。

与转移性膀胱癌类似，以铂类为基础化疗方案，也可用于治疗转移性疾病。

膀胱小细胞癌的处理

膀胱小细胞癌占膀胱癌的不到 1%，通常在发现时往往已经处于进展期。肿瘤局限的患者应在手术前予以铂类为基础的新辅助化疗或放疗。转移性疾病对化疗有反应，但中位生存期不足 12 个月。大部分已公布的数据涉及神经内分泌方案的应用，如卡铂/顺铂与依托泊苷联合方案。

生存期

膀胱癌的 5 年生存率如下：

专栏 12.2　膀胱癌化疗方案

吉西他滨/顺铂：	吉西他滨 第 1，8，15 天 1 g/m²
	顺铂 * 第 1 天 70 mg/m²
	28 天重复一次（或者 21 天 1 次，省去第 15 天的吉西他滨）
CMV：	顺铂 * 只在 第 2 天 100 mg/m²（70 mg/m² 做备选）
	甲氨蝶呤第 1 和第 8 天 30 mg/m²
	长春碱第 1 和第 8 天 4 mg/m²
	21 天重复一次
MVAC：	甲氨蝶呤第 2，15，22 天 30 mg/m²
	长春碱第 2，15，22 天 3 mg/m²
	阿霉素第 2 天 30 mg/m²
	顺铂 * 第 2 天 70 mg/m²
	28 天重复一次

* 对于肾功能不全患者（肌酐清除率 30-60 ml/分钟），考虑用卡铂替代顺铂（AUC 4-5）。

表 12.3　肾盂输尿管肿瘤分期

分期		
Ⅰ	T1 N0 M0	肿瘤侵犯上皮下结缔组织
Ⅱ	T2 N0 M0	肿瘤侵犯肌层
Ⅲ	T3 N0 M0	肿瘤侵犯肾盂或输尿管周围脂肪或肾实质
Ⅳ	T4	T4 侵犯邻近脏器或肾周脂肪
	或 N1-3	N1 单个淋巴结转移，最大径 ≤ 2 cm
		N2 单个淋巴结转移，最大径 > 2 cm 但≤ 5 cm 或多个淋巴结转移
		N3 单个淋巴结转移，最大径 > 5cm
	或 M1	M1 远处转移

分期	5 年生存率
Ta，T1，CIS	70% ~ 95%
T2	50% ~ 80%
T3a	40% ~ 70%
T3b	20% ~ 50%
T4	10%

伴有转移的膀胱癌尽管对化疗有一定的反应率，但是其生存率较差，2 年生存率不足 10%。

前列腺癌

引言

前列腺癌占全身恶性肿瘤的 12%（男性占 23%），在英国每年有 32 000 个新发病例，有 10 000 人死于前列腺癌。在过去 10 ~ 15 年中，由于前列腺特异抗原（prostate specific antigen，PSA）筛查和手术治疗良性前列腺疾病的增加，前列腺癌的发病率大幅度增高。大多数病例发生在 70 岁以上人群和罕见于 50 岁以下者。迄今为止尚没有证据表明，PSA 筛查能降低前列腺癌的死亡率。

病因

前列腺癌的确切病因尚不清楚，但一些危险因素已经被确认，如高脂饮食、类固醇激素、雌激素和遗传因素。目前已经有证据表明：遗传性前列腺癌基因位点在第一号染色体即 1P。雄激素受体区域的突变可能与高级别肿瘤、前列腺外侵及远处转移相关。维生素 D 受体基因的突变可能也发挥了作用。与 BRCA 基因也可能有关。

病理学

前列腺肿瘤绝大多数是腺癌。恶性病变经常是多病灶性的，最常累及的部位是腺体的后外侧部。70% 发生在前列腺周围带。罕见的病理改变包括黏液癌、小细胞癌、鳞状上皮细胞癌、腺样囊性癌和子宫内膜样癌（后者的特点是 PSA 水平正常并且对激素无反应）。还可能发生前列腺尿道移行细胞癌，并有罕见的继发性前列腺癌的报道，如黑色素瘤和肺癌转移到前列腺。

Gleason 评分系统是预后的重要因素，其描述的是恶性细胞的分化程度（专栏 12.3）。每个肿瘤要进行两次分级，每次分级的 Gleason 分值为 1 ~ 5 分——第一次分级为最常见的模式（主模式）、第二为次常见的模式。

临床表现

大多数前列腺癌最初由于检测到血清 PSA 水平升高而被发现，大约一半的患者无任何症状。PSA 检测可作为非特异性膀胱出口梗阻的下尿路症状（如尿等待、尿频、夜尿和尿末滴沥）的检查手段之一，或作为筛查方案的一部分。在那些因前列腺肥大症状而行经尿道前列腺电切术（transurethral resection of the prostate，TURP）的前列腺增生患者，在前列腺碎屑中发现癌细胞的情况并不少见。

专栏 12.3　Gleason 分级：

1. 分化好，腺体类型一致
2. 分化好，腺体各异
3. 中度分化；乳头 / 筛状特征或较好分隔的葡萄状腺
4. 分化差；束状、层状、融合细胞
5. 分化非常差；微小腺体形成与坏死

局部进展性前列腺癌可以被直肠指诊检测到，有的患者可能会出现因肿瘤局部侵犯引起的疼痛或出血。骨转移比较常见，骨痛或病理性骨折是可呈现的特点。其他转移部位包括闭孔、膀胱周围和腹主动脉旁淋巴结以及罕见的肝、肺或脑转移。

转移的一个最强的预测因子是高 PSA、Gleason 评分高（8 ~ 10）以及年龄 > 70 岁。罗奇公式（基于 Partin 的表格）是常用于预测局部侵润和淋巴结转移风险的方法（专栏 12.4）。

检查和分期

初步检查，包括 PSA 的血液检测和直肠指诊（digital rectal examination，DRE）。PSA 升高的患者进行经直肠前列腺穿刺活检以获得病理诊断（通常是获得 8 ~ 12 针的前列腺活检，每叶各一半）。

如果证实确实为前列腺癌，进一步的检查需要根据肿瘤的分级、肿瘤体积和 PSA 水平决定，但可能包括盆腔 MRI 扫描以确定是否存在腺体外扩散和精囊或淋巴结是否受累（一般在 Gleason 4+3 以上患者，或 PSA > 20 ng/ml 的患者，这些患者需要考虑是否行根治性治疗）和骨扫描（PSA > 10 ~ 15 ng/ml）。如果怀疑淋巴结受累，在根治性治疗前应考虑行腹腔镜腹膜后淋巴结活检。

表 12.4 显示了前列腺癌的分期。

除了 PSA 水平，为了提高前列腺癌的诊断和监测的准确性，人们还提出了多种其他各种 PSA 参数：

- PSA 密度（PSA / 前列腺体积）考虑到老年男性的前列腺体积肥大，因而具有更高的 PSA 水平。0.1 ng/ml / CC 是正常的（例如体积为 50 ml 的前列腺，其 PSA 为

5 ng/ml）。

- 游离 PSA 百分比（fPSA）是指游离的 PSA 占血液中总 PSA 水平的比率（后者包括与血液中的蛋白质结合的 PSA）。前列腺癌患者的游离 PSA 百分比较正常男性低，并可能有助于确定中间区 PSA 水平的患者是否应进行前列腺穿刺活检。确切的正常值范围尚有争议，但 fPSA < 10% 非常可疑。
- PSA 的动力学研究表明肿瘤的生长速度，它包括 PSA 倍增时间、以数月或数年表示，PSA 速率以 ng/ml / 年表示（这是常用的监测方法见下文）。要准确地反映 PSA 的速率，在 18 个月内至少检测 3 次 PSA。

值得注意的是，低分化的前列腺癌可能不分泌 PSA，因此更难以诊断、预测和监测。

局灶性疾病的处理

局灶性疾病的治疗方法是：

- 动态监测（适合根治性治疗的患者）
- 观察等待（不适合根治性治疗的患者）
- 根治性治疗：手术或放疗或两者联合

动态监测和观察等待

许多患者肿瘤生长缓慢，可能很少或根本没有影响他们的预期寿命，因此，他们可能免于遭受根治性治疗带来的副作用和不便。主动监测，意味着提供给患者出现进展的迹象的密切监测，以利于早期根治性治疗。何时考虑主动监测尚无绝对的标准，应由患者决定，但典型的指标包括 T1-T2b 期的肿瘤，Gleason 评分 ≤ 7，PSA ≤ 15（动力学较好）。监测计划可能会包括前 2 年内每 3 个月复诊，以后每 6 个月复诊一次，每次复诊均检查 DRE 和 PSA。在 18 个月时，应复查经直肠前列腺穿刺活检。考虑根治性治疗的标准为 PSA 进展（倍增时间 < 2 年）、临床进展或重复活检 Gleason 评分升级。

"观察等待"适用于不适合根治性治疗，而行姑息性内分泌治疗且有症状进展时。

专栏 12.4　Roach 公式		
淋巴结转移风险（%）：	2/3 PSA + 10（Gleason-6）	
精囊转移风险（%）：	PSA + 10（Gleason-6）	
囊外浸润风险（%）：	3/2 PSA + 10（Gleason-3）	

表 12.4 前列腺癌分期

分期		描述	
I	T1a	不能触及，局限于前列腺	TURP 发现，< 5% 的组织受侵，Gleason 评分仅 2 ~ 4 分
II	T1a		TURP 发现，< 5% 的组织受侵，Gleason 评分 ≥ 5 分
	T1b		TURP 发现，> 5% 的组织受侵
	T1c		因 PSA 升高，穿刺活检发现
	T2a	可触及，局限于前列腺	局限于一叶，< 50% 受侵
	T2b		局限于一叶，> 50% 受侵
	T2c		两叶受侵，可触及
III	T3a	穿透前列腺包膜	穿透前列腺包膜
	T3b		侵犯单侧或双侧精囊
IV	T4	局部侵犯	侵犯其他邻近结构
	任何 N1		转移至区域淋巴结
	任何 M1		远处转移

根治性治疗

前列腺癌根治性治疗方案包括前列腺癌根治术、外放射治疗和近距离放射治疗（低剂量率或高剂量率）。每种治疗都有其自身的特点并适用于某些类型的患者，但研究报道显示，如果患者选择适当，其治疗有效率是相似的。

前列腺癌根治术

可以采取经会阴、耻骨后或腹腔镜的途径。术后排尿功能障碍的风险为 5% ~ 15%。保留性神经的前列腺癌根治术降低了性功能障碍的发病率，约减少了 50%。

外放疗

适形 CT 策略在前列腺放疗中发挥了重要作用（专栏 12.5 和图 12.5）。医学研究会议 RT01研究随机对比了 64 Gy 和 74 Gy 两种剂量，发现无生化进展生存率危害比为 0.67（置信区间：0.53 ~ 0.85；$P = 0.0007$），74 Gy 组生存率占有优势。但是，放疗剂量增大会增加对下消化道和膀胱的毒性作用，目前尚不清楚其是否能改善总体生存率。

新技术如调强适形放疗（IMRT）也许能够进一步增进对放疗剂量的控制，或减少对正常组织的放射。

放射生物学研究显示前列腺癌的 α-β 比很低（1.2 ~ 1.5 Gy），提示低分割疗程放疗同时提高各次放疗剂量，可能在更好地控制肿瘤的同时保持类似的并发症发生水平。基于以上原因，采用 57 ~ 60 Gy/19 ~ 20 次，治疗超过 4 周的方案正在研究中。这些短疗程方案有节约资源的优势，且对于患者更为方便。

尽管全盆腔放疗，对高危盆腔淋巴结侵犯（≤ 15%，Roach 标准）患者是否可提高生存率仍有待论证，但该方案目前仍在普遍使用。

放疗的急性并发症有排尿困难、尿频、腹泻、嗜睡及红斑。慢性并发症包括直肠炎（腹泻、直肠出血、里急后重：30% 轻度，5% 重度）、阳痿（30% ~ 40%）及尿失禁（1% ~ 5%）。

近距离放射治疗

低剂量率（LDR）近距离放射治疗

采用全麻或椎管内麻醉，在超声引导下经会阴通过细针将持续放射性粒子直接植入前列腺。需植入约 50 ~ 100 个 125I 或 103Pd 粒子以达到目标放疗剂量 145Gy。近距离治疗适用于前列腺体积< 50 ml, Gleason 评分≤ 6 分, PSA ≤ 15 ng/ml, T2 期以下病变, 未接受过 TURP 手术, 且没有高危包膜外侵犯或淋巴结侵犯风险的患者。

尽管有充分证据表明近距离治疗对 PSA 的控制和活检结果方面有效, 但目前仍缺乏长期生存率的数据。现尚无直接比较近距离治疗与外放疗或根治术效果的随机研究, 但对照和队列研究显示, 两者 5 年无生化复发和整体生存率类似。

高剂量率（HDR）近距离治疗

高剂量率近距离治疗适用于中高危患者, 其通常用作短疗程外放疗的后续治疗, 也可单独治疗。采用全身麻醉, 在超声引导下经尿管将粒子送入前列腺。高剂量率近距离治疗通常分 2 或 3 次, 每次 12 h, 要求原位留置尿管及模板一夜。专栏 12.6 显示部分目前应用的高剂量率近距离治疗计划表。

激素治疗的应用

接受根治性放疗的患者通常要接受 3 个月的新辅助促黄体生成素释放激素（LHRH）类似物治疗, 其通过缩小前列腺体积使接受放疗的组织体积减小。一项持续 3 年的 EORTC 研究, 对比了单独放疗和从放疗开始当天即接受雄激素阻断治疗的两组患者。5 年临床无病生存率为 40% 对 74%, 总体生存率为 62% 对 78%, 辅助内分泌治疗组占优。

应当为所有高危患者（Gleason 评分 8 ~ 10 分, 临床分期 T3/4, 淋巴结转移风险 > 30%）提供 2 ~ 3 年的辅助治疗。辅助治疗对于中低危患者的作用正在随机研究评估中, 但目前这类患者通常在放疗前和放疗期间接受 3 ~ 6 个月的 LHRH 类似物治疗。

值得注意的是, LHRH 类似物并非没有副作用（专栏 12.7）, 并且可一定程度上增加患者接受放疗时的死亡率。

对于接受根治性前列腺切除的患者, 新辅助或辅助激素治疗的作用目前尚无定论。

专栏 12.5 前列腺放射疗法（见图 12.5）

定位

排空直肠行 CT 检查。依照 CT 测量或共同注册的 CT/MRI 定义靶体积。

靶体积

主要根治疗法

CT 体积 = 整个前列腺 + 肿瘤范围

如果精囊进展风险≥ 15% 则包括精囊。

如果淋巴结进展风险≥ 15% 则考虑治疗盆腔淋巴结。

第 I 阶段前列腺肿瘤体积 =CT 体积 +1 cm 边缘。

第 II 阶段前列腺肿瘤体积 =CT 体积 +0.5 cm 边缘。

补救放疗。

有 1cm 边缘的前列腺床、任何外科创缘和残留精囊

剂量

前列腺和精囊

第 I 阶段 56 Gy/28 次

第 II 阶段 18 Gy/9 次

整个骨盆和前列腺

第 I 阶段（整个骨盆和前列腺）50 Gy/25 次

第 II 阶段（只有前列腺）18 ~ 24 Gy/9 ~ 12 次

补救放疗

66 ~ 70 Gy/33 ~ 35 次

耐受性：

- 直肠：55.5 Gy 用于至多 50% 直肠, 70 Gy 用于至多 25% 直肠, 74 Gy 用于至多 3% 直肠
- 膀胱：小于 50% 膀胱应接受 67 Gy

局部进展期和已有转移患者的治疗

局部进展期

对于局部进展期患者, 尽管有证据显示, 放疗确可改善对 PSA 水平超过 70 ng/ml 前列腺癌患者的生化控制, 但对比于单纯激素治疗, 根治性放疗或手术仅能轻度或不能使患者额外受益。此类患者的主要治疗方案是 LHRH 类似物或抗雄治疗。由于睾酮水平降低, 长期 LHRH 类似物治疗可导致显著毒性作用（专栏 12.7）。雄激素受体阻滞剂, 如比卡鲁安或 5-α 还原酶抑制剂, 尽管可引起显著男性乳腺发育, 但其可在不降低血清睾酮水平条件下, 有效减少作用于前列腺的睾酮, 故副作用较少。对乳房芽的预防性放

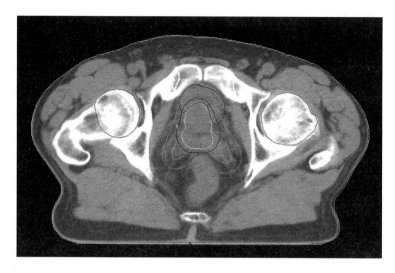

图 12.5

根治性前列腺放疗的靶体积。橙色线显示 I 阶段计划靶区体积（PTV），包括前列腺、精囊及其边缘 10 mm 界线；紫色线显示 II 阶段计划靶区体积（PTV），仅包括前列腺及其边缘 5 mm 界线（见书后彩图）

专栏 12.6 高剂量近距离放疗，增强计划

外线束剂量和分级	高剂量近距离放疗增强剂量和分级
35.7 Gy/13 次	17 Gy/2 次
46 Gy/23 次	16.5 Gy/3 次
46 Gy/23 次	17 Gy/2 次
50 Gy/25 次	18 Gy/2 次
45 Gy/23 次	16.5 Gy/23 次
46 Gy/23 次	23 Gy/2 次

专栏 12.7 HRH 类似物不良反应

热潮红

虚弱 / 肌肉体积缩小

体重增长

疲劳

骨质疏松症 / 骨折风险

性欲缺乏和勃起功能障碍

性情变化

注意力不集中 / 记忆力差

疗，或预防性服用他莫昔芬 10 ~ 20 mg/d，可减少或预防痛性男性乳腺发育的发生。标准放疗剂量为单次 8 ~ 10 Gy，或 15 Gy/3 次，隔日进行，使用电子放疗照射各乳头周围 8 ~ 10 cm 范围。

已发生转移、高龄及伴显著合并症患者

已有转移的患者（图 12.6）一般采用内分

泌治疗，通常以 LHRH 类似物为首选，并加用一种抗雄激素药物以实现最大雄激素阻断，抑制肿瘤生化或临床进展。LHRH 类似物等一线内分泌治疗药物的有效期通常为 18 ~ 24 个月。间歇 LHRH 类似物治疗正日益获得关注，作为一种可延长药物的有效时间的方法，可使患者脱离抗雄治疗的时间延长，从而避免某些药物副反应。标准方案为抗雄治疗至 PSA 降至 4 ng/ml 以下（或 < 80% 初始值）后停药，直至 PSA 上升至 10 ng/ml 以上时重新开始治疗。研究显示持续治疗和间歇内分泌治疗在生存期方面并无差异，但间歇治疗可显著改善生存质量，患者可获得中位长达 1 年的脱离激素治疗时间。

以雌激素为代表的三线激素治疗也可考虑使用，但除了对一二线治疗十分有效的患者，其有效时间通常较短。

老年患者以及那些有显著合并症的患者，采用酌情使用激素的对症治疗。

根治后复发的治疗

一些学者支持根治术后切缘阳性的患者，应术后对前列腺床放疗。而另一些学者支持等待直到 PSA 不能被完全抑制或再度升高时再给予放疗。对以上情况，在 PSA 到达 2 ng/ml 之前给予挽救性放疗是最为有效的（专栏 12.5）。

由于自然病程复杂，结果难以预测，放疗失败后的挽救性手术通常很少开展。新的侵入性技术，如冷冻疗法和高频超声疗法（HiFU），在放

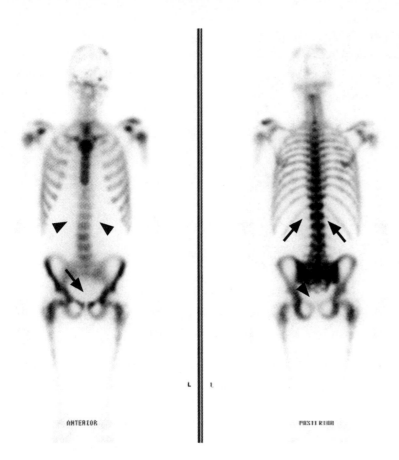

图 12.6
已有转移前列腺癌患者的骨扫描显像。注意肾及膀胱部位的摄取缺损（箭头所示），提示广泛转移灶优先摄取。该图像称为"超显像"，为放射性核素治疗的禁忌证（存在致死性骨髓抑制的风险）

疗失败后（或可能替代放疗作为初始治疗）对控制 PSA 进展方面已取得一定成功，但长期预后尚有待观察。

化疗在前列腺癌中的作用

直到最近，化疗成为了内分泌难治性进展期转移前列腺癌患者 [激素难治性前列腺癌（HRPC），或准确地说，去势抵抗性前列腺癌（CRPC）] 的预备治疗方案。多西他赛是目前该类药物的代表。研究显示，对比于之前的米托蒽醌、泼尼松龙的标准治疗方案，多西他赛可提高患者生活质量及总体生存率（延长 10 ~ 12 周）。药物剂量为 75 mg/m^2，3 周为一个疗程，可使用 10 个疗程。尽管轻度中性粒细胞减少相对较常见，但即便不使用集落刺激因子，发生高热性中性粒细胞减少性脓毒血症的概率仍很低（< 3%）。

化疗药目前正被研究用于早期前列腺癌，及转移性前列腺癌发展为 CRPC 之前使用，或作为局限性前列腺癌行根治性前列腺切除术的辅助治疗。紫杉烷类治疗失败后的二线化疗药物目前正在研究中，有证据显示沙铂——一种口服活性铂类药物——可对 PSA 有反应。卡巴他赛——一种新的紫杉烷类药物——在二线化疗药中，被证实可延长 2.5 个月的生存期。

姑息治疗

- 皮质类固醇：小剂量皮质激素（地塞米松 0.5 ~ 2 mg/d），对部分患者可同时改善生活质量和 PSA 控制。
- 双氢磷酸盐类：每月一次静脉使用唑来膦酸，被证实可降低骨转移患者的骨相关事件发生，包括骨折及放疗需求。此外，对于控制难治性转移性骨痛也有效果。
- 放疗：外放疗对于控制转移性骨痛及原发肿瘤侵犯引起的血尿和疼痛症状十分有效。长期分割照射被证实并不比单分割 8 Gy 照射更能使患者获益。同时，放疗经常用于治疗椎骨转移引起的脊髓或神经根压迫。
- 放射性核素：锶 -89 和钐 -153 80% 伴广

泛骨转移患者的疼痛。放射性核素治疗尤其适用于弥散性骨痛，不能轻易进行针对性外放疗的患者（图 12.6）。由于骨髓抑制效应，必须对随后准备接受化疗的患者给予重点护理。

预后影响因子及生存期

前列腺癌患者生存期变化很大，这与肿瘤的组织类型、分期、PSA 水平以及治疗方案有关。局限性前列腺癌接受放疗或根治术者，5 年生化控制率为 75% ～ 85%，10 年总体生存率为 60% ～ 70%。已有转移的患者也可长期生存，尤其是对于转移局限于骨骼且肿瘤属于激素敏感型的患者。

睾丸肿瘤

概述

睾丸癌占全身恶性肿瘤的 0.7%，英国每年睾丸癌新发病例小于 2000 例。由于未知原因，近年来睾丸癌发病率呈上升趋势。多数病例为年轻患者，约一半年龄小于 35 岁，90% 年龄小于 55 岁。

病因学

除了年龄和种族，其他危险因素包括曾有睾丸癌或睾丸原位癌病史。隐睾（出生时睾丸未下降）可使睾丸癌发病风险增加 2 ～ 4 倍。也有报道称低生育力男性、每日高乳制品摄入和习惯久坐的人群，发病风险较高。

病理学

多数睾丸恶性肿瘤是生殖细胞肿瘤（> 90%），包括精原细胞瘤或畸胎瘤。其中约 20% 的患者为混合细胞型肿瘤，它们被归为非精原生殖细胞瘤（non-seminomatous germ cell tumours，NSGCT）。其他病理类型包括性索细胞瘤、淋巴瘤和肉瘤。

小管间生殖细胞瘤变与原位癌特点类似，5% 的睾丸癌患者对侧睾丸存在这种病变，其 5 年内有 50% 的风险进展为恶性。放疗（20 Gy/10 次）可预防该风险。放疗可能导致不育，但可避免二次睾丸切除。开放或穿刺活检可进行诊断，其在年轻患者的对侧萎缩睾丸中更为常见。

临床表现

多数睾丸肿瘤（75%）发生于无痛、质硬肿胀的睾丸。少数患者由于腹部或盆腔淋巴结转移，可出现腰痛。部分患者可触及肿大淋巴结，尤其是左侧锁骨上窝。其他症状包括不育、男性乳腺发育、继发性水肿，或肿瘤转移至肝、肺等脏器引起的转移癌症状。

检查和分期

术前检查应当包括睾丸超声、胸片及包括甲胎蛋白（alpha-foetoprotein，AFP）、绒毛膜促性腺激素（beta-human chorionic gonadotrophin，β-HCG）和乳酸脱氢酶（lactate dehydrogenase，LDH）的肿瘤标记物检查。75% 的畸胎瘤和 35% 的精原细胞瘤患者，有一项或多项肿瘤标记物升高。如果 AFP 升高或 β-HCG > 200 IU/L，应按非精原生殖细胞瘤（NSGCT）处理。应在手术前行肿瘤标记物检查，并在睾丸切除术 7 天以后复查。

术后检查应包括胸、腹、盆部 CT 等多系统的影像检查。对于淋巴结处于交界大小（正常 < 1cm）的患者，应 6 周后复查 CT 以决定进一步治疗方案；存在多发肺转移和 β-HCG 水平 > 10000 IU/L 的患者，还需进行脑 CT 检查。

术后复查肿瘤标记物（标记物的半衰期可达 7 天），可有助于评价治疗效果及监测复发。骨扫描仅适用于有临床指证的患者。尤其对于计划化疗的患者，应考虑储存精液。

睾丸癌分期和风险分级见表 12.5 和 12.6。

睾丸癌的治疗

睾丸癌的首选治疗，为确诊 1 周内行根治性经腹股沟睾丸切除及内环处精索结扎术。对进展期病变可能威胁生命的患者，不应因为睾丸切除术而推迟化疗。这种情况应在临床及肿瘤标记物诊断睾丸癌后即开始化疗。双侧睾丸癌患者可选择行睾丸部分切除术。

精原细胞瘤的术后处理（图 12.7）

Ⅰ 期患者

约 80% 的精原细胞瘤患者属于 Ⅰ 期，其生存率＞ 99%。有两项复发的危险因素：睾丸网侵犯和肿瘤大小＞ 4 cm。没有危险因素的患者，5 年复发率为 12%；有一项危险因素，5 年复发率为 16%；有两项危险因素，5 年复发率为 32%。目前的治疗方案是不考虑危险因素，术后密切随访。如不选择观察，积极的治疗方案可选择单剂量卡铂治疗（AUC7）及主动脉旁放疗（20 Gy/10 次）（专栏 12.9）。

Ⅱ ~ Ⅳ 期患者

临床分期 Ⅱ A 期患者，在开始系统治疗前应有影像学以外检查（例如穿刺活检）支持。对淋巴结直径 2 ~ 2.5 cm 的 IA 及 IB 期患者，其标准治疗方案为主动脉旁及同侧髂淋巴结（"狗腿野"）放疗。另一种可选择的方案是进行三个周期的 PEB 方案化疗（3 或 5 天时间表）。淋巴结直径 2.5 ~ 5 cm 的 Ⅱ B 期患者，其治疗方案为 3 个疗程的 PEB 方案化疗（专栏 12.8）。

对于 Ⅱ C/ Ⅲ 期、预后较好的患者选择 3 个疗程的 PEB 方案化疗（3 或 5 天时间表），预后中等的患者进行 4 个疗程（5 天时间表）。博来霉素毒性积累的患者应选择 4 周期 PEB 方案化疗取代 3 周期。

残存病变及复发

残存病变的治疗方案见图 12.7。通常，残存肿块大于 3 cm 的患者需要行 PET 显像，严密随访或手术切除。

放疗后复发患者应行化疗。初始对铂类药物化疗敏感，化疗结束 3 个月以上复发的患者，其标准治疗方案为 VIP、TIP 或 VelP 方案。大剂量化疗作为二线或三线化疗不能使患者获益。

对于真性铂类耐药（治疗期间或治疗后 3 个月内复发）的患者预后很差（生存率约 10%），这类患者没有标准治疗方案。吉西他滨 / 紫杉醇，大剂量化疗，手术切除局限性病变均是可选择的方案。

表 12.5　睾丸癌分期

0 期	T1sN0M0 - 小管间生殖细胞瘤变
IA 期	pT1N0M0 - 肿瘤局限于睾丸和附睾，无血管 / 淋巴管侵犯或鞘膜侵犯
IB 期	pT2-4N0M0 pT2 - 肿瘤局限于睾丸和附睾，伴血管 / 淋巴管侵犯或鞘膜侵犯 pT3 - 累及精索 pT4 - 累及阴囊
Ⅱ A 期	任何 T，N1（区域淋巴结转移 ≤ 2 cm）M0
Ⅱ B 期	任何 T，N2（区域淋巴结转移 2 ~ 5cm）M0
Ⅱ C 期	任何 T，N3（区域淋巴结转移 ＞ 5 cm）M0
Ⅲ A/ B 期	任何 T，任何 N，M1A（非区域淋巴结转移和 / 或肺转移）
Ⅲ C 期	任何 T，任何 N，M1b（其他器官转移）原发纵隔，任何 N，任何 M

表 12.6　国际干细胞会议分级关于非精原细胞肿瘤的预后标准

预后好	预后中	预后差
AFP ＜ 1000 ng/ml	AFP 1000 ~ 10 000ng/ml	AFP ＞ 10 000 ng/ml
HCG ＜ 5000 IU/L	HCG 5000 ~ 50 000IU/L	HCG ＞ 50 000 IU/L
LDH ＜ 1.5 倍正常上限	LDH 1.5 ~ 10 倍正常上限	LDH ＞ 10 倍正常上限
睾丸或原发腹膜后	睾丸或原发腹膜后	原发纵隔位置
没有不包括肺的内脏转移	没有不包括肺的内脏转移	不包括肺的内脏转移

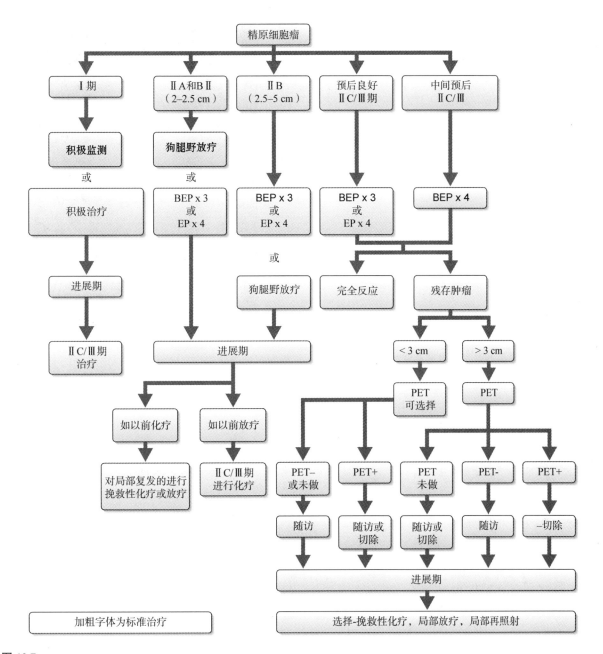

图 12.7

精原细胞瘤的术后治疗流程

非精原生殖细胞瘤（NSGCTs）的术后治疗（图 12.9）

　　根据有无血管侵犯，Ⅰ 期患者可分为低危（20% 复发率）和高危（40% ~ 50% 复发率）。治疗方案见图 12.9。治疗方案应根据药物毒性，肿瘤负荷及患者的意愿制定。积极的监控应包括经常行临床、肿瘤标记物及影像学等检查。随访的频率根据肿瘤复发的风险确定。

　　Ⅱ A ~ Ⅲ 期患者的治疗方案见图 12.9。化疗对于此类患者十分重要，剂量强度是持续的（专栏 12.8 及专栏 4.3）。

残存肿瘤及复发的治疗

　　大于 1 cm 的残存肿块应当手术切除。切除术后的治疗方案应根据切除的范围和活性肿瘤细胞的比例制定（图 12.9）。复发后的化疗方案与精原细胞瘤类似。

专栏 12.8　睾丸癌化疗方案

PEB

3 天计划

顺铂第 1 ～ 2 天 50 mg/m²

依托泊苷第 1 ～ 3 天 165 mg/m²

博来霉素第 1、8、15 天 30 mg

5 天计划

顺铂第 1 ～ 5 天 20 mg/m²

依托泊苷第 1 ～ 5 天 100 mg/m²

博来霉素第 1、8、15 天 30 mg

化疗每 3 周重复一次，不依赖于白细胞计数但在第 22 天时血小板应 ≥ 100×10⁹。化疗只有在血小板计数不足或有感染时才延缓。必要时使用预防性 G-CSF。

专栏 12.9　睾丸精原细胞瘤的放疗

主动脉旁条状区域定义（图 12.8 阴影面积）

- 上方：T11 椎骨顶端
- 下方：L5 椎骨底端
- 同侧边界（对于原发肿瘤）：肾门
- 对侧边界（对于原发肿瘤）：椎骨横突

弯曲如狗后腿区域 - 区域定义（图 12.8 绿线）

- 上方：T11 椎骨顶端
- 下方：同侧髋臼下边界
- 同侧边界（对于原发肿瘤）：肾门包括髂淋巴结
- 对侧边界（对于原发肿瘤）：椎骨横突

剂量

第 I 阶段——正中平面 20 Gy，10 次

第 II 阶段（1 ～ 2.5 cm）——30 Gy，15 次

第 II 阶段（> 2.5 ～ 5 cm）——36 Gy，18 次

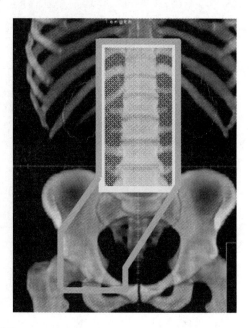

图 12.8

精原细胞瘤的放疗。标记出 CT 显像上所有肿大的淋巴结并修正照射区域，以保证所有淋巴结及其周围 1.5 cm 范围均在照射范围以内

Gy，10 次）或睾丸切除（无性腺肿瘤患者，例如因不育症或性腺外肿瘤行睾丸活检时偶发的患者）等积极治疗方案。

预后影响因素及生存率

精原细胞瘤长期生存率在 90% 以上，I 期患者长期生存率 > 99%。I 期非精原细胞瘤的长期生存率为 98% ～ 100%。对于进展期非精原细胞瘤，预后较好组的生存率为 90%，预后中等组为 80%，预后较差组为 60%。

随访

积极治疗后 5 年内的随访内容包括经常行临床、肿瘤标记物、胸片及 CT 等检查，5 年以后的随访对于发现迟发性药物毒性和其他肿瘤有积极意义。

阴茎癌

概述

阴茎癌占男性全身恶性肿瘤小于 1%，西

睾丸上皮内瘤变的治疗

3% ～ 5% 的睾丸癌患者对侧睾丸存在睾丸上皮内瘤变（testicular intraepithelial neoplasia，TIN）。睾丸体积 < 12ml，年龄 < 40 岁（34%），及存在性腺外生殖细胞肿瘤（≥ 33%）的患者风险最高。如不进行治疗，70% 的 TIN 患者将在 7 年内发展为睾丸癌。

睾丸活检及单纯密切监视都是可供患者参考的选择（两种方案都有相当满意的生存率）。如给予化疗，活检应推迟到化疗至少两年后进行。确诊的 TIN 患者可选择严密监视及放疗（20

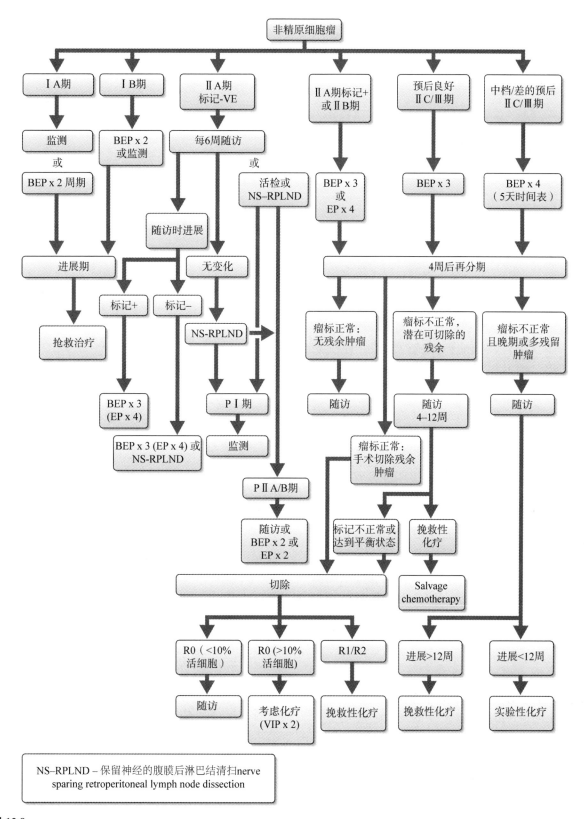

图 12.9

非精原细胞瘤的术后治疗

欧年发病率为 1.5/100 000。发病高峰年龄为 60 ～ 70 岁，40 岁以下男性很少发病。

病因

阴茎癌的危险因素包括人类乳头瘤病毒（HPV）感染、吸烟、原位癌病史。包皮环切术则为保护因素。

发病及病理

癌前病变包括尖锐湿疣，黏膜白斑病（慢性刺激）以及干燥性闭塞性龟头炎。以下情况也可进展为恶性。

- Bowen 病（鳞状细胞原位癌）：阴茎体或阴囊部位皮肤的孤立灰白斑片，伴浅溃疡。约 10% 患者将发展为侵袭性病变。
- Queryat 红斑：单发 / 多发的龟头 / 包皮上的亮红色斑块。约 1/3 患者将发展为侵袭性病变。
- Bowen 样丘疹：多发的色素性斑块（非常类似于 Bowen 病）。极少进展为恶性。

绝大多数阴茎癌（＞ 90%）为鳞状细胞癌（SCC）。疣状的肿瘤进展缓慢，可表现为大块菜花样病变。其他的少见病理类型包括黑色素瘤、肉瘤（尤其是 Kaposi 肉瘤）、基底细胞癌及原发于膀胱、前列腺或肠道的转移性肿瘤。

临床表现

阴茎癌表现为红色斑块，外生性生长，乳头状或溃疡。患者可有分泌物自包皮排出和 (或) 包茎。进展期患者可以出现腹股沟 - 股淋巴结肿大。

检查和分期

通过对病损的活检可以确立诊断。检查应包括血常规、尿素、电解质及肝功检查。行 CT 或 MRI 检查以评估腹股沟，盆腔及腹腔淋巴结情况。对临床肿大的腹股沟淋巴结应行细针穿刺或活检。人工勃起的盆腔 MRI 检查可助于评估海绵体侵犯情况（图 12.10）。胸片通常足以评

估远处转移情况，除非其他部位有可疑病变。治疗开始前应留下病变的影像学资料以便于日后对比。阴茎癌分期见表 12.7。

治疗

原发肿瘤的治疗

原位癌

原位癌可使用 5- 氟尿嘧啶，每日两次治疗。患者应被告知治疗期间避免用手接触阴茎和性交。激光切除也是一种可选择的治疗方案。

侵袭性病变

治疗方案可选择手术或放疗。手术切除且切缘阴性患者的长期预后最好，5 年生存率达 90%。放疗有 30% 的长期失败率。所有患者均应接受包皮环切术，即便接受了放疗的患者。

手术

对很小的包皮病变，包皮环切术或激光手术可达到治愈的效果。对于其他 T1、T2 期的龟头部位病变，可行龟头切除或阴茎部分切除术。对于更大的肿瘤，尤其是尿道受侵的患者，应当行阴茎全切。

外放疗

如果病变局限于龟头，外放疗范围应包括肿瘤周围 2 cm 范围。将甲基丙烯酸甲脂或补偿膜放置在照射区域以保证皮肤表面接受 100% 的剂量。对于病变范围更广的患者，应行光子照射。两侧野照射应用时应将阴茎置于双侧蜡块之间。睾丸和腹股沟通过铅隔离。通常剂量为 4 ～ 6 mV 光子，60 ～ 64 Gy/30 ～ 32 次，每日一次。如放疗后仍有残存病灶，应选择手术切除作为补救性治疗。专栏 12.10 列举了阴茎放疗的并发症。

近距离放射治疗

应在治疗开始前先行包皮环切并放置尿管。近距离治疗通常仅适用肿瘤小于 4 cm 的 T1、T2N0 期患者。正在应用的有两种技术。

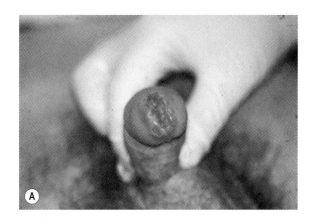

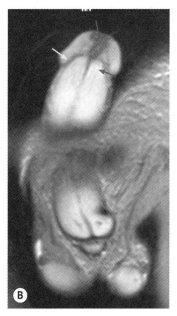

图 12.10
龟头部位肿瘤（图 A），人工勃起下盆腔 MRI（图 B）显示肿瘤侵犯尿道（T3）（红色箭头），但并未侵犯白膜（黄色箭头）或海绵体（绿色箭头）（Mr. David Ralph 许可，泌尿外科学会，伦敦，英国）（见书后彩图）

- 模板技术使用两个有机玻璃圆筒，其外放置铱 -192 线圈。该装置每日加热 8 ～ 10 小时，可提供常规剂量 60 Gy。
- 组织间插技术通过植入放射性植入物可提供 65 Gy 的放疗剂量，为巴黎标准的 85% 等同剂量放疗超过一周。2 mm 铅板用以保护睾丸，治疗期间使用己烯雌酚以抑制勃起是明智的。据报道 T1 期肿瘤的局部控制率可达 90%。

近距离放疗后复发的患者应当行补救性手术。

表 12.7　阴茎癌分期		
分期		
I	T1 N0	侵入上皮下组织
II	T2 N0	侵入全部海绵体
	T1/2 N1	单侧腹股沟浅表淋巴结肿大
III	T3 N0/1	侵入尿道前列腺，多发或双
	T1-3 N2	侧腹股沟浅表淋巴结肿大
IV	T4 N0-2	侵入邻近组织结构
	T1-4 N3	包括腹股沟深淋巴结或盆腔
	M1	淋巴结
		远处转移

专栏 12.10　阴茎癌放疗的不良反应	
早期	黏膜炎
	包皮水肿
	局部感染
	排尿困难
	尿频
晚期	毛细血管扩张
	表层坏死
	尿道口狭窄
	尿生殖隔下筋膜纤维化
	性功能丧失

姑息性放疗

局部进展期伴不适的患者可考虑外放疗作为姑息性治疗。疗程剂量为 21 Gy/3 次，治疗 1 周以上。

淋巴结的处理

淋巴结肿大或淋巴结受侵的患者应考虑行腹股沟淋巴结切除术。尽管是否需要双侧切除目前尚有争议，但对于单侧淋巴结严重受侵的患者行预防性对侧切除是恰当的。对于 T2/3 期，临床未触及肿大淋巴结的肿瘤患者应行预防性淋巴结切除，该类患者的淋巴结受侵风险大于 80%。

对于肿块巨大或固定的患者，术前腹股沟放疗（45 ～ 50 Gy，2 Gy/d）或化疗可有助于术前缩小肿块体积。放疗也可替代手术，作为临床未触及肿大淋巴结患者的预防性治疗。不论手术还是放疗，对于盆腔淋巴结侵犯的患者都没有治愈效果，这种治疗只是姑息性的。对于此类患者，应避免腹股沟淋巴结术引起的死亡风险，但采用姑息性放疗以预防腹股沟溃疡和下肢水肿是可取的。

化疗

对于腹股沟存在固定性转移病灶的患者，术前新辅助化疗可使约 50% 的患者获得手术切除的机会。可选择的化疗方案为顺铂和 5- 氟尿嘧啶，或顺铂、甲氨喋呤和博来霉素。

化疗也可用于合适的已有转移的患者。紫杉烷联合铂类治疗已受到关注。

预后

淋巴结情况是决定预后的主要因素。对于 N+ 和 N0 期患者，5 年无病生存率分别约为 40% 和 80%。

参考文献

Rini BI, Campbell SC, Escudier B. Renal cell carcinoma. Lancet. 2009;373:1119–1132.

Rini BI. New strategies in kidney cancer: therapeutic advances through understanding the molecular basis of response and resistance. Clin Cancer Res. 2010;16: 1348–1354.

Kaufman DS, Shipley WU, Feldman AS. Bladder cancer. Lancet. 2009;374:239–249.

Damber JE, Aus G. Prostate cancer. Lancet. 2008;371: 1710–1721.

Horwich A, Shipley J, Huddart R. Testicular germ-cell cancer. Lancet. 2006;4;367:754–765.

Pliarchopoulou K, Pectasides D. Late complications of chemotherapy in testicular cancer. Cancer Treat Rev. 2010;36:262–267.

Pagliaro LC, Crook J. Multimodality therapy in penile cancer: when and which treatments? World J Urol. 2009;27:221–225.

第13章　女性生殖系统肿瘤

C Parkinson，TV Ajithkumar，HM Hatcher

卵巢上皮癌

引言

卵巢上皮癌（epithelial ovarian cancer，EOC）是女性第六大常见癌症。在英国每年有 6800 个新发病例，在美国有 25 600 例。患者诊断时的平均年龄为 61 岁。

病因

年龄和家族史是卵巢癌患者最重要的高危因素，其他的高危因素有：未生育、不孕史、激素替代治疗（HRT），初潮早、绝经晚，高体重指数、子宫内膜异位症。保护因素包括多次妊娠、口服避孕药和输卵管结扎。

大约 5%～10% 的卵巢癌患者有遗传异常，她们中的大多数与 BRCA1/BRCA2 基因变异（90%）有关。有 BRCA1 变异的女性患卵巢癌的风险是 40%，而有 BRCA2 变异的女性患卵巢癌的风险是 18%。患遗传性非息肉性结直肠癌综合征（hereditary non-polyposis colorectal cancer，HNPCC）的女性患卵巢癌的风险是 10%。

发病机制和病理

大多数卵巢上皮性肿瘤患者是高级别（G2/3）浆液性癌（70%）（HGS）。在浆液性癌中变异几乎是普遍性的（97%）。在病因上为非遗传性的浆液

癌中，BRCA1 的下调（而不是变异）也被认为是重要因素。以下是不同类别的卵巢癌：

- 浆液性乳头状肿瘤（70%）：外观类似于输卵管内层的腺体上皮细胞，并且 70%～80% 对一线化疗药物敏感。
- 透明细胞肿瘤（10%）：类似于肾癌的透明细胞，有很高的复发率，只有 20%～30% 对一线化疗药物敏感。
- 卵巢子宫内膜样肿瘤（10%）：含有子宫内膜样细胞，70%～80% 对一线化疗药物敏感。
- 黏液性肿瘤（5%）：类似于宫颈上皮细胞。和其他病理类型相比，黏液性肿瘤对卡铂和紫杉醇的联合化疗欠敏感。
- 混合型肿瘤（5%）：有两个或更多的病理类型至少占肿瘤组成的 10%。

在每一种病理类型中，肿瘤可以划分为：良性、恶性或低度恶性潜能（交界性）。低度恶性潜能肿瘤由非典型增生细胞组成，其基质不受侵。它发现早，复发率低，因此只用手术治疗即可。

原发性腹膜肿瘤或腹膜浆乳癌和卵巢浆乳癌在病理上很难区分。原发性腹膜肿瘤和卵巢浆乳癌的治疗是一致的，对化疗的反应率也是相似的。

转移途径

最普遍的转移途径是腹膜种植。盆腔和腹主动脉旁淋巴转移发生在晚期疾病中。横膈转移会

导致胸膜渗出，尽管有些渗出是反应性的。经血液传播到肝或肺的很少见（2% ~ 3%）。

临床表现

诊断为卵巢癌的患者有 95% 是有症状的。最常见的症状为腹胀（61%）、腹部肿块（57%）或腹痛（36%）、消化不良（31%）、盆腔疼痛（26%）、便秘（24%）和尿失禁（24%）、背部疼痛（23%）和性交疼痛（17%）。半数患者有全身症状（厌食、体重减轻或恶心）。症状持续中位时间为 3 ~ 6 个月。

体征

在卵巢癌早期患者，阳性体征很罕见。晚期患者可能表现为：腹胀（因为腹水或腹部肿块）、恶病质、双下肢水肿（低蛋白血症或巨大盆腔肿块压迫）、胸膜渗出的迹象，常表现为右侧胸腔积液、盆腔或腹部肿块。

评估和分期

所有怀疑卵巢癌的患者都应该检查血清 CA125 水平，并行腹部或经阴道 B 超检查。血清 CA125 升高发生在 50% 的 I 期患者，以及 90% 的 II ~ IV 期患者。黏液性肿瘤患者常有正常的 CA125。CA125 的升高并非是卵巢癌特异性的，年轻患者还要检查生殖细胞肿瘤标志物（AFP、β-HCG、LDH）。

恶性肿瘤的风险指数（risk of malignancy index，RMI）得分系统是用来预测盆腔肿物是否为恶性（专栏 13.1）。RMI>200 的女性应交由专业中心进一步治疗和手术。RMI>200 对诊断恶性疾病有 87% 的特异性和 88% 的敏感性。

CT 检查有腹水但没有肿物的患者应该行腹水细胞学及免疫组化分析，并行 CA125、CEA、CA199 检查。卵巢癌免疫组化表型为典型的 CK7（+）、CK20（-）。血清 CA125：CEA>25 强有力地支持卵巢癌，而非消化道肿瘤（图 13.1）。

专栏 13.1　恶性肿瘤的风险指数（RMI）

特征	RMI 得分
超声表现：	
多房性	0= 没有
固体成分	1= 一项异常
双侧受累	3= 两项或更多异常
腹水	
腹腔内转移	
绝经前	1
绝经后	3
CA125	U/ml

RMI 得分 = 超声得分 × 绝经期得分 ×CA125 数值（U/ml）

组织学诊断

行新辅助化疗的患者在手术前应有一个组织学诊断，常通过 B 超或 CT 引导下活检来完成。

术前评估

除了影像学和肿瘤标志物检查外，患者还应行血常规和血生化检查以评估肝肾功能。可能需要肠道手术的患者应该在术前请胃肠专家会诊讨论。

分期

国际妇产科联盟（the international federation of Gynaecology and obstetrics，FIGO）分期见专栏 13.2。

治疗（图 13.2）

初次手术

手术包括：经腹子宫全切术（total abdominal hysterectomy，TAH），双附件切除术（bilateral salpingo-oophorectomy，BSO）横结肠下网膜切除术，腹腔冲洗，活检任何病变或粘连，应对膀胱、结

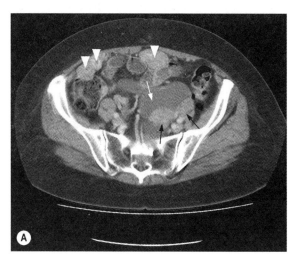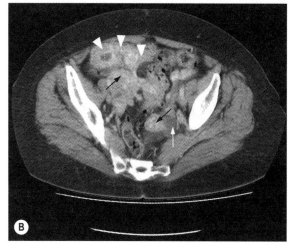

图 13.1

A & B 均为卵巢癌的 CT 扫描。一位晚期卵巢癌患者的增强 CT 显示：附件包块既有实性成分（黑色箭头处）又有囊性成分（白色箭头处），还有网膜硬结（白色锥形箭头处）。该图由剑桥大学的萨拉惠赠

专栏 13.2　卵巢癌 FIGO 分期

Ⅰ 期：局限于一侧或双侧卵巢

Ⅰ A 期：累及一侧卵巢，包膜完整，卵巢表面没有肿瘤，腹水或腹腔冲洗液中没有恶性肿瘤细胞。

Ⅰ B 期：累及两侧卵巢，包膜完整，卵巢表面没有肿瘤，腹水或腹腔冲洗液中没有恶性肿瘤细胞。

Ⅰ C 期：肿瘤局限于卵巢，并包含如下任何一种情况：包膜破裂，卵巢表面有肿瘤，腹腔冲洗液为阳性。

Ⅱ 期：盆腔扩散或种植：

Ⅱ A：累及子宫或输卵管，腹腔冲洗液为阴性。

Ⅱ B：累计其他盆腔结构，腹腔冲洗液为阴性。

Ⅱ C：累计其他盆腔结构，腹腔冲洗液为阳性。

Ⅲ 期：镜下可见的盆腔外腹膜种植或局限于盆腔但累及小肠或网膜。

Ⅲ A：镜下可见的盆腔外腹膜转移。

Ⅲ B：肉眼可见盆腔外腹膜转移，肿瘤小于 2 cm。

Ⅲ C：盆腔外腹膜转移肿瘤大于 2 cm，或淋巴结转移包括腹主动脉旁淋巴结。

Ⅳ 期：远处转移到肝或腹膜外。

肠旁沟、膈下腹膜面、盆壁、盆腔和腹主动脉旁行随机腹膜活检取样。手术分期对指导化疗和估计预后很重要。

早期患者（Ⅰ 期和 Ⅱ 期）

手术

早期患者的最初治疗为：最大限度的肿瘤细胞减灭术并行手术分期。大约有 1/3 表现为 Ⅰ 期或 Ⅱ 期的患者在全面分期后，会有更高的疾病分期，大多为 Ⅲ 期（77%）。表现为 Ⅰ 期的患者

淋巴结受累率为 20%，全面的淋巴结清扫术并没有改进患者的生存率。黏液性肿瘤患者应同时行阑尾切除术，因为阑尾有可能是原发灶的转移点。

保留生育功能的手术

尽管有关保留生育功能手术的文献很有限，但对于 IA 期、有良好组织学分型的年轻患者，可考虑行一侧附件切除及分期。有 10% 的患者需要同时行子宫内膜活检。只有对侧卵巢看起来不正常的时候才进行对侧卵巢锥切，因为肉眼正

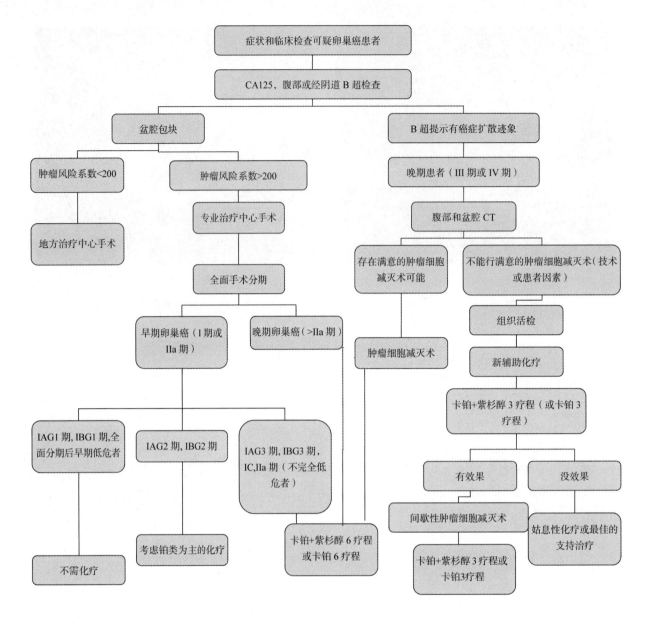

图 13.2
卵巢癌的治疗

常的卵巢受累的可能性很小（2.5%）。

化疗

对于 IA/B 期，G1 级，非透明细胞癌患者（低危患者），如果进行了满意的手术而未进行化疗的 5 年无瘤生存率是 90%。对于高危患者（G3，透明细胞癌，Ⅱ 期患者），5 年复发率是 25% ~ 40%，因此辅助化疗是必要的。在这些患者中，化疗使 5 年无瘤生存率提高了 11%（65% vs. 76%），使 5 年总生存率提高了 8%（75% vs. 83%）。尽管 6 疗程的卡铂化疗也可以接受（专栏

13.3），但是推荐使用 6 疗程的卡铂联合紫杉醇化疗。对于 I 期，G2 的患者，化疗的作用还不确切，但是可以考虑 6 疗程的卡铂化疗。

晚期患者（Ⅲ或Ⅳ期）

晚期患者可能会因为癌症引起医学并发症，尤其是血栓会影响进一步的治疗，见专栏 13.4。

手术

除了分期外，肿瘤细胞减灭术的范围是最重

要的预后影响因素。外科手术的目标是完全可见肿瘤的减灭术，如果达不到这个要求，也要行最佳的减瘤术。最佳的肿瘤细胞减灭术的定义是：肉眼可见的残余肿瘤的直径 < 1 cm。研究证实术后残余肿瘤直径 > 2 cm 的患者和未行减瘤术的患者相比，生存率没有改善，也被认为没有治愈。肿瘤细胞减灭术后统计的结果见专栏 13.5。然而，即使给予了完全肿瘤细胞减灭术，仍有 25% ~ 50% 的会复发。

荟萃分析认为Ⅳ期患者在接受了最佳肿瘤细胞减灭术后，获得了生存率的提高。研究显示：甚至对于肝转移的患者，在接受理想的肝外肿瘤细胞减灭术后生存率也有明显提高（27 日 vs. 8 月）。然而，更广泛的手术，如肝转移瘤切除术并没有改善患者的生存率。耐药患者即使接受了肝外肿瘤细胞减灭术，预后仍不佳。

手术可操作性的评估

在完全肿瘤细胞减灭术有可能性的情况下，手术是最主要的治疗选择。如果患者有巨大肿块或一般状况很差的情况下可以先接受新辅助化疗，然后行间歇性肿瘤细胞减灭术。只有在理想的肿瘤细胞减灭术可行的情况下才实施手术。总体上说，在上腹部有巨大肿块或混合瘤的患者，减瘤术成功的可能性相对较小。即使减瘤术不可行，姑息性肠道手术对于缓解即将发生或已发生的肠梗阻是合适的选择。

新辅助化疗

一项随机对照研究（欧洲癌症研究与治疗协作组 55971）显示对于Ⅲ / Ⅳ期患者，新辅助化疗比基本的肿瘤细胞减灭术有更低的发病率。新辅助化疗包含三个周期的卡铂 + 紫杉醇化疗或单纯卡铂化疗，对于化疗有效的患者进一步行间

专栏 13.3　卵巢癌化疗方案

一线方案及铂敏感型复发者：

- 卡铂：AUC 5-7 IV；3 周循环一次
- 卡铂 + 紫杉醇：卡铂 AUC 5/6 IV，紫杉醇 175 mg/m² IV，每三周循环一次

二线及其他方案或卡铂耐药型复发者：

- 楷莱（盐酸多柔比星脂质体注射液）：40 mg/m²，3 ~ 4 周循环一次
- 托泊替康：1.5 mg/m²，第一天到第五天，每 4 周循环一次
- 紫杉醇：80 mg/m² IV 每周一次

专栏 13.4　卵巢癌患者的血栓

卵巢癌患者有相对很高的患静脉血栓的风险。约有 5% 的卵巢癌患者将会在诊断后的两年之内发生深静脉血栓或肺栓塞，这些并发症在诊断后 3 个月内的发生率为 30%。有癌症转移、伴有基础疾病、透明细胞癌的患者，血栓发生率最高。治疗方法为应用低分子肝素。如果不能避免凝血块向近心端扩散，或尽管已经行最佳的抗凝治疗，患者仍有形成远期血栓的可能，那么可以考虑术前放置腔静脉过滤器来预防肺栓塞。

歇性肿瘤细胞减灭术，然后再行三个周期的卡铂 + 紫杉醇化疗辅助化疗。大约有 10% 的患者（对铂类耐药者）在化疗期间病情会继续进展，这些患者预后往往较差，手术也不能改善预后情况。对这些患者，进一步的治疗是更改化疗方案或最佳的支持治疗。

辅助化疗

辅助化疗的目的是改善总体生存率。还没有研究比较最佳的支持治疗和化疗的区别。Meta 分析认为比起没有铂类的单一化疗，含有铂类

专栏 13.5　肿瘤细胞减灭术后生存率分析

	5 年无瘤生存率	5 年总生存率	中位无瘤生存时间	中位总生存时间（月）
显微镜下可见的残留	30%	50% ~ 60%	29	68
肉眼 < 1cm 的残留	10%	30% ~ 35%	16	40
肉眼 >1cm 的残留	5%	20% ~ 25%	13	33

的辅助化疗使死亡率下降 30%，这提示了铂类为基础的化疗使患者受益。两项研究（GOG111 和 OV10）结果显示：含有铂类的化疗使患者生存时间增加了 10 ~ 14 个月，而另外两项研究（ICON3 和 GOG132）没有明显变化。对这 4 项研究的 meta 分析认为，在铂类基础上加入紫杉醇可以使生存率有所提高。很多专家认为卡铂联合紫杉醇为标准辅助化疗方案。

是选择单一卡铂化疗还是卡铂联合紫杉醇化疗作为一线化疗方案，这需要分析药物对患者的风险和益处后再做决定。因为铂类发挥主要作用，加入紫杉醇增加了毒性作用，对于一般情况差或有并发症的患者，单用卡铂化疗将是他们的治疗选择。

腹腔内化疗

针对腹腔内化疗已经有大量的研究。尽管有些研究显示腹腔化疗对无瘤生存率和总生存率有所改善（GOG-172），但毒性作用也随之增加。在英国，当前腹腔内化疗除了用于临床研究以外，不做常规推荐。

预后

不同期别的预后见表 13.1。除了分期外最重要的预后因素依次为：组织分化程度、肿瘤是否破裂、肿瘤的病理类型、年龄。

肿瘤复发

尽管 70% 的晚期患者在手术和化疗后达到了完全临床缓解 [CT 扫描未检测到病灶，和（或）CA125 正常]，但是在这些患者中仍有 70% 会复发，连续无瘤生存的中位时间为诊断后 1 个月。当前第一次复发到死亡的时间大约为 2 年。对于复发患者，还没有研究比较给予最佳支持治疗和化疗的区别，但是最近的研究提示化疗会提高生存率。

复发临床表现

有 55% ~ 70% 患者表现为无症状的 CA125

表 13.1　卵巢癌的预后

FIGO 分期	5 年生存率（%）	5 年无瘤生存率（%）
I	80 ~ 90	70 ~ 85
II	65 ~ 80	55 ~ 65
III a	50	45
III b	40	25
III c	30	20
IV	15	10

升高。从 CA125 升高到出现症状的中位时间为 3 个月。30% ~ 45% 的患者表现出症状，其中 30% 患者出现腹腔内复发，36% 出现盆腔复发，14% 患者既有腹腔又有盆腔复发，剩余的是远处转移（多表现为肝转移）。

复发的定义，有传统的 RECIST 标准或妇科癌症协作组的 CA125 标准。对于治疗前有很高的 CA125 水平，一线治疗后恢复正常的患者（占所有初发患者的 60%），CA125 复发的定义为：在间隔至少一周以上的两次随机检测中，CA125 水平大于 2 倍正常上限。对于 CA125 升高但从未正常的患者（占初发患者的 30%），复发定义为：在两次随机检测中，CA125 水平大于 2 倍最低值。对于治疗前 CA125 正常的患者（占初发患者的 10%），复发定义和治疗前有很高的 CA125 水平、一线治疗后恢复正常的患者是一样的。

复发治疗（图 13.3）

化疗对于复发患者是姑息性的治疗方法，其目的是控制或治疗症状来改善患者的生存质量，尽可能地延长生存时间。对于一些有长期无瘤生存间歇（12 ~ 18 个月）的患者，如果发生了局部复发，可以选择外科手术治疗，这使长期无瘤生存成为可能。

再次用铂类化疗的反应程度取决于从卡铂为主的一线化疗完成到复发的时间，即所谓的无铂类间隔（PFI）。一个长期的无铂类间隔和更高的反应率、更长的无瘤生存时间、更高的生存率

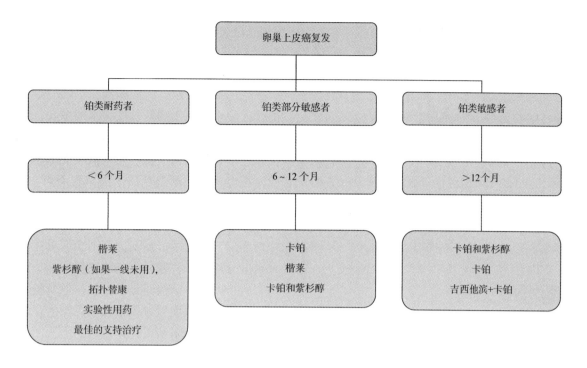

图 13.3
卵巢癌复发的治疗

有关。

铂类化疗后到复发间隔时间 > 6 个月的称为铂类敏感型，然而该组患者又分为相对敏感（PFI 6 ~ 12 个月）和完全敏感（PFI > 12 个月）。

尽管大多数关于无铂类间隔及其和反应的关系的数据都是来自于第一次复发的研究，但是这个发现已经应用到第二次及后续的复发中。标准的治疗是持续地用铂类（或铂类联合）治疗直到患者对铂类耐药，而不考虑治疗的次序。有人认为对铂类的敏感性可以通过应用非铂类药物来延长无铂类间歇来达到，但这还未得到证实。

铂类敏感型患者

无铂类间歇 > 18 个月的患者对二线化疗表现出 60% ~ 95% 的反应性，且到下一步进展的中位时间为 10 ~ 12 个月。无铂类间歇 12 ~ 18 个月的患者反应性为 50% ~ 60%，到进展的时间大约为 9 个月。无铂类间歇 6 ~ 12 个月的患者对铂类化疗的反应性为 25% ~ 35%，到下一步进展的中位时间为 < 6 个月。

ICON4 研究显示：和单用卡铂相比，卡铂联合紫杉醇可明显提高反应性（57% vs. 50%）、

无瘤生存率（12 vs. 9 个月）、2 年生存率（57% vs. 50%）、中位生存时间（29 vs. 24 个月）。对铂类敏感的复发患者，除非有明显的残余神经毒性，否则都推荐卡铂联合紫杉醇治疗。有时候吉西他滨和卡铂作为联合方案，因为有Ⅲ期临床试验证实：该方案和卡铂联合紫杉醇对反应率提高和无进展生存期延长有相似的作用。

在无铂类间歇 6 ~ 12 个月的患者，联合化疗的有效性就降低了，这一组多普遍给予单一的卡铂治疗。这组患者可以考虑的替换方案是盐酸多柔比星（楷莱），因为无对照的Ⅲ期临床试验显示它的反应率和卡铂是相似的。

铂类耐药性患者

大约有 25% 的患者在一线化疗后的 6 个月内出现病情进展。这些患者对所有的化疗药物反应都很差，如果可能的话，她们可以考虑参加临床试验。这些患者对铂类的反应性 < 10%，从开始二线治疗起，总体的中位进展时间为 2 ~ 3 个月，从复发开始总体中位生存时间为 8 ~ 10 个月，2 年生存率为 17% ~ 21%。

楷莱、紫杉醇和拓扑替康有一定作用，所有药物的反应率仅为 6% ~ 13%。病情稳定率为

28% ～ 43%，无瘤生存时间为 2 ～ 3 个月，总生存时间为 8 ～ 10 个月。楷莱最常被作为首选药物，因为它毒性作用小。紫杉醇只有在患者一线治疗未应用过的情况下才使用。最近，有些美国的研究中心已经开始应用卡铂和紫杉醇周化疗方案，取得了满意的反应率。然而这个方案需要在前瞻性随机对照研究中进一步证实。其他的有反应的替代药物包括口服依托泊苷、吉西他滨、长春瑞滨、异环磷酰胺、他莫昔芬。在这组患者中，联合用药和单一用药相比，没有显示出优越性。

内分泌治疗

一部分卵巢癌患者表达雌激素受体（oestrogen receptor，ER）。自从在乳腺癌患者中应用他莫昔芬和芳香化酶抑制剂后，许多实验组已经将这些激素治疗方案应用于 ER 阳性的复发卵巢癌患者。和乳腺癌相比，卵巢癌肿瘤细胞中有更少的部分表达 ER，但是对芳香化酶抑制剂的反应率体现了 ER 的阳性率。在一项 Ⅱ 期试验中，在明显的 ER 阳性的复发卵巢癌患者中应用来曲唑后，17% 的患者有反应，26% 的患者病情稳定（以 CA125 标准）。按照 RECIST 标准，9% 患者获得了部分缓解，42% 患者达到了疾病稳定。ER 阳性率越高的患者，反应越好。

未来方向

正在进行研究的方案包括：血管源性抗体，例如：血管内皮生长因子抑制剂如贝伐单抗和腺苷二磷酸核糖聚合酶（PARP）抑制剂。PARP 是在单链 DNA 突变中起修复作用的一种酶。BRCA 阳性的患者卵巢癌的发病率增加并且缺乏同源性修复，这证明卵巢癌中包含 PARP 旁路。另外，50% 的散发的卵巢浆乳癌患者也有受损的 PARP 表达。在患者对化疗药物有反应后，应用 PARP 抑制剂来维持治疗效果时，可以有效阻止卵巢远期复发。

姑息性治疗

在晚期卵巢癌患者中，最常见的需姑息治疗的症状包括：腹水、胸腔积液、小肠梗阻。持续的排放腹水适用于频繁复发腹水的患者。最易让患者虚弱的症状是频发的小肠梗阻。小肠梗阻的治疗包括：禁饮食、止吐药（氟哌啶醇、赛克力嗪）控制症状、解痉药（丁溴东莨菪碱）。如果对上述治疗无效，可用甾体类抗炎药（地塞米松）。镇痛用皮下注射药，如吗啡类。如果有痉挛性疼痛，不能用胃复安，否则会加重症状。如果胃酸分泌过多，通过分离的注射器给予奥曲肽将有所帮助。静脉给药是必要的，但是肠外营养对于肠梗阻间歇期患者或者长期无瘤生存后第一次复发的患者应限制或避免。

随访

大多数（约95%）的复发发生在最初的 3 年中，并且 5 年后复发的可能性很小。随访旨在发现局部复发，这通过手术或放疗有可能治愈，例如局部阴道穹窿复发。随访应该包括：临床检查、CA125 检测（如果有上升趋势）、间断放射检查（如果 CA125 升高或有症状）。典型的随访应该是 2 ～ 3 年内每 3 个月随访一次，然后每 6 个月随访一次直到 5 年。如果患者的 CA125 结果可以随访，可以在每次检查时多关注血液检查结果，这样当 CA125 升高时可以推荐一个清晰的治疗计划，因为还没有证据证明治疗无症状的 CA125 升高会改善预后。

子宫内膜癌

引言

在发达国家，子宫内膜癌是女性第五大常见癌症。在英国，每年有 6800 个新发患者被确诊。占发病率峰值的年龄段在 64 ～ 74 岁，75% 的患者为绝经后妇女。在英国，女性一生中发生子宫内膜癌的风险是 0.9%。子宫内膜癌导致的死亡占美国女性癌症死亡数的 2%。多数患者诊

表 13.2　子宫内膜癌的风险因素	
风险因素	相关风险
年龄	–
无拮抗的雌激素	2～10
绝经时间晚（55 岁以后）	2
未生育	2
多囊卵巢综合症	3
肥胖	2～4
糖尿病	2
遗传性非息肉性结直肠癌	一生中有 22%～50% 风险
服用他莫昔芬	2/1000

断时为早期，并且 5 年生存率为 75%。

病因

表 13.2 显示了子宫内膜癌的风险因素。不到 5% 的内膜癌患者是遗传性的，这其中的大多数伴有遗传性非息肉性结直肠癌。

发病机制和病理

总体来说，子宫内膜癌有两种类型：Ⅰ型和Ⅱ型，这两类的特征有显著不同。

- Ⅰ型（80%）——和雌激素水平过高有关，并且和肥胖、未生育、胰岛素抵抗有关。目前中位年龄在 59 岁，癌前病变为不典型增生。这些肿瘤为典型的低级别内膜肿瘤，在早期发病，92% 表达雌孕激素受体，总体生存率 80%。
- Ⅱ型（20%）——和雌激素高水平无关，常发生在年老瘦弱的妇女。中位发病年龄为 68 岁。这些肿瘤多为高级别，非子宫内膜样组织学表现（浆液性腺癌、透明细胞癌、高级别的子宫内膜样腺癌），常常在发现时为晚期，预后较差，50%的患者会复发。子宫内膜样癌被认为是浆

液性癌的前体，31% 患者表达 ER，有 12% 患者表达 PR。透明细胞癌没有被证实的前体病变，并且，很少表达 ER 或 PR。

子宫恶性肿瘤的组织学类型有如下：

- 子宫内膜样腺癌（75%）——常常为低级别，局限在子宫内。
- 子宫浆液性乳头状癌（UPSC-5%～10%）——高级别，转移的高风险，常表现为宫外病变。
- 透明细胞癌（1%～5%）——高级别，转移的高风险。
- 混合型腺癌（5%）——常由内膜癌和浆乳癌混合而成。
- 间质瘤包括：间质肉瘤、平滑肌肉瘤和其他类型的肉瘤。混合型非上皮类肿瘤包括：癌肉瘤（过去称为恶性苗勒管混合瘤）。

临床表现

异常的阴道出血是最常见的表现。其他的表现包括：阴道排液、晚期癌症疼痛、转移性肿瘤的症状。低于 5% 的患者是偶然发现（有不正常的宫颈细胞学涂片）。

诊断和分期

初步检查

经阴道超声（trans-vaginal ultrasound scan, TVUSS）是首选。在英国，一致认为 5 mm 是决定是否需要进一步检查的阈值。子宫内膜厚度大于 5 mm 的（7%～8% 有可能是子宫内膜癌），需要进一步行宫腔镜检查。

子宫内膜组织学检查在获得组织学证实中很有用。绝经前妇女有明显的月经异常应该行子宫内膜活检，必要时行宫腔镜检查。

进一步检查

子宫内膜癌一经确诊，进一步的检查是为了分期和评估最终治疗的适应证。

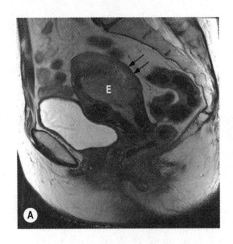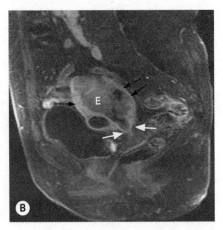

图 13.4

子宫内膜癌的磁共振成像。A 为矢状面 T2 加权图，B 为矢状面 T1 加权动态对比图。图中 E 代表一例子宫内膜癌 I B 期患者巨大子宫内膜肿瘤，浸润子宫肌层最外层（黑色箭头），肿瘤扩散到宫颈内膜，但宫颈间质部正常（白色箭头处）。该图由剑桥大学的 Dr. E Sala，惠赠

- 血液检查：全血细胞检查、血生化、血 CA125（在宫外扩散中，尤其是在子宫浆乳癌中会升高）。
- 胸部 X 线检查。
- 盆腔核磁（图 13.4）是评估子宫肌层侵犯深度和淋巴结是否转移的首选影像学检查。
- 胸腹部 CT 检查的指征为有远处转移高风险的患者，例如 II ～ III 期患者，组织学为透明细胞癌、浆乳癌、癌肉瘤的患者。
- PET 检查：对于评判淋巴结是否受侵敏感性不是很高（60% ～ 69%）。因此目前在子宫内膜分期中不是必需的检查。
- 麻醉后检查：通过临床和放射检查后可疑局部晚期转移的患者，行麻醉后妇科检查的目的是测定可手术性。

分期

FIGO 手术后手术病理学分期系统见专栏 13.6。

预后因素

最重要的预后因素是肿瘤分期、年龄、子宫肌层浸润深度 > 50%、3 级、组织学为浆液性或透明细胞癌、腹主动脉旁淋巴结浸润。表 13.3 显示了分期和分级不同的 5 年生存率。

子宫内膜样癌患者表现为 I ～ II 级的比率

为 86%，而浆乳癌为 57%，透明细胞癌为 70%。尽管目前考虑到分期的因素，浆乳癌和透明细胞癌的预后仍旧很差。见表 13.4。

治疗（图 13.5）

I 期患者

手术

包括全子宫切除 + 双附件切除术 + 腹腔冲洗液细胞学检查。部分患者可以考虑经阴道子宫全切术。

对于 I 期患者是否行淋巴结清扫术还存在争议。在 I 期患者中分级和肌层浸润程度是淋巴结是否受侵的重要决定因素。对于 3 级患者，淋巴结受侵风险是 15%，对于肌层浸润大于 2/3 的患者，淋巴结受侵的风险大约是 25%。如果以上两项风险因素都存在，盆腔淋巴结受侵的风险是 34%，腹主动脉旁淋巴结受侵的风险是 24%。北美的实践是常规行盆腔淋巴洁清除术，伴有或不伴有腹主动脉旁淋巴清扫，但是还没有足够的证据证明淋巴结清扫能提高生存率。ASTEC 试验中比较了行盆腔淋巴洁清扫术和无清扫术的 I 期患者，初步结果是两者有相似的生存率，并且两者的无瘤生存时间也是相似的，因此美国的实践是只对临床上可疑的淋巴结进行切除活检。理论上

专栏 13.6　子宫内膜癌的 FIGO 分期

Ⅰ 期*：肿瘤局限在子宫内（包括宫颈内膜腺体受累）

Ⅰ A 期：没有或 < 1/2 肌层浸润

Ⅰ B 期：≥ 1/2 肌层浸润

Ⅱ 期：肿瘤浸润宫颈间质，但没有扩散到子宫外

Ⅲ 期：局部或区域转移

Ⅲ A 期：肿瘤侵犯整个子宫浆膜层或双附件

Ⅲ B 期：阴道或宫旁受累★★

Ⅲ C 期：转移到盆腔或腹主动脉旁淋巴结★★

Ⅲ C1 期：盆腔淋巴结阳性

Ⅲ C2 期：腹主动脉旁淋巴结阳性伴有或不伴有盆腔淋巴结阳性

Ⅳ 期：肿瘤侵犯膀胱和（或）肠道黏膜层，和（或）远处转移。

Ⅳ A 期：肿瘤侵犯膀胱和（或）肠道黏膜层

Ⅳ B 期：远处转移：包括上腹部转移和（或）腹股沟淋巴结转移。

*1 ~ 3 级

★★细胞学阳性并未改变分期，但是要单独报道。

表 13.3　不同分期和分级的 5 年生存率（%）

	Stage 1A	Stage 1B	Stage 1C	Ⅱ	Ⅲ	Ⅳ
Grade 1	99	99	99	93	83	60
Grade 2	99	99	95	85	68	45
Grade 3	91	93	77	67	48	17

表 13.4　子宫内膜癌不同组织学分类的 5 年相关生存率（%）

分期	子宫内膜样癌	浆乳癌	透明细胞癌
Ⅰ	98	74	88
Ⅱ	86	56	67
Ⅲ	67	33	48
Ⅳ	37	18	18

有微转移的患者被认为有局部复发的高风险，这部分患者应该接受放疗。有一些美国的中心对局部复发有高风险的 Ⅰ 期患者实行淋巴结清扫术，对于没有受侵的淋巴结免去体外放射治疗。

淋巴结清扫后的分期对于患有高危疾病和明显并发症（如增加放疗风险的肠炎）的 Ⅰ 期患者，可以行更好的风险分层。

辅助放疗（专栏 13.7）

Meta 分析显示：体外放疗减少了 72% Ⅰ 期子宫内膜癌患者的局部复发率，但是并未提高生存率。3/4 的局部复发局限在阴道，并且其中的大多数通过经阴道放疗是可以治愈的。然而评估局部复发的风险很重要，选择患者行盆腔辅助化疗意味着去阻止难以控制的盆腔病变及与复发有关的病变。达成共识的观点是：只有复发风险 > 15% 时才考虑放疗（专栏 13.8）。

中等风险的患者是否行放射治疗还存在争议。在这一组中，PORTEC-1 试验中鉴别出一个分组：在这一组中患者年龄 > 60 岁，疾病为 Ⅰ C 或 G3，有 18% 的局部复发率。GOG33 试验中鉴定出淋巴管受侵对局部复发是一个明显的预后较差的因素（HR=2.4，P=0.005）。美国的大多数中心认为淋巴管受侵是高风险因素，如果 Ⅰ C 或 G3 的患者年龄 > 60 岁或有淋巴管受侵，会建议这些患者接受辅助体外放疗或近距离放疗。PORTEC-2 试验的早期结论提示：单纯经阴道的近距离放疗对于这组患者可能有效。

一个最近的 meta 分析发现：高风险患者接受体外放疗和不接受放疗的患者的无瘤生存率有 10% 的统计学差异（80% vs. 69%）。因此所有属于 IC 或 G3 的患者都应接受体外放疗，必要时加经阴道的近距离放疗。

在美国，大多数患者没有淋巴清扫后的分期。对于那些淋巴结阴性但高风险的患者，放疗的作用还不确切。针对 Ⅰ C 或 G3 及肌层浸润 > 50% 的患者，多给予经阴道的近距离放疗，此外，部分患者给予体外放疗 +/- 经阴道的近距离放疗。

辅助化疗

针对 Ⅰ C 期 G3 级患者有远处转移的高风险性，建议辅助化疗，但是证据还不确切。和盆腔放疗相比，接受化疗的患者远处转移的发生率有所降低，但是化疗不能阻止盆腔复发。正在进行的 PORTEC-3 研究就是将患者随机分为两组：一组行单纯盆腔放疗；一组先行放疗 + 同步顺铂化疗，后行卡铂＋紫杉醇化疗。

Ⅱ期患者

宫颈受侵的患者（术前临床或 MRI 提示），建议行次广泛子宫切除术及双侧淋巴结清扫。这包括切除宫旁和宫颈旁的组织及阴道上 2 cm 范围。有证据证明Ⅱ期患者行广泛子宫切除术比单纯子宫切除术可以提高 5 年生存率（93% vs. 89%）。对于切缘阴性或淋巴结阴性的患者，没有证据证明增加放疗会提高生存率。有阳性切缘或淋巴结受侵的患者应接受辅助体外或腔内放疗。

假定为Ⅰ期的患者，有部分在进行了单纯的子宫切除术后发现了间质受侵（Ⅱ期）。这些患者通常需要接受辅助体外放疗和近距离放疗。在实践中，许多患者并不适合改良的子宫根治术，这些患者可以行标准的子宫切除术后辅助体外放疗和近距离放疗，还没有证据证明辅助化疗对Ⅱ期患者有明显作用。

Ⅲ～Ⅳ期患者

对于子宫内膜癌晚期患者的最佳治疗还没有定论。晚期患者是差异性很大的一组患者，因此治疗需要个体化。

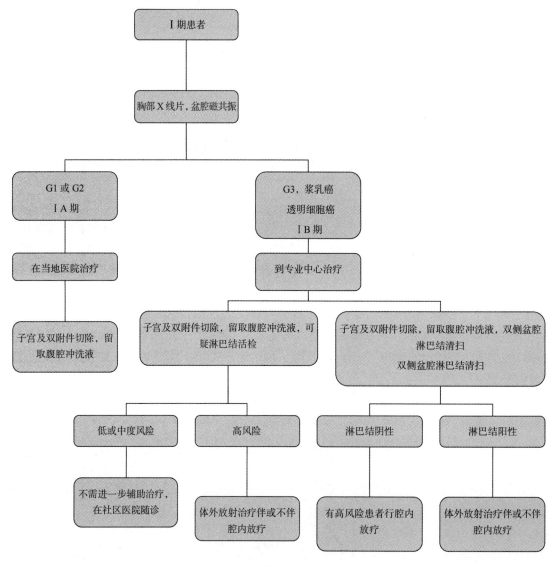

图 13.5（A）

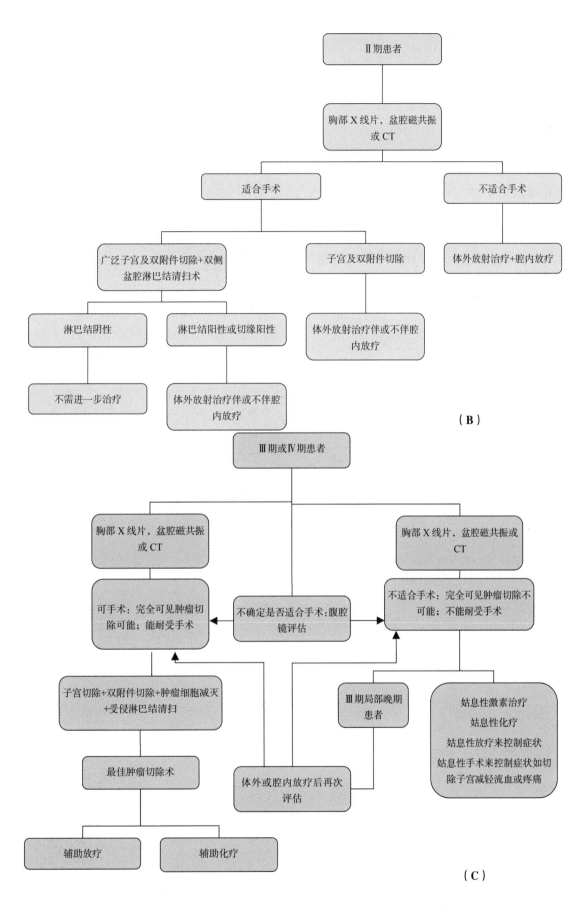

图 13.5

子宫内膜癌的治疗

手术治疗

对于所有适合肿瘤细胞减灭术的Ⅲ期患者都应进行手术。许多回顾性研究提示最佳的肿瘤细胞减灭术可以提高生存率。在不同的研究中，最佳肿瘤细胞减灭术的定义各不相同，从无肉眼残留肿瘤到残留肿瘤＜ 2 cm。一项研究发现：Ⅲ期患者接受彻底肿瘤切除术后无肉眼残留的患者 5 年生存率为 41%，而未达到此水平的患者 5 年生存率为 16%。对存在手术可能的患者，应该先行诊断性腹腔镜检查。对存在临界手术可能的患者，先行放疗可能有助于增加手术成功的概率。

大多数Ⅳ期患者不考虑手术治疗。然而，有部分Ⅳ期患者，行肿瘤减灭术是可行的，25% 可以达到长期生存。

姑息性的子宫切除可以控制局部症状，例如流血或疼痛。偶尔有肠道或膀胱转移时，放疗和（或）铂类为基础的化疗也可有效缓解症状。

放射治疗（专栏 13.7）

行完全的可见肿瘤切除的Ⅲ期患者，术后应行体外放疗和近距离放疗。Ⅲ期患者有腹主动脉旁和盆腔淋巴结受侵者，放疗范围应扩大到包含腹主动脉旁区域。局部控制的可能性与病变大小有关。尽管放射治疗能减少局部复发率，但是没有数据证明能提高生存率。

行最佳肿瘤细胞减灭术的患者也应该行辅助化疗（据 GOG122 试验），并接下来对完全临床反应的患者行放射治疗。

对于不能手术的Ⅲ期或Ⅳ期患者，姑息性放疗是控制局部和远处症状的一种选择。

Ⅲ～Ⅳ期患者化疗（专栏 13.9）

辅助化疗

行完全肿瘤细胞减灭术的Ⅲ～Ⅳ期患者应该行辅助化疗，据 GOG122 试验，残余肿瘤＜ 2 cm 的也应行辅助化疗。这个Ⅲ期临床试验随机选择Ⅲ～Ⅳ期子宫内膜癌且残余肿瘤＜ 2 cm 的患者（87% 没有残余肉眼肿瘤），给予全腹放疗或多柔比星和顺铂化疗。化疗明显提高了无进展

> **专栏 13.7　子宫内膜癌的放疗**
>
> **指征：**
> - 初始的放射治疗（不适合手术者）
> - 术后放疗：
>   - 经阴道近距离放疗：ⅠB 期，G2
>   - 体外放疗＋经阴道近距离放疗：Ⅰ期：ⅠC/G3/ 透明细胞 / 浆乳癌；
>   - Ⅱ期及以上
>
> **技术：**
> 常规计划：
> - 上界：L5/S1
> - 下界：低于闭孔下缘
> - 侧边界：超过骨盆边缘 1 cm.
> - 前界：耻骨联合
> - 后界：骶骨岬前 2 ～ 3 cm.
>
> CT 计划：
> - CTV：阴道穹窿和淋巴结增强造影显示区域外 7 mm。
> - PTV：阴道穹窿周围 10 ～ 15 mm，CTV 淋巴结区域外 7 mm（肉眼可见病变周围 10 ～ 15 cm）和宫旁 7 mm 范围。
>
> **剂量：**
> 体外放疗：45 Gy/25 次
> 经阴道近距离放疗：
> 单纯模式：
> 高剂量率：21 Gy/3 次，源皮距为 0.5cm.
> 合并体外放疗：
> 高剂量率：7 Gy/1 次，源皮距为 0.5cm.
> 低剂量率：15 Gy/3 次，源皮距为 0.5cm.
>
> **副作用：**
> 体外放疗：
> - 肠道症状（22%）：腹痛、里急后重、腹泻。
> - 膀胱毒性：尿频、尿急、反复感染、尿失禁。
> - 阴道挛缩（4%）
> - 骨骼毒性（1%）
>
> **近距离放疗：**
> 暂时性的腹泻和膀胱刺激征（9%），短暂的阴道炎（17%），阴道壁充血（14%），阴道萎缩、狭窄或粘连（16%），性交困难（5%）。

生存时间和总生存率。化疗组无进展生存时间在 5 年的占 50%，而放疗组为 38%，化疗组总生存率为 55%，而放疗组为 42%（$P < 0.01$）。其他的研究报道了在高危子宫内膜癌患者中，单

专栏 13.8 局部复发风险

	Ⅰ A 期	Ⅰ B 期	Ⅰ C 期
1 级	低	低	中
2 级	低	低	中
3 级	中	中	高

年龄 >60 岁

中 ——淋巴管受侵——→ 高

局部复发风险：

低 < 5%

中：5% ~ 15%

高：> 15%

浆乳癌或透明细胞癌 ——→ 高

专栏 13.9 子宫内膜癌的化疗

- 卡铂（AUC 5-7）静滴，每三周重复一次
- 紫杉醇 175 mg/m² 静滴，每三周重复一次
- 阿霉素 60 mg/m² 静滴（7 个循环）+ 顺铂 50 mg/m² 静滴，每三周重复一次
- 卡铂（AUC 5-7）静滴 + 紫杉醇 175 mg/m² 静滴，每三周重复一次

用辅助化疗在盆腔局部治疗中有更高的失败率（40%）。因此，目前的实践是在辅助化疗的基础上给予患者辅助盆腔放疗。

姑息性化疗

不能行手术切除的患者可给予姑息性化疗或激素治疗。一般有快速进展或有症状的患者给予化疗，而那些进展缓慢的或无症状的患者给予激素治疗。目前在生存质量和生存率上的研究很有限。

转移性子宫内膜癌的患者化疗后的中位总生存时间为 6 ~ 12 个月，疾病进展时间一般是 4 ~ 6 个月。在晚期或复发子宫内膜癌的单药化疗中最有效的是蒽环类、铂类和紫杉醇，它们有相似的反应率 20% ~ 35%。最常用的化疗组合是卡铂和紫杉醇（Ⅱ期研究中反应率为 60% ~ 70%），以及顺铂和阿霉素（反应率为 34%）。

激素治疗

激素治疗尤其对于那些进展缓慢的或无症状的患者以及不适合化疗的患者很有帮助。

孕激素

口服孕激素治疗反应率为 15% ~ 20%。中位反应持续时间为 4 个月，生存时间大约 8 ~ 11 个月。组织学低级别的患者（G1 有 37% 反应率，而 G3 只有 9% 反应率），表达雌激素（ER）（29% 反应率）和（或）孕激素受体（PR）（39% 反应率）的患者，以及在初始诊断到复发之间有长期无治疗间歇的患者有最高反应率。通常是醋酸甲地孕酮最初每天 160 mg，或者醋酸甲羟孕酮每日 200 ~ 400 mg。副作用包括体重增加和血栓风险增加。目前，使用孕激素辅助治疗还没有已知的益处。

他莫昔芬

他莫昔芬的总体反应率为 10%，通常不单独用药。

GnRH 类似物

GnRH 类似物可以使孕激素抵抗的晚期或转移性患者受益，反应率高达 28%。每月注射醋酸戈舍瑞林 3.6 mg，可以看到完全的或部分的反应，可以给患者几个月的无进展生存时间。

芳香酶抑制剂

芳香酶抑制剂报告的反应率大约 10%。Ⅱ期研究中子宫内膜癌转移或复发患者中用 2.5 mg 来曲唑后，疾病稳定率 39%，疾病稳定中位时间为 6.7 个月。

复发患者

约三分之二的复发是远处复发或局部和远处复发。然而另外三分之一将是盆腔复发，其中 75% 在阴道上部，或阴道穹窿。

对于穹窿复发的患者如果以前没有接受放射治疗，那么根治性放射治疗将是首选。那些以前只接受近距离照射的患者，如果肿瘤 < 0.5 cm，可以追加体外放射治疗。PORTEC-1 的研究表明：按上述治疗方法，75% 的患者可以治愈盆腔复发，85% 可以达到完全缓解，复发后 3 年生存率为 69%，而对照组（以前已经接受过体外放疗的患者）3 年生存率仅为 13%。

单纯阴道穹窿复发，或经过盆腔放疗后局部盆腔复发，但没有延伸到阴道侧壁的患者，手术可能会提供一个治愈的机会。如果膀胱直肠都受侵，则需要大范围的根治术，手术并发症很显著，因此只用于特定的排除了远处转移的患者。据报告完全的肿瘤细胞减灭术 5 年生存率高达 50%。

不适合挽救性手术治疗或放射治疗的患者，可以给予全身性支持治疗。

特殊类型

浆乳癌和透明细胞癌

子宫浆液性乳头癌的传播模式同卵巢上皮癌是相类似的，50% 的复发仅发生在腹部。透明细胞癌复发更常发生在骨盆腔和腹主动脉旁淋巴结，和子宫浆液性乳头癌相比较少发生在腹部。

这两类肿瘤的手术原则和卵巢癌是一致的。治疗早期浆乳癌和透明细胞癌的最佳治疗方案仍然未确定。然而，高复发率表明，单纯手术治疗是不够的。因此，所有手术分期为ⅠB、ⅠC和Ⅱ期的浆乳癌或透明细胞癌患者，可以给予铂类为基础的化疗（通常是卡铂和紫杉醇联合），对化疗有完全治疗反应的患者再给予术后放疗（体外放疗 + 近距离放疗；单纯体外放疗或近距离放疗）。对于在子宫切除术后病理检查有任何残留瘤病灶的ⅠA期浆液性乳头状癌患者，大多数中心也为其提供了辅助化疗和放疗。一些中心认为浆乳癌的患者应接受全腹放疗，因为腹腔复发率很高，但其作用还不确切。

对于Ⅲ、Ⅳ期浆乳癌和透明细胞癌患者，手术和化疗方案和卵巢癌是一致的。放射治疗只提供给那些有完全治疗反应的患者。

原发性双癌

在 5% 的子宫内膜癌患者中发现同时伴发卵巢原发癌。治疗方法是联合治疗每种单独的癌症。如果卵巢上病灶体积小，附着在表面，双边都有多个种植结节，及有卵巢皮质淋巴管受侵，则应考虑卵巢病灶为转移性病变。

随访

最好的随访方法还没有定论。但大多数复发（80%）发生在 18 个月至两年之间。一个典型的随访时间是：门诊患者每三个月随访一次直到两年，然后每六个月随访一次直到五年，每次检查都应完整地询问病史及体格检查（包括盆腔检查）。

宫颈癌

引言和病因

世界上每年有 520 000 名女性患宫颈癌。在英国，每年大约有 2900 名女性被诊断为宫颈癌，占女性肿瘤的 2%。这是 35 岁以下女性第二大常见癌症。在美国，妇女一生中患宫颈癌的风险是 1/116。

在子宫颈癌的发展中有许多的相关风险因素，如未满 20 岁的性活动、吸烟、免疫抑制、感染性传播性疾病。人类乳头状瘤病毒已成为大部分子宫颈癌病例中主要的致病病毒（HPV），最常见的亚型是 16 或 18。

发病机制和病理

大多数宫颈癌出现在宫颈阴道部和宫颈内膜的鳞柱状交界处。有一个从不典型增生到浸润癌的病变发展过程。不典型增生病灶自然消退的占 25% ~ 38%，继续保持不变的占 50% ~ 60%，进展为浸润性癌的占 2% ~ 14%。

鳞癌和腺癌的病例占子宫颈癌的 90% ~ 95%。其他组织学类型见专栏 13.10。

传播方式

肿瘤可能会从子宫颈延长到子宫下段、阴道，或进入宫颈旁间隙。它可能会通过直接蔓延或区域淋巴结转移到达盆壁。

子宫颈癌转移遵循如下模式：最初转移到盆腔淋巴结，然后腹主动脉旁淋巴结以及远处淋巴结。最常见的远处转移是肺、盆腔外淋巴结、肝和骨。

临床表现

早期的侵入性疾病可能无症状。最早的浸润性宫颈癌的症状通常是不正常的阴道出血，常发生于性交后。盆腔疼痛可能是源于局部侵入性病变。坐骨神经疼痛，下肢水肿和肾积水与广泛盆壁受侵有关。晚期疾病患者可出现血尿或膀胱阴道瘘的症状。远处转移可能会出现恶病质、咳嗽、黄疸、左锁骨上淋巴结转移。

评价和分期

治疗前评价：

- 在麻醉状态下（EUA）的妇科内诊检查。
- 血液常规，生物化学排除贫血和肾功能损害。
- 组织学活检诊断。
- 胸部 X 线检查。
- MRI 骨盆扫描（图 13.6）：在评估肿瘤的范围和淋巴结是否受侵中很有用。
- 膀胱镜 / 乙状结肠镜 / 钡灌肠 / 静脉尿路造影——临床疑有膀胱、直肠或输尿管受侵的患者，可行以上检查。

> **专栏 13.10　宫颈癌的组织学分类**
>
> - 鳞状细胞癌：角化型、非角化型及低分化型
> - 子宫内膜样腺癌
> - 透明细胞腺癌
> - 腺鳞癌
> - 腺样囊性癌
> - 小细胞癌
> - 未分化癌

- PET / CT：利于准确选择手术患者以及制订治疗计划。
- 胸部、腹部和骨盆 CT 扫描：适用于临床表现为 IV 期的患者。

分期

FIGO 分期见表 13.5（不考虑影像学检查结果）。

治疗（图 13.7）

治疗方法的选择是根据肿瘤大小、临床分期、组织学、淋巴结受侵情况、手术或放射治疗的并发症的危险因素，以及患者的选择。

原位癌（CIN III）可以有很多方法治疗（如宫颈锥切，激光疗法等），主要取决于疾病的严重程度、患者的年龄及是否要求保存生育功能。

IA 期

IA1 期

IA1 无淋巴管受侵（LVI）的治疗方法是：

- 如果患者希望保留生育功能，行锥切活检或大范围移行带切除术。
- 简单的子宫切除术。

IA1 有淋巴管受侵的治疗：

- 次全子宫切除术 + 盆腔淋巴结清扫。
- 如果要求生育可以行根治性子宫颈切除术 + 腹腔镜下盆腔淋巴结清扫术。

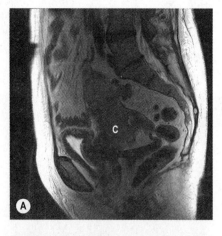
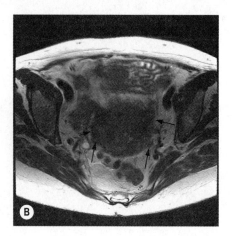
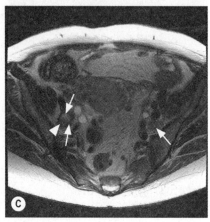

图 13.6

宫颈癌核磁共振成像扫描。

该图为 2B 期宫颈鳞癌患者矢状面（A）和横断面（B & C）T2 加权的 MRI。表现出巨大宫颈肿瘤与肿瘤双侧宫旁组织受侵（黑色箭头）和双边增大的髂外淋巴结（白箭头）。注意右侧髂外淋巴结存在囊性或坏死性变化（白色箭头），这是一个宫颈鳞状细胞癌的共同特点。该图由剑桥大学萨拉博士惠赠

IA2 期

治疗方案：

- 根治性子宫切除术（Ⅱ型）+ 盆腔淋巴结清扫术（3% ~ 10% 的淋巴结受侵风险）。

- 如果要求保留生育功能，可以行根治性子宫颈切除术 + 腹腔镜下盆腔淋巴结清扫术（如果肿瘤小于 2 cm，没有淋巴管受侵）。5 年累计妊娠率为 52.8% 以及与其相似的低复发率。

- 放疗——在不适合手术的妇女行单独近距离放射治疗（相当于 A 点受量：75 ~ 80 Gy 见专栏 13.11）或盆腔外照射。

IB 和 IIA 期

对于 IB 期宫颈鳞状细胞癌，手术或放射治疗有类似的治愈率。治疗的选择取决于患者的年龄，是否渴望保留卵巢功能，是否有并发症，和患者的选择。

IB1 和 IIA1 （ < 4 cm 的肿瘤）

治疗方案可以选择根治性子宫切除术 + 双侧盆腔淋巴结清扫术或根治性放疗。

手术包括切除子宫、阴道上 1/3、双侧宫旁组织、宫骶韧带、膀胱子宫韧带及双侧盆腔淋巴结。如果临床怀疑淋巴结受侵的患者，为计划放疗的放射野，需要行腹主动脉旁淋巴结取样。放

表 13.5　宫颈癌的分期

Ⅰ期：局限于宫颈

IA 显微镜下可见浸润癌：

IA1 间质浸润深度 ≤ 3.0 mm，宽度 ≤ 7.0 mm

IA2 间质浸润深度 >3.0 mm，且 ≤ 5.0 mm，宽度 ≤ 7.0 mm

IB 在肉眼可见癌灶限于宫颈或显微镜下可见癌灶大于 IA 期

IB1 肉眼可见癌灶最大直径 ≤ 4.0 cm

IB2 肉眼可见癌灶最大直径 > 4.0 cm

Ⅱ期：宫颈癌超出宫颈，但未达盆壁或阴道下 1/3

Ⅱ A 无宫旁浸润

Ⅱ A1 肉眼可见癌灶最大直径 ≤ 4.0 cm

Ⅱ A2 肉眼可见癌灶最大直径 > 4.0 cm

Ⅱ B 宫旁浸润

Ⅲ期：

Ⅲ A 肿瘤累及阴道的下 1/3，未达盆壁

Ⅲ B 期已达盆壁和（或）肾积水或无功能肾

Ⅳ期：超出真骨盆或浸润膀胱或直肠黏膜（活检证实）

Ⅳ A 邻近器官扩散

Ⅳ B 远处器官转移

疗是盆腔外照射和腔内放疗的结合，给予 A 点等效剂量为 80 ~ 85 Gy 的治疗（专栏 13.11）。

超过两个盆腔淋巴结受侵的患者，通常给予术后放疗。

IB2 和 IIA2 期（ > 4 cm 的肿瘤）

治疗方案包括：

- 根治性子宫切除术及双侧盆腔淋巴结清扫术 +/ - 辅助治疗。
- 同步放化疗（每周一次顺铂）——给予 A 点放射剂量为 85 ~ 90 Gy。

根治性放射治疗（顺铂不适合 PS > 2 和 GFR < 50 ml/min 的患者）（专栏 13.11）。

辅助治疗

建议根治性手术后，如果有任何高风险因素，如淋巴结阳性、宫旁组织阳性、切缘阳性或接近（≤ 5 mm）推荐辅助放化疗（体外放疗同

步每周一次顺铂化疗）。在这些患者中，辅助同步放化疗（使用 5-FU+ 顺铂，或单独使用顺铂）相比单独盆腔放疗，提高了生存率。

患者有以下 3 个因素中的任何两个就归为有中等风险：宫颈间质深部浸润、淋巴管受侵或肿瘤大于 4 cm。在这些患者中，辅助全盆腔照射可减少局部治疗失败率并提高无进展生存率。

同步放化疗

最近的一项纳入 2491 例患者的 meta 分析表明，在放疗的基础上加上同步化疗使无瘤生存率提高了 10%，总体生存率提高了 13%。因此，同步放化疗成为对顺铂无禁忌证的患者的标准治疗方案。

Ⅱ B ~ Ⅲ B 期

同步放化疗（体外放疗中每周一次顺铂）是治疗的首选。联合使用体外放疗和近距离放射治疗，给予 A 点 85 ~ 90 Gy 的剂量和 B 点 55 ~ 60 Gy 的剂量。患者有盆腔淋巴结和腹主动脉旁淋巴结受侵时，需扩大放射范围。

Ⅳ期

Ⅳ A 期患者（侵犯膀胱和（或）直肠）治疗要做到个体化。治疗方案包括：

1. 新辅助化疗或同步放化疗。
2. 盆腔脏器切除术。
3. 姑息性放疗或化疗。
4. 最佳支持治疗。

对于一般情况及肾功能状态良好，不适合手术的患者，可给予新辅助化疗或同步放化疗。手术脏器切除术选择性地应用于Ⅳ期患者。Ⅳ A 期患者大多一般情况差或有许多并发症和大范围的局部病变，最好给予姑息治疗（放疗或化疗）。患者一般健康状况不佳，或大范围的局部病变可提供最佳的支持治疗。

Ⅳ B 期

Ⅳ B 子宫颈癌患者没有标准的化疗方案。放疗可用于缓解病变部位或远处转移部位的症状。

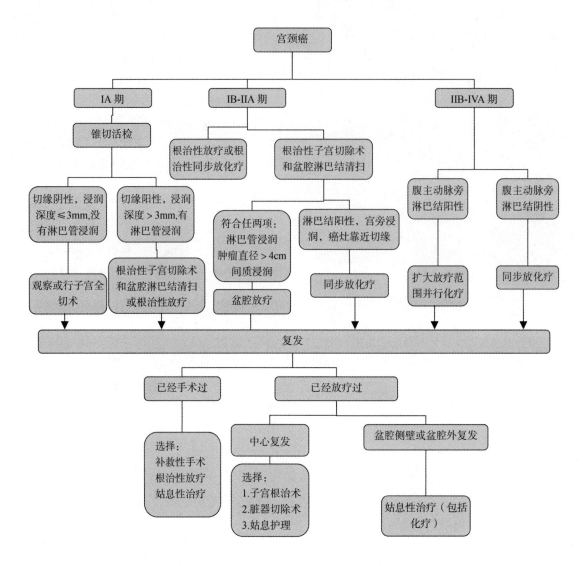

图 13.7

宫颈癌治疗流程示意图

复发

治疗的选择取决于患者一般状况,复发和(或)转移的位置和范围,以及前期的治疗。

初次手术后复发

初次手术后骨盆腔复发可以给予放疗或盆腔脏器切除术。根治性放疗（+/- 同步化疗）有可能治愈初次手术失败后的单独盆腔复发。放疗剂量和体积应根据疾病的范围确定。初次手术后,盆腔转移性或复发病变如果不能通过放疗治愈,可以考虑应用卡铂化疗来进行姑息性治疗或对症治疗。预期中位进展或死亡时间是 3 ～ 7 个月。

初次放疗后复发

对这些患者,可考虑行盆腔脏器切除术,这是放疗后唯一可行的治疗方法。

适用于那些有可切除的复发灶 [包括膀胱和（或）直肠],没有腹膜内或盆腔外转移,并且盆腔结构层次清楚的患者。手术应当在有合适设备和专家经验的专业治疗中心进行。无病间歇大于 6 个月,复发病灶直径 ≤ 3 cm,没有盆壁固定的患者预后较好。选择盆腔脏器切除术的患者 5 年生存率为 30% ～ 60%,手术死亡率应< 10%。

专栏 13.11 宫颈癌的放疗

宫颈癌的放疗原则：

　　根治性放疗目标是通过联合体外放疗和近距离放疗使 A 点达到 80 ～ 90 Gy，B 点达到 50 ～ 60 Gy。A 点在解剖上是子宫动脉和输尿管的交叉点，是为剂量测定设置的点，它是子宫中轴线外 2 cm 和阴道穹窿以上 2 cm 的交叉点。B 点是 A 点横向外延 3 cm 处，并接收 20% 的 A 点腔内放疗剂量。

　　盆腔体外照射的最大耐受剂量是 50 Gy，每次 1.8 ～ 2 Gy。放疗的其余部分治疗量由近距离放射治疗完成。总剂量是基于传统的镭治疗使用剂量率 0.5 Gy/h。当使用中等剂量率 > 1.5 Gy/h 的时候，考虑到减少了治疗时间，剂量要较常规剂量减少 10%。当使用更高的剂量率（1.5 Gy /min）时，剂量要较常规剂量减少 40% ～ 45%。

指征：

术后放疗：

1. 宫旁浸润

2. 淋巴结阳性

3. 接近或切缘阳性

根治性放疗：

1. ⅠB-ⅡA 期

2. ⅡB-ⅣA 期

3. 术后孤立的盆腔复发

靶区的定义：

常规：

• 上界：L5 的顶部（包括髂节点）

• 下界：低于闭孔或 / 病灶下边界 3 cm 以下（ⅢA 期病灶）

• 侧界：超出盆腔边缘 1 cm

• 前界：耻骨联合

• 后界：骶骨岬前 2 cm，（MRI 上主要病变后 1.5 ～ 2 cm）

CT 规划：

• GTV：原发肿瘤和肿大的淋巴结

• CTV：原发肿瘤、子宫、宫颈、阴道上部、卵巢、宫旁组织、宫骶韧带近端 + 淋巴结（距血管周围 7 ～ 10 mm）

• PTV：除了淋巴结区域和宫旁组织处为边界外 7 mm 外，PTV 都是 CTV 以外 10 ～ 15 mm。

剂量：

分期	体外放疗	近距离放疗	
		低剂量率	高剂量率
肿瘤 < 4cm（ⅠB1）	45 Gy/25 次	A 点 30 Gy	A 点 21 Gy/3 次
ⅠB2、Ⅱ、ⅢB、盆腔淋巴结阳性	50.4 Gy/28 次★★	A 点 27 Gy	A 点 14 Gy/2 次
ⅢA	50.4 Gy/28 次★★	近距离放疗应用的放射源和剂量和其他期别是一样的	
术后	45 Gy/25 次		每次 7 Gy，深度 0.5 cm
腹主动脉旁淋巴结阳性	45 Gy/25 次		

★★代表放疗同时每周给予 40 mg/m² （最大剂量 70 mg）的顺铂，一共 5 周。

当近距离放射治疗不可行时，可以考虑增加体外放疗（16 ～ 20 Gy，8 ～ 10 次）。

追加宫旁剂量：在近距离放射治疗时若有宫旁末端的病变，或（有些中心认为）有巨大宫旁包块者，可考虑追加宫旁照射剂量。平行对穿照射剂量为 6 ～ 10 Gy，3 ～ 5 次。被放置在内侧缘的半束受阻宫旁照射野，给予 70% ～ 80% 的近距离放疗剂量。

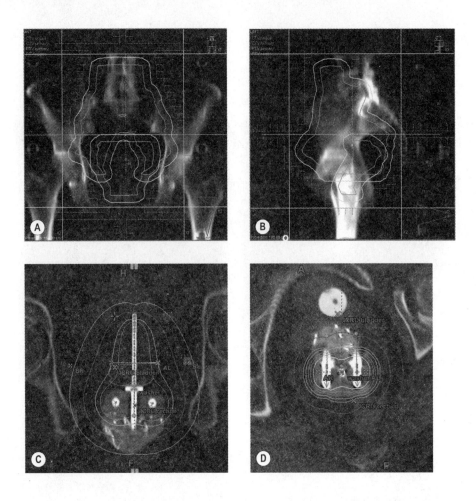

图 13.8

A，B：宫颈癌的外照射治疗野。C，D：近距离放射治疗剂量分布和剂量测定点（AR：A 点的右侧边；AL：A 点的左侧边；BR：B 点的右侧边，BL：B 点的左侧边；BICRU 膀胱：膀胱点和 ICRU 直肠：直肠点）（见书后彩图）

化疗在远处转移和转移性疾病复发中的作用

化疗是手术或放疗失败后姑息性的治疗方法。有很多对转移或复发宫颈癌有效的药物。顺铂是疗效最显著的代表，反应率为 20% ～ 30%，中位生存时间为 7 个月。最近的研究表明顺铂联合紫杉醇或托泊替康比单用顺铂优越。

预后

分期对局部控制率和总生存期是独立的最重要的预后因素。IB 期根治性子宫切除后生存率大约是 85% ～ 95%（淋巴结阴性）和 45% ～ 55%（淋巴结阳性）。有腹主动脉旁淋巴结转移并行扩大放射野治疗的患者，生存率为 10% ～ 50%，生存率的差别取决于盆腔病灶的范围和腹主动脉旁淋巴结受累情况。与预后不良相关的其他因素有淋巴管受累、深肌层浸润（10 mm 或以上，或 70% 以上的浸润）和宫旁浸润范围。根据分期的不同 5 年生存率如下：

Ⅰ A 期：95% ～ 97%。

Ⅰ B1 期：89%。

Ⅰ B2 期：76%。

Ⅱ A 期：73%。

Ⅱ B 期：66%。

Ⅲ 期：40%。

Ⅳ A 期：22%。

Ⅳ B 期：9%。

治疗的毒性作用

明显的手术并发症是输尿管阴道瘘（＜ 2%）和膀胱阴道瘘（＜ 1%）。放疗后并发症的风险增加。广泛的盆腔纤维化，可导致输尿管梗阻、小肠梗阻。

放射治疗后的后遗症通常会影响直肠、膀胱和小肠。这取决于治疗的持续时间、治疗方式和这些器官的辐射剂量。据报告 Ⅲ / Ⅳ 期后遗症发生率为 5% ～ 15%。

姑息治疗

姑息治疗包括：盆腔疼痛、阴道出血、晚期癌症患者的转移及全身性骨痛。

随访

最佳的随访机制尚未建立，一般原则是，每 3 个月复查一次直到一年，每 4 个月复查一次直到两年，每 6 个月复查一次直到 3 年，然后每年复查一次。患者应每年进行一次胸部 X 线检查，其他检查取决于临床适应证。

筛查

筛查的主要目标是降低疾病发生率和死亡率。筛查被证明可以有效识别癌前病变，从而降低死亡率。宫颈细胞学检查（巴氏涂片）筛查方案能有效减少宫颈癌的发病率。在英国，女性 25 岁时进行第一次筛查，25 ～ 49 岁之间每 3 年筛查一次，50 ～ 64 岁之间每 5 年筛查一次。65 岁以上的女性只有当她们 50 年以来没有筛查过或最近的筛选试验有异常的，才进行筛检。

预防

现已证明 HPV 疫苗可以减少年轻妇女发生远期癌前病变或癌前疾病的数量。在英国，有一个针对 12 ～ 13 岁女孩接种抗 HPV 疫苗的国家计划。

卵巢生殖细胞肿瘤

引言和病因

卵巢生殖细胞肿瘤（GCTs）的发病高峰第一个在 15 ～ 19 岁，主要是无性细胞瘤和畸胎瘤；第二个在 65 ～ 69 岁，主要是畸胎瘤。在西方国家所有卵巢恶性肿瘤中它们占不到 5%，但在亚洲人和黑人的卵巢癌患者中高达 15%。

病因尚不明确。不到 5% 与卵巢发育不全有关。口服避孕药并没有像对上皮性卵巢癌一样对生殖细胞肿瘤具有一定的保护作用。

病理

依据原始生殖细胞的起源及他们在体内分化的能力，可将卵巢生殖细胞肿瘤分为无性细胞瘤和非无性细胞瘤。无性细胞瘤是卵巢部分的精原细胞瘤，而非无性细胞瘤包含其他所有的生殖细胞肿瘤并且有一系列不同的细胞类型。

- 无性细胞瘤——是最常见的恶性生殖细胞肿瘤（30% ～ 40%）。双侧发病的概率最高（10% ～ 15%），而且是最常见（20% ～ 30%）的与妊娠有关的恶性 GCT。
  - 非无性细胞瘤——包括未成熟畸胎瘤、内胚窦瘤（卵黄囊癌）、胚胎性癌、非妊娠绒癌、多胚瘤和混合性生殖细胞瘤。
  - 未成熟畸胎瘤（20%）——有时与完全由成熟的神经胶质组织形成的粟粒性腹膜植入有关（称为胶质瘤腹膜）。
  - 内胚窦瘤或 EST（也叫做卵黄囊瘤 -YST）（20%）——通常在 Ⅰ 期被发现，但肿瘤生长迅速，50% 以上的患者可在不到一周内出现症状。这些肿瘤均表达 α- 甲胎蛋白（AFP）。腹腔内播散在这类肿瘤中占主导地位。
  - 胚胎性癌（3%）——经常（60%）与性早熟、不规则出血、闭经、由于 β-HCG 水平异常引起的多毛症有关。它能够同时表达 AFP 和 β-HCG。
  - 混合性生殖细胞瘤（7%）——由至少两种不同的生殖细胞肿瘤成分组成，其中至少有一种是原始细胞。最常见的组合为无性细胞瘤和 EST，其次是无性细胞瘤和未成熟畸胎瘤。

临床特征

腹痛（87%）是最常见的症状，其次是腹部包块（85%），而 10% 可因卵巢肿瘤扭转、出血或破裂出现急腹症表现。腹胀、发热、阴道出血的发生率为 10%，20% 的病例可发生腹水。

扩散方式

肿瘤的扩散可通过腹腔、淋巴和血液途径。无性细胞瘤主要通过淋巴扩散，而其他扩散方式在非无性细胞瘤中同样重要。

检查和分期

初步检查包括对血清肿瘤标志物和影像学的评价。

肿瘤标志物

术前、术后及随访期进行肿瘤标志物的评估有助于分别对诊断、治疗效果和复发进行预测。GCTs 特异性的标志物是 β- 人绒毛膜促性腺激素（β-HCG）和 α- 甲胎蛋白（AFP）。高达 5% 的无性细胞瘤患者 β-HCG 水平升高，3% 的患者妊娠试验呈阳性。AFP 表达升高或 β-HCG 水平高于 100 IU/L 是非无性细胞肿瘤成分存在的表现。

大部分内胚窦瘤可分泌 AFP，胚胎癌则分泌 AFP 和 β-hCG，而单纯的未成熟畸胎瘤肿瘤标志物呈阴性。

其他标志物包括无性细胞瘤中乳酸脱氢酶（LDH）的水平（88% 的患者出现血清 LDH 同工酶 -10 的升高）和胎盘碱性磷酸酶（PLAP）——95% 以上的无性细胞瘤患者可升高。50% 以上的 GCTs 能够表达 CA125，但其在临床治疗中的作用尚不明确。

影像学

无性细胞瘤和非无性细胞瘤表现出不同的影像学特点。

无性细胞瘤在 CT（图 13.9）及 MRI 显示为

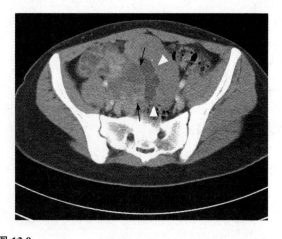

图 13.9

卵巢无性细胞瘤。增强 CT 扫描显示一个多囊实性包块。伴增强的纤维血管分隔（箭头）和囊性改变（箭头）

有纤维血管分隔的多囊实性肿块。可伴有腹腔淋巴结肿大。无性细胞瘤很少出现钙化，但如果出现表现为一个斑点。

非无性细胞瘤通常为单侧的囊实性混合肿块。由于出血或坏死，CT 和 MRI 可呈现出不均匀增强表现。高达 40% 的病例可发生钙化。

到目前为止，还没有关于 PET 扫描在卵巢 GCTs 中作用的研究，但在将来，它可能具有与对睾丸生殖细胞肿瘤相似的临床应用。

分期

根据 FIGO 对卵巢生殖细胞肿瘤 GCTs 进行分期（专栏 13.2）。60% ～ 70% 的 GCTs 处于 I 期，25% ～ 30% 处于 II 和 III 期，IV 期很少见。远处转移发生在长期、复发或低分化的肿瘤。

治疗（图 13.10）

通过以铂类为基础的化疗，生殖细胞肿瘤是有可能被治愈的恶性肿瘤。

手术

初次手术

手术治疗的原则遵循卵巢上皮癌。但由于该病主要发生在年轻女性，保留生育能力的保守性手术较受青睐，单侧卵巢切除术是最小的手术范围。甚至对于晚期病例（20% ～ 30%），为了保

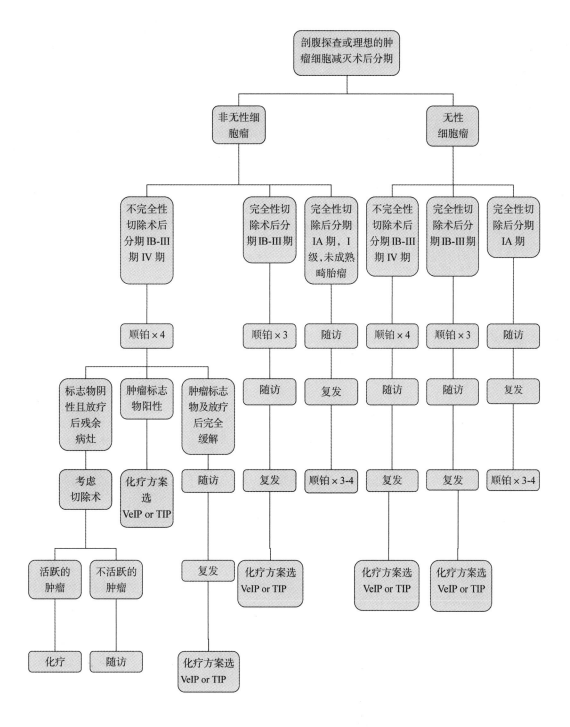

图 13.10

留生育功能，对侧的卵巢、输卵管和子宫依然可留下，术后需行化疗。尽管最大程度缩瘤术的作用不及卵巢上皮癌，但仍应尽可能将所有可见的转移病灶切除。甚至如果 BSO 是必要的，子宫依然可以保留下来用以生育。手术中不建议对外观正常的对侧卵巢行常规的病理组织检查，因为这样有可能会因腹腔粘连或卵巢衰竭导致不孕

症。常规淋巴结清扫术的作用仍有待确定。

二次肿瘤减灭术或二次开腹探查术

一项小型研究表明，对化疗耐药的未成熟畸胎瘤患者，实行第二次缩瘤术可能起到一定作用。一般情况下，二次开腹探查术不太提倡，因为联合化疗后通常很难再有阳性发现。但对于原

发肿瘤中含有畸胎瘤成分并且在化疗结束时仍有伴随肿瘤标志物正常的持续性影像学异常患者，可以考虑二次开腹探查术。

术后治疗

无性细胞瘤

FIGO 分期为 IA 期的无性细胞瘤患者长期生存率超过 90%，因此患者不需要任何术后治疗，这些患者的复发（发生率 15% ~ 20%）可通过化疗得到有效救治。其他所有行最大程度缩瘤术的患者都需要进行辅助治疗，无论是否保留了生育功能。

已经完全切除病灶和尚未进行剖腹探查术的 Ⅰ B ~ Ⅲ 期患者需行 3 个疗程的 BEP 方案标准化化疗（专栏 13.12）。无性细胞瘤完全切除的无病生存率是非常高的，接近 100%，晚期病变的比率在 60% ~ 80%。Ⅱ ~ Ⅳ 期非完全切除的患者需要 3 ~ 4 个疗程的 BEP 化疗。

极少数情况下，对于患有其他病症不能进行化疗或者拒绝化疗的女性，放疗是可供选择的方案。全腹放疗会导致生育能力的丧失。

非无性细胞瘤

对 FIGO 分期为 IA 期的 Ⅰ 级未成熟畸胎瘤患者，可仅行手术治疗，且术后长期无病生存率达 80% ~ 85%。所有其他的非无性细胞瘤患者需行术后化疗。

不像睾丸肿瘤，GCT 的最佳化疗次数尚不明确。一项 GOG 研究表明，对于完全切除的早期卵巢生殖细胞肿瘤患者，3 个疗程的 BEP 化疗就可阻止疾病的复发。对于仅有肿瘤标志物升高但其他检查阴性的患者，血清标志物正常后仍需接受两个疗程的化疗，对于带有较大残留肿块的患者则需要 5 ~ 6 个疗程。

目前，卡铂取代顺铂的作用正在进行临床试验。

复发

手术在复发治疗中的作用尚不明确。有研究表明经过手术抢救的未成熟畸胎瘤患者比其他肿瘤类型的患者有更好的生存率。

目前，复发性卵巢生殖细胞肿瘤尚没有统一的治疗标准。基于睾丸肿瘤的经验，卵巢 GCTs 可分铂类耐药型和铂类敏感型。铂类耐药型肿瘤是指在治疗过程中或终止治疗 6 ~ 8 周内的进展性疾病，这种情况下的预后不理想，因此提倡应用高剂量化疗或者试验性用药。铂类敏感型肿瘤是指复发发生在终止治疗 6 ~ 8 周之后，这种情况下的预后理想，可以应用铂类进行治疗，包括应用像 VeIP 或 TIP 的补救化疗方案（专栏 13.12）。

预后和生存率

尽管有高的治愈率，但仍有 12% ~ 20% 的患者死于此病。不良预后因素包括晚期病程、术后大块肿瘤残留、年龄 > 22 岁、内胚窦瘤及诊断时 AFP > 1000 ng/ml。

Ⅰ 期无性细胞瘤的长期生存率达 100%。不同分期的总长期生存率为 Ⅰ 期 100%，Ⅱ 期 85%，Ⅲ 期 79%，Ⅳ 期 71%。

随访及生存情况

尽管无性细胞瘤的复发时间较晚，大部分的复发都发生在治疗完成后的前两年内。随访在最开始 1 ~ 2 年内应每 2 ~ 3 个月进行一次，第 3 年起每 3 ~ 4 月一次，5 年后每 6 个月一次。无性细胞瘤需随访 10 年。对于那些在治疗期间肿瘤标志物升高的患者，随访在第 1 年应每 2 个月进行一次，第 2 年每 3 个月一次，最好伴有临床随访。根据以前肿瘤的性质定期进行影像学检查。由于 CT 扫描具有辐射风险，大部分情况下建议使用 USS 或者 MRI。肿瘤标志物没有升高的患者在临床随访时应进行扫描。

有限的经验表明，既往 GCTs 的治疗不会明显影响到以后的生育，也没有关于不良生产或者胎儿畸形增加的报道。

前景

由于大部分病例治疗的成功，当前发展的方向是优化复发病例的治疗方案，这其中就包括高剂量化疗方案。

性索间质肿瘤

卵巢性索间质肿瘤占所有原发性卵巢肿瘤的 5% ～ 8%，一般是一些与 BRCA 基因突变无关的低度恶性肿瘤。许多肿瘤能够产生类固醇激素并伴有雄性激素或雌性激素分泌过多现象，分为颗粒细胞瘤、卵泡膜 - 纤维细胞瘤、支持细胞 - 间质细胞瘤、两性母细胞瘤。抑制素是卵巢性索间质肿瘤分泌的一种蛋白质，可以用来作为肿瘤特别是颗粒细胞瘤的诊断标志物。这些肿瘤的分期与卵巢上皮癌相似。

颗粒细胞瘤

分为两种类型：

成人型——占 95%，多发于 50 岁左右。

少年型——占 5%，多发于儿童和年轻女性。

这类肿瘤通常来说体积较大并具有雌激素分泌增加的特点，可与子宫内膜增生和腺癌的发生

专栏 13.12　GCTs 化疗方案

BEP

- 博来霉素 30U IM，第 2、8、16 天
- 依托泊苷 100 mg/m² IV，第 1 ～ 5 天
- 顺铂 20 mg/m² IV，第 1 ～ 5 天

每 3 周重复一疗程

VelP

- 长春花碱 0.11 mg/（kg·d）IV，第 1、2 天
- 异环磷酰胺 1.2 g/（m²·d），第 1 ～ 5 天并给予美司那 120 mg/m² 的初次快速 IV 及 1200 mg/（m² d），第 1 ～ 5 天的持续 IV
- 顺铂 20 mg/（m²·d）IV，第 1 ～ 5 天

每 3 周重复一疗程

TIP

- 紫杉醇 175 mg/m²，第 1 天
- 异环磷酰胺 1 g/m²，第 1 ～ 5 天
- 顺铂 20 mg/m²，第 1 ～ 5 天

每 3 周重复一疗程

有关。对于已生育的患者来说，TAH-BSO 是治疗的首选，而处于 I 期的年轻女性患者可选择单侧输卵管 - 卵巢切除术，术后辅助化疗的作用尚不明确。Ⅱ～Ⅳ期患者的治疗从常规化疗到不治疗到复发各不相同。回顾性数据表明接受术后辅助性化疗的Ⅲ～Ⅳ期成年女性有更好的无瘤生存期。最常用的化疗方案是 BEP 方案，备选方案有卡铂与紫杉醇，或顺铂与依托泊苷联合。

局部病变复发的患者条件允许的话可行抢救手术，否则要进行化疗。对于盆腔复发的患者，放疗可能会起到一定的作用。

对于 I 期完全切除肿瘤的患者，5 年生存率大于 90%，而晚期则为 30%。晚期复发并不少见。

纤维瘤 / 卵泡膜瘤

卵巢切除术可治疗纤维瘤，卵泡膜瘤可行保守性手术或 TAH-BSO 方案。

支持细胞 - 间质细胞瘤

这种肿瘤多发（75%）于 40 岁以下的女性，可以是良性或者恶性（20%），仅 2% ～ 3% 有卵巢外病变表现。发病时伴有腹痛或腹胀，或者具有男性化特征。TAH-BSO 是治疗的首选，若想保留生育功能，可尝试保守手术治疗，术后辅助化疗的效果还不太明确。该病 5 年生存率为 70% ～ 90%。复发和转移性疾病患者可选用以铂类为基础的化疗（通常为 BEP）。

两性母细胞瘤

这种肿瘤非常罕见，是含有支持细胞 - 间质细胞瘤或颗粒细胞瘤的良性混合瘤。表现为带有男性化特征或雄激素分泌增加，可以选择单侧卵巢切除术进行治疗。

妊娠滋养细胞疾病

引言

妊娠滋养细胞疾病（gestational trophoblastic

disease，GTD）是一种罕见的妊娠并发症。妊娠滋养细胞肿瘤包括侵蚀性葡萄胎、绒毛膜癌和胎盘部位滋养细胞肿瘤（placental site trophoblastic tumour，PSTT）。15% 的完全性葡萄胎可发展成侵袭性葡萄胎，约 3% 的完全性葡萄胎可能发展成绒毛膜癌。风险因素包括年龄（< 16 岁和 > 40 岁）、既往葡萄胎病史和亚洲血统。

病理

持续性 GTD 可发生于任何一次妊娠后。侵袭性葡萄胎是由侵入基质组织的弥漫性滋养细胞增生而成。绒毛膜癌的特点是不形成绒毛结构，细胞滋养细胞及合体滋养细胞成片增生。PSTT 主要由中间型滋养细胞组成。

临床特点

高达 20% 的患者在清宫术后发生持续性滋养细胞疾病。常见症状为不规则阴道出血和（或）血 β-hCG 的持续升高。4% 的患者可发生转移。最常见的转移部位是肺，其次是阴道、中枢神经系统、肝和骨盆，症状取决于病变部位。

葡萄胎清空后对血清 β-hCG 进行评估是判断持续性滋养细胞疾病的依据。5% ～ 10% 女性因持续性滋养细胞疾病需要化疗。化疗指征见专栏 13.13。

化疗前评价

检查

分期为高危的患者（WHO 评分 ≥ 7，高风险评分，肺多发转移和 hCG > 50 000 IU / L）需行进一步检查，包括 FBC、血生化、血 β- hCG、胸部 X 线片、胸部和中枢神经系统 CT 扫描。

分期及预后评分

FIGO 分期（专栏 13.14）主要用于数据结果比较和评分系统（表 13.6）以指导治疗。低危

疾病总评分 ≤ 6，高危评分 ≥ 7。

治疗

低危疾病（评分 ≤ 6）

可选择单药化疗方案进行治疗，最常用的方案为甲氨蝶呤和放线菌素 D（专栏 13.15）。甲氨蝶呤不会引起脱发。大约 10% ～ 20% 的患者对甲氨蝶呤不敏感，抢救治疗方案是单剂放线菌素 D（如果 hCG 水平低），或联合化疗（如果 hCG 水平高）。被选患者抢救时行子宫切除术。

高危疾病（评分 ≥ 7）

高危评分患者需行联合化疗，无论手术与否。常用的联合化疗方案见专栏 13.15。大部分化疗方案能达到 80% ～ 85% 的完全缓解。

复发或耐药疾病

20% ～ 30% 的患者对治疗耐药或在初始治疗后复发。常用的方案是 EMA/EP（专栏 13.15）。

专栏 13.13　持续性滋养细胞疾病化疗指征

1　1 ～ 2 次清宫术后血清 hCG > 20 000 IU/L
2　1 ～ 2 次清宫术后 hCG 水平保持不变或上升
3　清宫术后 6 个月 hCG 水平持续升高
4　持续阴道出血并伴有 hCG 水平上升
5　伴有 hCG 水平静态或上升的肺转移
6　肝、脑或者胃肠道转移
7　绒癌的组织学诊断

专栏 13.14　妊娠滋养细胞疾病

Ⅰ期	病变局限于子宫
Ⅱ期	病变超出子宫但局限于生殖系统
Ⅲ期	病变转移至肺，伴有或不伴有生殖道转移
Ⅳ期	病变转移至除肺以外的其他器官（×）

表 13.6　FIGO-WHO 预后评分

评分	0	1	2	4
年龄（岁）	< 40	>40	–	–
前次妊娠	葡萄胎	流产	足月产	
距前次妊娠时间（月）	< 4	4 - < 7	7 - < 13	≥ 13
治疗前 hCG（IU/L）	< 10^3	10^3 – < 10^4	10^4 – < 10^5	≥ 10^5
最大肿瘤大小（包括子宫）	< 3	3 – < 5	≥ 5	
转移部位	肺	脾、肾	胃肠道	肝、脑
转移病灶数目	0	1 ~ 4	5 ~ 8	>8
既往化疗失败史	无	无	单药化疗	多药化疗

手术抢救在入选患者中起到一定的作用。

中枢神经系统病变

中枢神经系统病变患者需行化疗，无论手术及放疗与否。改良化疗方案 EMA/CO，增加全身甲氨蝶呤剂量及鞘内甲氨蝶呤剂量可能提高中枢神经系统内甲氨蝶呤的含量。

胎盘部位滋养细胞肿瘤（PSTT）

PSTT 对化疗的敏感性低于其他 GTDs，因此，若病变局限于子宫，子宫切除术是治疗该病的首选。转移性 PSTT 的治疗同高危 GTD。

对化疗次数和治疗效果的评估

在接受化疗的低危病变患者中，一个疗程化疗后需每周监测 hCG。若血清 hCG 持续低水平则不需要进一步治疗。第二疗程治疗的指标为：hCG 水平连续 3 周持续不变、重新升高或没有在第一疗程完成后 18 天内呈对数下降。如需第二疗程化疗，若前次化疗完全应答则可以选择同样的方案。对一疗程化疗后完全应答的定义是 hCG 下降至少一个对数。如果没达到完全应答，可给予单药化疗或联合化疗。目前对于生化指标

专栏 13.15　妊娠滋养细胞疾病化疗

低危	甲氨蝶呤与亚叶酸 放线菌素 D
低危救助疗法及高危一线疗法	MEA（甲氨蝶呤、依托泊苷和放线菌素） 强烈联合化疗（甲氨蝶呤、依托泊苷、放线菌素 D/ 环磷酰胺、长春新碱）
高危救助疗法	顺铂（甲氨蝶呤、依托泊苷、放线菌素 D/ 依托泊苷、顺铂）

缓解后何时停止化疗尚没有统一的意见，许多患者在生化指标缓解后再接受 1 ~ 3 个疗程的化疗，取决于病变的种类及 hCG 下降率。

随访和生存期

患者在治疗结束后需进行规律的随访。患者在治疗结束后至少 12 个月内不建议怀孕，在 hCG 正常之前不建议应用口服避孕药。

没有证据表明既往 GTD 的治疗会影响今后的怀孕和生产。化疗通常会导致更年期的提前，因此患者最好在 35 岁之前完成生育。该病也有患第二种肿瘤的风险，如 AML。

外阴癌

引言

外阴肿瘤很少见，在英国每年有 1022 个新发病例。它好发于老年妇女，80% 的病例发生在 60 岁以上。现已发现人乳头瘤病毒（主要是 16、18 和 31）与大约 30% ~ 50% 的外阴癌症患病有关，与高达 80% 的外阴上皮内瘤变（vulval intraepithelial neoplasia, VIN）相关。艾滋病毒感染者及免疫抑制者患病风险也增加。其他风险因素包括吸烟、慢性皮肤病如硬化性苔藓（4% ~ 7% 的恶变风险）、扁平苔藓及 Paget 病。

病理

上皮内瘤变有两种：原位鳞状细胞癌（Bowen 病）或外阴上皮内瘤变Ⅲ级和 Paget 病。外阴癌症中多数（90%）起源于鳞癌（SCC），然而，黑色素瘤（4%）、基底细胞癌、腺癌（1% ~ 2%）、未分化癌、肉瘤（< 2%）和各种转移癌也时有发生。疣状鳞癌是一种生长缓慢的鳞状细胞癌类型。

扩散方式

外阴癌细胞通过直接浸润扩散到邻近结构，如阴道、尿道和肛门；通过淋巴管转移到腹股沟和股部淋巴结；通过血液途径向远处播散，包括肺、肝和骨。淋巴结转移的总发病率约为 30%。血行播散往往发生较晚，在没有淋巴结转移的情况下很少见。

临床特点

最常见的症状包括外阴痒或红肿、疼痛和酸痛、增厚及凸起的色素改变、溃疡、阴道分泌物或出血、肿块。

诊断及分期

外阴癌症的诊断应注意病灶的大小和部位，邻近结构有无受累，如阴道、尿道、膀胱或肛门底部，确诊依靠病理组织学检查。采用 FIGO 分期法进行临床分期（专栏 13.16）。

治疗（图 13.11）

早期病变（Ⅰ期和Ⅱ期）

外科手术是治疗的首选，需要广泛且深度足够的切除术（根治性局部切除术），手术切缘距离肿瘤至少 1 cm。除了Ⅰa 期（浸润深度 < 1 mm，淋巴结转移风险 < 1%）外的所有患者需要进行同侧腹股沟股淋巴结清扫，以减少复发的危险。如果肿瘤在 1 cm 以内的中线部位或涉及未成年人的阴唇，需行双侧淋巴结清扫术。术后行双侧盆腔及腹股沟放疗的指征为：

1. 单个巨大肿块（直径 > 5 mm）
2. 2 个或更多小肿块（≤ 5 mm）
3. 囊外扩散

放疗照射范围应包括腹股沟股淋巴结及至少盆腔骶髂关节以下。显微镜下病变需要 50 Gy 辐射量，每部分 1.8 ~ 2 Gy，囊外扩散或多个淋巴结转移需要 60 Gy 辐射量，肉眼所见病变需要 60 ~ 70 Gy 辐射量。

晚期病变

如果有可能完整地切除原发病灶且不需要行肠道或尿道造口，首选手术是可行的。手术包括根治性外阴切除术，双侧腹股沟淋巴结清扫和盆腔内容物切除术，或肛门 - 外阴切除术伴结肠造口成形术。据报道肛门 - 外阴根治切除术治疗晚期病变妇女的 5 年总生存率为 62%。手术边缘距肿块距离 < 5 mm 或再次切除不可行时需行术后放疗。

对于那些累及膀胱和直肠的较大、较晚期的病变或不适合手术者，放疗是首选的治疗方案。淋巴结病变可在治疗原发肿瘤前被切除。初始放疗剂量为 50 Gy，每部分 1.7 ~ 1.8 Gy，照射范围包括骨盆、股沟淋巴结与原发肿瘤。第二疗程针对恶性程度高的病变，总辐射量为 60 ~ 70 Gy。放疗联合化疗（顺铂单药或联合 5 - FU）的确切作用尚未充分探明。

专栏 13.16　外阴癌 FIGO 分期

Ⅰ 期	肿瘤局限于外阴
Ⅰ A 期	肿瘤直径 ≤ 2 cm，局限于外阴或会阴，间质浸润 ≤ 1.0 mm，无淋巴结转移
Ⅰ B 期	肿瘤直径 >2 cm 或间质浸润 >1.0 mm
Ⅱ 期	不论癌灶大小，累及会阴邻近结构（尿道下段 1/3，阴道下段 1/3，肛门），无淋巴结受累
Ⅲ 期	不论癌灶大小，有或无会阴邻近结构（尿道下段 1/3，阴道下段 1/3，肛门）累及，腹股沟淋巴结受累
Ⅲ A 期	（ⅰ）1 个淋巴结转移（≥ 5 mm）或（ⅱ）1 ~ 2 个淋巴结转移（< 5 mm）
Ⅲ B 期	（ⅰ）2 个或多个淋巴结转移（≥ 5 mm）或（ⅱ）3 个或多个淋巴结转移（>5 mm）
Ⅲ C 期	淋巴结转移并发囊外扩散
Ⅳ 期	肿瘤累及尿道上段 2/3，阴道上段 2/3 或远处转移
Ⅳ A 期	（ⅰ）肿瘤累及上尿道和（或）阴道黏膜、膀胱黏膜、直肠黏膜、骨盆或（ⅱ）腹股沟——股淋巴结受累或溃疡
Ⅳ B 期	远处转移，包括盆腔淋巴结转移

预后

预后取决于淋巴结状态和原发病灶的大小。在淋巴结未受累的情况下，5 年生存率 > 80%。腹股沟淋巴结受累时下降到 50%，盆腔淋巴结转移时降到 10% ~ 15%。

治疗后的问题

淋巴水肿是一种晚期并发症，62% ~ 69% 继发于腹股沟淋巴结清扫术后。术后 3 个月内有 50% 的女性可出现明显的淋巴水肿，12 个月内这一概率升至 85%。

放疗后的并发症包括外阴疼痛、皮肤起泡、腹泻、尿频、尿急和（直肠、膀胱 - 阴道和肠道 - 阴道）瘘的形成。在那些行含淋巴结清扫术的手术治疗并辅助放疗（腹股沟和骨盆）的患者中，下肢淋巴水肿的发生概率更大。

复发及治疗

外阴癌症的复发率为 15% ~ 33%，最常见的复发部位是外阴（69.5%），腹股沟淋巴结（24.3%），骨盆为 15.6%，远处转移为 18.5%。外阴局部复发如可能的话可再次手术，腹股沟淋巴结复发更难治疗，放疗是首选的治疗方法，但既往已行腹股沟照射的患者应考虑手术。

阴道癌

引言

原发的阴道肿瘤占女性生殖道肿瘤的 2%，在美国每年有 240 例的新发病例。每年有将近 100 例的死亡病例。

病因

阴道癌多发于 60 ~ 70 岁年龄段女性，70% 以上病例发生于这个年龄段，高危因素包括暴露于己烯雌酚，阴道透明细胞癌，持续性 HPV 感染，尤其是 HPV16，有宫颈原位癌或浸润癌治疗后 5 年内的病史，慢性阴道炎病史，使用环形子宫托，有放射性治疗史。阴道癌也多见于未受过良好教育的妇女，还有低收入，一生中 5 个或更多个性伴侣，过早性生活，以及吸烟者。

病理

常见的病理类型如下：

- 鳞状细胞癌——80% 的阴道癌是源于邻近肿瘤的直接浸润（如宫颈癌）或转移（如子宫内膜癌）。20% 是原发于阴道的恶性肿瘤，最常见的组织学类型是鳞状细胞癌（占 90% 以上）。
- 腺癌——多发生于 50 岁以上妇女，除外透明细胞癌。透明细胞腺癌比较少见，与暴露于子宫内的己烯雌酚有关，多见于 17 ~ 22 岁年龄段。

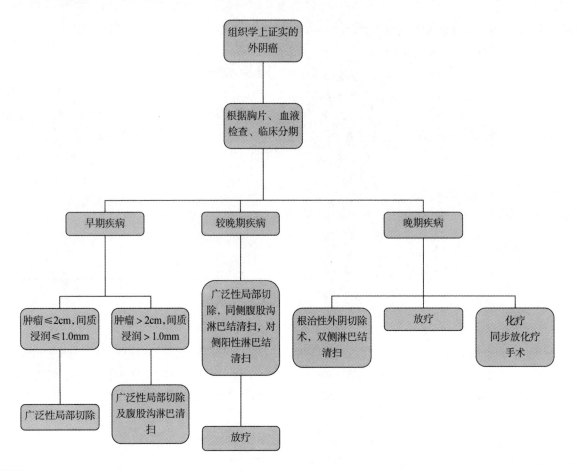

图 13.11
外阴癌的治疗

- 乳头状腺癌（2%）多起源于围绕阴道的邻近组织，很少通过淋巴结扩散。
- 阴道黑色素瘤（2%）多发生于 50 岁以上的妇女，并多发生在阴道的下 1/3。

临床表现

通常约 20% 的患者在浸润前或阴道癌的早期阶段表现为无症状。早期病变通过宫颈刮片能早期发现。80% ~ 90% 的患者表现为阴道出血、阴道排液、性交痛、阴道刺激症状、或者阴道肿块。在多数晚期患者中，多表现为盆腔痛、便秘、排尿困难、下肢水肿。

诊断和分期

原发性阴道癌的诊断靠病史和临床表现。阴道癌生长或扩散到宫颈外口应属宫颈癌。累及外阴属外阴癌。MRI 检查有助于明确阴道癌局部扩散的诊断。阴道癌的 FIGO 分期如专栏 13.17。

治疗原则

应根据临床分期、大小、病灶的位置、盆腔放射病史，和一般状况制定治疗方案。

手术

手术可被用于早期疾病的患者（如 I 期、II 期早期）；在 IV 期患者中，可应用脏器切除术。手术如果能达到切缘至少距离病变外 1 cm 是可以选择的。

表浅的病灶适用于广泛的局部切除，I 期患者肿瘤病灶在顶端，尤其是阴道后壁适用于局部的阴道切除或广泛性子宫切除术。病变位于阴道上部适用于包含宫旁组织的根治性阴道切除术。

对于子宫已切除者，需要施行阴道上部切除术和子宫旁切除术。这两种都需包括双侧盆腔淋巴结清扫术。

对于 II 期病灶位于局部的，应施行一个比根治性阴道切除术范围小一些的手术。II 期病灶阴道壁下有小范围浸润的，也可考虑手术。

盆腔脏器切除术适用于 IV a 期，但不包括扩散到骨盆壁和远处转移的病灶。

年轻患者需要放射治疗者，卵巢悬吊术需要施行。

放射治疗

放射治疗均适用，除了手术能达到切缘至少距离病变 1 cm 者。与阴道毗邻的膀胱和直肠限制了治疗方式的选择，增加了损伤这些脏器导致并发症的风险。

在疾病的早期阶段（如 I 期和 II 期），腔内放疗已足够。腔内放疗和外照射适用于大的或浸润更深的病灶。外照射和近距放疗法联合应用治疗阴道癌能取得满意的效果，能够保留阴道。如果累及下 1/3 阴道，应该放疗腹股沟淋巴结或者行切除术。

对于晚期阴道癌患者，最好是放化疗结合治疗，而不是单纯放疗。

放化疗

大多数放化疗在阴道癌治疗中的证据源于在宫颈癌治疗中使用顺铂或顺铂和 5-FU 联合应用。单纯化疗对于晚期肿瘤（如 III 期和 IV 期）作用效果不大。

预后

阴道癌的 5 年总体生存率是 44%，低于宫颈癌和外阴癌。年龄大于 60 岁，病灶位于阴道中段、阴道下 1/3，低分化肿瘤都是预后不良的因素。

复发和处理

最常见的复发部位在盆腔，中心部位的复

专栏 13.17	阴道癌的 FIGO 分期
I 期	肿瘤局限于阴道壁
II 期	肿瘤累及阴道下组织但未扩散到盆壁
III 期	肿瘤扩散到骨盆壁
IV a 期	扩散到相邻器官或扩散超出真骨盆
IV b 期	远处转移

发，有可能是盆腔脏器切除术或放射治疗的影响。复发后的 5 年生存率接近 12%，目前没有化疗对复发后治疗有益的证据。

随访

随访中最重要的是记录治疗引起的并发症。阴道挛缩和狭窄是导致压抑和性交痛的最主要原因。放疗引起的膀胱和肠道损害和早绝经也应引起关注。

参考文献

Colombo N, Peiretti M, Castiglione M. Non-epithelial ovarian cancer: ESMO clinical recommendations for diagnosis, treatment and follow-up. Ann Oncol. 2009;20 Suppl 4:24–26.

Han LY, Kipps E, Kaye SB. Current treatment and clinical trials in ovarian cancer. Expert Opin Investig Drugs. 2010;19:521–534.

Amant F, Moerman P, Neven P et al. Endometrial cancer. Lancet. 2005;366:491–505.

Gehrig PA, Bae-Jump VL. Promising novel therapies for the treatment of endometrial cancer. Gynecol Oncol. 2010;116:187–194.

Goonatillake S, Khong R, Hoskin P. Chemoradiation in gynaecological cancer. Clin Oncol. 2009;21:566–572.

Taylor A, Powell ME. Conformal and intensity-modulated radiotherapy for cervical cancer. Clin Oncol. 2008;20: 417–425.

del Campo JM, Prat A, Gil-Moreno A et al. Update on novel therapeutic agents for cervical cancer. Gynecol Oncol. 2008;110:S72–S76.

Koulouris CR, Penson RT. Ovarian stromal and germ cell tumors. Semin Oncol. 2009;36:126–136.

Crosbie EJ, Slade RJ, Ahmed AS. The management of vulval cancer. Cancer Treat Rev. 2009;35:533–539.

Gray HJ. Advances in vulvar and vaginal cancer treatment. Gynecol Oncol. 2010 May 13. [Epub ahead of print] PMID: 20471671

第14章 皮肤肿瘤

HM Hatcher，TV Ajithkumar

皮肤黑色素瘤

流行病学

黑色素瘤是侵袭性最强的皮肤癌，且发病率逐步增加。欧洲自20世纪60年代起，黑色素瘤的发病率以每年3%～8%的速度递增。英国男性和女性罹患黑色素瘤的终生风险比，分别为1/147和1/117。澳大利亚男性和女性罹患黑色素瘤的终生风险比，分别为1/25和1/35，显著高于英国人。在应用了早期检测技术之后，黑色素瘤的总体发病率有一定程度的下降，但在过去的10年里，恶性程度较高的黑色素瘤患者的生存率没有增加。

黑色素瘤主要好发于中年人（40岁以上），很少发生在儿童，尽管在过去的10年里20岁以下年轻人的发病率上升了3%以上，但儿童的发病率低于10%。

病因学

日光中的紫外线照射（尤其是UVB），是产生皮肤黑色素瘤的主要风险因素。曾有晒伤起疱史的人，罹患黑色素瘤的风险比正常人高出2.5倍。对日光过敏的其他表现形式，如雀斑（RR2.5）、暴晒但未晒黑（RR1.7）、红发（RR2.4）和蓝眼（RR1.6），其风险也有增加的趋势。

其他风险因素包括：

- 遗传因素——有显著黑色素瘤家族史且有多个不典型痣的人，罹患黑色素瘤的风险最高。CDKN2A基因和CDK4基因发生遗传突变者，罹患黑色素瘤的终生风险比为60%～90%。
- 痣——多发的良性痣（>100个）和多发的不典型痣，使发生黑色素瘤的风险比增加（R11）。
- 免疫抑制——器官移植（RR3）和AIDS患者（RR1.5）发生黑色素瘤的风险比增加。
- 既往有黑色素瘤——既往患有黑色素瘤的患者，发生更多黑色素瘤的风险比为2%～10%。

病理学

皮肤黑色素瘤的组织学类型有以下4种：

- 表浅扩散型是最常见的类型。这种黑色素瘤通常由原有的痣演变而来，并被可能超出病变边缘的成群不典型黑素细胞所包围。
- 结节型黑色素瘤（10%～15%）表现为对称、大小均匀的黑色或青黑色病变。无色素性结节型黑色素瘤经常被误诊。
- 恶性雀斑样黑色素瘤（10%～15%）通常易发生在光暴露部位，以头部、颈部和手部常见。临床上表现为棕褐色或黑色改变的宽大（通常＞3 cm）、扁平病变。这些病变通常由称为Hutchinson雀斑的癌前病变演变而来。
- 肢端雀斑样痣黑色素瘤，正如其名（肢

端 - 远端)，这种黑色素瘤发生于掌、跖和甲床。这些病变在白种人和有色人种之间具有相同的发病率 (白种人的发病率为 2% ~ 8%，有色人种的发病率为 4% ~ 6%)。这些病变容易被误诊为甲下血肿。

其他类型的黑色素瘤包括眼黑色素瘤、黏膜黑色素瘤和外阴黑色素瘤。

根据不同亚型和原发部位，黑色素瘤的组织学有显著不同。通过组织学评价的许多特征都具有预后价值 (专栏 14.1)。除此之外，病理学家应报告黑色素瘤的类型、最大深度、径向或纵向生长期、切除的边缘以及免疫组化染色。使用于黑色素瘤的免疫组化染色包括 S100 (最常用于黑色素瘤的染色，但也用于良性黑素细胞的染色)、HMB-45、Mitf、MART-1 和酪氨酸酶。

临床表现

患者通常会出现新的皮损，或已有的皮损发生改变。以下详细病史很重要：

- 病变已存在多久？
- 病变是什么时候开始改变的？
- 是否由原有的病损发展而来？
- 光暴露、光灼伤、皮肤癌和免疫抑制治疗史。
- 黑色素瘤家族史。

初步评价

对疑似罹患黑色素瘤的患者进行的初步评价内容包括：病变部位的详细检查和影像学检查、全面的皮肤检查以及淋巴结和肝大检查。黑色素瘤的临床症状包括瘙痒、出血、溃疡形成或原有的痣发生改变。本病的 ABCDE 特征 (图 14.1)，有助于将早期黑色素瘤和良性痣区别开来：

- A：形状不对称。
- B：边缘不规则。
- C：颜色不均匀。
- D：直径＞ 6 mm。
- E：增大 (病损改变)。

专栏 14.1　皮肤黑色素瘤的预后因素

- Breslow 厚度
- 溃疡
- 存在卫星病变
- 乳酸脱氢酶
- 累及血管
- 手术切缘
- Clark 分级
- 淋巴结转移
- 淋巴结外转移
- 有丝分裂象计数

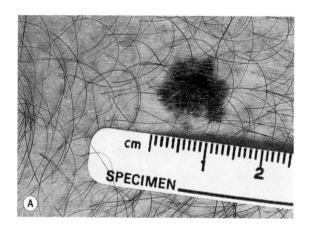

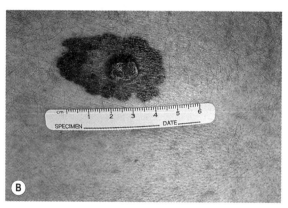

图 14.1

图中显示了早期黑色素瘤的 ABCD 体征 (A)，以及伴有结节的晚期斑块样黑色素瘤的 ABCD 体征 (B)。经许可后，图片摘自 Darrell Rigel 所著的《皮肤癌》(Saunders 出版) (见书后彩图)

检查

如果没有临床证据表明存在局部淋巴结转移，则无需进行任何分期检查。对于较厚原发肿瘤（＞ 4 mm）患者，CT 扫描可用于排除转移病灶。许多研究表明，常规胸部 X 线检查仅能检测出 0.1% 的转移病灶，却有 15% 的检查结果呈假阳性。同样地，CT 扫描只能检测出 1.3% 的转移病灶，却有 16% 的检查结果为假阳性。

病灶深度＞ 4 mm 且存在淋巴结转移（包括微小转移）的患者，需要进行分期检查，分期检查包括全血计数、肝功能检查、血清乳酸脱氢酶（LDH）检测、胸部 X 线检查、胸部 CT 扫描以及腹部和骨盆检查。

组织学诊断

切除活检：对疑为黑色素瘤的患者，常规要求将病灶连同周围 2 ~ 5 mm 的正常皮肤及皮下脂肪一并切除。切除活检有助于确诊黑色素瘤，并为基于 Breslow 厚度的进一步治疗提供了指导。在某些解剖部位 [如面部、耳和掌（跖）部] 和较大病灶，在最厚部位进行切除活检是可以接受的诊断方法。不推荐刮片和穿刺活检。

分期

Breslow 厚度、溃疡形成和有丝分裂象计数是局限性疾病的最重要预后因素，而 Clark 分级水平则是厚度＜ 1 mm 的黑色素瘤（专栏 14.1）的独立预后因素。分期基于 TNM AJCC 系统，且和预后相关（表 14.1）。M1a 期：远处皮肤、皮下或淋巴结转移，但 LDH 水平正常。M1b 期：肺转移但 LDH 水平正常。M1c 期：出现任何其他部位转移或出现 LDH 水平升高。

治疗

原位黑色素瘤

手术为主

对于没有远处转移的患者，首选范围足够的手术切除治疗。手术切除范围是手术过程中实际测量的范围，而不是组织学意义上的范围。手术切除的范围取决于黑色素瘤的深度，有时由于

美容或功能的原因，可能需要调整切除的范围。建议的切除范围：小于 1 mm 深的病灶应切除 1cm，1 ~ 2 mm 深的病灶应切除 1 ~ 2 cm，>2 mm 深的病灶应切除 2 cm。

局部淋巴结的处理

多年以来，人们一直在争论选择性淋巴结切除术在淋巴结阴性患者中的治疗作用。虽然最初的回顾性研究表明，使用这种方法可以提高生存率，但有 4 项随机研究表明淋巴切除术并未提高生存率。在提出前哨淋巴结的概念以后，人们又开始争论选择性淋巴结清扫的作用。

前哨淋巴结（setinel node，SN）是淋巴液从肿瘤部位引流至其他区域淋巴结之前的淋巴结。在理论上，前哨淋巴结中极有可能包含肿瘤细胞。如果前哨淋巴结中不存在肿瘤细胞，则其他淋巴结中不可能存在肿瘤细胞。

前哨淋巴结转移的风险取决于病变的厚度。病灶厚度小于 0.8 mm 的肿瘤的 SN 阳性率为 1%，病灶厚度为 0.8 ~ 1.5 mm 的 SN 阳性率为 8%，病灶厚度为 1.5 ~ 4 mm 的 SN 阳性率为 23%，病灶厚度大于 4 mm 的 SN 阳性率为 36%。虽然已经证明，前哨淋巴结的阳性率与生存率呈强相关（SN 阴性患者的 5 年生存率为 90%，SN 阳性患者的 5 年生存率为 56%），但是淋巴结清扫术在 SN 阳性疾病中的作用仍然有待提高。许多人认为，SN 的常规应用并没有提高皮肤黑色素瘤患者的总体生存率。然而，有人提出 SN 的常规应用可能会增加无瘤生存期。

预计，病灶厚度大于 4 mm 患者的 SN 阳性发生率为 30% ~ 40%。因此，SN 的应用不仅可以为该患者群提供预后信息，而且还可以指导患者选择性地进入临床试验。

正在进行的 MSLT-II 试验，旨在观察完全淋巴结清扫在 SN 阳性黑色素瘤患者中的收益情况，这些患者在随机化后接受完全淋巴结清扫或接受观察。

辅助治疗

没有试验表明辅助化疗在局限性恶性黑色素瘤患者中具有生存率收益。由于免疫疗法在晚期黑色素瘤的治疗中表现出活性，一些试验已检验

表 14.1 TNM 分期及皮肤黑色素瘤的 5 年生存率

分期		5 年生存率（%）
IA 期		95
T1aN0M0	病灶厚度 ≤ 1 mm 但不伴有溃疡形成，有丝分裂象计数 < 1/mm^2	
IB 期		91
T1bN0M0	病灶厚度 ≤ 1 mm 且伴有溃疡形成，或有丝分裂象计数 >1/mm^2	
T2aN0M0	病灶厚度为 1.01 ～ 2 mm 但不伴有溃疡形成	
IIA 期		77 ～ 79
T2bN0M0	病灶厚度为 1.01 ～ 2 mm 且伴有溃疡形成	
T3aN0M0	病灶厚度为 2.01 ～ 4 mm 但不伴有溃疡形成	
IIB 期		63 ～ 67
T3bN0M0	病灶厚度为 2.01 ～ 4 mm 且伴有溃疡形成	
T4aN0M0	病灶厚度 >4 mm 但不伴有溃疡形成	
IIC 期		45
T4bN0M0	病灶厚度 >4 mm 且伴有溃疡形成	
IIIA 期		
T1-4aN1aM0	1 个淋巴结发生微小转移 *	70
T1-4aN2aM0	2 ～ 3 个淋巴结发生微小转移	63
IIIB 期		
T1-4bN1a/2aM0		50 ～ 53
T1-4aN1bM0	1 个淋巴结发生微小转移 **	46 ～ 59
T1-4aN2bM0	2 ～ 3 个淋巴结发生微小转移	46 ～ 59
T1-4aN2cM0	正在发生转移 / 不伴有淋巴结转移的卫星病灶	
IIIC 期		24 ～ 29
T1-4bN1b/2b/2cM0		
任何 T N3M0	>3 个淋巴结发生转移，或淋巴结发生粘连，或正在发生转移，或伴有淋巴结转移的卫星病灶	
IV 期		
任何 T，任何 N，M1	发生远处转移。	7 ～ 19

* 前哨淋巴结活检后发生的微小转移；** 较大转移灶是指可在临床上检出的经过病理学确诊的病变淋巴结。

了黑色素瘤辅助疗法中干扰素和疫苗的作用。3 项 ECOG 研究的汇总分析结果表明，辅助应用大剂量干扰素可以提高无复发生存率（5 年无复发生存率提高约 10%），但是不能增加高危黑色素瘤术后患者的总体生存率。该群体包括病灶厚度 ≥ 4 mm 但无淋巴结转移、黑色素瘤累及局部淋巴结或黑色素瘤正在转移的患者。然而，大剂量干扰素存在许多不良反应，如急性全身症状、长期疲劳、头痛、体重减轻、恶心、骨髓抑制和抑郁，大多数患者在治疗过程中要求调整剂量。

一项试验检验了辅助疗法神经节苷脂疫苗在高危黑色素瘤患者中的作用，结果表明神经节苷脂疫苗没有产生治疗收益，甚至有人认为患者的病情较治疗之前有所加重。

阳性淋巴结的处理

如果可行，对转移性淋巴结疾病患者可以采用区域淋巴结清扫术治疗，高达 13% ~ 59% 的此类患者在淋巴结清扫术后没有进展为转移性疾病。这些患者易患淋巴水肿（尤其是腹股沟淋巴水肿），因此他们应长期穿加压弹力袜。一些试验检验了辅助疗法的作用，如在腹股沟淋巴结中使用贝伐单抗。针对淋巴结切除术后伴有局部复发的高危（> 25%）患者，一项随机研究评价了术后放疗（20 次的放疗剂量为 48 Gy）的作用。与观察数据相比，使用辅助放疗后显著改善了两年淋巴结无复发率（HR0.47：82% vs. 65%，95%CI：0.28 ~ 0.67）；2 年的总体生存率也有改善。尚未报告放疗的长期毒性。

转移性黑色素瘤的处理

转移性黑色素瘤的预后较差。大多数非内脏转移患者的最长生存期为 18 个月，而那些内脏受累或血清 LDH 升高患者的中位生存期为 4 ~ 6 个月。有淋巴结转移和皮肤转移而无其他转移患者的预后最好（长达 18 个月）。有肺转移而无其他内脏转移患者的预后中等（中位生存期长达 12 个月）。有其他内脏转移患者的中位生存期少于 6 个月，由于出现的 LDH 水平较高且升高迅速，所以患者的中位生存期通常难以超过 6 个月。伴有原发性眼色素层黑色素瘤肝转移患者的预后最差，通常少于 3 个月。

黑色素瘤转移灶的治疗方式取决于疾病的部位、是否为局限性病灶以及患者的总体健康情况。可使用外科手术、放疗、全身治疗或最佳支持治疗。

外科手术

存在单发转移瘤，尤其是具有较长无瘤间隔期（如 1 年）的患者，首选手术治疗。最常采用手术切除的部位是皮肤、脑和肺。通常不施行肝转移瘤切除，因为肝转移瘤的预后较差。在接受手术切除的患者中，进行适当的分期很重要。PET 扫描曾用于排除进一步的远处转移，尤其是在计划进行复杂的外科手术（如脑转移瘤切除术）时。

最多有 3 个内脏转移瘤的患者可接受手术切除，完全切除肺转移瘤后的 5 年生存率超出 20%，完全切除胃肠道转移瘤后的 5 年生存率为 28% ~ 41%。同样地，单发性脑转移瘤患者也可以接受手术切除。辅助放疗常用于这些患者，尤其是切除脑转移瘤后的患者。

放疗

除了手术切除外，放疗也可用于单发性肿瘤的治疗，尤其是用于单发性脑转移瘤切除术后。治疗方案包括全脑放疗（5 次的放疗量为 20 Gy，或 10 次的放疗量为 30 Gy）、立体定向放射外科治疗或联合治疗。尚未确定这种情况下的最佳放疗方法。

姑息性放疗可用于骨转移瘤的治疗，也可用于不适合进行手术减压的脊髓压迫。姑息性放疗也可用于正在迅速扩大和即将溃烂的皮肤转移瘤的治疗。

转移性疾病的化疗和其他全身疗法

达卡巴嗪是用于治疗转移性黑色素瘤的标准静脉内化疗药物，治疗转移性黑色素瘤的缓解率为 10% ~ 20%，中位缓解持续时间为 3 ~ 6 个月。以 850 ~ 1000mg/m² 的剂量，每周治疗 3 ~ 4 次，主要不良反应为恶心。替莫唑胺是类似于达卡巴嗪的口服药，可以穿过血脑屏障。但是与达卡巴嗪相比，替莫唑胺价格昂贵，并且没有改善缓解率（表 14.2）。没有证据表明，联合化疗方案在提高缓解率或生存率方面优于单药治疗。

使用大剂量白细胞介素 2（IL-2）或 α- 干扰素的免疫疗法，治疗转移性黑色素瘤的缓解率为 10% ~ 21%。产生的毒性作用包括低血压、毛细血管渗漏综合征、败血症和肾衰竭。

关于伊匹木单抗 [细胞毒性 T 淋巴细胞抗原 4（CTLA-4）单克隆抗体] 的一项最新研究表明，对于患有不能手术切除的 III 期 /IV 期黑色素瘤，并且 HLA-A*0201 为阳性的患者，伊匹木单抗可以提高这些既往接受过治疗患者的总体生存率。这种治疗方法的不良反应包括出现皮疹、结肠炎、腹泻和肝炎。

表 14.2　使用单药治疗转移性黑色素瘤的缓解率（%）

药物	缓解率（CR + PR）%
达卡巴嗪	20
替莫唑胺	21
卡莫司汀（BCNU）	18
洛莫司汀（CCNU）	13
顺铂	23
卡铂	16
长春碱	13
紫杉醇	18
多西他赛	15

在一些临床研究中，曾评价了包括免疫调节剂的联合化疗方法。一项荟萃分析表明，这种方法改善了缓解率，但并没有改善生存率。

总之，没有其他药物或药物组合在提高缓解率和生存率方面优于单药达卡巴嗪。达卡巴嗪仍然是治疗转移性黑色素瘤的首选药物，但患者应在可能的情况下进入临床试验。

肢体分离灌注术

皮肤癌在某些情况下不会发生广泛转移，但在某些情况下可能传播至覆盖范围较大的肢体，从而难以进行放疗。如果全身疗法在这些患者中不可行，则可以使用添加 TNF-α 和美法仑的肢体分离灌注术，该法可以获得良好的局部控制。虽然这种治疗仅在数量有限的研究中心开展，但具有良好的临床收益。

射频消融

对于某些不能施行手术但全身转移有限的患者，射频消融（radiofrequency ablation，RFA）已用于肝转移瘤和肺转移瘤的治疗。一般情况下，这些肿瘤的直径应小于 5 cm，并能使 RFA 导管穿过。并发症包括出血和气胸。

最新药物

由于转移瘤的复发风险高，并且全身疗法的转归较差，所以正在研发新的药物以阻断黑色素瘤转移的相关路径。例如血管内皮生长因子、BRAF 基因和 bcl-2 基因。正在进行的研究将评价贝伐单抗在 III 期和 IV 期黑色素瘤切除术后患者中的潜在收益，并评价其他抗血管生成的作用。索拉非尼是一种酪氨酸激酶抑制剂，具有抑制 BRAF 基因的活性。虽然没有观察到生存率收益，但索拉非尼在结合化疗方法后能够改善缓解率。目前，正在研发具有多种特异 BRAF 活性的药物。

预后因素和生存率

专栏 14.1 中强调了预后因素。表 14.1 中列出了各个阶段的生存率。

随访

由于有出现更多黑色素瘤，以及淋巴结或全身复发的风险，所以在术后应对所有患者进行随访。应进行全面的皮肤检查和淋巴结检查，并进行腹部检查以除外肝大。应对高危患者（>IA 期）进行血液检查，包括 LDH 检测、肝功能检查和全血计数（FBC）。在术前和术后 6 ~ 12 个月时，建议使用 CT 扫描重新评价淋巴结的复发情况。对于那些转移瘤术后患者，建议在切除肿瘤数个月之后进行 CT 扫描，同时进行密切随访。应提醒所有患者，尤其是有淋巴结转移或远处转移的患者，需注意脊髓压迫症状。

皮肤外黑色素瘤

眼黑色素瘤

眼黑色素瘤是一种罕见的黑色素瘤亚型，可以发生在眼的多个部位。眼黑色素瘤好发于脉络膜，较少发生于虹膜（小于 5%）。病因尚未确定，一些研究表明，眼黑色素瘤的发生与紫外线照射相关。曾患有皮肤黑色素瘤、伴有虹膜颜色苍白或有眼黑色素瘤家族史的人，罹患眼黑色素瘤的风险较高。眼黑色素瘤的分期系统不同于皮肤黑色素瘤。

预后不良因素包括：年龄大于 60 岁、肿瘤较大和睫状体受累。虽然眼黑色素瘤常表现为局部生长，但通常在成功治疗原发肿瘤的数年后有较高风险（10% ～ 80%，取决于预后因素数量）扩散至肝。即使在成功治疗原发肿瘤后，眼黑色素瘤患者的长期生存率仍低于 35%。过去常将手术作为治疗眼黑色素瘤的标准疗法，但是现在在很多情况下已由放疗取代。放疗可以使用外线束、放射源（如铱 -192）、质子或其他带电粒子进行照射。受辐射的眼睛通常会丧失视力，照射引起的并发症包括白内障、青光眼、视网膜病变和玻璃体积血。

眼黑色素瘤转移灶的治疗结果表明，眼黑色素瘤对化疗和免疫疗法的缓解率通常低于皮肤黑色素瘤，并且进展更迅速。

由于眼黑色素瘤容易发生迟发转移（尤其是转移到肝和肺），因而应对眼黑色素瘤患者进行定期随访。随访包括肝和肺的影像学检查，此外还有 LDH 和肝功能检查。需要将随访和眼科检查结合起来。

黏膜黑色素瘤

黏膜黑色素瘤在所有黑色素瘤中只占不到 2% 的比例。最好发的部位是头颈部（高达 50%）、女性生殖道（25%）和肛门直肠（20%）。其余发生在非常罕见的其他部位，如胃肠道、咽鼓管和唾液腺。与皮肤黑色素瘤相比，黏膜黑色素瘤常发生于老年人（50 ～ 70 岁），多见于有色人种，并且男性略多于女性。因为不易察觉，所以黏膜黑色素瘤常表现为较晚发病，其预后极差。头部和颈部肿瘤的 5 年生存率低于 30%，如伴有淋巴结受累，则 5 年生存率降低至 20% 以下。最常见的症状是出血、贫血或局部症状（如疼痛）。黏膜黑色素瘤没有具体的分期系统。对边缘清晰肿瘤的首选治疗方法是手术切除，但是通常很难施行手术切除，因为肿瘤的部位难以确定。放疗过去曾用于提高局部控制率，但是放疗并没有提高生存率，因而未将其作为标准疗法。为将肿瘤的发病率控制在最低水平，一项研究使用了碳离子治疗，结果表明具有良好的局部控制率，但是 5 年生存率仍低于 30%。用于皮肤黑色素瘤治疗的标准药物化疗也

曾取得类似的效果。淋巴结转移的发生率显著高于眼黑色素瘤的发生率，因此在随访时应经常检查局部淋巴结。

基底细胞癌

引言

基底细胞癌（basal cell carcinoma，BCC）是一种生长缓慢、有局部侵袭性（因此又称为侵蚀性溃疡）的表皮恶性肿瘤。尽管基底细胞癌的发病率在世界范围内不断升高，但尚不知其确切的发病率。

基底细胞癌最重要的病因包括紫外线照射和遗传易感性。BCC 多见于头部和颈部等曝光部位。多发性 BCC 是 Gorlin 综合征的特征之一。其他风险因素包括年龄增长、男性、白种人、免疫抑制、痘痕和砷暴露。使用防晒霜和低脂膳食可预防基底细胞癌。

病理学

常见的组织学亚型包括表浅型、结节型和硬斑病样型（硬化型）。其他亚型包括微结节型、浸润型和基底鳞状细胞癌型 BCC，这些亚型具有侵袭性，并且局部复发率高。浸润性肿瘤常引起血管和神经周围浸润。BCC 从不同的方向浸润组织。除外多次复发或未控制原发肿瘤的患者，其他情况下淋巴结转移极为罕见。

临床特征

常见的生长模式是浅表性、多灶性、结节性和硬斑病样生长（图 14.2）。受累的部位有头颈部（52%）、躯干（27%）、上肢（13%）和下肢（8%）。

- 表浅型 BCC 好发于年轻人的躯干或四肢。表现为边界清楚，单个或多个红斑，表面有鳞屑，或略带光泽的黄斑病变。病变向周围浸润导致红斑不断增大，表面有光泽，常绕以线状珍珠样边缘，或岛样珍珠体分布。这些病变将逐渐扩展，

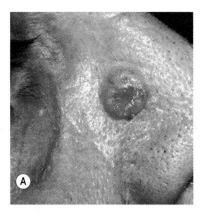

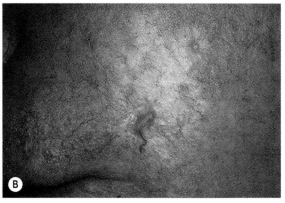

图 14.2
结节性 BCC 的病灶边缘隆起，且伴有毛细血管扩张（A）。硬斑病样型 BCC 的特征为：边界不清，且伴有毛细血管扩张的白色斑块（B）。经许可后，图片摘自 Darrell Rigel 所著的《皮肤癌》（Saunders 出版）（见书后彩图）

直径可达 5 ～ 10 cm。在明确治疗前需要进行活检。

- 结节性 BCC 好发于老年患者的头颈部。表现为有光泽、珍珠样、毛细血管扩张性丘疹或结节。在浸润过程中，珍珠样外观变得更加明显。病变表面常见放射状排列的扩张毛细血管。随着肿瘤的逐渐增大，可形成溃疡，溃疡导致病变中央凹陷，形成隆起的边缘。还可见色素沉着。
- 硬斑病样型 BCC 一般表现为灰白色瘢痕，可触及硬结，硬结浸润的范围和深度大于目测结果。硬斑病样型 BCC 增长缓慢，最后成为直径较大的肿瘤。必须进行活检。

其他组织学亚型罕见，并且没有特征性的临床表现。

检查

临床检查应在光线良好的地方进行，同时还需借助放大镜。有必要进行全面的皮肤检查和局部淋巴结检查。

诊断

临床诊断：如果在临床上怀疑存在不同的诊断或组织学亚型，并且这些诊断可能会影响到治疗决策时，应进行活检。常用的方法有钻取或刮取活检。如果怀疑有骨转移和深部浸润（尤其是靠近胚胎融合线的病变，如鼻前庭部位或耳前区和耳后区），应对局部部位进行影像检查（如 CT 检查）。

治疗

治疗目的是根除肿瘤，并获得可接受的美容效果和功能效果。可选择多种治疗方案对基底细胞癌进行治疗（专栏 14.2），少数基底细胞癌治疗方法的选择取决于多种因素（专栏 14.3）。当美容和（或）功能效果优于手术，或需要避免复杂的整形手术时，则适于使用放疗。

外科手术治疗

广泛切除（wide excision，WE）

对于单一病灶，切除的范围应包括病变周围 2 ～ 3 mm；而对于复杂病变或尚未明确的病变，切除的范围应包括病变周围 3 ～ 5 mm。显微镜可见病变的切除范围为周围 0.5 mm。仍未确定不完全切除后的最佳治疗方法。不完全切除后的治疗方案包括再切除、放疗或观察。辅助放疗可将 5 年生存率提高至 61% ～ 91%。观察法适用于早期患者，早期患者通常不适合进行进一步的外科手术和放疗。

Mohs' 显微外科手术

在 Mohs，显微外科手术中，切除肿瘤后，再使用冷冻切片检查病变组织周边和深处边缘

专栏 14.2　治疗基底细胞癌的手术方法

手术切除

- 广泛切除
- Mohs' 显微外科手术

手术破坏

- 刮除和烧灼
- 冷冻
- 二氧化碳激光

非手术破坏

- 咪喹莫特外用免疫治疗
- 光动力疗法
- 放疗

专栏 14.3　治疗 BCC 的方法

外科手术和放疗（RT）是治疗小肿瘤和浅部浸润肿瘤的有效方法。包括 / 不包括术后放疗的外科手术，则通常用于治疗较大肿瘤和深部浸润肿瘤。

RT 适用于：

- 面中部、鼻、内眦、下眼睑、唇接合部（功能效果较好）
- 难以切除的多发性浅表性病变（美容效果较好）
- 年龄 > 70 岁的患者（可以忽略放疗带来的长期毒性）
- 不愿接受手术治疗的患者
- 容易形成瘢痕的患者

手术适用于：

- 易于切除病变的、年龄 >70 岁的患者
- 毛发部位或泪腺部位的病变
- 放疗后肿瘤复发
- 多病灶性疾病，尤其是伴有皮肤发育不良的多病灶性疾病
- 上睑肿瘤（功能效果较好）
- 手背部位的肿瘤（功能效果较好）
- 膝以下和其他血管供应较差部位的肿瘤（难以愈合，作用较差）
- 累及骨和关节的肿瘤 *

* 软骨受累不是放疗的绝对禁忌证。但是，在病变广泛、伴有炎性或痛性软骨受累的较大耳郭肿瘤患者中避免使用放疗。

是否存在残余肿瘤。对切除的组织进行测量和染色，同时使用可以精确定位残余肿瘤的专用组织切片方法，直至切下的标本中没有肿瘤细胞存在

为止。本方法适用于切除边界不清的肿瘤、复发的肿瘤和多处存在的肿瘤。

放疗

对于直径 ≤ 2 cm 的 BCC，使用放疗后的 10 年控制率为 93% ～ 95%。专栏 14.4 中列出了放疗的详细信息。

复发

复发常见于面中部病变、耳前病变、直径 > 2 cm 的肿瘤和浸润性亚型。2/3 的复发发生在初始治疗后的 2 年内，20% 的复发发生在初始治疗后的 2 ～ 5 年内。对于非手术治疗后的复发肿瘤，一般应手术切除，随后进行整形外科手术。对于手术治疗后的复发肿瘤，可以使用手术或放疗治疗。

预后

10 年总体控制率 > 90%。许多因素影响预后。重要的预后因素包括肿瘤大小、浸润深度、组织学亚型（硬斑病样型、浸润型和基底鳞状细胞癌型具有较高的复发率）、是否完全切除（不完全切除的复发率为 30%）、肿瘤部位（鼻、眼和耳周围的肿瘤复发率较高）和是否存在神经周围扩散。

鳞状细胞癌

引言

鳞状细胞癌（SCC）在最常见的皮肤癌中居第二位，约占皮肤恶性肿瘤的 20%。SCC 的发病率有逐渐增加趋势，且好发于男性。

风险因素包括暴露于电离辐射或紫外线辐射、免疫抑制、瘢痕、慢性炎症、吸烟和砷暴露。某些遗传性疾病（如眼皮肤白化病和着色性干皮病）可导致 SCC 的发病率增加。SCC 多发生在日光暴露部位，因此使用防晒霜可以预防 SCC。

专栏 14.4 放疗治疗皮肤癌

同意接受放疗

- 急性反应（包括皮炎和黏膜炎）在治疗 6 周后消退。
- 迟发效应包括皮肤变薄、脱发、不出汗、颜色改变、毛细血管扩张和纤维化。

位置和固定

取决于肿瘤部位。

照射类型

取决于需要穿透的深度和皮下组织类型。

穿透深度

- 病变深度 ≤ 5 mm——浅部 X 线照射。
- 5 mm ＜病变深度 ≤ 2 cm——深部 X 线照射或低能量电子（6 MeV）照射。
- 直径 ＞ 2 cm 的肿瘤——高能量电子或光子照射。

深部组织

- 骨——电子照射是更适合的治疗方法，可以避免深部 X 线引起的照射剂量吸收增加。
- 气腔（如靠近鼻窦的部位）——由于难以掌握电子照射的放射量，通常首选 X 线照射或光子照射。

治疗区

- 边界清楚的 BCC——肉眼可见肿瘤周围的 5 mm 范围。
- 边界不清的 BCC 和 SCC——病灶周围的 10 mm 范围。

束形——通常用铅块屏蔽 X 线，用边框屏蔽电子照射。通过使放射反应边缘模糊化，圆形屏蔽范围的垛口提供了更好的美容效果。

放疗量

通常认为 BCC 对放射的敏感性高于 SCC。下面显示了 BCC 和 SCC 的等效剂量以及选择等分方案的粗略指南：

BCC	SCC
60 Gy/30 次 /6 周 *	60 ～ 66 Gy/30 ～ 32 次
50 Gy/20 次 /4 周 *	55 Gy/20 次
40 Gy/15 次 /3 周	40 Gy/10 次
40.5 Gy/9 次 /3 周	45 Gy/9 次
32.5 Gy/5 次 /1 周	32.5 Gy/5 次
32 Gy/4 次 /4 周 **	32 Gy/4 次 /4 周
12 ～ 15 Gy/1 次 **	12 ～ 15 Gy/1 次

* 等分方案用于年龄＜ 70 岁的患者和（或）直径＞ 3 ～ 4 cm 的肿瘤；** 等分方案用于身体虚弱的患者。

特别注意事项

电子照射方案

- 根据照射野 3 ～ 5 mm 内产生的 50% 等剂量线和 90% 等剂量线来确定电子束照射野。因此，为了使计划靶区（PTV）在 90% 等剂量线照射野之内，需要使用比预定 PTV 宽 5 mm 的电子发射器。
- 电子能量较高时，为使表面内侧达到相同的剂量，必须使用比预定 PTV 宽 1 cm 的电子发射器，以确保肿瘤接受的照射量均匀一致（图 3.2B）。
- 表面剂量随着电子能量的升高而逐渐增加，电子能量较低时需要使用造影剂，造影剂可将皮肤表面的照射量提高 90%（图 3.2A）。
- 造影剂也可用于产生较大的表面剂量，以避免电子照射到皮下的重要器官。
- 屏蔽效应——照射野内填充造影剂 / 计算校正。

正常组织的屏蔽

- 需要屏蔽角膜的下睑肿瘤和眦肿瘤。
- 治疗唇部肿瘤时需要屏蔽口腔。防护物应涂上蜡，以吸收散射。
- 当使用电子照射治疗耳郭和鼻区部位的肿瘤时，需要分别在外耳道和鼻腔里放置涂有蜡的铅塞，以避免损伤正常组织。

病理学

原位 SCC（Bowen 病）位于上皮层内，表现为边界不规则且伴有粉红色鳞屑的扁平病变。原位 SCC 一般不发生转移，只有 3% ~ 11% 的原位 SCC 进展为侵袭性 SCC。

龟头原位 SCC（Queyrat 增殖性红斑）的转移率为 20%，并且有 30% 的龟头原位 SCC 可进展为侵袭性疾病。

侵袭性 SCC 由侵入真皮层和深部结构的不典型上皮细胞汇集而成。其他组织学亚型包括：

- 腺样 SCC：转移率为 3% ~ 19%，可在局部范围快速增长。
- 鳞腺癌：浅表层为鳞屑，深层为腺体。这些肿瘤均为侵袭性肿瘤。
- 梭形细胞 SCC：表现为溃疡结节或外生性肿瘤，在组织学上难以与肉瘤区分开来。这些肿瘤具有侵袭性，常发生神经周围浸润和转移（25%）。
- 疣状 SCC：外观似较大的疣。疣状 SCC 生长缓慢，局部浸润，不发生转移。
- 角化棘皮瘤：表现为生长迅速且中央部有角质栓的结节。病灶可自然消退，但是现在已将大多数角化棘皮瘤归类为 SCC。

临床表现

SCC 的典型表现为隆起的粉红色丘疹，或伴有糜烂或溃疡的斑块（图 14.3）。晚期 SCC 的临床表现是出现大片溃疡和出血。SCC 转移主要发生在局部淋巴结（2% ~ 6%）。SCC 好发于男性的头颈部，女性的上肢和头颈部。仅有 8% 的 SCC 发生在躯干。

检查

应检查全身皮肤和局部淋巴结。

诊断

组织活检是诊断的关键。CT 扫描有助于检出肿大的局部淋巴结。建议在影像学引导下，进行

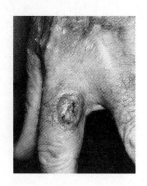

图 14.3

鳞状细胞癌。经许可后，图片摘自 Darrell Rigel 所著的《皮肤癌》（Saunders 出版）（见书后彩图）

肿大淋巴结的细针穿刺抽吸。应避免进行开放手术活检。目前正在开展前哨淋巴结活检作用的研究。

分期

T1：最大直径 ≤ 2 cm。

T2：最大直径 2 ~ 5 cm。

T3：最大直径 > 5 cm。

T4：肿瘤侵犯深层皮肤以外的结构。

N1：有局部淋巴结转移。

M1：有远处转移。

治疗

影响 SCC 治疗的 3 个因素是：需要切除局部肿瘤、可能正在发生转移以及可能发生淋巴结转移。治疗方案包括：

- 冷冻疗法（适用于边界清楚的小肿瘤）。
- 刮除术和电凝（适用于直径 < 1 cm 且分化良好的肿瘤）。
- 放疗（专栏 14.3）：作为主要治疗方法，并作为手术后的辅助疗法。
- 手术切除（专栏 14.3）和 Mohs' 显微外科手术。

手术治疗

手术旨在彻底清除肿瘤和任何转移灶。直径 < 2 cm 的低风险肿瘤，至少应切除病变周围 4 mm 范围，而直径 > 2 cm 的肿瘤、高风险肿瘤

（2～4 级，发生在耳、唇、头皮和鼻等高危部位）和浸润至皮下组织的肿瘤，至少应切除病变周围 6 mm 或更多范围。切除的深度应超过正常皮下脂肪。用显微镜可见的最小病变，至少应切除 > 1 mm 的范围。

Mohs' 显微外科手术适用于切除高风险肿瘤和复发的肿瘤。

淋巴结的处理

治疗淋巴结转移的首选方法是手术。通常不建议进行选择性淋巴结清扫术。有一些证据表明，选择性淋巴结清扫术可能在深度 > 8 mm 的肿瘤的治疗中发挥作用。也可以考虑在以下患者中进行选择性淋巴结治疗：病变发生在腮腺附近（颞部、额部和耳前区），且较厚（> 4 mm）。

放疗

SCC 的放疗原则和治疗指南与 BCC 相同（专栏 14.3 和 14.4）。使用放疗达到的 5 年控制率和使用手术达到的 5 年控制率相似，其中 T1 期病变的 5 年控制率 > 93%，T2 期病变的 5 年控制率为 65%～85%，T3～4 期病变的 5 年控制率为 50%～60%。放疗适用于未考虑采取进一步手术治疗的不完全切除的患者，不完全切除导致的局部复发率为 50%。

对于完全切除术后的高危肿瘤患者，应考虑对其原发肿瘤部位进行术后放疗。高危肿瘤包括：浸润到皮下组织以下（T4）的肿瘤、复发性肿瘤、切除范围 < 5 mm 的肿瘤、神经周围浸润（较大或小神经）、淋巴管浸润、转移瘤和淋巴结转移。手术治疗淋巴结转移后，放疗的适应证是：

- 淋巴结直径 ≥ 3 cm。
- 颈部阳性淋巴结数量 ≥ 2，腋窝和腹股沟淋巴结数量 ≥ 3。
- 淋巴结外浸润。
- 邻近或切除范围阳性。
- 皮肤受累。
- 大神经受累。
- 腮腺淋巴结转移。

- 对淋巴结转移复发进行补救手术治疗后。

正在评价术后放化疗在高危 SCC 治疗中的作用。用于转移性肿瘤的姑息性放疗可缓解症状。

化疗

对于伴有 SCC 远处转移的患者，以顺铂为主的化疗是最有效的治疗方案。化疗常用的组合是顺铂加阿霉素，使用这种方案达到的总体缓解率 > 80%，达到的完全缓解率为 30%。然而，化疗后患者的存活时间通常少于 2 年。

复发

大多数 SCC 在治疗后的 2～3 年内复发。根据复发程度和既往治疗，对于复发应采取个体化治疗。

预后因素

- 分化程度：3～4 级病变的复发率为 1～2 级病变的 2 倍，3～4 级病变的转移率为 1～2 级病变的 3 倍。
- 组织学类型：梭形细胞癌和腺鳞癌的复发率和转移率较高。
- 肿瘤部位：头皮、唇、耳部、鼻和生殖器病变的转移率高。
- 肿瘤大小：肿瘤的复发率和转移率随着肿瘤的增大而增加。直径 > 2 cm 的肿瘤的复发率为直径 < 2 cm 的肿瘤的 2 倍（15%：7%），直径 > 2 cm 的肿瘤的转移率为直径 < 2 cm 的肿瘤的 3 倍（30%：9%）。
- 浸润深度：浸润深度 < 2 mm 的肿瘤罕有发生转移，而那些浸润深度 > 4 mm 的肿瘤的复发率和转移率很高。
- 神经周围浸润：有 2.5% 的肿瘤伴有神经周围浸润，出现神经周围浸润则表明肿瘤的局部复发率（高达 50%）和远处转移率（高达 35%）很高。
- 淋巴结切除术后，预后取决于阳性淋巴

结数量以及有无淋巴结外扩散。

- 复发：局部复发增加了全身复发率（25%）和淋巴结转移率（30%）。
- 下列肿瘤的预后较差：免疫抑制患者的肿瘤和瘢痕演变而来的肿瘤。

转归

SCC 的局部控制率比同样大小的 BCC 低 10% ～ 15%。

Bowen 病（原位鳞状细胞癌）

常表现为生长缓慢的红斑。治疗方案包括手术治疗、局部治疗和放疗。以 100 ～ 150 kV 的浅层 X 线连续放疗 10 ～ 20 次（总放疗量为 40 ～ 50 Gy），获得的局部控制率为 95% ～ 100%。

角化棘皮瘤

常表现为迅速扩大的皮损，皮损中央充满角质栓。组织学上难以将角化棘皮瘤和 SCC 区分开来。在发病后的 6 ～ 12 周，多达 20% 患者的症状自然消退。治疗方案包括早期切除和放疗（类似于 SCC）。

唇鳞状细胞癌

当肿瘤浸润 < 30% 的唇部时，可以使用楔形切除和修复方法治疗唇鳞状细胞癌。当肿瘤浸润 > 30% 的唇部时，由于使用手术治疗可造成唇部功能障碍，因此常将放疗作为治疗唇鳞状细胞癌的首选方法。通常使用常规 X 线或电子治疗，并在口腔内放置或植入铅屏以保护下颌骨或牙齿。20 ～ 25 天的标准照射剂量是 50 ～ 55 Gy。

Merkel 细胞癌

引言

Merkel 细胞癌（MCC）是一种罕见的侵袭性皮肤神经内分泌瘤。确切病因尚不清楚。已报告的风险因素包括紫外线照射、曾经患有皮肤癌和血液系统恶性肿瘤、免疫抑制和 HIV 感染。发病的平均年龄为 69 岁。MCC 好发于男性。

病理学

在组织学上，MCC 是表达神经内分泌和细胞角蛋白标记物的蓝色小细胞肿瘤。

临床特征

MCC 为红色或紫罗兰色结节，表面有光泽，常引起毛细血管扩张（图 14.4）。MCC 通过皮肤淋巴管传播，可形成卫星病灶。发生 MCC 的最常见部位是头颈部，其次是四肢和躯干。有 1/3 的 MCC 患者伴有局部淋巴结转移，有 50% 的 MCC 患者发生远处转移。MCC 常远处转移至肝、肺、骨和脑等部位。

诊断和分期

初步诊断包括检查全部皮肤表面和局部淋巴结。影像学检查包括对相关结区以及胸部和肝脏进行 CT 扫描。血液检查包括全血计数和生化检测。

70% ～ 80% 的患者伴有局部病灶（ⅠA 期 ≤ 2 cm，IB 期 > 2 cm），10% ～ 30% 的患者伴有局部淋巴结转移（Ⅱ期），1% ～ 4% 的患者伴有肿瘤远处转移（Ⅲ期）。

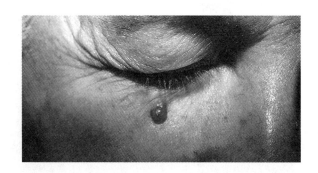

图 14.4

Merkel 细胞癌。经许可后，图片摘自 Darrell Rigel 所著的《皮肤癌》（Saunders 出版）（见书后彩图）

治疗

通常采用广泛切除原发肿瘤（切除范围为病变周围 2.5 ~ 3 cm）和前哨淋巴结活检治疗 I 期病变。所有患者都接受术后放疗，放疗主要针对原发部位及其边缘 3 ~ 5 cm（以确保皮肤淋巴管受到照射）。通常选择性地进行局部淋巴结清扫，如不处理淋巴结，则往往伴有较高的复发率（46% ~ 76%）。放疗剂量范围为 45 ~ 60 Gy，每天使用的放疗量为 1.8 ~ 2 Gy。辅助化疗的作用尚不清楚。最近的研究表明，初始放疗（60 Gy）可以替代手术治疗，因为放疗可以获得较好的美容效果。

通过手术切除原发病灶和淋巴结清扫来治疗 II 期病变。所有患者都接受术后放疗（50 ~ 60 Gy）。可考虑使用辅助化疗。化疗方案可参照小细胞肺癌的治疗方案。

III 期病变的中位生存期为 9 个月。铂类化疗可以使生存期稍微延长，化疗的完全缓解率为 44%，部分缓解率为 11%。

预后

分期是重要的预后因素。淋巴结阴性患者的中位生存期为 40 个月，而淋巴结阳性患者的中位生存期为 11 个月。其他预后不良因素包括：肿瘤直径 > 2 cm、年龄 > 60 岁和未进行辅助放疗。

皮肤附属器癌

皮肤附属器癌包括小汗腺癌、大汗腺癌、皮脂腺癌和微囊肿性附件癌。这些皮肤附属器癌占皮肤癌的 0.2%，常表现为侵袭性和局部复发。皮肤附属器癌有许多组织学亚型。

小汗腺癌好发于头颈部、躯干和四肢，大汗腺癌好发于腋下。这些肿瘤最初生长缓慢，后来生长加快并发生远处转移。手术是治疗的首选方法，包括广泛切除和选择性淋巴结清扫。术后放疗适用于以下情况的治疗：直径 > 5 cm 的肿瘤、深部浸润、病灶邻近（< 1 mm）或切除范围阳性、恶性程度较高的肿瘤、周围神经浸润、皮肤淋巴管浸润、4 个及以上阳性淋巴结和淋巴结外

浸润。使用的放疗方案与 SCC 相同。

皮脂腺癌一般常见于上眼睑，女性则常见于头皮或面部。手术是治疗的首选方法，包括广泛切除和 Mohs' 显微外科手术。放疗适用于高危患者（例如切除范围阳性和淋巴结广泛受累的患者）。然而，应考虑到放疗可能会损害眼部结构。老年患者可接受放疗量 > 55 Gy 的原始放疗治疗。36% 的患者出现局部复发，20% ~ 25% 的患者死于皮脂腺癌。

微囊肿性附件癌是一种局部破坏性癌，常表现为完整的皮肤上出现硬化或硬结斑块。常受累的部位有面中部和唇。广泛性局部切除或 Mohs' 手术是治疗的首选方法。手术后的局部复发率为 50% ~ 60%。通常认为这些肿瘤放疗效果欠佳。

皮肤淋巴瘤

放疗对皮肤淋巴瘤患者产生的治疗作用基本上是姑息性的，但原发性皮肤 B 细胞淋巴瘤（CBCL）和某些皮肤 T 细胞淋巴瘤患者（尤其是蕈样肉芽肿患者）例外。36 ~ 40 Gy 的放疗对 CBCL 的控制率为 85% ~ 100%。某些蕈样肉芽肿患者可以接受全身皮肤的电子放射治疗，他们将在超过 9 周的时间里接受 36 Gy 的放疗。这是一种综合疗法，仅在专科中心可用。

Kaposi 肉瘤

见第 295 页。

参考文献

Garbe C, Peris K, Hauschild A et al. Diagnosis and treatment of melanoma: European consensus-based interdisciplinary guideline. Eur J Cancer. 2010;46:270–283.

Mouawad R, Sebert M, Michels J et al. Treatment for metastatic malignant melanoma: old drugs and new strategies. Crit Rev Oncol Hematol. 2010;74:27–39.

Thompson JF, Scolyer RA, Kefford RF. Cutaneous melanoma in the era of molecular profiling. Lancet. 2009;374:362–365.

Miller AJ, Mihm MC Jr. Melanoma. N Engl J Med. 2006;355:51–65.

Telfer NR, Colver GB, Morton CA. Guidelines for the management of basal cell carcinoma. Br J Dermatol. 2008;159:35–48.

Veness MJ. The important role of radiotherapy in patients

with non-melanoma skin cancer and other cutaneous entities. J Med Imaging Radiat Oncol. 2008;52:278–286.

Neville JA, Welch E, Leffell DJ. Management of nonmelanoma skin cancer in 2007. Nat Clin Pract Oncol. 2007;4:462–469.

Rockville Merkel Cell Carcinoma Group. Merkel cell carcinoma: recent progress and current priorities on etiology, pathogenesis, and clinical management. J Clin Oncol. 2009;27:4021–4026.

Eng TY, Boersma MG, Fuller CD et al. A comprehensive review of the treatment of Merkel cell carcinoma. Am J Clin Oncol. 2007;30:624–636.

Senff NJ, Noordijk EM, Kim YH et al. European Organization for Research and Treatment of Cancer and International Society for Cutaneous Lymphoma consensus recommendations for the management of cutaneous B-cell lymphomas. Blood. 2008;112:1600–1609.

Willemze R, Dreyling M. Primary cutaneous lymphoma: ESMO clinical recommendations for diagnosis, treatment and follow-up. Ann Oncol. 2009;20 Suppl 4:115–118.

第15章 骨骼肌肉系统肿瘤

HM Hatcher，TV Ajithkumar

概述

骨骼肌肉系统肿瘤可以分为原发骨肿瘤和软组织肉瘤。每种肿瘤又可细分为特定的亚型。这就导致许多不同的肿瘤经常被分组在一起，而这些肿瘤的治疗效果又很不一样。骨骼肌肉系统肿瘤发病较少，因此应该由特定中心的专业医生进行治疗。

原发性骨肿瘤

流行病学和发病率

原发性骨恶性肿瘤少见，最常见的是骨肉瘤、尤文肉瘤和软骨肉瘤。

在英国，骨肉瘤占原发性骨肿瘤的35%以上。有两个发病年龄高峰：15～19岁和65岁以上，后者发病率较前者低，而且与Paget病有关。

尤文肉瘤和同类的软组织肿瘤，原始神经外胚层肿瘤（PNET），是排在第二位的骨恶性肿瘤，该肿瘤可发生于任何年龄，确诊时的平均年龄为14岁。男女发病比例为1.5∶1。

软骨肉瘤占骨肿瘤的比例不到12%，是排在第三位的骨恶性肿瘤。发病年龄通常为40岁以上，70岁以上为发病高峰。

病因

绝大多数原发性骨肿瘤的发病没有明确的危险因素。但每个亚组肿瘤也发现有相应的危险因素。

骨肉瘤最重要的危险因素是放疗，然而有放疗史的患者仅占总病例数的3%。放疗至发病间隔期为14年（4～40年）。这是儿童癌症治疗后第二常见的继发肿瘤。其他因素包括：用烷化剂化疗、Paget病、慢性骨髓炎，以及其他遗传情况如遗传性视网膜母细胞瘤和李-凡综合征。遗传性视网膜母细胞瘤经放疗后，与发生骨肉瘤的相对风险（RR）在四肢为500，在颅骨为2000。李-凡综合征与患者发生骨肉瘤的相对风险在所有部位均为15。

尤文肉瘤的危险因素很少，但与儿童原发性肿瘤的治疗有关。

软骨肉瘤在遗传性多发性外生骨疣或多发性内生软骨瘤病的患者中发病危险增高，而且发病年龄较早。

发病机制

尤文肉瘤通常是第22号染色体上的EWS基因和11号染色体上的FLI-1基因异位造成的。85%的病例是t（11；22）（q24；q12）。EWS基因和其他染色体上的基因产生的基因易位如t（21；22）（q22；q12）在尤文肉瘤患者中所占的比例高达10%。

和尤文肉瘤不同，骨肉瘤没有明显的染色体异位的特征，尽管已有报告发现在RB基因和P53区域存在杂合性丢失。有一定数量的骨肉瘤表达胰岛素样生长因子 1，其正在作为治疗靶向被研究。

临床特征

许多骨肿瘤具有一些共同特征。

尤文肉瘤比其他任何骨肉瘤更常出现全身症状，尤文肉瘤可有明显的软组织成分可能被误认为感染，也可能发生在长期存在感染的部位。这些因素对诊断和治疗可造成明显的延误，最终影响患者的预后和心理。

诊断

受累部位的 X 线检查有助于诊断，但是需要穿刺活检来明确诊断和指导治疗。活检应由肉瘤专业的外科医生进行，他们会考虑将来手术的可能并将肿瘤扩散到皮肤或邻近组织的风险减至最小。细针穿刺活检不适合首次诊断患者，但可以用于确定转移性的疾病中。穿刺针道通常用夹子进行标记，以保证将来最终手术时切除。

由于尤文肉瘤染色体异位的特点，细胞遗传学、荧光素原位杂交或聚合酶链反应被应用于诊断。

分期

合适的分期包括肿瘤原发部位和整个骨段的精确成像（MRI）以排除髓内跳跃性转移，这种转移发生在骨肉瘤和尤文肉瘤。应做胸部 CT 以确定是否有肺转移，起源于身体下半部的

PNETs 应行骨盆和腹部 CT 以确定是否有淋巴结累及。行骨扫描，或者在一些检查中心行 PET-CT 用来确定是否有骨转移。全身核磁 STIR 序列在确定骨转移上被证明是有效的，它可以发现很多其他影像学检查发现不了的转移，特别是在尤文肉瘤。尤文肉瘤患者需骨髓穿刺以排除骨髓受累，分期参考 AJCC 骨肿瘤分期（表 15.1）

患者还应该接受与其个体肿瘤的进一步治疗相关的检查。就像碱性磷酸酶在骨肉瘤中有预后意义一样，乳酸脱氢酶在尤文肉瘤中有预后意义。

骨肿瘤的外科治疗原则

为获得最佳的治疗效果，由专业的骨肿瘤外科医生完整地切除瘤体是很必要的。手术是治疗软骨肉瘤的主要手段，也是尤文肉瘤和骨肉瘤局部控制的手段。保肢手术在过去 30 年中快速发展，截肢术的应用已经明显减少，而且有可能的话应该避免。可延长假体的开发可以有效减少一个少年或者年轻患者需要的手术次数。

骨肉瘤

骨肉瘤有很多亚类，超过 90% 的肿瘤是高度恶性的髓内肿瘤，其中半数为成骨细胞性，另外一半为成纤维细胞和成软骨细胞骨肉瘤平分。剩下的 10% 由小亚类构成，包括毛细血管扩张性骨肉瘤、骨外骨肉瘤、皮质旁骨肉瘤以及和髓内骨肉瘤处理原则一样的骨恶性纤维组织细胞瘤。

图 15.1 和 15.2 显示骨肉瘤的影像学特点，专栏 15.2 显示骨肉瘤预后因素，图 15.3 总结治疗方案。

局限性骨肉瘤

局限性骨肉瘤的治疗应该采用新辅助化疗，然后进行手术（图 15.4）和辅助化疗。

化疗

至 20 世纪 80 年代，所有明确为局限性病变的患者均采用手术（大多是截肢）治疗，但术后

表 15.1　原发性骨肿瘤 AJCC2002TNM 分期

原发肿瘤（T）			
TX	原发肿瘤不能评价		
T0	未发现原发肿瘤		
T1	肿瘤最大径 ≤ 8cm		
T2	肿瘤最大径 > 8cm		
T3	原发病变表现为不连续的肿块（跳跃性病变）		
局部淋巴结（N）			
NX	局部淋巴结不能评价		
N0	无局部淋巴结转移		
N1	局部淋巴结转移		
远处转移（M）			
MX	远处转移不能评价		
M0	无远处转移		
M1	远处转移		
M1a	肺转移		
M1b	其他远处转移		
组织学等级（G）			
GX	不能行组织学分级		
G1	高分化 - 低级		
G2	中分化 - 低级		
G3	低分化 - 高级		
G4	未分化 - 高级		
注意：尤文肉瘤为 G4			
分期			
IA 期	T1	N0	M0	G1，2 低级
IB 期	T2	N0	M0	G1，2 低级
IIA 期	T1	N0	M0	G3，4 高级
IIB 期	T2	N0	M0	G3，4 高级
III 期	T3	N0	M0	任何 G
IVA 期	任何 T	N0	M1a	任何 G
IVB 期	任何 T	N1	任何 M	任何 G
	任何 T	任何 N	M1b	任何 G

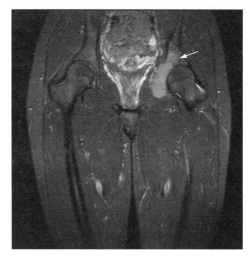

图 15.1
骨盆和大腿冠状位核磁成像显示左髋臼的骨肉瘤（箭头所示），注意和正常侧相比骨组织的改变

泛应用。最常用的药物是顺铂和多柔比星，加用剂量高达 12 g/m² 的甲氨蝶呤在年轻患者中发现能增加肿瘤的坏死。应用新辅助化疗后肿瘤坏死程度有预后的意义。坏死小于 90% 说明预后不良，改变术后化疗药物是否可以改善预后是国际 EUMAOS 一个议题。

最近一项关于细菌细胞壁模拟胞壁酰三肽研究显示，当其加入联合化疗治疗原发的骨肉瘤后可以将 6 年生存率提高到 78%。

放疗

在骨肉瘤患者的总生存期方面，放疗的疗效明显不如原发灶的手术切除，但是可以用于禁忌手术或拒绝手术的患者。

发生转移的骨肉瘤

一项研究显示 11.4% 的骨肉瘤患者在发现时已存在转移。转移可发生于肺、骨骼和骨髓。淋巴结和脑转移极其少见。局限孤立的肺转移预后最好，骨转移的预后最差。总的 5 年生存率为 10% ~ 50%。30% 的肺转移患者联合手术、化疗、间断放疗后的生存期超过 10 年。特别是存在局限的、可切除的肺转移病变的患者应当积极地进行手术和化疗。

的 5 年生存率仅为 20% ~ 30%，大多数死于肿瘤转移，这提示表面看起来是早期的疾病即已存在微小的转移灶。研究表明应用辅助化疗后生存率能从 17% 提升到 66%，新辅助化疗随后被广

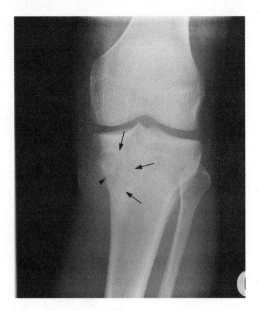

图 15.2

左膝 X 线显示胫骨近端内侧骨肉瘤呈膨胀性改变（箭号）和骨膜反应（箭头）（伯明翰皇家国际骨科医院 Mr Rob Grimer 提供）

化疗

在辅助用药中，最有效的是顺铂、多柔比星、甲氨蝶呤和异环磷酰胺（专栏 15.3）。尽管一些肿瘤和转移灶在大小上没有减小但是反应率一般在 20% ～ 40%（图 15.5）。肺转移灶可以发生明显的钙化。如果肿瘤已经转移，联合化疗是首选的治疗方案。

大剂量化疗联合干细胞移植挽救治疗没有提高生存率。像胰岛素样生长因子 1 受体拮抗剂这样的生物制剂正在研究中。免疫治疗可能有一定作用，而且脂质体胞壁酰三肽 - 磷脂乙醇胺的使用已被证明是一种有益的辅助治疗。

手术

转移患者的手术目的既可以是缓解症状如切除大的肢体原发肿瘤和少量肺转移灶，也可以以治愈为目的，如切除肺转移灶。

放疗

尽管相对来说骨肉瘤对放射不敏感，放疗仍已成功应用于一些临床病例中，如控制骨痛。放疗也作为化疗和手术的辅助治疗获得应用，如在一些切除肺转移灶的患者中在化疗同时做全肺放疗。对一些晚期转移患者，当原发灶无法切除时，进行放疗可以获得局部控制。

骨肉瘤复发

约 40% 的原发骨肉瘤患者会有局部或者转移性复发。局部复发的治疗包括化疗、手术或放疗。化疗药物和治疗转移瘤的药物一样。有可能能够手术，但是肢体肿瘤局部复发后通常无法再保肢。放疗在局部控制上可能有用，但不如手术效果好。

尤文肉瘤

现状

与好发于长骨骨骺端的骨肉瘤不同，尤文肉瘤常见于骨干而且常合并有软组织包块。软组织的反应容易和感染相混淆并造成延误诊断。从出现症状（专栏 15.1）到确诊的平均延误时间是 6 ～ 9 个月。常见部位是长骨（53%）和中轴骨（47%），25% 以软组织包块为主。可能存在全身症状（发热、厌食、体重减轻和嗜睡），而且

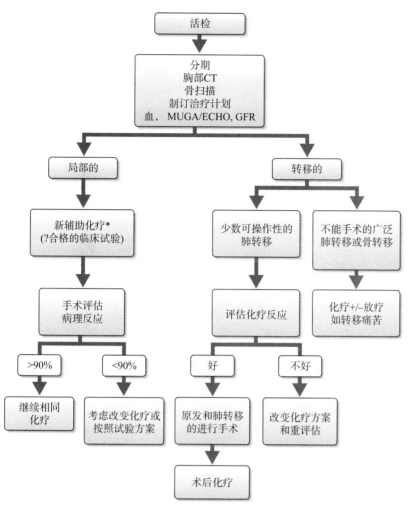

图 15.3
骨肉瘤治疗

* 对于年轻适合患者使用新辅助化疗PAM（顺铂，多柔比星和氨甲蝶呤），年老患者使用顺铂/多柔比星

多与病情进展有关。25% 的患者确诊时合并转移灶。80% ～ 90% 看起来是局限性病变的患者合并有亚临床转移，因此即使局部病灶很小的患者也需要联合治疗。预后指标在专栏 15.4 中。

X 线显示典型的融骨性病变，周围洋葱皮样骨膜反应（图 15.6）。也能看到软组织反应，15% 的患者可见病理性骨折。尤文肉瘤和骨肉瘤一样在骨扫描中有强放射性浓聚（图 15.7）。表 15.1 中列出了分期，图 15.8 列出治疗方案。

局限性病变的治疗

化疗

术前和术后通常给予联合化疗，烷化剂的反应率最高，已和多柔比星、长春新碱、放线菌素 D 和依托泊苷联用。有些研究如 IESS-III，显示在局限性病变中交替使用异环磷酰胺、依托泊苷和长春新碱、多柔比星、环磷酰胺（VAC）可以将生存率由 54% 提高到 69%。对低风险的局限性病变使用大剂量化疗对生存率无改善。手术时判断化疗反应程度可以提示预后。

根据风险进行分级治疗正在 EUROEWING99 实验中进行研究（图 15.9）。该研究中低危患者随机接受标准的和温和的治疗，高危或转移患者随机接受标准的和大剂量治疗 + 干细胞解救治疗。

手术

在新辅助化疗后尽可能手术治疗，这可以评估肿瘤的化疗反应和减少复发的风险，骨盆肿瘤极难切除，特别是累及骶骨的肿瘤，因为有损伤骶神经的风险。

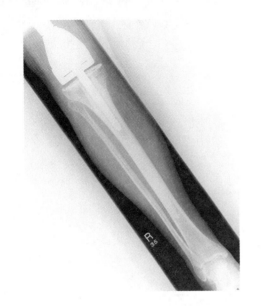

图 15.4
膝关节 X 线显示右胫骨骨肉瘤关节置换术后改变

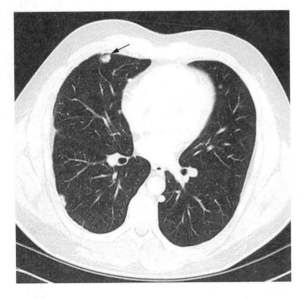

图 15.5
胸部轴位 CT 扫描显示骨肉瘤的胸膜反应和转移灶钙化（箭头）。肺部转移灶可以出血引起血性胸腔积液

放疗

不同于骨肉瘤，尤文肉瘤对放疗敏感，放疗是控制病情的主要方法。研究表明只放疗不手术对局部控制来说不如手术，但这可能存在一些选择偏差。对不能切除的肿瘤，放疗仍是主要的治疗手段，放疗剂量为 45 ~ 55 Gy（专栏 15.5）。

> **专栏 15.4　尤文肉瘤不良预后因素**
> - 年龄 14 岁以上
> - 已发转移（特别是非肺部转移）
> - 骨盆或脊柱原发灶
> - 最大直径 > 8 cm
> - 乳酸脱氢酶升高

转移瘤的治疗

一些合并局限肺转移的患者仍有望通过联合治疗而治愈。

化疗

晚期患者采用与局限性病变同样的联合化疗方案。

手术

对于有局限性肺转移的患者，如果化疗有效，对原发病灶也应进行手术。对于局部肿瘤的控制，特别是症状明显时，手术也是必须的。

放疗

对于晚期患者，放疗既可用于原发灶也可用于转移灶。原发灶的放疗剂量（是根治性的还是姑息性的）取决于其他病变的范围。对于有肺转移且对治疗敏感的患者，在化疗之外可以辅助双肺低剂量放疗。对于有大块胸壁病变的患者可以行单侧的肺照射。对于疼痛剧烈的患者可以采用姑息性放疗。

尤文肉瘤的预后

自化疗引入尤文肉瘤的治疗后，局限性尤文肉瘤的预后明显改善。预后不良因素列于专栏 15.4。化疗联合手术或放疗后的 5 年生存率达 70%。局限的肺转移经化疗联合手术或放疗 5 年生存率可达 20% ~ 40%。更严重的患者 5 年生存率低于 20%。

尤文瘤复发

复发常见于第一个 2 ~ 5 年，而且患者预后

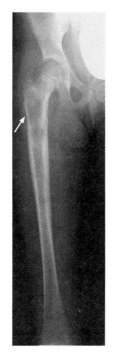

图 15.6

X 线显示右股骨近端尤文肉瘤骨破坏破和葱皮样的骨膜反应。Mr Rob Grimer 提供

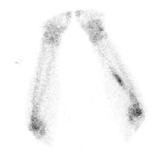

图 15.7

左桡骨近端尤文肉瘤骨扫描显示肿瘤部位放射性吸收

较差。5～10 年后复发患者的生存率与初发时即为进展期肿瘤的患者相似。

虽然 10 年后很少有患者复发，但确实依然存在。治疗取决于复发性质（局部还是全身）、早期化疗的性质和距早期治疗结束的时间。治疗后间隔较长的单独的肺转移适合手术切除和再次化疗。至今大剂量化疗在这组患者中的应用仍处于试验阶段。化疗类型取决于最初的化疗方案，但大剂量异环磷酰胺加依托泊苷确定有一定作用。新的药物如胰岛素生长因子 1 受体拮抗剂等正在研究中。

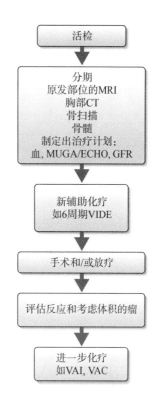

图 15.8

尤文肉瘤治疗方案（VIDE：长春新碱、异环磷酰胺、多柔比星和依托泊苷。VAI：长春新碱、放线菌素 D 和异环磷酰胺。VAC：长春新碱、放线菌素 D 和环磷酰胺）

软骨肉瘤

最常见的发病部位是骨盆（图 15.10 和 15.11）、中轴骨和肢体近端。同其他的骨肿瘤一样中轴骨的肿瘤比肢体末端肿瘤预后更差。临床表现常为肿块，可能存在疼痛也可能没有，也可能并发其他局部症状，全身症状很少。通常 X 线平片就可以诊断，但诊断可疑时应行 MRI 检查。

软骨肉瘤常有钙化。MRI 可以评价软组织受累程度。病变常呈菜花状改变，局限的 1 期病变（分化较好）5 年生存率超过 90%，但是 3 期病变（分化差）的 5 年生存率仅为 25%。

主要的治疗手段是手术，放化疗除缓解疼痛外效果有限。

骨巨细胞瘤

骨巨细胞瘤仅占原发性骨肿瘤的 5%，其中

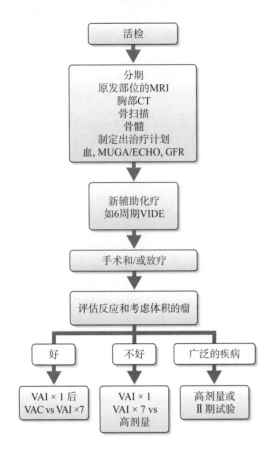

图 15.9

尤文肉瘤治疗的欧洲尤文 99 号方案

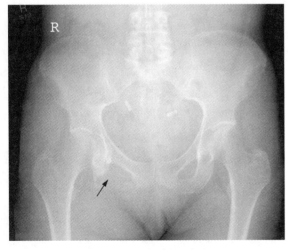

图 15.10

骨盆 X 线显示右侧耻骨支周围破坏性改变（箭号）

约 10% 为恶性，5% 继发肺转移。恶性骨巨细胞瘤常继发于放疗。最常见的发病部位是股骨远端、胫骨近端和桡骨远端。通常因随运动而加剧的疼痛而就诊。典型的影像学表现为干骺端扩张

性溶骨性破坏（肥皂泡征）。MRI 用来评价软组织及髓内病变范围。分期应该包括肺 CT，因为有肺转移可能。骨扫描显示肿瘤部位有放射性浓聚。针对巨细胞肿瘤有不同的分期方法。

手术是最有效的治疗，但很难彻底切除肿瘤。在骨移植物中添加骨水泥可以将复发风险由 45% 降到 30% 以下。其他局部治疗方法包括冷冻治疗。术前栓塞肿瘤供应血管（特别是骶骨肿瘤）术中可以避免大量的出血。放疗也是治疗该病的一种方法，但易引起继发性恶性肿瘤。

软组织肉瘤

软组织肉瘤（STS）由一组来源于间叶组织恶性增生的异质性肿瘤组成。根据遗传特征、病理特点、解剖位置和临床表现分为不同的亚群。

软组织肉瘤在恶性肿瘤中的比例小于 1%，平均发病年龄取决于组织亚类。

病因

大多病例为原发性。已知的易感因素包括家族性癌症综合征、放疗和（或）化疗史、慢性淋巴水肿或者感染。家族性癌症综合征包括李 - 凡综合征、遗传性视网膜母细胞瘤和家族性 GIST 肿瘤。恶性周围神经鞘瘤（MPNST）在神经纤维瘤病中很常见，与 NF1 基因突变有关，该基因突变在一生中有 10% 的发生恶性周围神经鞘瘤的风险（图 15.12）。硬纤维瘤和侵袭性纤维瘤病可见于 APC 基因突变引起的家族性腺瘤性息肉病患者。

病理学

软组织肉瘤有超过 80 种亚型，最常见的是平滑肌肉瘤、脂肪肉瘤、滑膜肉瘤、横纹肌肉瘤、纤维肉瘤（有诸多亚型）和恶性周围神经鞘瘤。许多软组织肉瘤依据特定的染色体异位和基因重排来定性和分类（专栏 15.6）。

临床特征

临床表现取决于疾病的分期和部位，以及肿

> **专栏 15.5　肉瘤放疗**
>
> **适应症**
>
> - 根治性放疗——手术禁忌的尤文肉瘤。
> - 术后辅助放疗——深度大于 5 cm 或高级别软组织肉瘤。切缘阳性或不考虑二次手术。反复切除后局部复发。
> - 新辅助放疗——软组织肉瘤和尤文肉瘤在化疗中进展。
> - 姑息性放疗。
> - 全肺放疗——尤文肉瘤合并肺转移并对化疗敏感。
>
> 体位及固定——取决于肿瘤的位置。
>
> 肿瘤定位——CT 扫描或 CT/MRI 联合。
>
> **临床靶区**
>
> - 尤文肉瘤：
>   - 长骨——第一阶段：治疗前肿瘤上下 5 cm 及环周 2 cm；第二阶段：肿瘤及周边 2 cm 范围。如广泛髓内侵犯：整个长骨（除外骨骺板）。
>   - 扁平骨和软组织——治疗前肿瘤及周边 2 cm 范围。
>   - 骨盆和胸壁——邻近重要脏器的非浸润性肿瘤：化疗后残留病变及周边 2 cm 范围。
> - 软组织肉瘤
>   - CTV- 第一阶段：术后瘤床和可能扩散的上下 5 cm 及环周 2 cm；第二阶段：肿瘤及周边 2 cm 范围。包括瘢痕和活检部位。
>
> 计划靶区——距 CTV5 ~ 10 mm，因固定情况而定。
>
> **剂量**
>
> - 尤文肉瘤——54.4 Gy30 次，二程放疗。
> - 软组织肉瘤——第一阶段术前 50 Gy25 次；第二阶段：10 ~ 14 Gy 7 次。
> - 尤文肉瘤的全肺放疗——15 ~ 18 Gy，每分割 1.5 Gy/d
>
> **特别注意**
>
> - 保证靶区周围重要器官的放射剂量在可耐受范围。
> - 始终保护四肢靶区部分皮肤不受照射以防止纤维化发生。
> - 如果靶区包括关节，放射剂量需低于 45 Gy。

瘤的组织学亚型。绝大多数原发的软组织肿块为良性，恶性特征包括体积大于 5 cm、深筋膜下、快速生长和疼痛。全身症状（发热、消瘦、厌食、气短）可能出现在晚期患者中，特别是合并严重肺部疾病时。

诊断

　　明确诊断需要进行适当的软组织活检，与骨肿瘤的诊断一样，这种活检不应影响后期手术。如果怀疑是感染，标本应该做微生物检测。病理检查应该由有经验的肉瘤病理学专家阅片。由于诊断困难，免疫组化、专业的细胞遗传学技术和聚合酶链式反应（polymerase chain reaction，

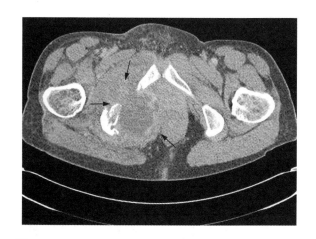

图 15.11

同一患者的核磁 T1 加权显示耻骨支两侧大范围软骨肉瘤（箭号）伴有局部钙化以及周围软组织侵犯

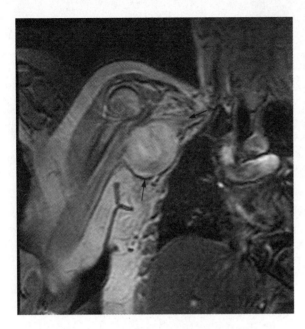

图 15.12
冠状位 MRI 显示 NF1 患者右侧臂丛神经 MPNST（箭号）

PCR）对于确定特殊的变异性肉瘤具有重要作用。

分期

分期包括原发肿瘤评价和肺 CT 扫描除外肺转移。在某些罕见的亚群中（横纹肌肉瘤、滑膜肉瘤、透明细胞和上皮样肉瘤）可能存在淋巴结病变，因此可能需行局部 CT 扫描。骨扫描检查在软组织肉瘤中的意义不如骨肉瘤。PET 在软组织肉瘤中的作用研究尚不全面（除了 GIST）。存在多种分期系统，其中最常用的是 AJCC（表15.2），该系统不考虑病史和部位，不建议在非四肢肉瘤中使用。

软组织肉瘤的一般治疗原则

所有的治疗方法都在图 15.13 中列出。

局限性病变

手术

手术治疗需切除肿瘤及边缘足够的正常组织，达到扩大切除是预防复发的最重要因素。肿瘤边缘的定义应包括间隔、筋膜（或皮肤边界）以及距肿瘤的远近。手术应该由多学科的肉瘤治疗小组进行细致讨论，包括必要时联合放疗，以便保证将死亡率降至最低。

放疗

对于软组织肉瘤，手术是主要的治疗手段。尽管还没有证据证实放疗可以改善总体生存率，但是放疗在治疗和预防局部复发上有明显的作用。许多软组织肉瘤对放疗敏感。放射剂量应该大于 60 Gy，具体放疗方案见专栏 15.5。

对于一些不适合手术或者无法手术治疗的患者，放疗是主要的治疗手段。然而，除非肿瘤很小而且表浅，放疗的局部控制作用劣于手术治疗。

对于四肢肉瘤的放疗存在很多挑战，包括肢体位置摆放和固定以保证一定界限内的肿瘤床能获得持续和准确的照射剂量。肿瘤床必须获得足够剂量的照射，同时照射范围不能超过筋膜间隔，避免发生淋巴水肿和延迟性纤维化，这些都将明显影响肢体活动。

胸壁肉瘤紧邻心脏或脊髓使得放疗计划相对复杂，这可能会限制放疗的照射剂量。胸壁肉瘤与胸壁胸膜轮廓形态一致，因此放疗中很难避免重要的肺结构处于照射区。

术前和术后放疗

术后放疗应该分两期，首先考虑肿瘤可能会超过手术切除的边缘，然后把重点放在瘤床中心。放疗计划必须参考术前扫描确定的肿瘤位置，而且要包括手术边缘。术前放疗可以使用一期放疗。一项正在进行的研究（VORTEX），对比研究了单期放疗和标准的两期放疗，目的为探讨减少术后治疗剂量的可能性。

传统上放疗多于术后开始，但是术前放疗具有潜在益处：治疗剂量小、扫描时肿瘤可见、术前减小肿瘤体积利于手术并发症减少和肿瘤彻底切除、明显减少放疗的迟发效应，如肢体肿胀、关节活动受限和纤维化。术前放疗的缺点包括：影响肿瘤的组织病理学评估以及导致术后出现相关的伤口并发症。

辅助化疗

软组织肉瘤辅助化疗还存在争议。绝大多数研究都将不同组织学亚型且有不同化疗敏感性的肿瘤置于同一研究组，使得研究结果缺乏一定说服力。对于一些肉瘤特别是儿童高发肉瘤，如横纹肌肉瘤和骨外尤文肉瘤，辅助化疗有作用。而对于大多数肉瘤是否辅助化疗尚存在争议（专栏15.7）。一项荟萃分析的结果显示辅助化疗对于改善局部复发和远处转移有统计学意义。研究同时发现辅助化疗后总的 10 年生存率能提高 4%，虽然生存率提高趋势明显但是没有统计学意义。多中心的国际 EORTC 研究将 351 例患者随机分为两组，一组接受异环磷酰胺和多柔比星治疗，一组进行标准治疗。初步的分析结果显示两组间无论是在局部复发率或者总生存率上均没有统计学差异。

治疗建议

外科扩大切除仍是治疗软组织肉瘤的主要方法。手术应该由专业的肿瘤外科医生来实施。除了低度恶性且行扩大边缘切除的肿瘤，大多数病例应行放疗。对于低度恶性、行囊内边缘切除且不考虑二次手术的患者，应行辅助放疗。辅助化疗的作用还存在争议，可以考虑进一步临床试验。

晚期和转移的软组织肉瘤

许多肉瘤表现为局部进展或者远处转移。这样的病例大多预后不良。预后相关因素见专栏 15.9。发生转移 患者的中位生存期为 12 ~ 14 个月。

对于其他的肉瘤患者，如局部病变初次治疗后数年发生有限的可手术切除的转移病灶，预后可能稍好一些。这种情况下，治疗方案的选择取决于身体状态、并发症和肉瘤的组织学亚型。

化疗

全身化疗有效，但是相对于其他恶性肿瘤而言其作用比较复杂。尽管没有证据显示化疗可以延长生存期，但是其在症状控制上作用明显。按照 RECIST 标准确定的药物治疗反应率无法反映出症状缓解或疾病控制，尤其对特定药物更是如此如曲贝替定。不同的肿瘤对化疗和特定的药物治疗有不同的反应（专栏 15.10）。

多柔比星是标准治疗的首选药物，反应率在 20% ~ 25%。剂量在 60 mg/m^2 以下时无效，在 75 mg/m^2 以上时除增加毒性外并无临床优势。异环磷酰胺常作为二线用药，总反应率在 25%。研究表明大多数联合化疗可以提高反应率至 46%，在无进展生存期和总生存期上无改善作用但是会增加毒性。对于儿童和青少年肿瘤如横纹肌肉瘤和骨外尤文肉瘤，联合化疗有效（专栏 15.11）。

手术

尽管有转移的患者中位总生存期较差，然而

专栏 15.6　存在染色体易位的软组织肿瘤

染色体易位相关肉瘤

染色体易位	基因	融合基因类型
家族性尤文肉瘤		
t（11;22）(q24;q12)	EWSR1-FLI1	转录因子
t（21;22）(q22;q12)	EWSR1-ERG	转录因子
t（7;22）(p22;q12)	EWSR1-ETV1	转录因子
t（17;22）(q21;q12)	EWSR1-ETV4	转录因子
t（2;22）(q33;q12)	EWSR1-FEV	转录因子
透明细胞肉瘤		
t（12;22）(q13;q12)	EWS-ATF1	转录因子
促纤维增生性小圆细胞肿瘤		
t（11;22）(p13;q12)	EWSR1-WT1	转录因子
黏液性软骨肉瘤		
t（9;22）(q22-31;q11-12)	EWSR1-NR4A3	转录因子
黏液样脂肪肉瘤		
t（12;16）(q13;p11)	FUS-CHOP	转录因子
t（12;22）(q13;q12)	EWSR1-CHOP	转录因子
腺泡状横纹肌肉瘤		
t（2;13）(q35;q14)	PAX3-FKHR	转录因子
t（1;13）(p36;q14)	PAX7-FKHR	转录因子
滑膜肉瘤		
t（X;18）(p11;q11)	SYT-SSX	转录因子

表 15.2　AJCC 软组织肉瘤分期。分期依据有四个标准：肿瘤大小、淋巴结情况、分级和转移（TNGM）

分级和 TNM 定义	分级和 TNM 定义
肿瘤分级（G）	**AJCC 分期**
GX　分级不能评价	**I 期**
G1　高分化	I 期肿瘤：低级、表浅和深在
G2　中分化	G1，T1a，N0，M0
G3　低分化	G1，T1b，N0，M0
G4　低分化或未分化	G1，T2a，N0，M0
原发肿瘤（T）	G1，T2b，N0，M0
TX　原发肿瘤不能评价	G2，T1a，N0，M0
T0　无原发肿瘤	G2，T1b，N0，M0
T1　肿瘤最大径 ≤ 5 cm	G2，T2a，N0，M0
• T1a：表浅肿瘤	G2，T2b，N0，M0
• T1b：深部肿瘤	**II 期肿瘤：高级、表浅和深在**
T2　肿瘤最大径 ≥ 5 cm	G3，T1a，N0，M0
• T2a：表浅肿瘤	G3，T1b，N0，M0
• T2b：深部肿瘤	G3，T2a，N0，M0
注：表浅肿瘤位于浅筋膜外未侵及深筋膜；深部肿瘤位于浅筋膜下，或位于深筋膜表面同时侵犯或穿透筋膜，或位于深筋膜下浅面。腹膜后、纵隔和骨盆肉瘤属于深部肿瘤。	G4，T1a，N0，M0
	G4，T1b，N0，M0
	G4，T2a，N0，M0
局部淋巴结（N）	**III 期**
NX　局部淋巴结不能评价	III 期肿瘤：高级、巨大和深在
N0　无局部淋巴结转移	G3，T2b，N0，M0
N1　局部淋巴结转移（注：存在淋巴结阳性 N1 为 IV 期）	G4，T2b，N0，M0
远处转移（M）	**IV 期**
MX　远处转移不能评价	IV 期：任何淋巴结或者远处转移
M0　无远处转移	任何 G，任何 T，N1，M0
M1　远处转移	任何 G，任何 T，N0，M1

仍有少数患者（如部分发生肺转移或孤立的腹腔内复发的患者）生存期很长，这类患者多数适合手术治疗。目前还没有随机临床试验评价手术切除肺转移灶的预后，但是通过严格标准筛选出的患者 5 年生存率达到了 40%（专栏 15.12）。

除 GIST 外，其他类型肿瘤的肝转移灶很少能够手术切除，也没有证据表明手术切除肝转移灶在改善生存率和症状控制上有效。

放疗

大多数软组织肉瘤对放疗敏感，放疗可以有效控制症状。放射剂量为 35 ~ 54 Gy。

单独肢体灌注

一些肿瘤过大难以切除的患者，常有明显的症状，并且肿瘤过大以至于放疗术野无法将其包

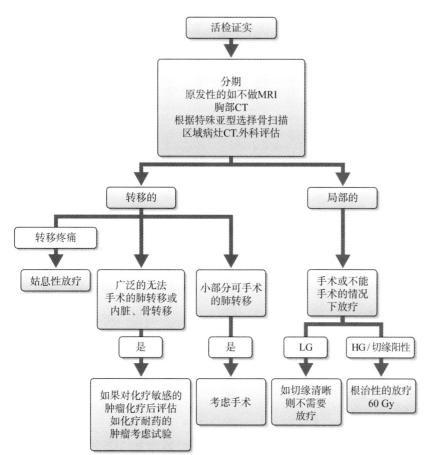

图 15.13

四肢软组织肉瘤治疗方案（LG- 低级，HG- 高级）

括。对于部分这样的患者，可以选择在专业的治疗中心用左旋溶肉瘤素和重组肿瘤坏死因子 -α 对患肢进行单独的肢体灌注治疗。

治疗建议

转移的软组织肉瘤应该由肉瘤专家组成的多学科综合小组治疗，以便考虑到所有可能的治疗选择。如果条件允许，对于孤立的复发或者转移应该手术切除。化疗在很多肉瘤中可以有效控制症状，但是需要了解不同组织亚型之间的具体区别。目前尚无证据显示联合化疗可以改善生存率，但在一些特殊情况和青少年肉瘤中确实有效。

特定的软组织肉瘤类型

平滑肌肉瘤

平滑肌肉瘤可以发生在身体任何部位，表现为各种不同级别的分化形式。平滑肌肉瘤最常见的转移部位是肺，而子宫平滑肌肉瘤例外，其最常见的转移部位是肝。软组织和骨的转移也较常见。不同类型对化疗的敏感性不同，大多对吉西他滨和多西紫杉醇有效，特别是子宫肿瘤。

专栏 15.9 软组织肉瘤的预后因素

局部和全身复发的不同预后因素

- 大小和分级能够很好预测远处复发和总生存期。
- 其他的预后因素包括年龄、解剖位置和组织学亚型。
- 腹膜后和内脏肿瘤比四肢肿瘤预后差，例如骨盆尤文肉瘤在发现之前可能已体积很大。
- 特殊的肿瘤亚型如 MPNST 和平滑肌肉瘤总生存期较短。
- 至少有 3 项研究证实高增殖活性（经免疫组化染色确定）的肿瘤预后不良。
- 在滑膜肉瘤中，有研究显示具有 SYT-SSX1 融合基因而非 SYT-SSX 融合基因的患者预后不良，但这一研究结果并未在其他研究中得到证实。
- 切除边缘阳性和年龄大于 50 岁患者最易局部复发。
- 特殊组织学肿瘤类型如 MPNST 和纤维肉瘤具有较高的局部复发率。
- 目前已有经过验证的现成的列线图，其有助于根据上述特征对生存率进行估计。公认的 MSK 列线图在网页 http://www.mskcc.org/mskcc/html/443.cfm 上可以查到。

专栏 15.10 特殊的化疗及组织学类型

最近研究显示一些化疗药物对某些特定的肿瘤更有效。

- 紫杉类和多柔比星对血管肉瘤有效。
- 吉西他滨和多西紫杉醇最初被发现对子宫平滑肌肉瘤有效，目前发现这两种药对其他平滑肌肉瘤同样有效，有效率高达 30%。
- 曲贝替定已被证实在治疗脂肪肉瘤特别是黏液性脂肪肉瘤中有效。对于曾经接受过治疗的平滑肌肉瘤，曲贝替定的有效率超过 30%。而对于其他类型肉瘤，曲贝替定也有部分疗效。

专栏 15.11 联合使用异环磷酰胺和多柔比星的指征

作为一线联合化疗的特殊情况：

- 威胁生命的进展期肿瘤。
- 术前降期和为手术创造机会。
- 不能评估的进展期肿瘤（如腹膜后广泛转移）。

脂肪肉瘤

脂肪肉瘤分为不同亚型，各亚型在生物学行为和治疗上存在明显差异。

专栏 15.12 软组织肉瘤肺部或者腹内转移灶的手术切除指征

- 无其他部位转移，手术范围包括原发灶。
- 有至少一年的无病间隔。
- 病变进展缓慢或稳定。
- 病灶能够完整切除。
- 转移灶少（即使其他中心已经切除多个转移灶）。

黏液性或圆细胞脂肪肉瘤起源于四肢，可扩散至软组织（腹膜后、纵隔），也可以表现为原发性腹膜后肿瘤。超过 17% 的患者会发生骨转移（特别是脊柱转移），通常仅能通过核磁检查发现。对化疗药物特别是曲贝替定敏感。脂肪肉瘤具有特征性的平衡易位 t（12；16），并产生 TLS-CHOP 融合基因。

高分化脂肪肉瘤常见于腹部，局部复发常见，全身转移少见，对放疗和化疗不敏感。

去分化脂肪肉瘤常见于腹膜后或腹部（图 15.14），肿瘤属高度恶性，对化疗耐药。具有特征性的 CDK4/MDM2 基因异常。

滑膜肉瘤

滑膜肉瘤常见于儿童和年轻人。预后和年龄相关，1～10 岁的患者预后最好。常见部位是四肢和躯干。肺部是主要转移部位。滑膜肉瘤是对化疗最敏感的肉瘤之一，特别对异环磷酰胺化疗敏感。它在 SYT 和 SSX1（或 SSX2）之间产生基因平衡易位 t（X；18）。

子宫肉瘤

最常见的组织学类型是平滑肌肉瘤（LMS）和子宫内膜间质肉瘤（ESS）。许多病例是在子宫切除时无意中发现的。相当比例的子宫肉瘤表达雌二醇（ER）或孕激素（PgR）受体。分期主要参考 FIGO 分期系统。子宫内膜间质肉瘤中尽管可以发生远距离的肺转移，但骨盆转移更常见。平滑肌肉瘤中骨盆和骨盆外转移都可发生。骨盆外转移主要是肝、肺、淋巴结和骨。在辅助放疗的患者中常见骨盆外复发。

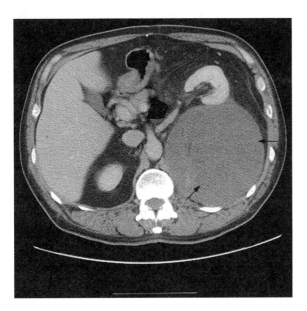

图 15.14

轴位 CT 显示左肾位置巨大腹膜后去分化性脂肪肉瘤（箭号）

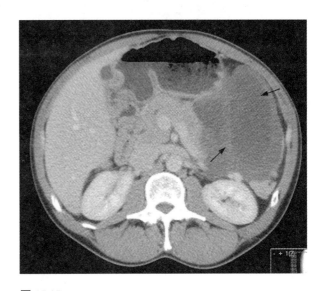

图 15.15

胃大弯巨大胃肠道间质瘤（箭号）

处于相同阶段的动物子宫肉瘤预后明显差于子宫上皮内膜癌。一项研究显示 Ⅰ ~ Ⅳ 期的 5 年生存率分别为 75.8%、60.1%、44.9% 及 28.7%。低级别子宫内膜间质肉瘤 5 年生存率为 80%，但是即使诊断明确后 20 年仍然长期存在复发的风险。未分化子宫肉瘤（以前被称为高级别 ESS）病情进展迅速，5 年生存率在 30% 左右。

化疗对于大多晚期子宫肉瘤具有明确的治疗作用，化疗用药包括异环磷酰胺和多柔比星。对于以前曾治疗过的子宫平滑肌肉瘤，吉西他滨和多西紫杉醇联合化疗可以将反应率提高至 53%，总生存期延长至 18 个月。低级别子宫内膜间质肉瘤对化疗的反应率不到 10%，且很多是对激素调节治疗的反应。未分化肉瘤（高级别 ESS）对异环磷酰胺有最高的反应率（GOG 研究中 Ⅱ 期为 33%），尽管有效反应时间仅为数月。据报道子宫肉瘤芳香酶抑制剂治疗有效。

腹膜后肉瘤

腹膜后肉瘤占软组织肉瘤的 13%，其中最常见的组织学类型是脂肪肉瘤（图 15.14）和平滑肌肉瘤。大多数患者是无意中发现。临床症状通常由巨大的包块所引起（腹部水肿、包块以远的肢体肿胀及疼痛）。

如果手术可行，可不行穿刺活检，而采取完整切除肿瘤以避免穿刺活检可能导致的针道种植。如果不能手术，必须行穿刺活检以明确诊断并确定恰当的治疗方案。活检时取材尽量多以便行免疫组化检测除外淋巴瘤、癌变和生殖细胞肿瘤。

辅助化疗在这些肿瘤中并非标准治疗，一项回顾性研究也显示辅助化疗的结果不能令人满意。晚期患者可先行化疗以便为手术创造条件，但是先行化疗并不能使总生存率得到改善。

对于转移和无法手术的肿瘤复发病例，化疗可能有效，但是是否有效与肿瘤组织学类型有关。

有些患者手术切除边缘涉及重要结构（肾、小肠），而这些重要结构的存在限制了照射剂量的增加，但涉及手术切除边缘的治疗时应考虑使用放疗。如果术前给予放疗，体积较大的肿瘤能够为周围重要结构（肾、小肠）提供一些保护。这样对肿瘤部位可以进行较大剂量放疗。由于肿瘤在原位，设计照射范围在技术上也更为容易。总的来说腹膜后肿瘤在同样组织学类型上比其他的软组织肉瘤预后更差。

胃肠间质瘤（GIST）

胃肠间质瘤是软组织肉瘤一个少见的亚类，

表 15.3 胃肠间质瘤侵袭性风险（NIH 标准）

危险因素	肿瘤大小	有丝分裂计数
极小风险	< 2 cm	< 5/50 hpf*
低风险	2 ~ 5 cm	< 5/50 hpf
	< 5 cm	6 ~ 10/50 hpf
中风险	5 ~ 10 cm	< 5/50 hpf
	> 5 cm	> 5/50 hpf
高风险	> 10 cm	任何有丝分裂计数
	任何大小	>10 /50 hpf

*hpf：高倍视野

专栏 15.13 可以预示胃肠间质瘤侵袭性的其他特点

- 原发部位。十二指肠和小肠 GIST 比胃 GIST 更具侵袭性。
- 一些研究对 c-KIT 突变位点进行了评估，发现肿瘤存在 9 号外显子突变时比存在 11 号外显子突变更具侵袭性。两项不同的研究显示密码子 562 ~ 579 突变和密码子 557 ~ 558 突变是发生转移的高危因素。
- 转移灶少（即使其他中心已经切除多个转移灶）。

可以发生在胃肠道的任何部位。少数患者为家族性 GIST 综合征，这种综合征在 KIT 基因上有种族变异。罕见的儿童患者常为无 KIT 变异的野生型，往往有一个更为隐匿的病程。

常见的部位是胃（50%）（图 15.15）和小肠（25%），也可能发生在结肠（10%）和其他部位。常见表现为贫血或者腹部包块，肿瘤较大时合并腹痛。传播途径包括肝转移（最常见）和腹膜转移。骨转移少见且较晚，常见于治疗数年后。肺转移罕见，淋巴结转移也很少见。

病理学和遗传学

形态学上可表现为梭形细胞（70%）、上皮样细胞（20%）或者混合型（10%）。95% 的胃肠道间质瘤表达 c-KIT 或 CD117 抗原，90% 以上患者存在 KIT 基因变异，包括 11（66%）、9（13%）、13（1.2%）和 17（0.6%）外显子。在 PDGFRA 基因发生突变的胃肠道间质瘤（7%）通

专栏 15.14 突变位点与 TKs 治疗反应

c-KIT 或 PDGFR 突变位点与伊马替尼或舒尼替尼的疗效相关。

- 11 号外显子突变患者对伊马替尼治疗（400 mg/d）的有效率（67% ~ 84%）要高于 9 号外显子突变（40% ~ 48%）或无基因突变患者（0% ~ 39%）。
- 11 号外显子突变时的有效反应时间（576 天）比 9 号外显子突变（308 天）或没有突变时（251 天）更长。
- 无进展生存期方面，大剂量的伊马替尼（800mg/d）能够使 9 号外显子突变患者的获益更大。
- 在 7% 的 PDGFRA 突变患者当中，大多数患者对伊马替尼（D842V）耐药，而只有少数患者对治疗敏感。
- 对于治疗 9 号外显子突变的胃肠道间质瘤，舒尼替尼比标准剂量的伊马替尼更有效，而且前者对于基因为野生型的患者同样有效。长期伊马替尼治疗会继发 11 号外显子二次突变从而产生耐药，但是耐药患者可能对舒尼替尼治疗有效。

常与上皮样形态有关联，常见于胃部，发病隐匿。

NIH 统一标准（表 15.3 和专栏 15.13）显示胃肠道间质瘤的恶性程度和肿瘤大小、分裂速度和原发灶位置相关。

治疗

彻底治愈仅出现在原发灶切除并无转移时。高危（和中危）肿瘤全切后有复发的危险。几个实验正在研究使用伊马替尼进行辅助化疗。伊马替尼是一种口服的酪氨酸酶激酶受体抑制剂（TKI），通过与 ATP 结合蛋白相结合阻断经 KIT 的信号传递，这一信号是 c-KIT 受体磷酸化和激活所必需的（专栏 15.14）。不能手术的原发肿瘤患者在没有出现转移的情况下通过应用伊马替尼可能获得手术机会。转移的患者应该先接受每天 400 mg 的伊马替尼治疗。

应用伊马替尼治疗后，进展至发生转移的中位时间为 2 年。除非肿瘤进展，伊马替尼应不间断地持续给药直至肿瘤进展（除非出现毒性反应）。业已证实中断用药和肿瘤进展相关。

伊马替尼进展期的剂量增加至 800 mg/d，可使 30% ~ 35% 的病例得到暂时控制，病情

出现进展的中位时间为 4 个月。对于伊马替尼治疗有效的孤立性肝转移患者，可考虑肝切除或者射频消融术。舒尼替尼是一种多靶点酪氨酸激酶受体抑制剂，可用于对伊玛替尼治疗抵抗的胃肠道间质瘤患者。在这种临床情况下，中位无进展生存期是 6 个月。在舒尼替尼治疗下 68% 的患者可获得部分缓解或者病情稳定。

临床疗效评价

胃肠道间质瘤可以用 CT 扫描进行临床疗效评价。但是研究显示 RECIST 标准并不是评价这些肿瘤治疗效果的唯一标准。FDG-PET 可以发现应用伊马替尼后数日肿瘤活动减少，或者发现 CT 上看不到的小的肝转移灶，同样也能发现一旦对伊马替尼耐药后肿瘤活性的增加。Choi 描述了评价胃肠道间质瘤的替代性标准。和 RECIST 相比，肿瘤密度减小 15% 或者肿瘤平面面积减小 10% 是疗效较好的指标，而且这些标准预示生存率较 RECIST 好。

参考文献

Federman N, Bernthal N, Eilber FC, Tap WD. The multidisciplinary management of osteosarcoma. Curr Treat Options Oncol. 2009;10:82–93.

Ferrari S, Palmerini E. Adjuvant and neoadjuvant combination chemotherapy for osteogenic sarcoma. Curr Opin Oncol. 2007;19:341–346.

Balamuth NJ, Womer RB. Ewing's sarcoma. Lancet Oncol. 2010;11:184–192.

Riedel RF, Larrier N, Dodd L et al. The clinical management of chondrosarcoma. Curr Treat Options Oncol. 2009;10:94–106.

Reynoso D, Subbiah V, Trent JC et al. Neoadjuvant treatment of soft-tissue sarcoma: a multimodality approach. J Surg Oncol. 2010;101:327–333.

Katz SC, Brennan MF. Randomized clinical trials in soft tissue sarcoma. Surg Oncol Clin N Am. 2010;19:1–11.

Verweij J. Soft tissue sarcoma trials: one size no longer fits all. J Clin Oncol. 2009;27:3085–3087.

Judson I. State-of-the-art approach in selective curable tumours: soft tissue sarcoma. Ann Oncol. 2008;19 Suppl 7:vii166–169.

Nam JH, Park JY. Update on treatment of uterine sarcoma. Curr Opin Obstet Gynecol. 2010;22:36–42.

Katz MH, Choi EA, Pollock RE. Current concepts in multimodality therapy for retroperitoneal sarcoma. Expert Rev Anticancer Ther. 2007;7:159–168.

Rubin BP, Heinrich MC, Corless CL. Gastrointestinal stromal tumour. Lancet. 2007;369:1731–1741.

第16章 中枢神经系统肿瘤

TV Ajithkumar

引言

原发性中枢神经系统（central newous system，CNS）肿瘤可起源于颅内的任何组织。在英国和美国，每年分别约有 4000 和 22 000 的患者新发脑恶性肿瘤。年龄上，脑肿瘤患者呈双峰分布，表现为儿童时期的小高峰和 20 岁以后患者数量的稳步增长。性别上，通常男性更容易患病，尤其是恶性肿瘤；而女性，良性肿瘤的发病率较高，特别是脑膜瘤。

病因

大多数脑肿瘤为散发，无明确的病因；少数与遗传综合征等其他因素有关。

1. 遗传综合征——少于 5% 的胶质瘤患者有脑肿瘤家族史：

- 神经纤维瘤病 Ⅰ 型——神经纤维瘤、视神经胶质瘤和毛细胞型星形细胞瘤。
- 神经纤维瘤病 Ⅱ 型——脑膜瘤、胶质瘤和双侧听神经瘤。
- 结节性硬化——室管膜下巨细胞型星形细胞瘤、错构瘤。
- Turcot 综合征——胶质母细胞瘤和髓母细胞瘤。
- 李 - 凡综合征——星形细胞瘤和原始神经外胚层肿瘤（PNET）。
- 基底细胞痣综合征——髓母细胞瘤。

2. 既往的放射治疗增加继发颅内肿瘤的风险，尤其是脑膜瘤和胶质瘤，典型的潜伏期为 10 年。免疫抑制增加原发中枢神经系统淋巴瘤的风险。

3. 脑肿瘤与吸烟、饮酒和使用移动电话无关。

病理

专栏 16.1 示 WHO（世界卫生组织）脑肿瘤分类，WHO 肿瘤分级（专栏 16.2）对治疗决策和预后判断非常重要，肿瘤的分子生物学表现被纳入该分级系统以提供重要的预后信息。不同肿瘤的临床病理学特点在后面讨论。

临床表现

脑肿瘤有非特异性和特异性两类临床表现。非特异性表现是颅内压增高所致的头痛（50%）和呕吐。特异性表现与肿瘤的位置有关。偏侧体征（50%）包括偏瘫、失语和视野缺损。全身性、部分性或局部性癫痫发作见于 50% 的高级别胶质瘤和 25% 的低级别胶质瘤患者。卒中样症状主要由于肿瘤出血引起，可见于 5% ~ 8% 的高级别胶质瘤和 7% ~ 14% 低级别胶质瘤患者。心理精神状态的改变可见于原发性脑肿瘤患者，但更常见于多发脑转移瘤的患者。

专栏 16.1　WHO 脑肿瘤分类

神经上皮组织肿瘤

1. 星形细胞肿瘤
   - 毛细胞型星形细胞瘤（1 级）
   - 弥漫性星形细胞瘤（2 级）
   - 间变性星形细胞瘤（3 级）
   - 胶质母细胞瘤（4 级）
2. 少突胶质细胞肿瘤
   - 少突胶质细胞瘤（2 级）
   - 间变性少突胶质细胞瘤（3 级）
3. 室管膜肿瘤
   - 室管膜瘤（2 级）
   - 间变性室管膜瘤（2 级）
4. 混合性胶质瘤
   - 少突——星形细胞混合瘤（2 级）
   - 间变性少突——星形细胞瘤（3 级）

脉络丛肿瘤
   - 乳头状瘤和癌

胚胎性肿瘤
   - 髓母细胞瘤及其亚型（4 级）
   - 幕上原始神经外胚层肿瘤（PNET）（4 级）

松果体肿瘤

神经元肿瘤
   - 节细胞胶质瘤
   - 间变性节细胞胶质瘤
   - 神经细胞瘤
   - 脑 / 脊神经肿瘤

脑（脊）膜肿瘤
   - 脑（脊）膜瘤（1 ~ 3 级）

组织来源不明的肿瘤

造血系统肿瘤

生殖细胞肿瘤

鞍区肿瘤
   - 垂体腺瘤和癌
   - 颅咽管瘤

转移性肿瘤

专栏 16.2　WHO 原发中枢神经系统肿瘤分级

1 级——增殖潜力低，缓慢膨胀性生长。通常单纯手术可治愈。

2 级——增殖潜力低，但呈浸润性生长。单纯手术很少治愈，可进展为 3 ~ 4 级肿瘤。

3 级——有恶性肿瘤的细胞学证据，如在核异型性、内皮增殖和有丝分裂活动等方面。很少可以治愈。

4 级——高度恶性肿瘤，常伴坏死。呈侵袭性。

法。而对于低级别胶质瘤和后颅窝肿瘤，CT 并不是理想的检查方法。根据脑肿瘤病理特征的不同，CT 扫描可以显示水肿、脑积水、出血和钙化。表 16.1 示常见肿瘤的影像学表现。

MRI 扫描

MRI 增强和液体衰减反转恢复序列（fluid-attenuated inversion recovery，FLAIR）是脑肿瘤的标准检查方法。T1W 像显示解剖和强化较好，而 T2W 和 FLAIR 像显示水肿更有优势。肿瘤在 T1W 相上的表现类似于 CT，但比 CT 更清晰。肿瘤和水肿在 T2W 相上表现为高信号，而 T2W 相上的高信号区通常包括 CT 上的低密度区（图 16.1）。

各种各样的 MRI 技术正在逐步应用，以提高对脑肿瘤的诊断能力。

磁共振波谱（magnetic resonance spectroscopy，MRS）

临床上，MRS 在把高级别胶质瘤、转移瘤与脓肿区分开，评估肿瘤复发与放射性坏死，识别非典型性脑膜瘤等方面非常有用。

弥散张量成像（diffusion tensor imaging，DTI）

在高级别胶质瘤的放疗计划中，传统的影像学方法不能区分水肿和瘤周白质侵润，导致较大的照射靶区。DTI 可以显示肿瘤侵润的异常白质，从而减小了照射靶区，既允许了对肿瘤的剂量递增，又保证了正常组织损害在可接受的程度。

检查

影像学

CT 扫描

强化 CT 通常是可疑脑病变患者的初检方

表 16.1　常见脑肿瘤的影像学表现

肿瘤类型	影像学特征
毛细胞型星形细胞瘤	边界清楚，肿瘤强化，伴囊变或瘤结节强化
星形细胞瘤 II 级	CT 为等或低密度。T1W 像为低信号，T2W 和 FLAIR 相为高信号。不强化，如有强化提示恶变。无相关的脑水肿
少突胶质瘤	CT/ MRI 表现与 II 级星形细胞瘤相同，但可见与强化、钙化和出血区
间变性星形细胞瘤和 GBM	CT——不规则低密度病变伴不同程度的强化、相关的水肿和占位效应。不规则坏死伴周围环状强化提示 GBM。有些高级别肿瘤可不强化，特别是老年人 MRI——T1W 像为不规则低信号，不规则强化；T2W 和 FLAIR 像为高信号，提示肿瘤和水肿
间变性少突胶质瘤	不均匀强化的占位性病变，囊变、钙化和坏死多见
髓母细胞瘤	CT——中线区高密度占位性病变伴相关的脑积水。强化显著，有时见钙化囊、出血和结节样种植灶 MRI——T1W 像不均匀低或等信号伴轻度不均匀强化。T2W 像为等 - 高信号
室管膜瘤	不均匀强化的病变，伴囊变。可有钙化和出血
原发 CNS 淋巴瘤	孤立或多发脑室周围弥漫性病变，均匀强化（"棉絮"状）。环形强化常见于免疫功能低下的患者
脑膜瘤	起源于硬脑膜的均匀强化的病变。很少有相关的脑水肿。可有硬脑膜强化（"硬膜尾"征）
颅咽管瘤	CT 呈囊实性病变。MRI 的表现取决于肿瘤的成分。T1W 像可呈低、等或高信号，伴多种形式的强化。T2W 也可呈低、等或高信号
垂体瘤	CT 示鞍区 / 鞍上强化性病变。T1W 像为等 - 低信号和 T2W 像为高信号
转移瘤	灰、白质交界处孤立或多发的不规则强化病变，可为实性或囊性。发生部位和特点取决于肿瘤的类型

颅脊轴的评估

对于脑脊液播散风险较高的脑肿瘤，如髓母细胞瘤、生殖细胞肿瘤、CNS 淋巴瘤、PNET和室管膜瘤，需行颅脊轴 MRI 和 CSF（脑脊液）评估（图 16.2）。CSF 评估包括 CSF 的生化检查（典型表现为蛋白升高 >400 mg/L 和糖降低 < 50 mg/ml）、细胞学检查和可疑生殖细胞肿瘤患者的 CSF 和血清肿瘤标记物检查（AFP 和 β-hCG）。颅脊轴的评估最好在术前或术后 3 周后进行，以免产生假阳性结果。

病理诊断

在接受确定性治疗之前，所有患者都有必要行病理检查以明确诊断。组织活检可以通过立体定向技术或开放活检的方式完成。脑干内生性肿瘤，因可能引起神经病学损害，所以应避免行组织活检。原发灶明确的多发脑转移患者、视神经脑膜瘤和有典型影像学表现的 HIV（人类免疫缺陷病毒）阳性 CNS 淋巴瘤患者，应避免行组织活检。

预后因素

脑肿瘤的预后取决于下列因素：

1．病理——预后取决于病理类型和级别，高级别肿瘤预后差。近来发现在某些特定类型的肿瘤，分子因素对预后比较重要。

2．年龄——年龄越高，预后越差。

3．身体状态——是判断预后和指导治疗的一个重要因素。

4．手术切除程度——众多观察性研究显示，术后病变残留越少预后越好。

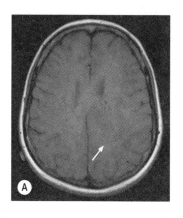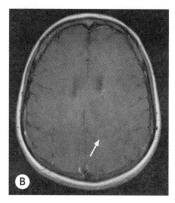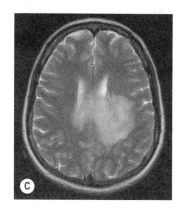

图 16.1

弥漫性星形细胞瘤 MRI 扫描　T1W 像示左顶枕区低信号病灶（A），无强化（B）。T2W 像（C）上为高信号病变，由于低级别肿瘤不伴水肿，所以高信号区是肿瘤组织

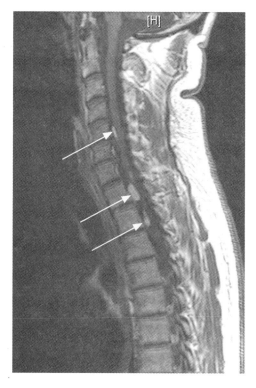

图 16.2

室管膜瘤患者多发强化的瘤结节提示软脊膜播散

治疗原则

一般药物治疗

类固醇

类固醇可通过降低颅内压而改善症状。最常用的药物是地塞米松，初始剂量为每日 2 ～ 16 mg（低剂量每日一次，高剂量每日分 2 ～ 4 次用药），根据患者症状调整，最佳剂量为恰使症状不加重时的剂量。如果症状无改善，应该停用类固醇。

抗癫痫药

所有癫痫患者都应使用抗癫痫药（anti-epileptic drugs，AED），不推荐预防性应用抗癫痫药。许多抗癫痫药为酶诱导剂，因此在它们需与由细胞色素酶 p450 系统代谢的药物并用时，要认真监测。

镇痛药

需要控制疼痛的患者按照 WHO 的阶梯止痛疗法治疗。

外科治疗

脑肿瘤手术有助于明确病理诊断、控制症状和行确定性治疗。

组织活检可立体定向辅助也可开放活检。手术可减轻颅内高压症状也可降低癫痫发作的频度和强度。脑肿瘤的手术切除技术不断演变发展。全切肿瘤之前行术中冰冻切片或涂片检查明确诊断是目前通行的做法。全切或最大程度切除肿瘤而最低限度地损伤周围重要组织是外科手术的目的。外科手术对某些特定肿瘤的重要作用在后面讨论。不同的手术切除技术如下：

表 16.2　常见脑肿瘤的放疗方案

肿瘤	治疗目的	GTV（肉眼肿瘤体积）*	CTV（临床靶体积）† （GTV 周围扩大的范围）	剂量
低级别胶质瘤	根治	T2W 融合像上的异常部分	1.5 cm	54 Gy/30 次
III 级胶质瘤	根治	联合注册像上的强化部分	I 期～2.5 cm II 期～1.5 cm	45 Gy/25 次 9 Gy/5 次
IV 级胶质瘤	根治	联合注册像上的强化部分	I 期～2.5 cm II 期～1.5 cm	50 Gy/25 次 10 Gy/5 次
	姑息	强化的肿瘤	2.5 cm	30 Gy/6 次 或 35 Gy/10 次
脑干胶质瘤	根治	T2W/FLAIR 联合注册像上的异常部分	1～1.5 cm	54 Gy/33 次
髓母细胞瘤	辅助	全颅脊髓放疗根据 CT 计划 II 期为后颅窝或联合注册像上的异常部分	I 期—全颅脊髓 II 期—后颅窝或联合注册像上的异常部分 II 期～脊髓转移灶追加	35 Gy/21 次 20 Gy/12 次 15 Gy/9 次
室管膜瘤	辅助／根治	强化的病变或病变融合像上全切后后术腔	1.5～2.5 cm	55 Gy/33 次 或 54 Gy/30 次
生殖细胞瘤	根治	I 期—CT 计划 II 期—融合像上的原发和转移部位	I 期—全颅脊髓轴 II 期—治疗前计划，强化的肿瘤 + 1～2 cm	25 Gy/15 次 15 Gy/9 次
非生殖细胞瘤	化疗后－脑膜病变	CT 计划 联合注册像上的异常部分	I 期－颅脊髓放疗 II 期原发肿瘤 + 2 cm	30 Gy/20 次 24 Gy/12 次
	残留病灶	联合注册像上的强化病变	原发肿瘤 + 2 cm	54 Gy/33 次
听神经瘤	进展性病变	融合像上的残留肿瘤	无需界距	50 Gy/30 次
颅咽管瘤	手术后／进展性病变	融合像上的残留肿瘤	界距可疑者，术前 GTV＋界距	50 Gy/30 次
垂体腺瘤	手术后／进展性病变	联合注册像上的可见的肿瘤	无界距	45 Gy/25 次
脑膜瘤	根治／手术后	联合注册像上强化的肿瘤。硬膜尾不确定，许多研究在硬膜尾征中未发现肿瘤	0～0.5 cm	50 Gy/30 次 或 55 Gy/33 次

正常组织的耐受剂量每次（≤2 Gy）：脑组织 60 Gy，脑干 54 Gy，视神经和视交叉 50～54 Gy，中耳和内耳 40 Gy，泪腺 20 Gy，晶状体 10～15 Gy，永久性脱发 43 Gy。

* GTV 在 MRI 与 CT 计划的联合注册像上勾画。T2W 用于低级别胶质瘤的联合注册，而 T1W 强化像用于高级别胶质瘤，脑膜瘤，所咽管瘤和垂体腺瘤。

† CTV 需要调整至限至于半颅或颅底的范围。PTV（计划靶体积）取决于固定装置：使用有机玻璃外框的，CTV 加 5 mm，使用可重定位的立体框架的，CTV 加 2～3 mm。

1．影像引导立体定向切除技术——对在技术上存在挑战的手术部位有帮助，比如丘脑周围，可以减少重要结构的损伤。

2．神经导航引导切除技术——肿瘤和水肿可引起脑解剖结构变形，使依据传统解剖标志的手术变得困难。神经导航系统可以提取术前已经存储的影像数据，并将这些数据和术中超声或MRI 获取的实时影像资料进行整合。这样有助术者根据术中实时的结构移位情况完成切除。

3．皮质定位唤醒开颅技术——有助于脑功能区内或附近肿瘤的手术切除。术中皮质或皮质下刺激帮助定位脑功能区。早期的开颅和初步刺激在患者睡眠状态下进行。唤醒以后，患者在镇静/催眠的麻醉状态下对运动或语言指令做出反应，而之后没有记忆。

4．荧光引导手术技术——一项发展中的用于恶性胶质瘤治疗的技术。

脑肿瘤的放疗

放疗在 CNS 恶性肿瘤的治疗中起主要作用。事实证明对于 3～4 级肿瘤，放疗可以促进肿瘤的局部控制和（或）延长患者的生存期。然而放疗在 2 级肿瘤治疗中的作用不明确，对于 1 级肿瘤的作用有限。

1．外放疗（external beam radiotherapy，EBRT）是脑放射治疗最常见的方式。固定和恰当定位对 EBRT 非常重要。靶区 的确定取决于肿瘤类型和治疗目的。

2．立体定向技术——这项技术涉及肿瘤定位和精确度的改善。照射方式包括使用直线加速器的分次照射（称为立体定向放疗）或使用伽玛刀的单次照射（称为放射外科）。

3．荷电粒子放射治疗——主要是质子，于一定的深度处聚集能量，对颅底肿瘤有用。

常见肿瘤的详细放疗方法在表 16.2 中给出。

放射耐受与放射反应

脑组织放疗的剂量，如果高于组织的耐受剂量，可以引起重要结构的损伤。

专栏 16.3　脑肿瘤化疗方案

PCV 方案（胶质瘤）

- 甲基苄肼 100 mg/m^2（最大 200 mg）第 1～10 日口服
- CCNU 100 mg/m^2（最大 200 mg）第 1 日 口服
- 长春新碱 1.5 mg/m^2（最大 2 mg）第 1 日 静脉

每 6 周一疗程，共 6 疗程。

替莫唑胺（胶质瘤）

- 同步——75 mg/m^2 第 1～42 日口服，放疗前 1 小时 & 周末早晨
- 辅助和姑息——第一疗程 150 mg/m^2 第 1～5 日口服，之后 200 mg/m^2 第 1～5 日，共 6 个疗程（辅助化疗于放疗后 4 周开始）

Packer 方案（髓母细胞瘤和 PNET）

- 放疗同步——长春新碱 1.5 mg/m^2（最大 2mg）每周与放疗同步，之后休息 6 周，然后按如下组合方案给予：
  - CCNU 75 mg/m^2/6w，顺铂 68 mg/m^2/6w，长春新碱 1.5 mg/m^2（最大 2 mg）连续 3 周，每 6 周一疗程，共 8 疗程。

急性放射反应于放疗后 6 周内出现。通常表现为颅压增高、疲劳和神经系统症状体征加重。呕吐尤其常见于脑干区放疗的患者。

早期迟发性（中期）放射反应常于放疗后 6 周到 6 个月出现，由毛细血管通透性改变和短暂性脱髓鞘引起。症状包括头痛、困倦、嗜睡和原发症状频繁出现。可自愈，激素可以加快恢复。

迟发性放射反应于放疗后 6 个月出现。血管源性白质损伤、脱髓鞘和坏死被认为是其原因。其中最严重的类型是放射性坏死，常于放疗 3 年后达高峰。传统影像学技术不能够区分放射性坏死与肿瘤复发，因此需要特别的影像技术。治疗包括激素治疗和减压手术。其他晚期反应与受照射的部位有关，包括记忆障碍、垂体衰竭、听力丧失、视力改变和继发恶性肿瘤。

脑肿瘤的化疗

化疗主要代替放疗，在儿童脑肿瘤的治疗中起重要作用，近年来化疗在成人脑肿瘤治疗中的

作用越来越大。常用的药物有亚硝脲类（卡莫司汀和洛莫司汀）、丙卡巴肼、替莫唑胺、铂类和长春新碱。化疗在某些特殊脑肿瘤治疗中的作用在本章后面讨论。常用的化疗方案在专栏16.3中给出。

脑肿瘤新药

最近，越来越多的生物制剂被用于脑肿瘤，尤其是胶质瘤的治疗。胶质瘤中存在明显的新生血管形成，所以血管生成抑制剂是一极具吸引力的选择。贝伐单抗单独或联合化疗治疗复发胶质母细胞瘤（GBM）正处于研究之中。

表皮生长因子受体（EGFR）常在胶质母细胞瘤中过表达，所以西妥昔单抗和特罗凯之类的药物似乎是不错的选择。其他正在研究的靶向药物有血小板衍生生长因子拮抗剂（如伊马替尼）和法尼基转移酶抑制剂（如替吡法尼）。

随访

随访包括神经系统检查和癫痫控制情况的评估。MRI是影像学随访的首选检查方法。视野和激素功能的评估在鞍区肿瘤的随访中很重要。

特殊肿瘤的临床病理特征和治疗

胶质瘤

星形细胞瘤弥散浸润于脑组织中。毛细胞型星形细胞瘤（1级）发生于儿童和青壮年，位于视束、下丘脑、基底核区和后颅窝，生长缓慢，自身稳定。弥漫型星形细胞瘤（2级）是低级别肿瘤，间变型星形细胞瘤（3级）和多形性胶质母细胞瘤（4级-GBM）是高级别肿瘤。间变型星形细胞瘤区别低级别肿瘤的特点为细胞分化更多、过度染色、核分裂更活跃、内衬上皮样内皮细胞的小血管较多。多形性胶质母细胞瘤的鉴别点为细胞密度增加、异型性明显、可见巨细胞、核分裂相异常和内皮细胞增生，其特征性表现为细胞核栅栏样排列肿瘤坏死周围。星形细胞瘤胶质纤维酸性蛋白染色阳性（GAFP）。

少突胶质细胞瘤的典型病理表现为：均匀分布的细胞，均匀一致的圆形胞核伴核周晕圈。混合型胶质瘤通常混有少突胶质细胞和星形胶质细胞的成分，其总体的预后和治疗方法取决于其中侵袭性最高的肿瘤成分。

纤维型星形细胞瘤的治疗

单纯手术全切即可，术后20年生存率为80%。肿瘤不能全切者，应尝试最大程度的安全切除，之后观察随访。大部分纤维型星形细胞瘤不进展，如肿瘤进展，可行二次手术，继以非手术治疗。肿瘤无法切除且伴进行性神经功能障碍者，可行放疗和以卡铂为主的化疗。

低级别胶质瘤的治疗（WHO 2级）

弥漫性星形细胞瘤、少突胶质瘤（图16.3）和混合型少突星形细胞瘤为低级别胶质瘤。此类肿瘤主要发生于青壮年（星形细胞瘤患者平均年龄35岁，少突胶质瘤患者平均年龄45岁）。患者主诉通常为癫痫，对于大部分患者，良好控制癫痫并行MRI连续复查即可。许多此类患者肿瘤生长缓慢，其进展形式有两种——继发性大脑胶质瘤病和恶变。继发性大脑胶质瘤病的特点为弥漫性扩展，有时可达对侧半球但通常保持为低级别。恶变是进展为具有间变星形细胞瘤、间变少突胶质瘤或胶质母细胞瘤特征的高级别肿瘤，影像学表现为之前不强化的肿瘤中出现不规则强化区。

手术

对于2级胶质瘤，手术的作用不明确。如能够安全地全切或近全切，可以尝试手术。最近一项回顾性研究显示，总体上来说，与近全切（术腔周围残留 < 3 mm薄层FLAIR像异常）（10年总生存率为76%）和次全切（残留结节性FLAIR相异常）（10年总生存率为49%）相比，完全切除（术前FLAIR像异常完全切除）（10年总生存率为57%）可以提高生存率（$P = 0.017$）。不全切除只有在控制某些特殊症状时才有指证，诸如癫痫或颅内高压，切除肿瘤的适当区域可能会缓

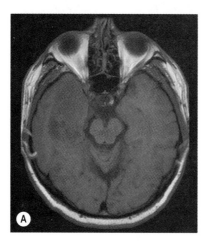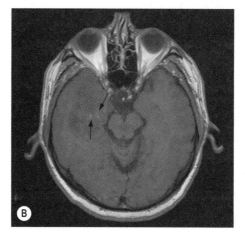

图 16.3

右颞少突胶质瘤 MRI 扫描　MRI 扫描少突胶质瘤与星形细胞瘤（A）的表现相同，但少突胶质瘤可有钙化和少许强化（B 图箭头所示）

解这些症状。大部分 2 级胶质瘤患者活检后需随访或行非手术治疗。

放疗

即刻放疗与延期放疗（例如延迟到症状进展时开始）疗效相当。在 50% ~ 75% 的有症状患者，放疗可以缩小肿瘤体积，改善症状。在癫痫控制良好的患者，与出现临床进展时再放疗相比，早期放疗虽不改善总生存率，但可以延长无进展期。一项比较早期和延期放疗的随机研究显示，早期与延期放疗的 5 年总生存率分别是 63% 和 66%，早期放疗的 5 年无病生存率较高（早期与延期分别为 44% 和 37%，$P = 0.02$）。放疗剂量超过 45 ~ 50 Gy 无临床受益，并且较高的剂量可引起严重的疲劳和情感功能不良等副作用。

化疗

化疗可改善症状，并促进组织对放疗的反应。但化疗对新诊断肿瘤的治疗作用不明确，主要用于抑制肿瘤恶变。等位基因 1p/19q 缺失的少突胶质瘤通常对烷化剂治疗有反应（专栏 16.3）。

预后

低级别胶质瘤的中位生存期是 5 ~ 8 年。少突胶质细胞预后较好，中位生存期是 12 ~ 16 年。

首次确定性治疗后进展或复发的治疗

复发或进展患者的治疗方法取决于以前的治疗。以前未接受过放疗的患者可以考虑放疗，放疗后的肿瘤进展患者可选择化疗。

脑胶质瘤病

胶质瘤病的特点是恶性胶质瘤细胞弥漫浸润脑组织，临床表现通常为头痛、性格改变或癫痫。带 FLAIR 像的 MRI 检查诊断该病更敏感，表现为 T1W 像上弥漫性等 - 低信号病变，T2W 相和 FLAIR 像上高信号病变，累及至少两个脑叶。手术无效，但放疗（原则同低级别胶质瘤）可稳定或改善病情。放疗在技术上有困难时，可以尝试化疗。脑胶质瘤病的中位生存期约为 12 个月。

高级别（恶性）胶质瘤的治疗（WHO 3 级和 4 级）

高级别胶质瘤约占脑肿瘤的 50%，可为未分化胶质瘤（3 级）或胶质母细胞瘤，侵袭性高。治疗的目的是改善神经功能、改善生活质量和延长生存期。最适合的治疗包括应用类固醇改善水肿、癫痫患者抗惊厥药物治疗和康复治疗。

胶质母细胞瘤

GBM 占恶性胶质瘤的 75%，中位生存期约为 1 年。没有随机数据证明手术切除可比单纯活检延长患者的生存期。但最大程度的肿瘤切除将延长患者的无进展期，提高患者对术后放疗的耐受性，因此建议行最大程度的安全切除。

辅助性放疗可使 GBM 患者的中位生存期从 14 周延长到 40 周，照射剂量为 58 ～ 60 Gy，每次 1.8 ～ 2 Gy。因此，小于 70 岁的一般状态良好（0 ～ 1）的患者考虑根治性放疗；而大于 70 岁，一般状态 0 ～ 2 级者可考虑短疗程放疗；而一般状态较差，伴重要神经功能障碍者行支持治疗（专栏 16.4）。

一项关于辅助化疗研究的荟萃分析显示，辅助化疗可使中位生存期延长 2 个月。最近一项随机研究报道同步替莫唑胺辅助化疗可有显著的生存获益。在这项关于初诊 GBM 患者的研究中，放疗同时给予替莫唑胺化疗（75 mg/ m^2），之后辅以 6 个月的每月化疗（200 mg/ m^2 第 1 ～ 5 天），其 2 年生存率（26%）比单纯放疗（10%）高 16%，此生存优势可持续到第 4 年。因此，放疗辅助化疗是 GBM 的首选治疗方法。但是，替莫唑胺的益处仅见于 O^6- 甲基鸟嘌呤 - DNA 甲基转移酶（MGMT）基因启动子甲基化的患者，MGMT 启动子甲基化的患者比未甲基化的

专栏 16.4 胶质瘤的治疗

- 毛细胞型星形细胞选择单纯手术切除
- 低级别胶质瘤的治疗方法有：积极观察随访、完整切除或组织活检延期放疗
- 高级别胶质瘤的治疗：
  - 根治性放疗（同时行同步和辅助替莫唑胺化疗，用于 GBM）适合年龄 < 70 岁、PS 评分 0 ～ 1 且无明显神经功能缺失者
  - 姑息性放射治疗 适合年龄 > 70 岁且 PS 评分 0 ～ 2，或 < 70 岁但伴明显神经功能缺失，或中线部位肿瘤者
  - 支持治疗 适合 PS 评分 >2，或有严重后遗症（如偏瘫、神志不清）者

患者总体生存率高（分别为 18.2 个月和 12.2 个月，$P < 0.001$）。但 MGMT 基因启动子甲基化的检测目前并非同步放化疗患者治疗前的常规检查。

间变性胶质瘤（anaplastic glioma，AG）

AG 占高级别胶质瘤的 25%，中位生存期为 3 年。间变性少突胶质瘤的预后好些，特别是染色体 1p/19q 杂合性缺失的患者（中位生存期 5 ～ 7 年）。目前 AG 的标准治疗方案是最大程度的减瘤手术与术后放疗。

替莫唑胺在 3 级星形细胞瘤和少突胶质瘤治疗中的作用不明确。染色体 1p/19q 杂合性缺失的间变性少突胶质瘤患者对烷化剂化疗的反应率为 60% ～ 80%，但放疗之前或之后的早期辅助化疗对整体生存期并无影响，且 PCV 方案（甲基苄肼、洛莫司汀和长春新碱）与替莫唑胺的化疗效果无差异。

进展和复发的治疗

大部分高级别胶质瘤患者（80%），复发肿瘤常见于距原发肿瘤 2 ～ 3 cm 的范围（图 16.4）。再次手术适于预后特征良好的患者，如年龄 < 50 岁、一般状态良好、无进展生存期 > 6 个月、肿瘤边界清楚，其中位生存期可达 6 ～ 8 个月，1 年生存率为 20%。在肿瘤进展和复发的患者，以生物可降解聚合物为基础的卡莫司汀晶片（Gliadel）证明是有益的。一项随机研究显示，Gliadel 晶片可以使患者的 6 个月生存率从 44% 提高到 64%（$P = 0.02$），中位生存期从 23 周延长到 31 周。

如果复发肿瘤很小，另一种可选的方法是放射治疗。不适合上述方案的患者，应考虑姑息性化疗。20% ～ 50% 的患者对 PCV 化疗有反应，可获 4 ～ 8 个月的生存期。

脑干胶质瘤

成人脑干胶质瘤少见。弥散性脑桥内生性胶质瘤通常为高级别，而外生性肿瘤通常为低级别。临床表现常为多脑神经麻痹、共济失调和偏瘫。MRI 显示 T1W 相上脑桥弥漫性扩大，强化见于高级别胶质瘤。手术适合外生性低级别病

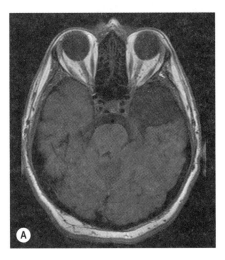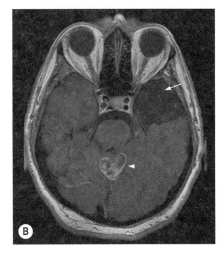

图 16.4

复发 GBM　GBM 可沿白质束扩散，远离原发病灶复发。该患者，GBM 左颞叶切除术（B - 长箭头）术后（A），可见沿白质束扩散的、不均匀强化的复发病灶

变，而不能手术的低级别病变和内生性肿瘤宜采用局部放疗。非强化病变的平均生存期小于 7 年而强化病变大约为 11 个月。

室管膜瘤

室管膜瘤（2 级）生长缓慢，起源于脑室周围、椎管或终丝的室管膜或室管膜下细胞。此类肿瘤通常为低级别，但复发和脑脊液播散的风险较高。室管膜瘤很少呈浸润性生长，很少 CNS 以外转移。发生于脑室系统的室管膜下瘤和发生于终丝的乳头状室管膜瘤属于 1 级变异型室管膜瘤，组织学上由均匀一致的圆形细胞伴广泛假菊形团形成。成年患者首选最大程度的手术切除和术后放疗（表 16.2）。如果脊髓 MRI 和 CSF 细胞学检查阳性，建议行局部放疗。只有全脑脊髓播散的患者推荐行颅脊髓放疗。除放疗后复发患者，不建议化疗。术后放疗可使患者的 5 年生存率从 18% 提高至 68%。

脉络丛肿瘤

脉络丛乳头状瘤（1 级），通常为儿童脑室内占位性病变，手术切除可以治愈。脉络丛癌（3 级）也常见于儿童，呈侵袭性生长并伴广泛的脑室和蛛网膜下腔播散，治疗方法是手术和放

疗联合治疗，可同时化疗。

髓母细胞瘤和原始神经外胚层肿瘤

髓母细胞瘤（4 级）常见于儿童，但也可以发生在青少年和成人，常累及小脑，可局部扩散、脑脊液播散和 CNS 外播散。组织学上，肿瘤含有可能表达神经元特异性烯醇化酶、突触素、亮氨酸 -7 和蛋白质基因产物 9.5 的原始小圆形或梭形细胞。

PNET（4 级）是发生于儿童和青壮年的幕上侵袭性肿瘤。组织学表现为广泛细胞的坏死，形成蜂窝状、弥漫性片状结构，比髓母细胞瘤预后差。

髓母细胞瘤和原始神经外胚层肿瘤的治疗

髓母细胞瘤的生存期与手术切除的程度有关。因此，局限性病变应尝试最大程度的手术切除。所有患者术后行颅脊髓放疗，继之以颅窝追加放疗。放疗同时行长春新碱化疗，之后辅以顺铂、CCNU 和长春新碱（Packer 法）是一种有效的化疗方案（专栏 16.3），但化疗对成年人毒性很大（尤其是神经毒性），因此有时也可行单纯放疗。

听神经瘤（前庭神经鞘瘤）

听神经瘤起源于第八脑神经髓鞘的施万细胞，可为偶发（30 ～ 50 岁），或为 2 型神经纤维瘤病（NF2，10 ～ 30 岁）的一部分。听神经瘤呈缓慢的膨胀性生长，临床表现通常为进行性感音神经性听力丧失（高达 95% 患者）。较大的脑桥小脑角听神经瘤可导致三叉神经受累，压迫小脑和脑干引起共济失调和后组脑神经（Ⅸ ～ Ⅻ）症状。

影像学表现为内听道附近均匀强化的病灶。有些患者行定期影像学随访即可。当肿瘤进展或肿瘤较大产生压迫症状时有治疗指征，外科手术和放射治疗（常规放疗或分割放疗）是可选的治疗方法。外科手术的肿瘤全切率可达 97%，但要牺牲听力并伴暂时性面瘫。放疗适合直径＜ 3 cm 的肿瘤。分割放疗可以保存听力，并有良好的肿瘤控制率，但需要长期随访。

松果体肿瘤

松果体肿瘤常见于儿童。松果体细胞瘤（2 级）在手术和放疗治疗下生长缓慢。松果体母细胞瘤（4 级）为侵袭性肿瘤，行手术、放疗和化疗。中等分化的松果体实质肿瘤的临床行为不可预知，治疗方法多样，可从单纯手术到手术加颅脊髓放疗。松果体区生殖细胞肿瘤的治疗在下面讨论。

生殖细胞肿瘤

生殖细胞肿瘤起源于中线结构：松果体区、鞍区、下丘脑和第三脑室。大多数确诊患者在 11 ～ 20 岁。组织学表现与起源于性腺的生殖细胞肿瘤相似。免疫组织化学上，生殖细胞瘤可有 PLAP（胎盘碱性磷酸酶）、hCG（绒毛膜促性腺激素）染色阳性，而非生殖细胞瘤可有 hCG 和 AFP 染色阳性。

临床表现取决于肿瘤的类型和位置。生殖细胞肿瘤常起源于松果体区，通常表现为脑脊液梗阻的症状和 Parinaud 综合征（中脑背侧受压导致上视不能、凝视和眼球震颤）。鞍上肿瘤表现为神经内分泌障碍。

影像学上，生殖细胞瘤表现为均匀强化的占位性病变，非生殖细胞瘤为信号不均匀的占位性病变伴囊变、钙化和（或）出血。脊柱 MRI，10% ～ 15% 病例软脑膜可见病变。

手术的意义主要是组织活检。在肿瘤标志物阳性患者（AFP ＞ 25 IU/L，或血清或 CSF hCG ＞ 50 IU/ L- 欧 洲、hCG ＞ 100 IU/ L - 美 国），非手术治疗之前，有影像学检查即可，无需活检。对于非手术治疗后残留病变引起症状的患者，手术可能有意义。

生殖细胞的治疗方法是颅脊髓放疗，5 年和 10 年生存率分别为 90% ～ 95% 和 91%。为了避免全颅脊髓放疗和减少小儿生殖细胞瘤的放疗剂量，化疗正在评估之中。非生殖细胞瘤的治疗是以铂为基础的化疗，继以放疗。非生殖细胞瘤，单纯放疗的总生存率只有 10% ～ 30%，而综合治疗的 5 年生存率为 45%。

脑膜肿瘤

脑膜瘤（图 16.5）占原发颅内肿瘤的 30%，主要发生在女性。1 级脑膜瘤（占脑膜瘤的 90%）为良性，复发风险低，非典型（2 级）脑膜瘤（5% ～ 7%）全切后局部复发风险较高，3 级脑膜瘤（3% ～ 5%）为侵袭性。乳头状脑膜瘤（3 级）见于年轻患者，呈侵袭性：频繁的复发、脑侵犯和转移。间变性（恶性）脑膜瘤亦呈侵袭性。

脑膜瘤常在 CT/ MRI 检查时偶然发现，临床表现取决于肿瘤的位置。颅底脑膜瘤通常表现为脑神经受累症状，而大脑凸面脑膜瘤常为头痛或癫痫。

脑膜瘤的治疗

较小且无症状的脑膜瘤可以观察。对于进展性或症状性脑膜瘤，如果肿瘤位置可以手术则行手术全切，如果肿瘤位置不宜手术，则行放疗或化疗。颅底、海绵窦和小脑桥脑角脑膜瘤通常手术全切困难（图 16.6A）。脑膜瘤不全切除后，可以先行影像学观察，病变进展时再行放疗，也

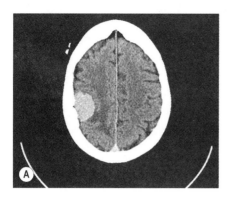
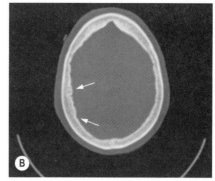

图 16.5
脑膜瘤 CT 扫描　A，一起源于硬脑膜均匀强化的病变。B，骨窗相示肿瘤部位（箭头）的颅骨增厚（骨质增生），为脑膜瘤的特点

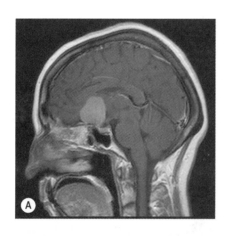
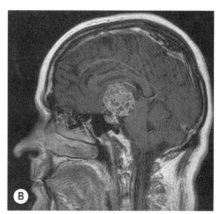

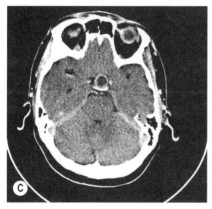

图 16.6
脑底部肿瘤　A，均匀强化的脑膜瘤。B，不均匀强化的颅咽管瘤。C，囊状强化的垂体腺瘤

可以术后即刻放疗，取决于如下因素：

1. 肿瘤的位置——肿瘤邻近重要结构，肿瘤进展可能导致神经系统损害，所以早期放射治疗有指征（如视交叉附近的脑膜瘤）。

2. 肿瘤的级别——2、3 级脑膜瘤即使手术全切，术后 5 年的复发率仍高达 40% ～ 100%，而 1 级脑膜瘤是 7% ～ 12%。因此，所有 2/3 级脑膜瘤需术后即刻放疗。

有数据表明，脑膜瘤次全切除术后，与不放疗相比，放疗可以提高肿瘤局部控制率（15 年肿瘤局部控制率分别为 49% 和 81%，$P=0.0001$）。

原发中枢神经系统淋巴瘤

免疫功能低下的人群中，原发中枢神经系统

淋巴瘤（primary CNS lymphoma，PCNSL）的发病率比正常人群高，通常发生于 20 ～ 30 岁，而免疫功能正常者比低下者发病晚 30 年。常见症状包括局部症状、高颅压、行为人格改变和意识障碍。活检显示 80% ～ 90% 为弥漫性大 B 细胞淋巴瘤。高达 20% ～ 40% 的患者有 CSF 播散，而全身播散不足 5%。开放活检或立体定向活检可获病理诊断。补充检查包括 HIV 检测、胸部 X 线、CSF 检查和裂隙灯检查（10% ～ 20% 有葡萄膜炎）。全身检查仅在出现 B 症状时有指征。

手术的意义仅限于活检。类固醇可使肿瘤（鬼肿瘤）完全消失，因此病理诊断明确之前应避免使用类固醇。目前的标准治疗方法是静脉应用高剂量甲氨蝶呤加同步全脑放疗（40 ～ 50 Gy），其 2 年生存率为 43% ～ 73%。但因大于 60 岁的患者 60% ～ 80% 患有进展性脑白质病和认知功能障碍，所以这种治疗方法对老年人毒性极大。因此老年患者，可选择单纯化疗和延迟放疗。免疫功能低下患者需减少放疗剂量，以减少毒性。

颅咽管瘤

颅咽管瘤（图 16.6B）起源于 Rathke 囊的残留上皮，生长缓慢，往往有囊实性成分，囊性成分充满"机油"样液体。

临床表现为垂体激素异常、视神经通路的受压（视野缺损）和神经系统症状。

如果手术可行，建议手术切除。不完切除或囊内减压并活检之后，放疗有指征，其 5 年生存率和 10 年生存率分别为 89% 和 77%。

垂体腺瘤和垂体癌

垂体腺瘤

垂体腺瘤（图 16.6C）常发生于 30 ～ 50 岁，生长缓慢，起病隐匿。常见的临床表现为激素功能障碍或压迫症状，比如视野缺损等。

药物治疗对分泌性垂体腺瘤非常重要。经蝶窦手术是分泌性垂体腺瘤的标准术式，但泌乳素瘤和产生压迫症状的垂体大腺瘤除外。放疗的指

征是相对的，通常在术后肿瘤进展、无法控制的激素分泌、广泛的肿瘤残余及侵袭海绵窦时有指征。放疗的方式常为立体定向分割放疗或普通放疗。放疗的激素控制率在肢端肥大症患者为80%，库欣病患者为 50% ～ 80%，高泌乳素血症患者为 33%。在非分泌性垂体腺瘤，手术切除继以放疗的 20 年无进展率为 90%。放疗的远期不良反应是垂体功能低下，继发癌症（20 年危险度为 2.4%）和脑血管性死亡的风险增高（相对危险度为 4.1）。

垂体癌

垂体癌罕见（占垂体肿瘤的 0.2%）。通常表现为内分泌性特征（库欣病或高泌乳素血症）。目前相关文献有限，但预后较差，常见局部多点复发和转移扩散。

转移性脑肿瘤

转移性脑肿瘤比原发性脑肿瘤多 4 倍，所有癌症患者中，有 1/4 在病情发展过程中会发生脑转移。因为许多癌症全身控制情况的改善，脑转移瘤的发病率正在上升。转移性脑肿瘤最常见的原发瘤是肺癌（30% ～ 80% 的肺癌患者发生脑转移）、乳腺癌（20% ～ 30%）和胃肠道癌。其他包括肾细胞癌（5% ～ 10%）和恶性黑色素瘤（10% ～ 20%）。

临床表现

80% 的脑转移瘤诊断于原发癌之后，20% 的脑转移瘤先于原发癌或与原发癌同时诊断。最常见的症状是头痛，高达 20% 的患者可有癫痫发作和定位体征，5% ～ 10% 的患者可出现由瘤内出血或脑梗死引起的急性神经功能缺失。

诊断

通常强化 CT 对半数以上的多发脑转移患者有诊断意义（图 16.7）。病变通常位于灰白质交界处，呈典型强化。对于颅窝病变、CT 阴性者、

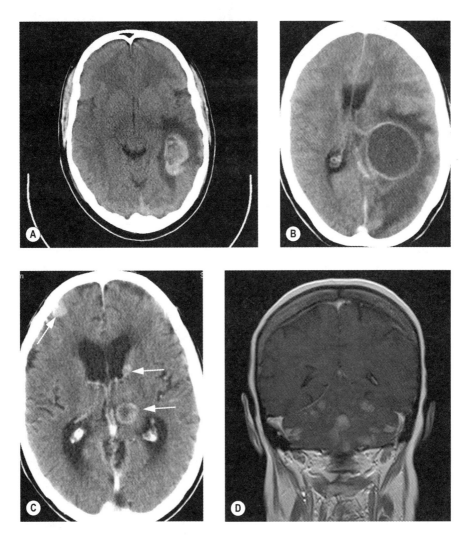

图 16.7

脑转移瘤的各种表现　A．出血性转移瘤（黑色素瘤）B．单发囊性转移瘤（黏液癌，乳腺癌）C．多发转移瘤（肺癌）D．后颅窝为主的转移瘤（HER2 阳性乳腺癌）

怀疑脑膜病者、计划手术切除的孤立病变，MRI 扫描的作用较大。

预后

　　未经治疗的有症状患者，其中位生存期为 4 ~ 8 周，应用类固醇者的中位生存期为 8 ~ 12 周。预后分类见表 16.3。

治疗

　　初步治疗包括高剂量类固醇（以减少脑水肿症状）、疼痛治疗和抗癫痫治疗。

表 16.3　脑转移瘤预后分类

预后分类 *	定义	中位生存期（月）
第 1 类	年龄 < 65 岁，KPS 评分 ≥ 70，原发病控制良好，无颅外转移	7.1
第 2 类	介于 1 类和 3 类之间	4.2
第 3 类	KPS 评分 < 70	2.3

*基于 RTOG RPA（肿瘤放疗组织）（回归分割分析）的预后分类。不适用化疗敏感的肿瘤，如生殖细胞肿瘤、绒毛膜上皮癌等。

多发脑转移

全脑放疗（whole brain radiotherapy，WBRT）是多数 1 类患者的首选治疗，大多数 2 类患者不适合 WBRT，3 类患者仅行支持治疗。标准放疗方案有 20 Gy/5 次或 30 Gy/10 次，12 个月后患者的生存率约为 10%。

除缓解脑积水，外科手术对多发脑转移瘤没有作用。化疗高度敏感的肿瘤（如生殖细胞肿瘤、绒毛膜癌）可行早期化疗，某些患者还需继以 WBRT。

孤立或单发脑转移（专栏 16.5）

一项对可手术的单发或孤立脑转移瘤的研究发现，与单纯 WBRT 相比，手术切除继以 WBRT 可以延长患者生存期（平均生存期分别为 15 周与 40 周，$P < 0.01$）。最大获益见于年龄 < 65 岁、KPS 评分 ≥ 70 且 3 个月内无颅外肿瘤进展的患者。手术全切继以密切影像学随访可能适合一些估计预后良好的患者。

由于肿瘤部位特殊而不能手术的患者，如果其 PS（一般状况）评分为 0 ~ 1，无病生存期 > 1 年且全身性疾病控制良好，可考虑行立体定向放射外科继以 WBRT。

预防性头颅放疗和初治后的脑转移瘤

孤立转移瘤患者可有选择性的考虑放射治疗。如果患者从此前的 WBRT 中受益超过 4 个月，且一般情况良好（PS 评分 0 ~ 1），可以考虑再放疗，局部放疗或全脑放疗均可。

软脑膜癌病

肿瘤软脑膜浸润通常发生于乳腺癌、肺癌、黑色素瘤、淋巴瘤和白血病。临床呈颅内压增高、脑神经麻痹或高级功能受损的表现。诊断主要靠 MRI（CT 敏感性降低，阳性率为 30%，而 MRI 为 70%）和 CSF 检查。MRI 的典型表现为蛛网膜下腔或脑实质结节性病变（图 16.8），脑沟 / 硬脑膜强化。估计预后良好的患者（病变局限，PS 评分 0 ~ 1，化疗敏感和最小的神经功能缺失）行鞘内化疗，加局部放疗和全身化疗。未治患者的中位生存期为 4 ~ 6 周，及时治疗患者的中位生存期约为 6 ~ 8 个月。

脊髓肿瘤

脊髓肿瘤可为原发亦可继发。原发性脊髓肿瘤占所有原发性 CNS 肿瘤的 2% ~ 4%。常见的脊髓肿瘤如专栏 16.6 所示。

最常见的症状是疼痛，根据肿瘤的部位可有不同程度的脊髓受压。评估包括完整的神经系统检查，以评估神经功能缺失的范围和程度。MRI 是首选检查，髓内肿瘤可使脊髓增粗，其他影像学表现与颅脑相应的肿瘤类似（表 16.1）。

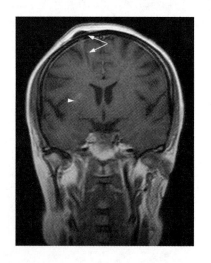

图 16.8

Ommaya 储液囊（箭头）原位鞘内化疗，有一强化的脑实质病变（箭头）

> **专栏 16.6 脊髓肿瘤**
>
> **髓内（脊髓内部）**
> - 胶质瘤——室管膜瘤或星形细胞瘤
> - 转移瘤（罕见）
>
> **髓外 - 硬膜内（脊髓外，硬脊膜内）**
> - 脑膜瘤——常为 1 级
> - 神经鞘瘤——常为 1 级
>
> **硬膜外**
> - 转移瘤——肺、乳腺、前列腺等
> - 原发脊柱肿瘤

治疗

一般治疗包括疼痛控制，类固醇（可同时减轻疼痛和神经功能缺失）和康复治疗。

确定性治疗为外科手术。提倡早期手术，以避免进一步的神经损伤。标准的手术方式为手术显微镜、术中超声及超声空化吸引器等工具辅助下的，最大程度的肿瘤安全切除术。放疗的剂量及指征如专栏 16.7 所示。除下列情况，所有髓内肿瘤有放疗指征：

1．全切或不全切术后的毛细胞型肿瘤（1级）（5 年生存率为 90%）。

2．全切（10 年生存率为 98%）或不全切术后（10 年生存率为 70%）的黏液乳头型室管膜瘤（1 级）。

> **专栏 16.7 髓内肿瘤的放疗**
>
> 体位——依据肿瘤所在的部位
> - 颈——俯卧
> - 胸——仰卧
> - 腰——仰卧或俯卧
>
> 靶区
> - CTV——轴位以椎管为界，上下界距肿瘤 2 ~ 3 cm
> - PTV——1 cm
>
> 剂量 每 30 次 50 Gy

3．全切术后的 2 级星形细胞瘤。

髓外肿瘤行手术切除，继以影像学随访。2 ~ 3 级不全切除的脑膜瘤考虑术后放疗。

硬膜外肿瘤的治疗取决于 肿瘤的病理类型。

除高级别胶质瘤，化疗在脊髓肿瘤治疗中的作用有限。必要时，可以使用在脑肿瘤治疗中使用的化疗药物。

预后

预后取决于肿瘤的病理类型和级别、年龄（年龄越小越好）、就诊时的功能状态、肿瘤的大小（决定可否手术）和手术切除范围。

复发的治疗

如手术可行，低级别肿瘤复发可选二次手术。若手术不可行，未行过放疗者，可以考虑放疗。化疗是高级别肿瘤复发（专栏 16.3）的可选治疗方法。

参考文献

Nieder C, Mehta MP, Jalali R. Combined radio- and chemotherapy of brain tumours in adult patients. Clin Oncol. 2009;21:515–524.

van den Bent MJ, Hegi ME, Stupp R. Recent developments in the use of chemotherapy in brain tumours. Eur J Cancer. 2006;42:582–588.

Noda SE, El-Jawahri A, Patel D, Lautenschlaeger T, Siedow M, Chakravarti A. Molecular advances of brain tumors in radiation oncology. Semin Radiat Oncol. 2009;19: 171–178.

Van Meir EG, Hadjipanayis CG, Norden AD, Shu HK, Wen PY, Olson JJ. Exciting new advances in neuro-oncology: the avenue to a cure for malignant glioma. CA Cancer J Clin. 2010;60:166–193.

Soffietti R, Rudà R, Trevisan E. Brain metastases: current management and new developments. Curr Opin Oncol. 2008;20:676–684.

Khuntia D, Brown P, Li J, Mehta MP. Whole-brain radiotherapy in the management of brain metastasis. J Clin Oncol. 2006;24:1295–1304.

Traul DE, Shaffrey ME, Schiff D. Part I: spinal-cord neoplasms-intradural neoplasms. Lancet Oncol. 2007; 8:35–45.

第17章 内分泌肿瘤

TV Ajithkumar

甲状腺癌

甲状腺恶性肿瘤是最常见的内分泌恶性肿瘤。常见的甲状腺癌类型是来源于上皮细胞的乳头状癌和滤泡状腺癌（高分化癌），来源于滤泡旁C细胞的髓样癌，未分化癌和非霍奇金淋巴瘤。高分化癌多见于40岁左右的女性。髓样癌的中位年龄是50～60岁，未分化癌患者的发病年龄要更大一些。

病因

绝大多数甲状腺癌为散发性。其危险因素包括放射线暴露（乳头状癌）、遗传（例如携带MEN2基因的髓样癌，携带FAP基因的乳头状癌）和地方性甲状腺肿（滤泡状癌）。

临床特征

通常表现为体积增大的孤立结节。颈部淋巴结转移常见于髓样癌、乳头状癌及未分化癌。局部浸润可以导致声音嘶哑和吞咽困难。未分化癌有高度的局部浸润特性和快速生长特性，常可引起喘鸣。

临床评估

临床评估包括临床检查和对甲状腺毒症的评估，然而甲状腺毒症在甲状腺癌中并不多见。初步检查包括甲状腺功能测定和细针穿刺细胞学检查。淋巴瘤和未分化癌可行组织活检，所有滤泡性癌需行单侧甲状腺切除术。MRI是评估局部浸润的优先选择（图17.1）。因为使用含碘造影剂能够引起甲状腺组织的顿抑效应，进而导致在之后至少3个月的时间内放射性碘不能发挥有效的治疗作用。

分期

专栏17.1所示为TNM分期系统。TNM和MACIS（专栏17.2）分期是分化型甲状腺癌最好的预后预测指标。

治疗

高分化癌

手术治疗是淋巴瘤外所有恶性肿瘤的公认治疗方案。绝大部分患者需要行甲状腺全切术或次全切除术。低风险患者（＜1 cm没有结节的乳头状癌，＜2 cm且低于45岁的女性滤泡状癌和＜1 cm但有包膜侵犯的滤泡状癌）可以单纯行甲状腺侧叶切除术。高风险患者（＞45岁男患者，肿瘤＞4 cm并且侵犯至包膜外）有侵犯第6站淋巴结的危险，因此选择性的中央淋巴结清扫是必要的。伴颈部淋巴结转移的患者需采用改良根治性淋巴结清扫术。所有患者需要监测术后血清钙以排除一过性的低钙血症。术后第6周需要监测肿瘤标志物——血清甲状腺球蛋白，这种

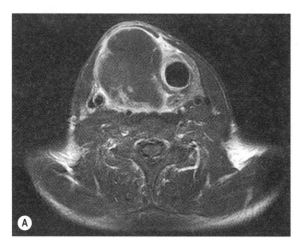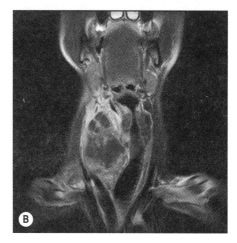

图 17.1

未分化甲状腺癌 MRI 扫描矢状面影像（A）及冠状面影像（B）

专栏 17.1　甲状腺癌 TNM 分期

T 分期

pT1	肿瘤最大直径 ≤ 2 cm
pT2	肿瘤最大直径 > 2 ~ 4 cm
pT3	肿瘤最大直径 > 4 cm
pT4	肿瘤突破甲状腺包膜

N 分期（颈部及上纵隔）

N0	无淋巴结受累
N1	区域淋巴结受累
	N1a 患侧颈部淋巴结受累
	N1b 双侧、中线或对侧颈部淋巴结、纵隔淋巴结受累

远处转移

M0	无远处转移
M1	远处转移
MX	远处转移无法评估

上皮性甲状腺癌分期

I 期

年龄 ≤ 45 岁，任何 pT，任何 N，M0

年龄 > 45 岁，pT1N0M0

II 期

年龄 ≤ 45 岁，任何 pT，任何 N M1

年龄 > 45 岁，pT2N0M0 或 pT3N0M0

III 期

年龄 ≥ 45 岁，pT4N0M0 或任何 pT，N1M0

IV 期

年龄 ≥ 45 岁，任何 pT，任何 N，M1

未分化甲状腺癌任何年龄或分期

专栏 17.2　MACIS（转移、年龄、完整切除、侵犯及大小）。用于评估乳头状癌 20 年生存率。

评分

转移 – 有：3 分

年龄 – < 40 岁：3.1 分

　　　　 > 40 岁：分值 = 0.08 × 年龄

完整切除 – 不完整：1 分

侵犯 – 有：1 分

肿瘤大小：分值 = 0.3 × 肿瘤直径（cm）

总评分及 20 年生存率

< 6	99%
6 ~ 6.99	89%
7 ~ 7.99	56%
>8	24%

标记物在甲状腺全切术后或在无残留病变的情况下应该监测不到。患者在甲状腺全切术后服用三碘甲状腺原氨酸（T3）初始剂量 20 mg 每日三次，随后改服 T4。口服 T4 从每日 100 μg 的剂量开始，每 6 周增加 25 μg，直到 TSH 水平低于 0.1 MiU/L。

放射消融

除了部分高分化肿瘤患者（行甲状腺全切除，肿瘤单发，直径 < 1 cm，不伴血管或囊外侵犯），建议对所有患者进行术后放射性碘消融治疗。这需要获取患者的知情同意，并指导女性

专栏 17.3 放射性消融副作用

早期效应

- 涎腺炎及味觉改变
- 恶心
- 颈部肿痛
- 放射性膀胱炎，胃炎
- 甲状腺功能低下持续 4 ～ 6 周

迟发效应

- 口干及味觉改变
- 因泪腺功能障碍导致眼干
- 治疗后 1 年内流产率增加
- 肺纤维化
- 不育
- 继发性肿瘤风险

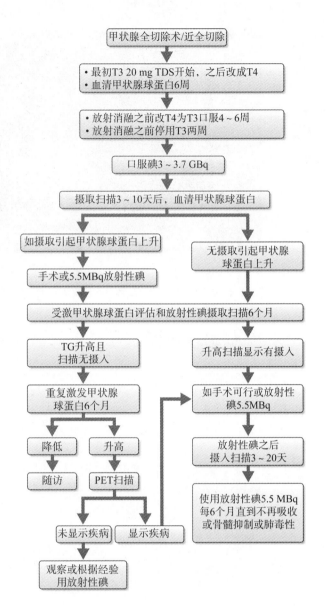

图 17.2
高分化甲状腺癌的治疗

患者在治疗前后的 12 个月内采取避孕措施（专栏 17.3）。在放射消融前 4 ～ 6 周以 T3 口服替代 T4 口服，在消融前 2 周停用 T3。治疗时口服 3 ～ 3.7 GBq 的放射性碘。对于既往发生黏液性水肿、严重心脏疾患和高容量疾病的患者，停用 T3 会带来危险），因此需要同时应用重组人促甲状腺激素（TSH）（0.9 mg 肌注 qd 放射消融前 48 小时）。患者应被安置在一个具有必要的屏蔽和良好卫生条件的特殊场所，这种隔离需持续到医疗物理专家所测量的辐射值达到安全水平为止。患者最好饮用适量的水，及时排空膀胱，并服用轻泻药防止便秘。这些措施旨在最大限度地减少辐射吸收剂量。在放射消融之后 3 ～ 10 天行吸收扫描检查以评估残余甲状腺组织。在患者的甲状腺球蛋白（TG）升高和有较好的吸收扫描时，无论是进一步的手术治疗还是放射性碘（5.5 MBq）的重复使用都有指征。后续处理如图 17.2 所示。

当对整个甲状腺床进行外放射治疗时，一些患者并不吸收放射性碘剂。若存在大量的残留病灶、结外疾病或年龄大于 60 岁的 T4 期疾病等情况，则有对Ⅲ～Ⅵ组淋巴结进行外放射治疗的指征（60 Gy/30 次）。

髓样癌

所有髓样癌患者应该检测 24 小时尿儿茶酚

胺含量以筛查嗜铬细胞瘤，患者同时还应检测血清钙以排除甲状旁腺功能亢进症（MEN2 综合征）。

即使对于转移性的甲状腺癌，甲状腺全切术 + 选择性的中央淋巴结清扫术也是可供选择的治疗方法。对于转移性疾病，这有助于改善局部症状和控制血钙水平。在Ⅱ～Ⅴ组淋巴结转移时可以行改良性颈部淋巴结清扫术。所有患者需要应用抑制剂量的甲状腺素。

放射性碘消融的疗效尚不清楚。对于肿瘤不能完整切除的患者，术后对甲状腺床、双侧颈及上纵隔淋巴结（总量 50 ～ 60 Gy，每次 2 Gy）的放疗可能会提高无复发生存期。

患者需要终生随访，项目包括临床检查、血清钙水平检测确保充分的甲状腺抑制。

如果可行的话，对于出现复发的患者，有手术切除的可能。对于无法手术切除的局部复发患者，放疗有效。对于存在全身转移的患者而言，若扫描可见甲状腺组织吸收 ^{131}I-MIBG 或是有放射标记的生长抑素类似物，则可考虑应用这些药物进行治疗。

髓样甲状腺癌需要行 RET 基因外显子 10、11、13、16 的突变基因筛查。存在基因载体突变的亲属需要行预防性手术（MEN2B 1 年前，MEN 2A 5 ～ 10 年）。

未分化型甲状腺癌

只有小部分患者需要手术治疗。绝大部分患者表现为局部进展和远处转移，放疗是改善局部控制的基本措施。放疗方案为总剂量 50 ～ 60 Gy 2 Gy/ 次或者联合化疗（阿霉素）。

预后

分化良好的甲状腺癌长期生存率 > 90%。甲状腺髓样癌 10 年生存率为 50% ～ 70%，未分化甲状腺腺癌的中位生存期小于 6 个月（5 年生存率 < 10%）。

肾上腺皮质癌

引言

肾上腺皮质癌（adrenocortical carcinoma，ACC）是一种罕见的临床表现各异而且预后不良的恶性肿瘤，成年人的高发年龄在 57 岁。目前没有确切的病因。ACC 在多发性内分泌腺瘤 I（MEN I）、李 - 凡综合征以及 Wiedemann-Beckwith 综合征中鲜少报道。

临床表现

大约 60% 的患者表现为肾上腺皮质类固醇激素分泌过多。迅速进展的库欣综合征伴或不伴

男性化是最常见的临床表现。其他的症状包括女性男性化、男性乳房发育、睾丸萎缩、高血压及低血钾。

非分泌型肿瘤可由于肿块压迫出现腹部不适或背部疼痛。很少有患者出现发热、体重减轻和厌食。

诊断

初步检查包括激素水平检测、胸部及腹部 CT 扫描（图 17.3）。MRI 有助于明确邻近脏器和下腔静脉是否受侵犯，同样有助于手术方式的选择。由于存在针道转移的风险，是否行肾上腺肿瘤活检目前尚存在争议。然而，如果手术不可行并且采用非侵入方法无法确诊时可以考虑穿刺活检。

分期

WHO（2004）肾上腺皮质癌分期如下：
Ⅰ 期：局灶性肿瘤 ≤ 5 cm。
Ⅱ 期：局灶性肿瘤 > 5 cm。
Ⅲ 期：局部浸润或区域性淋巴结转移。
Ⅳ 期：肿瘤侵犯邻近脏器或有远处转移。

治疗

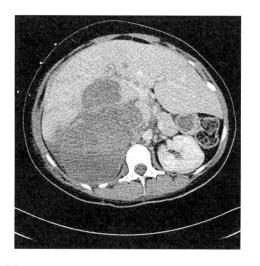

图 17.3
肾上腺皮质癌 CT 扫描。CT 扫描显示中心坏死及不同程度强化，范围超过 4 cm，可见部分区域钙化（30%）以及周围组织结构受侵犯

对于 Ⅰ～Ⅲ 期肿瘤患者完整切除肿瘤是获得治愈的最佳治疗手段。对于控制骨和脑转移，放疗能够发挥关键作用。米托坦（O，P'-DDD）是治疗肾上腺皮质癌的一种特殊药物，客观反应率为 25%，主要不良反应有呕吐、腹泻、乏力、嗜睡、抑郁及肾上腺皮质功能不全。所有患者需要大剂量的皮质激素替代治疗（如氢化可的松 50 mg/d），这有助于最大限度地减少米托坦引起的不良反应。

联合链脲菌素与米托坦化疗的反应率为 36%（完全或部分）。

常用的联合化疗方案是顺铂、依托泊苷及多柔比星（EDP）联合米托坦（Berruti 方案）和（或）EDP 联合链脲菌素（Khan 方案）。正在进行的 FIRM-ACT 试验是比较两种联合化疗方案对于不能手术的 Ⅲ～Ⅳ 期患者的治疗效果。

预后

据报道 Ⅰ 期患者的 5 年生存率为 60%，Ⅱ 期患者为 58%，Ⅲ 期患者为 24%，Ⅳ 期患者为 0%。Ⅳ 期患者的中位生存期少于 12 个月。皮质醇分泌肿瘤的预后更差，其部分原因与库欣综合征的发病率有关。

参考文献

British Thyroid Association – Guidelines from the management of thyroid cancer 2nd Edition. 2007. Available from: http://www.british-thyroid-association.org/

Ganti AK, Cohen EE. Iodine-refractory thyroid carcinoma. Rev Recent Clin Trials. 2006;1:133–141.

Tuttle RM, Ball DW, Byrd D et al. Medullary carcinoma. J Natl Compr Canc Netw. 2010;8:512–530.

Sherman SI. Molecularly targeted therapies for thyroid cancers. Endocr Pract. 2009;15:605–611.

Neff RL, Farrar WB, Kloos RT, Burman KD. Anaplastic thyroid cancer. Endocrinol Metab Clin North Am. 2008;37:525–538.

Wandoloski M, Bussey KJ, Demeure MJ. Adrenocortical cancer. Surg Clin North Am. 2009;89(5):1255–1267.

Fassnacht M, Allolio B. Clinical management of adrenocortical carcinoma. Best Pract Res Clin Endocrinol Metab. 2009;23:273–289.

第18章　原发灶不明的肿瘤

TV Ajithkumar，HM Hatcher

引言

原发灶不明的肿瘤（cancers of unknown primary，CUP）占所有肿瘤的 3% ~ 5%。CUP 的诊断标准包括组织活检证实有转移灶，但是详细的病史、体格检查、血液检测、免疫组织化学、胸部 X 线、腹部及骨盆的 CT 扫描，以及在特定的病例中进行的乳房 X 线成像或者 FDG-PET 均未发现原发肿瘤。

临床评估

临床病理学评价旨在确定原发部位、临床病理学分型以及排除非上皮性肿瘤。第一步包括询问病史以确定危险因素、体格检查、各种检查以及病理学鉴定。初步的检查包括血检、尿检、大便潜血检查及胸腹部的 CT 扫描。根据症状、体征决定是否进行内镜检查。疑似性腺外的生殖细胞肿瘤患者应检测血清 β-hCG 和 AFP 的含量。根据临床情况来检测其他肿瘤标志物包括 PSA、CEA、CA-125 和 CA19-9。病理学检测包括光学显微镜和免疫组织化学技术的有效应用。免疫组织化学技术主要用于鉴别上皮性肿瘤和非上皮性肿瘤，例如肉瘤和淋巴瘤（表 18.1）。多数上皮性肿瘤为腺癌（65% ~ 80%），其次为鳞状细胞癌（10% ~ 15%）以及未分化癌（5% ~ 10%）。

初步评估的结果是从临床病理学角度将患者区分为能得到有效治疗亚组（约 15%）及不能得到有效治疗的亚组（约 85%）（专栏 18.1）。

所有患者均应该进行身体状态以及并发症的评估以指导治疗方案的选择。

治疗

治疗方案取决于临床病理学类型以及身体状态。对于身体状态较差（>2）的患者一般进行对症治疗。不同类别的治疗将在下面一一详述。

女性孤立的腋窝淋巴结肿大

表现为孤立腋窝淋巴结肿大的女性患者治疗与 II 期乳腺癌相同。之前的研究显示 50% ~ 60% 的患者在乳房切除术后发现隐匿的原发灶。然而，如果乳腺的 MRI 未能显示任何原发灶，那么乳腺切除或者放疗可能是不恰当的。腋窝淋巴结肿大应进行淋巴结清扫并按照乳腺癌放疗原则进行局部放疗。全身性辅助治疗措施同 II 期乳腺癌类似。据报道有 1 ~ 3 个淋巴结肿大的 5 年生存率为 87%，而 3 个以上淋巴结肿大的 5 年生存率为 42%。

女性腹膜转移

女性腹膜转移患者的治疗同伴有初始粒细胞减少的 III 期卵巢癌，根据身体状况和相应的并发症应用联合化疗，反之亦然。CA-125 升高可作为腹膜转移的肿瘤标志物。长期生存率为 15%。

表 18.1 原发灶不明肿瘤的免疫组化检测

	CK7	CK20	TTF-1	其他标志物
结直肠	-	+	-	CDX-2
胰腺	+	+		
胃	不定	不定		CDX-2（肠型）
肺	+	-	+*	
卵巢	+	+		
乳腺	+	-		ER/PR/HER2
前列腺	-	-		PSA/PSAP
黑色素瘤	-	-	-	S100+（除了印戒） HMB-45 和 Melan-A
淋巴瘤			-	CD45 CD79a/CD20（B 细胞）
小细胞	dot +	dot +	+/-	CD56/ 嗜铬粒蛋白 / 突触囊泡蛋白

*肺腺癌——TTF-1 特异性高表达于肺和甲状腺腺癌、小细胞肺癌或非肺小细胞癌。

专栏 18.1 原发灶不明肿瘤的临床病理学分型

预后良好组

腺癌
- 女性孤立性腋窝淋巴结肿大
- 女性腹膜乳头状浆液性腺癌
- 男性巩膜转移
- 单纯转移性疾病

鳞状细胞癌
- 颈部淋巴结肿大患者
- 腹股沟淋巴结肿大患者

低分化或未分化肿瘤
- 未分化的神经内分泌癌
- 身体中线部位低分化腺癌

预后不良组
- 肝转移或多发转移
- 非浆液性乳头状癌的恶性腹水
- 多发脑转移
- 多发骨转移

男性巩膜转移

男性前列腺癌患者巩膜转移伴有血清或者免疫组化染色 PSA 升高需应用激素治疗。

单纯转移性疾病

单纯转移性疾病患者一般进行手术切除或者根治性放疗或者两者联用。全身性治疗的作用尚不明确。

颈部淋巴结肿大

上中颈部淋巴结肿大可能归因于原发性头颈部肿瘤，而较低位的颈部淋巴结肿大或者锁骨上淋巴结肿大可能归因于头颈部肿瘤或者肺癌。使用内镜和 CT/MRI 成像有助于确定 85%～90% 患者的肿瘤原发灶。如果未发现原发病灶，单侧扁桃体切除活检可以排除扁桃体原发病变。PET 扫描对于确定原发灶同样有意义。如果检测到原发灶，则选择手术和放疗或者放化疗的联合治疗策略。如果未检测到原发灶，则先行淋巴结清扫术后进行放疗或者根治性放疗。据报道，5 年生存率为 20%～70%。

腹股沟淋巴结肿大

腹股沟淋巴结肿大的患者应进行检查以排除位于会阴区的原发病变。如果未检测到原发肿瘤，行淋巴结清扫联合或不联合术后放疗。

身体中线部位低分化腺癌的年轻患者

这些患者通常为小于 50 岁的男性，通常病患为纵隔和（或）腹膜后肿瘤。血清 β-HCG 和 AFP 检测（升高 20%）、胸部 CT 扫描、腹部和盆腔以及睾丸的超声检查是必要的。这些患者的治疗与预后不良的干细胞肿瘤相同，首先进行 4 个周期的 BEP 化疗，后续进行残留病灶的手术切除。

低分化神经内分泌癌

一项有 51 例患者参与的研究显示，使用顺铂和依托泊苷联合化疗方案的有效率超过 70%，其中完全缓解率达 16%。

不伴神经内分泌特征的低分化肿瘤或生殖细胞肿瘤

这些肿瘤患者预后较好，因此采用与生殖细胞肿瘤相同的顺铂方案进行治疗。一项有 220 例患者参与的研究（中位年龄为 39 岁）显示顺铂方案总的有效率为 64%，完全缓解率为 27%，中位生存期为 20 个月。

预后不良患者

对于存在不良预后因素的患者应进行对症治疗及姑息疗法。身体状态良好的患者应用顺铂为基础的化疗方案或者紫杉烷 / 铂类联合化疗，有效率为 10% ～ 40%，中位生存期为 5 ～ 9 个月。

参考文献

Pavlidis N, Fizazi K. Carcinoma of unknown primary (CUP). Crit Rev Oncol Hematol. 2009;69:271–278.

Greco FA, Erlander MG. Molecular classification of cancers of unknown primary site. Mol Diagn Ther. 2009;13:367–373.

Morris GJ, Greco FA, Hainsworth JD et al. Cancer of unknown primary site. Semin Oncol. 2010;37:71–79.

Varadhachary GR, Abbruzzese JL, Lenzi R. Diagnostic strategies for unknown primary cancer. Cancer. 2004;100:1776–1785.

Pavlidis N, Briasoulis E and Pentheroudakis. Cancer of unknown primary site: ESMO clinical practice guidelines for diagnosis, treatment and follow-up. Ann Oncol. 2010;21(suppl 5):v228–v231.

第 19 章　妊娠期肿瘤

TV Ajithkumar，HM Hatcher

妊娠期发生的肿瘤多具挑战性，据统计有 0.02% ~ 0.1% 的妊娠合并肿瘤。恶性黑色素瘤、乳腺癌和宫颈癌是妊娠期常见的肿瘤，在不对胎儿造成伤害的情况下给母亲以最佳治疗是当前肿瘤学家所面临的难题。

诊断性检查

所有患者都需要行全身检查。虽然应用细针穿刺活检进行组织学诊断是安全的，但是在妊娠前 3 个月进行全身麻醉会带来自然流产的风险，其发生率为 1% ~ 2%。相比之下，内镜活检、腰椎穿刺以及骨髓检查是安全的。应该限制放射性检查以减少胎儿暴露于电离辐射，一般认为 1 mGy 的放射剂量是安全的。专栏 19.1 给出了各种放射性检查下子宫或者胎儿受到的辐射量。在放射剂量低于 100 mGy 的情况下，胎儿畸形和致癌的风险低于 1%。孕妇不慎接触辐射，如果胎儿辐射剂量不超过上述限制，不建议终止妊娠。

在妊娠前 3 个月，只有在绝对必要的时候才可进行放射性检查。穿着铅服进行胸部 X 线检查是安全的，因此可以结合超声做初步检查。不含钆（可以穿过胎盘）的 MRI 可以用来排除脑、肝、骨中的转移疾病。由于胎儿加热和胎儿气蚀风险的存在，建议在妊娠的前 3 个月避免磁共振检查。腹部 X 线、CT 扫描和放射性核素扫描在妊娠期间都应该避免，最终是否进行这些检查基于孕妇（患者）的风险效益，她们的预期生存及胎儿孕育情况。

治疗原则

终止妊娠

当怀孕本身成为肿瘤积极治疗的障碍，且对母亲和胎儿的健康存在不可接受的风险时，终止妊娠可成为一种选择。孕早期终止妊娠的指征应考虑到治疗不能再拖延，肿瘤是否能治愈，药物使用的影响以及患者自己的意愿。

终止妊娠的指征一般来说包括以下几点：

1. 需要立即治疗尤其是需要放疗的腹部或盆腔肿瘤。

2. 疾病到了侵袭进展期。

3. 患者一般情况差。

4. 妊娠前 3 个月胎儿暴露于超过 100 mGy 的辐射中。

手术

患者在妊娠前 2 个月内进行手术没有太大的风险，但有 1% ~ 2% 的流产风险以及较小的低出生体重（RR 1.5 ~ 2.0）和早产风险。手术对胎儿造成伤害的因素很多，包括药物通过胎盘转运，手术过程中的并发症如缺氧、低血压以及孕妇长时间仰卧位造成的胎盘低灌注。

在妊娠期最后 3 个月如果合适的话可以选择等待胎儿成熟后再手术或推迟手术至产后。

专栏 19.1　不同检查项目的子宫 / 胎儿辐射量	
检查项目	子宫 / 胎儿辐射量
胸部 X 线检查	0.000 005 Gy
腹部 X 线检查	0.022 Gy
乳房 X 线检查	0.04 Gy
胸部 CT 扫描	0.002 Gy
腹部 CT 扫描	0.02 Gy
盆腔 CT 扫描	0.07 Gy
钡灌肠	0.036 Gy
IVU	0.045 Gy
骨扫描	0.018 ~ 0.045 Gy
1 Gy = 100 cGy = 1000 mGy	

专栏 19.2　放疗中的胎儿辐射剂量	
放疗种类	胎儿辐射量
宫颈癌	45 ~ 50 Gy
斗篷（照射）野	0.014 ~ 0.13 Gy
乳腺癌	0.14 ~ 0.18 Gy
脑肿瘤及头颈部癌	0.0015 ~ 0.08 Gy

需提供适当的防护措施以保持胎儿辐射量低于 5 ~ 10 cGy。

全身治疗

大多数细胞毒性药物具有小于 600 kD 的低分子量，能够通过胎盘。令人担忧的是，这些药物对胎儿具有致突变、致畸、致癌的作用。由于妊娠引起的生理变化如血流动力学和肾清除方面的变化也会改变新陈代谢，影响细胞毒性药物的代谢、分布和清除，从而导致不可预测的后果。化疗在孕早期能够干扰胎儿的器官形成，有较高的致畸风险（单药 10%，联合 20%），因此不推荐。孕早期之后除了大脑和生殖腺外胎儿的器官基本形成，在此期间化疗可引起胎儿发育迟缓（2 倍风险）、死胎（5%）、早产（5%）、低出生体重（7%）和骨髓抑制（4%）。致畸的风险与普通人群相似（2% ~ 3%），而导致不育、智力障碍及其他器官功能障碍的风险令人担忧。

烷化剂和抗代谢类药物致畸和致流产的可能性最大。长春碱类、蒽环类、5- 氟尿嘧啶、阿糖胞苷、紫杉醇类和铂类相对安全。

妊娠期间的化疗方案需要根据药物的毒性进行修改。化疗在孕 35 周以后及计划分娩的 3 周前应停止，以使胎儿及母体的骨髓功能得以恢复，并且使胎儿体内的药物通过胎盘得以排除。

产后护理

因为有胎盘转移的风险，产后胎盘应送病理检查。转移也可发生于胎儿。在没有胎盘转移的情况下，无法对一个健康胎儿制定最佳的随访方案。

腹腔内手术更容易影响妊娠，在较大的腹腔及盆腔手术时持续进行胎儿监护是必要的。如果手术有引起早产的风险，必须提前做好准备以采取措施抑制早产及预防性地进行促胚胎成熟治疗。

分娩及哺乳时间

分娩一般选择在 32 ~ 35 周以后或最后一次化疗结束 3 周后。在化疗期间，化疗完成后的 2 ~ 4 周内以及激素治疗期间，不提倡母乳喂养。

放疗

发育中的胚胎或胎儿对电离辐射极其敏感，可能会导致流产、畸形、发育迟缓和智力缺陷。因此，忌在怀孕期间对腹部和盆腔恶性肿瘤进行放疗。一些研究支持对头颈部肿瘤、乳腺癌和脑肿瘤进行放疗。头颈部和大脑的根治性放疗需保证胎儿低于 100 mGy 的辐射量（专栏 19.2）。对乳房和胸壁进行放疗时，胎儿辐射量可随着胎龄增加相应增加。胎儿的辐射剂量取决于照射区域、照射量、照射区域和胎儿之间的距离、机器的位置及其防护措施。

放疗应尽可能推迟到产后进行。如果不能推迟放疗，那么孕中期是最好的放疗时机，但

未来妊娠

根据肿瘤的类型、复发风险和患者的年龄及意愿，大多数肿瘤学家建议妇女在 2 ～ 3 年的随访期内不要怀孕。没有证据表明未来怀孕影响生存期。

婴儿护理

蒽环类药物作用于妊娠期子宫可能会影响胎儿心脏的发育，因此在小儿的成长过程中需对此进行评估。在妊娠期进行铂类药物为基础的化疗，需要注意任何未经肾排泄的残余药量将保留在组织中，可能会影响以后胎儿的生长发育包括神经系统的发育等，不过这方面的相关证据很少。

特定肿瘤的治疗

宫颈癌

妊娠期宫颈癌多数没有症状，需要通过细胞学手段进行诊断。尽管不典型细胞学改变在妊娠期比较常见，但形态异常时需要提高警惕。怀疑恶性肿瘤时需要行阴道镜活检。宫颈锥切活检能增加阴道出血、流产、感染和早产的风险，因此只适用于怀疑微浸润或浸润性癌的患者。锥切术可在妊娠 14 ～ 20 周内完成。妊娠期宫颈癌多数是鳞状细胞癌（80% ～ 90%）并且 80% 处于ⅠA ～ ⅡA 期。分期依据包括体格检查、胸片、腹部及骨盆 MRI。

宫颈原位癌（CIN）可以通过细胞学和阴道镜检查进行密切随访。当确诊为浸润性癌时，需要在终止妊娠进行治疗或推迟治疗到分娩之后两者之间做出选择。小于 3 mm 的浸润性宫颈癌可以密切随访并选择阴道分娩，而直径 3 ～ 5 mm 的浸润癌和（或）淋巴管浸润者则需要在孕 32 ～ 36 周行剖腹产。

对于孕早期诊断的 IA 期宫颈癌，治疗选择值得商榷，有人建议对 IA1 和 IA2 期患者行积极的根治性子宫切除术。孕中期及孕晚期诊断的 IA 期宫颈癌可以密切随访并在分娩之后进行治疗。

孕早期和孕中期诊断的ⅠB ～ ⅣA 期患者需要终止妊娠并立即进行治疗，而孕晚期诊断的患者可以随访到孕 32 ～ 38 周分娩后再进行治疗。孕中期的后期和孕晚期的早期确诊的宫颈癌患者可以先进行新辅助化疗直到婴儿出生。根治性治疗包括根治性子宫切除术加淋巴结清扫或放化疗。

没有证据表明在相同分期的情况下，怀孕期间诊断的宫颈癌患者结局比未怀孕的患者差。

乳腺癌

乳腺癌可发生在怀孕期间和产后 12 个月内的任何时间。发病的中位年龄为 33 岁，最常见的表现是可触及的无痛性肿块（80% ～ 95%），这与非妊娠期的乳腺癌表现相似。诊断被推迟使罹患晚期肿瘤（40%）的风险增加 2.5 倍。可以通过乳房 X 线检查、超声检查和 MRI 平扫检查协助诊断。由妊娠引起的相关变化使得细胞学检查很难确诊，因此需要穿刺活检或切开活检来确诊。最常见的病理类型为浸润性导管癌（80% ～ 90%），其次为小叶癌。多数肿瘤分级较高并累及腋窝（60 ～ 90%）。激素受体阴性者占 40% ～ 70%，HER2 阳性者占 28% ～ 58%。

分期的依据包括胸部 X 线、腹部和腋下 USS 及 MRI（如果存在指征的话）。血清碱性磷酸酶在妊娠期增加一倍，但血清转氨酶和 CA15-3 不受影响。

对于肿瘤尚未发生转移的患者，乳房切除术和保乳手术加上产后放疗是可以接受的治疗方式。用于前哨淋巴结活检的蓝色染料（具有过敏反应的风险）和放射性核素不建议使用（尽管辐射量 < 5 ～ 15 mGy）。需要辅助化疗的患者在妊娠 12 周（1.3% 的致畸风险）后可以安全地使用含蒽环类药物进行治疗。妊娠期间不建议应用激素和曲妥珠单抗治疗。

有转移的患者在孕早期之后可以进行化疗，但需在适当时间对终止妊娠的问题进行讨论。

大部分观点认为怀孕并不影响疾病的自然过程及预后。

黑色素瘤

常见的症状与非妊娠期诊断的黑色素瘤相似，包括已有的黑色素沉着范围和颜色发生变化、出血或溃疡。患者可以出现淋巴结肿大和转移性疾病的特征。疾病评估包括完整的临床检查、皮肤检查及随后的切除活检。最常见的类型是表浅蔓延型（74%），其次是结节型黑色素瘤（16%）。在没有转移的临床征象出现的情况下，通过胸部 X 线及腹部 USS 进行分期就足够了。

手术切除的范围取决于病变的深度。转移性黑色素瘤的治疗通常为姑息性治疗。需要同患者讨论终止妊娠的问题，如果患者要求继续妊娠，孕早期之后可以给予达卡巴嗪或顺铂化疗。

研究表明妊娠期黑色素瘤患者的生存期与分期一致的非妊娠期女性患者相同。

淋巴瘤

淋巴瘤表现为淋巴结肿大（70 % ~ 80%）和 B 组症状（20%）。少数研究显示非霍奇金淋巴瘤常发生淋巴结外表现（乳腺、胃肠道、宫颈及卵巢）。70% 的霍奇金病（HD）在Ⅰ~Ⅱ期被发现，而 70% ~ 80% 的非霍奇金淋巴瘤在Ⅲ~Ⅳ期被发现。

实验室检查包括含有血沉（在怀孕期间升高）的全血细胞计数、生化检验、淋巴结切除活检、骨髓检查、腹部和盆腔 USS。有征象时需进行耳鼻喉科检查、内镜检查和神经系统检查。

霍奇金病最常见的类型是结节性硬化型，90% 的妊娠有关非霍奇金淋巴瘤高度恶性。

孕早期确诊的淋巴瘤患者，尤其具有 B 组症状、Ⅰ~Ⅱ期肿瘤体积较大、Ⅲ~Ⅳ期和高度恶性的淋巴瘤患者应考虑终止妊娠。如果患者拒绝终止妊娠，可到孕中期给予长春碱单药治疗。首选的化疗方案霍奇金病为 ABVD，非霍奇金淋巴瘤为 CHOP。体积较小的低度恶性的非霍奇金淋巴瘤可以推迟到分娩后进行治疗。如果低度恶性的非霍奇金淋巴瘤需要治疗，可以使用单药化疗或局部放疗。

孕晚期确诊的患者，可将治疗推迟到孕 32 ~ 35 周分娩之后。无论何时确诊，放疗一般都应该推迟到分娩后进行。

妊娠相关淋巴瘤患者的预后与非妊娠患者相似，霍奇金病及非霍奇金淋巴瘤的长期缓解率分别为 88% 及 45%。

卵巢癌

妊娠期间确诊的卵巢癌很少见，其中 35% 为腺癌，30% 为卵巢交界性肿瘤，35% 为性索 - 间质肿瘤（无性细胞瘤最常见）。大部分交界性和生殖细胞肿瘤可早期确诊。

通过胸部 X 线，腹部、盆腔超声和 MRI（图 19.1）能够确定分期。妊娠期 CA -125、β- hCG 和 AFP 均会升高。

怀疑有卵巢病变时（持续存在的直径大于 6 cm 的实性或混合性包块，且伴有腹水），应进行剖腹探查或腹腔镜探查。手术原则和非妊娠期卵巢癌的患者相同。因为孕 7 周后胎盘将代为发挥分泌激素的功能，故可尝试进行最大限度的减

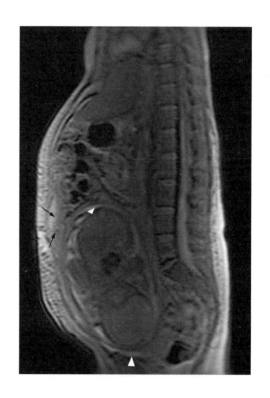

图 19.1
妊娠相关的卵巢癌 MRI 显示子宫内胎儿（白色箭头）及网膜增厚（箭号），网膜增厚活检确定了严重的乳头状腺癌并发原发性腹膜癌

瘤手术和双侧附件切除术。依据妊娠的时期，可选择其他治疗措施如新辅助化疗。对于高级别的体积较大的卵巢肿瘤，选择子宫切除术也是可取的。化疗应在孕早期后实施。

心理支持

妊娠期的肿瘤会使患者及其家属陷入极为痛苦的境地，因为他们不得不为未来的计划做出抉择，而计划的内容可能并不同时包括他们在内。这种必需的规定需要对父母双方（可能的话，还有祖父母）提供足够的心理支持。尽管至今的证据表明婴儿所受到的伤害是微乎其微的，但毫无疑问的是，父母对孩子的担忧是必然存在的。应按照临床遗传学的标准，并在不受到妊娠诊断的影响下，对儿童发生遗传相关性肿瘤的风险进行评估。

参考文献

Azim HA Jr, Peccatori FA, Pavlidis N. Treatment of the pregnant mother with cancer: a systematic review on the use of cytotoxic, endocrine, targeted agents and immunotherapy during pregnancy. Part I: Solid tumors. Cancer Treat Rev. 2010;36:101–109.

Azim HA Jr, Pavlidis N, Peccatori FA. Treatment of the pregnant mother with cancer: a systematic review on the use of cytotoxic, endocrine, targeted agents and immunotherapy during pregnancy. Part II: Hematological tumors. Cancer Treat Rev. 2010;36:110–121.

Kal HB, Struikmans H. Radiotherapy during pregnancy: fact and fiction. Lancet Oncol. 2005;6:328–333.

Pentheroudakis G, Pavlidis N. Cancer and pregnancy: poena magna, not anymore. Eur J Cancer. 2006;42: 126–140.

第 20 章 人类免疫缺陷病毒（HIV）相关恶性肿瘤

TV Ajithkumar

引言

恶性肿瘤对人类免疫缺陷病毒（human immunodeficiency virus，HIV）感染人群的发病率和死亡率有重要影响。30%～40%的HIV感染患者在病程中会发展为恶性肿瘤。部分恶性肿瘤是在艾滋病特定条件下发生的，而另外一些似乎在HIV感染患者中更为常见（专栏20.1）。虽然艾滋病相关性恶性肿瘤主要原因可能是进行性发展的免疫抑制，但免疫抑制与非艾滋病相关性恶性肿瘤之间的确切关系尚未得到证实。普通人群中最常见的癌症，如乳腺癌、前列腺癌和结肠癌在HIV感染患者中的发生似乎并没有增加。

高效抗逆转录病毒治疗（highly active antiretro-viral therapy，HAART）的出现显著改变了HIV感染的自然病史。在卡波西肉瘤和非霍奇金淋巴瘤的发病率普遍下降的情况下，霍奇金淋巴瘤和非艾滋病相关性肿瘤的发病率却没有发生变化。由于抗逆转录病毒治疗的出现，HIV感染死亡患者中因癌症死亡的比例由10%变为28%。

发病机制

肿瘤在HIV感染者中的发生机制可能与其在免疫抑制和免疫缺陷疾病患者中的发生机制类似。导致HIV感染者各种恶性肿瘤的发病率增加的可能机制包括：

- 免疫抑制——器官移植受体比一般人群发生肿瘤的风险增加近100倍。
- 尽管HIV通常不被认为具有致癌性，但最近有观点认为其可能存在直接的致癌作用。
- 其他病毒感染的风险增加——如EB病毒（霍奇金病）、人类乳头状瘤病毒（子宫颈癌及肛门癌）、人类疱疹病毒（卡波西肉瘤）和肝炎病毒（肝细胞癌）。

艾滋病相关性恶性肿瘤

卡波西肉瘤

卡波西肉瘤是HIV感染患者最常见的肿瘤之一，其发生与人类疱疹病毒-8型（HHV-8）有关。随着高效抗逆转录病毒治疗（HAART）的出现，内脏和皮肤卡波西肉瘤发生的风险均有显著下降。

从温和型到暴发型卡波西肉瘤的临床表现具有多样性。皮肤损害主要发生于下肢、面部和生殖器。皮肤损害通常表现为典型的多病灶性丘疹样病变（图20.1），也可以表现为斑片样或蕈样肿块。皮肤外病变可发生于口腔（最常见于上腭，其次是牙龈）、喉、胃肠道和肺。胃肠道病

专栏 20.1　HIV 患者中发生的肿瘤

艾滋病相关性肿瘤

- 卡波西肉瘤
- 浸润性宫颈癌
- 非霍奇金淋巴瘤
  - 伯基特淋巴瘤
  - 免疫母细胞淋巴瘤
  - 原发性脑淋巴瘤

非艾滋病相关性肿瘤

- 肛门癌
- 肝癌
- 霍奇金病
- 阴茎癌
- 外阴和阴道癌
- 口腔和咽
- 喉
- 肺
- 骨髓瘤
- 急性髓细胞和单核细胞白血病

专栏 20.2　卡波西肉瘤分期

	预后良好（需具备以下全部情况）	预后差（具备以下任意一种情况）
肿瘤（T）	局限于皮肤和/或淋巴结和/或上腭的非淋巴结性疾病	· 相关的水肿或溃疡 · 除上腭非淋巴结性疾病外的口腔疾病 · 胃肠道卡波西肉瘤 · 非结节内脏性卡波西肉瘤
系统疾病	无机会性感染或鹅口疮病史 无 B 组症状 * ≥ 70 KPS	机会性感染或鹅口疮病史 B 组症状表现 < 70 KPS 其他 HIV 相关疾病

*B 组症状——无法解释的发热，夜间盗汗，非自主的体重减轻超过 10%，持续超过 2 周的腹泻。

变可无症状，或者出现体重减轻、腹痛、恶心、呕吐及出血。肺卡波西肉瘤可能出现咳嗽、呼吸困难、咯血等症状，或表现为无症状的影像学改变包括浸润、孤立性结节、胸腔积液、肺门或纵隔淋巴结肿大。

在后 HAART 时代，根据肿瘤负荷以及系统疾病将患者分为两个不同的预后组（专栏 20.2）。

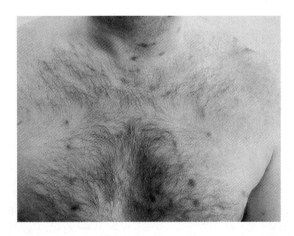

图 20.1
卡波西肉瘤。摘自 Clutterbuck：性传播感染和 HIV 专科医师培训，已授权（见书后彩图）

卡波西肉瘤需要通过活组织检查来确诊。

治疗的目的是缓解症状、防止病情进展、改善美观、减轻水肿以及避免器官受累。对于局限性皮肤损害和 HIV 病毒血症患者，初始治疗为有效联合 HAART 治疗。局部治疗主要针对大块皮损和考虑到美观因素。局部治疗方案包括体外放射治疗、激光疗法、冷冻、光动力疗法和病灶局部应用长春碱。

全身化疗的适应证包括（专栏 20.3）：

- 广泛的皮肤受累（>25 处病变）
- 大的口腔卡波西肉瘤
- 有症状的水肿
- 快速进展
- 有症状的内脏卡波西肉瘤
- 暴发型卡波西肉瘤

宫颈癌

在 HIV 感染妇女中，宫颈癌表现为诊断时即为进展期疾病，高复发率和频繁的细胞毒性。肿瘤的治疗与血清反应阴性的宫颈癌患者类似；

- 阿霉素脂质体 20 mg/m^2，每三周一次
- 红霉素脂质体 40 mg/m^2，每两周一次
- 紫杉醇 100 mg/m^2，每两到三周一次
- 其他：长春瑞滨、α- 干扰素、萨利多胺、伊马替尼

但无论如何都应该特别考虑到细胞毒性药物和抗逆转录病毒药物之间的相互作用。

非霍奇金淋巴瘤

几乎所有的 HIV 相关淋巴瘤均为弥漫性 B 细胞（免疫母细胞性）或 Burkitt 样淋巴瘤。大约 2/3 的患者表现出结外病变，而且高达 20% 的患者会出现脑膜疾病，因此有必要对所有患者进行脑脊液检查。

HIV 相关淋巴瘤的最佳治疗方案尚未可知。这些患者的治疗通常与血清反应阴性患者类似，但是总的预后较差，中位生存时间 < 1 年。

原发性中枢神经系统淋巴瘤的发病率较一般人群高 15 倍。组织学表现为大细胞或 B 细胞来源的免疫母细胞。治疗方案包括放疗联合激素治疗，可以使中位生存时间由 2 ~ 3 个月延长到 6 ~ 8 个月。

非艾滋病相关性恶性肿瘤

这些肿瘤性疾病解释了 HAART 时代患者死亡率增加的原因。HIV 感染者发生这些肿瘤的风险增加（RR1.9），并且这些肿瘤发生的年龄也相对年轻。除了免疫抑制的持续时间，危险因素还包括 HAART 治疗中断、吸烟、日晒、致癌病毒和家族病史等。确诊需要通过活组织检查，分期会受到反应性淋巴结肿大以及无关的影像学异常的影响。治疗方案根据身体状态、并发症以及手术的可能性进行选择。由于化疗进一步加重免疫抑制，增加细胞毒性，与 HAART 协同作用，以及放射治疗引起严重的放射反应，因此非内科治疗很有必要。患者需要定期监测 CD4 细胞计数。HAART 的后续治疗具有重要意义，需要预防机会性感染的发生，并且给予支持性治疗药物如 G - CSF。

肛门癌

高危人群包括肛交被动者、男性间性交者以及肛门部合并 HPV 或梅毒感染者。其临床表现及治疗与血清反应阴性人群类似。有高级别肛管内上皮瘤、肛缘浸润癌和严重药物反应的患者需要接受手术治疗。虽然对治疗的反应与血清反应阴性的肛门癌患者相当，但此类患者发生严重放射毒性的风险更高。

肝癌

HIV 感染人群肝细胞癌发生率增加 8 倍。该型肿瘤特征为临床症状多、分期晚及病程进展快。手术切除或肝移植是早期肝癌患者可选择的治疗方案，而全身化疗则用于晚期患者。生存期不受 CD4 细胞计数的影响。

霍奇金病

HIV 感染患者早期即可表现出不良的组织学亚型（混合细胞型，淋巴细胞消减型）。合并 EB 病毒感染的比例较高（75% ~ 100%），随之发生肿瘤的风险亦增加了 5 ~ 15 倍。临床上通常表现为 B 组症状与结外病变。在治疗上与血清反应阴性患者一样。治疗后中位生存期为 12 ~ 18 个月。

其他肿瘤

其他肿瘤的治疗与血清反应阴性患者类似。

化疗和 HAART 之间的相互作用

由于细胞色素 P450 酶和 P- 糖蛋白的原因，一些细胞毒性药物和抗病毒药物之间存在相互作用。可能由于这些相互作用，在 HIV 相关恶性肿瘤治疗中，细胞毒性药物和抗病毒药物联合应用比细胞毒性药物单独应用表现出更好的反应率和更高的生存率。但这些相互作用也可能导致更高的治疗毒性。

参考文献

Spano JP, Costagliola D, Katlama C et al. AIDS-related malignancies: state of the art and therapeutic challenges. J Clin Oncol. 2008;26:4834–4842.

Deeken JF, Pantanowitz L, Dezube BJ. Targeted therapies to treat non-AIDS-defining cancers in patients with HIV on HAART therapy: treatment considerations and research outlook. Curr Opin Oncol. 2009;21:445–454.

第21章 血液系统肿瘤

TV Ajithkumar，HM Hatcher

霍奇金病

流行病学

在英国，每年新诊断大约 1500 例霍奇金病（Hodgkin's disease，HD）患者，其中大约 350 人因此死亡。霍奇金病患者以男性为主（男女比例 1.8∶1）。本病有两个发病年龄高峰，第一个在 15～30 岁，第二个在 50～60 岁。

病因

- EBV 病毒增加患 HD 的风险 2～3 倍，而 50%～90% 的典型 HD 患者的 RS 细胞染色体带有 EBV 病毒的 DNA。
- 双亲的家族中有 HD 病史的，家族成员患同种疾病的风险是常人的 3～9 倍。若是同性别的同胞兄弟姐妹，则有 10 倍风险患 HD。

病理学

WHO 关于 HD 的分类参见表 21.1。结节硬化在年轻患者中是常见亚型（尤其以女性更常见），表现为早期纵隔病变，然而混合细胞型则表现为全身淋巴结肿大或有 B 组症状的结外病变。淋巴细胞消减型是进展阶段的疾病，表现为结节外受累和浸润的临床过程。

富含淋巴细胞的经典型 HD（LRCHL）好发于青年男性，通常累及颈部局部淋巴结，无 B 组症状。

HD 组织学上的典型特征表现为在非肿瘤细胞，如淋巴细胞、组织细胞、中性粒细胞、嗜酸性粒细胞和单核细胞背景下出现 H-RS 细胞（Hodgkin and Reed–Sternberg）。经典型 HD 的特点是具有 CD30（+）的 H-RS 细胞，结节型淋巴细胞为主型（NLPHL）的特征为具有 CD20（+）的淋巴细胞和组织细胞（L 或 H）。经典型 HD 中，RS 细胞染色阳性率为 CD15（80%），CD30（90%）。

临床特征

颈部或锁骨上区淋巴结肿大是最常见的症状（60%～70%）。近 2/3 的典型 HD 患者有纵隔淋巴结肿大症状——胸闷、咳嗽、静脉充血或呼吸困难。大约 40% 的患者表现出"B 组症状"，即发热 > 38℃、夜间盗汗、6 个月内体重减轻 > 10%（除外其他原因）。不到 10% 的病例发生骨转移。结外受累通常发生在肺部。

检查和分期

- 血液——全血细胞计数和血沉，生化包括 LDH。
- 组织学诊断——需进行淋巴结活检以确诊和分型。所有患者都要进行骨髓检查。

影像学

- 胸部 X 线可以显示纵隔增宽（图 21.1）、

表 21.1　WHO 霍奇金淋巴瘤分类

经典型霍奇金淋巴瘤	比例
结节硬化型（1 和 2 极）	60%~70%
混合细胞型	20%~30%
富淋巴细胞型（LRCHL）	3%~5%
淋巴细胞消减型（LDHL）	0.8%~1%
结节性淋巴细胞为主型（LPHL）	3%~5%

表 21.2　Cotswolds 修正 Ann Arbor 淋巴瘤分期

I 期	累及单个淋巴结区域或单个淋巴组织或单一的淋巴结外区域（IE）
II 期	累及横膈同侧两个或多个淋巴结区域；横膈同侧累及单个结外组织或节点与淋巴结区域相连（IIE）
III 期	累及纵隔两侧的淋巴结区域，同时可能伴脾受累（IIIS）或牵连累及单个结外器官节点
IV 期	累及或浸润一个或多个结外组织或器官，伴或不伴淋巴结节受累

定义适用于各分期

A：	无 B 组症状
B：	出现 B 组症状，发热 > 38℃，夜间盗汗，6 个月内体重减轻 > 10%
X：	大包块（纵隔扩大超过 1/3 胸腔，或出现最大直径超过 10 cm 的结节硬块）

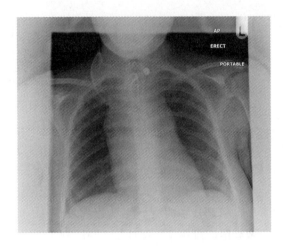

图 21.1
霍奇金病纵隔增宽

胸腔积液或心包积液。

- 颈部、胸部、腹部和盆骨的 CT 有助于了解淋巴结情况以及是否累及内脏。
- 肺功能测试，尤其是使用博来霉素治疗的患者。
- PET 扫描对 FDG-PET 的作用越来越大。它可用于初诊界定淋巴瘤肿大的程度，以及评估治疗后的残留病变。
- MRI 用于了解骨质和神经系统的病变。

分期

修订的 Cotswolds 分期（在原有 Ann Arbor 分类基础上），见表 21.2。

治疗

HD 是一种预后很好并可治愈的疾病，长期的无病生存率超过 80%。目前的研究致力于提高治愈率的同时最大限度地降低长期治疗毒性。化疗开始前，要跟所有年轻患者讨论保留生育能力的措施。

早期的患者（临床 I / II 期）根据风险因素被归为有利和不利两个组（表 21.3）。晚期患者（III / IV 期）预后采用国际预后评分系统（international prognostic score，IPS）（专栏 21.1）。

结节性淋巴细胞为主型 HD（NLP HD）

局部的 NLP HD 患者采用区域性放疗（照射剂量 30 ~ 35 Gy/15 ~ 20 次），其反应率为 96%，总 8 年存活率 > 90%（I 期和 II 期的生存率分别为 99%、94%）。进展期和复发 NLP HD 的治疗同典型 HD。

由于该亚型常表达 CD20，因此抗 CD20 抗体利妥昔单抗未来可能用于 NLP HD 的治疗。

经典型 HD

早期预后良好组

目前的标准治疗是联合方案治疗，包括连续 2 ~ 4 个周期的 ABVD 方案化疗（专栏 21.2

表 21.3 早期 HD EORTC 危险分组

治疗组	定义
有利	CS 分期 I/II 期无危险因素
不利	CS 分期 I/II 期有 ≥ 1 个危险因素
危险因素	A 纵隔大包块（> 10 cm/ > 1/3 胸腔）
	B 年龄 ≥ 50 岁
	C 有 B 组症状或者 ESR* 升高
	D ≥ 4 个区域受累

* 红细胞沉降率（≥ 50 mm/h 无 B 组症状或 ≥ 30 mm/h 伴 B 组症状）

专栏 21.1 Hasenclever 国际预后评分

- 血清白蛋白 < 4 g/dl
- 血红蛋白 < 10.5 g/dl
- 男性
- 年龄 > 45 岁
- IV 期
- 白细胞计数 > 15 000/mm^3
- 淋巴细胞计数 < 600/mm^3 和 / 或白细胞比例 < 8%

以上每一个预后因素的出现都将导致 5 年无疾病生存率减少 8%。例如：无不良预后因素，5 年生存率为 80%；而出现全部 7 个不良因素，生存率将降低至 45%。

专栏 21.2 淋巴瘤的放疗技术

定义（如图 21.2 所示淋巴结区域）

- 放疗受累区域——受累的淋巴结包含或不包含第一阶梯的淋巴结
- 放疗拓展区域——受累的淋巴结以及第一和第二阶梯的淋巴结
- 放疗所有区域——所有区域的淋巴结

定位——根据 CT 平扫或淋巴结区域的常规界定

靶区确定——CTV 依赖微小病变，PTV 依赖治疗位置

剂量

霍奇金淋巴瘤

- 微小病变 30 ~ 36 Gy20 分割
- 预防性淋巴结区域 30 Gy/15 ~ 20 次
- 化疗后 30 ~ 35 Gy/15 ~ 20 次

非霍奇金淋巴瘤

- 单独 RT 40 Gy/20 次
- 化疗后 30 ~ 35 Gy/15 ~ 20 次

电子束全身照射

- 全身皮肤照射深度 3 ~ 5 mm（6MeV）
- 剂量 24 Gy/8 次，每周 3 次

专栏 21.3 ABVD 方案

- 多柔比星 25 mg/m^2 IV D1 及 D15
- 博来霉素 10 U/m^2 IV D1 及 D15
- 长春碱 6 mg/m^2（最大剂量 10 mg）IV D1 及 D15
- 达卡巴嗪 375 mg/m^2 IV D1 及 D15

每四周 1 周期

和 21.3），以及随后对受累区域的放疗 30 ~ 35 Gy/15 ~ 20 次（IF-RT）。

早期预后不良组

这些患者同样接受联合方案治疗，然而，化疗的具体方案和放疗剂量仍有待确定。目前的方案是 4 个周期的 ABVD，随后进行受累区域的放疗 30 ~ 35 Gy/15 ~ 20 次（专栏 21.2 和 21.3）。依此方案，5% 的患者在治疗中或治疗结束立刻出现疾病进展，15% 的患者 5 年内复发。

进展期

目前的治疗选择是 6 ~ 8 周期 ABVD 化疗，然而这一方案不会取得像早期患者那样的疗效。有学者尝试了加入新药、增加剂量等各种方法以改良 ABVD 方案。

强化放疗在晚期 HD 治疗中的地位尚不清楚。一项关于联合方案的荟萃分析显示，联合治疗（化疗 + 放疗）的疗效与单独化疗相当，而总生存率则低于单独化疗。一项 EORTC 的研究提示，对于那些在化疗后获得完全缓解的患者，受累区域放疗不能带来更好结果，而部分缓解的患者则会获益。因此，巩固放疗将被考虑用于那些最初表现为大包块以及经化疗不能获得完全缓解的患者。

复发

联合化疗通常用于单独放疗后复发的患者。先进行化疗后复发患者的治疗选择包括：对于在

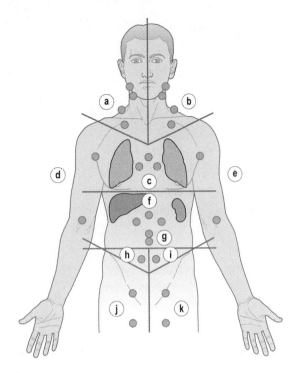

图 21.2

淋巴结区域：颈（a-b），纵隔（c），腋窝（d-e），肠系膜（f），主动脉旁（g），髂血管（h-i）以及腹股沟（j-k）

先前未行放疗的局部复发患者进行挽救性放疗，挽救化疗，或行自体干细胞移植（autologous stem cell transplantation，SCT）。

自体干细胞移植后复发的患者可能成为异体干细胞移植的适宜人群。不能接受高强度化疗的患者可接受姑息治疗，用药可选择吉西他滨、长春新碱、伊达比星等。

预后

早期预后良好组患者接受联合方案治疗的 5 年无病生存率（disease free survival，DFS）在 90% 以上，5 年总生存率（OS）达 95%。早期预后不良组的患者 DFS 和 OS 分别为 84% 和 91%。进展期患者联合化疗的 DFS 为 78%，OS 为 90%。大剂量化疗和自体干细胞移植的 5 年 DFS 为 55%，5 年 OS 为 71%。

随访

2/3 的患者复发发生在初次治疗后的 3 年内，90% 以上的复发发生在 5 年内。由于复发患者能成功挽救，因而所有患者需要定期随访（专栏 21.4）。随访也有利于了解及观察长期的不良反应，如内分泌功能障碍。

生存问题

HD 幸存者中，大多死亡的主要原因是继发性恶性肿瘤和缺血性心脏疾病。

肺癌是最常见的继发性恶性肿瘤之一，由纵隔放疗、化疗或吸烟引起。建议接受过胸椎放疗的患者忌烟。青年女性接受纵隔 / 腋窝放疗后存在 20% ~ 50% 的风险继发乳腺癌，因此这些患者需要进行乳腺癌筛查。常见的继发性肿瘤还包括血液系统肿瘤，如急性髓系白血病，骨髓增生异常综合征（3 ~ 5 年内发生）和非霍奇金淋巴瘤（5 ~ 15 年内发生）。

展望

未来的研究将解决在改善生存的同时尽可能减少长期不良反应的发生风险。新的影像学检查手段（如功能成像）已经用于风险分层，并指导后续的治疗。

专栏 21.4　HD 治疗后随访及筛查

- 每次随访都要询问病史和体检，检查 FBC、ESR、LDH、电解质、肝功能和胸部 X 光或胸部 CT：最初的两年 3 ~ 4 个月随访 1 次，3 ~ 5 年时每 6 个月 1 次，以后每年 1 次。
- 胸部 CT 平扫：最初两年 6 ~ 8 个月 1 次，随后 3 ~ 5 年胸部 X 光异常时检查。
- 腹部和骨盆 CT：Ⅰ ~ Ⅱ期 5 年内每年 1 次，Ⅲ ~ Ⅳ期前两年每 6 个月 1 次，第 3 ~ 5 年时每年 1 次。
- 其他
  - 如果放疗颈部，每 6 个月查 1 次血清 TSH。
  - 乳腺 X 线检查：如果 ≥ 30 岁开始接受膈肌以上部位放疗，从 40 岁起每年查 1 次。
  - 乳房 MRI：适用于 30 岁以前接受过膈肌以上部位放疗的患者。

表 21.4 精简的 WHO/REAL NHL 分类

B 细胞肿瘤

- 前 B 细胞肿瘤
- 外周 B 细胞肿瘤
  - B 细胞慢性淋巴细胞白血病 / 小淋巴细胞淋巴瘤
  - 套细胞淋巴瘤
  - 滤泡细胞淋巴瘤
  - 黏膜相关淋巴组织结外边缘区 B 细胞淋巴瘤（MALT）型
  - 毛细胞白血病
  - 浆细胞瘤 / 浆细胞骨髓瘤
  - 弥漫大 B- 细胞淋巴瘤
  - Burkitt 淋巴瘤

T 细胞及 NK 细胞肿瘤

- 前 T 细胞肿瘤
- 外周 T 细胞和 NK 细胞肿瘤
1. T 细胞慢性淋巴细胞白血病 / 幼稚淋巴细胞白血病
2. T 细胞颗粒淋巴细胞白血病
3. 蕈样肉芽肿 /Sézary 综合征
4. 无其他特征的外周 T 细胞淋巴瘤
5. 肠病型肠道 T 细胞淋巴瘤
6. 成人 T 细胞淋巴瘤 / 白血病（人类 T 淋巴瘤病毒 [HTLV]1+）
7. 间变大细胞型淋巴瘤

表 21.5 NHL 的细胞遗传学和生物学特征

淋巴瘤	细胞遗传学	基因
Burkitt	t（8；14）（q24q32）或 t（2；8）或 t（8；22）	c-MYC（8q24）免疫球蛋白（其他染色体）
滤泡细胞淋巴瘤	t（14：18）（q32；q21）	BCL-2（18q）Ig 重链（14q）
弥漫大 B 细胞淋巴瘤	t（14：18）（q32；q21）+ 其他，如 p53, p16, p15	
套细胞淋巴瘤	t（11；14）（q13；q32）	BCL-1 或 PRAD1（11q）Ig 重链（14q）
间变性淋巴瘤	t（2；5）（p23：q35）	TCR-ALK T 细胞受体

非霍奇金淋巴瘤

引言

非霍奇金淋巴瘤（non-Hodgkin's lymphoma, NHL）是一组淋巴系统恶性肿瘤，包含多个亚型，分别具有不同的临床表现和治疗策略。英国每年有 8 450 例新诊断病例，而美国每年有 65 980 例。NHL 发病中位年龄 65 岁，而侵袭性 B 细胞淋巴瘤在年轻患者的 NHL 中占主导地位。男女比例为 1.5：1。将近 2/3 的患者分属于两个特定亚型：弥漫大 B 细胞和滤泡细胞淋巴瘤。

病理

不同亚型淋巴瘤的组织细胞起源各不相同。

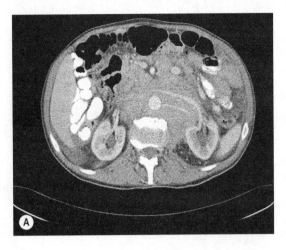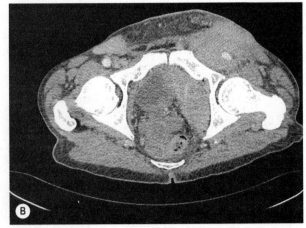

图 21.3

NHLCT 平扫。该图显示了腹主动脉旁淋巴结肿大（A）和髂腹股沟淋巴结肿大（B）

依照 WHO 对欧美淋巴瘤修正（revised European and American lymphoma，REAL）分类系统的修订，淋巴瘤大致分为 B 细胞、T 细胞、T/NK 和霍奇金淋巴瘤（表 21.4）。表 21.5 展示了 NHL 的细胞遗传学和分子特征。

临床特征

最常见的临床表现是无痛性淋巴结肿大。B 组症状特征（最近 6 个月内体重减少 > 10%，发热，盗汗）见于半数以上的患者，多见于分期较晚的患者。症状可归因于特定器官的受累，如呼吸困难可能是由于纵隔淋巴结转移或积液所致，而腹部症状和神经系统症状多因脊髓受压所致。

评价和分期

初步评估包括详细询问病史，全面临床检查和身体状态评估。血液检查包括外周涂片 FBC、血清生化、血清 LDH 和艾滋病毒及肝炎的血清学检测。

活检 - 确诊需要进行肿大淋巴结或大块组织切除活检。免疫组织化学和遗传分析对于确诊也十分重要。所有患者均需要进行骨髓穿刺活检。

影像学检查

颈部、胸部、腹部和盆腔 CT 扫描用于评估淋巴结病变和器官受累（图 21.3）。

其他检查

- 腰椎穿刺——脑脊液检查适用于具有神经系统症状以及鼻窦或睾丸受累的患者。
- 内镜检查取决于临床症状和淋巴瘤的类型。

分期

与霍奇金淋巴瘤分级相似。

预后因素

分期、年龄、LDH 和身体状态影响预后。滤泡细胞型淋巴瘤国际预后指数（follicular lymphoma international prognostic index，FLIP）评分用于缓慢进展淋巴瘤（专栏 21.5）。国际预后指数（international prognostic index，IPI）用于弥漫性大 B 淋巴瘤（专栏 21.6）。

专栏 21.5　滤泡细胞淋巴瘤的国际预后指数（IPI）

1. 年龄（≤ 60 岁 vs. > 60 岁）

2. 血清 LDH（正常 vs. 超高）

3. 分期（Ⅰ、Ⅱ期 vs. Ⅲ、Ⅳ期）

4. 血红蛋白水平（≥ 12 g/dL vs. < 12 g/dL）

5. 淋巴结区域数目（≤ 4 vs. > 4）

有 0 ~ 1 个危险因素的患者 10 年生存率为 85%。有 3 ~ 4 个危险因素 10 年生存率为 40%。

专栏 21.6　侵袭性 NHL（弥漫性大 B 细胞淋巴瘤）的国际预后指数（IPI）

1. 年龄（≤ 60 岁 vs. ＞ 60 岁）
2. 清 LDH（正常 vs. 超高）
3. 身体状态（0 或 1 vs. 2-4）
4. 分期（Ⅰ、Ⅱ期 vs. Ⅲ、Ⅳ期）
5. 结外受累（0 或 1 vs. 2-4）

具有两个以上危险因素患者的无复发生存率及总的 5 年生存率低于 50%。

表 21.6　NHL 化疗方案

- CHOP——环磷酰胺、阿霉素、长春新碱及泼尼松龙
- CVP——环磷酰胺、长春新碱及泼尼松龙
- ESHAP——依托泊甙、甲泼尼龙、阿糖胞苷及顺铂
- BEAM——卡氮芥、依托泊甙、阿糖胞苷及美法仑
- CODOX-M——环磷酰胺、长春新碱、多柔比星、阿糖胞苷、甲氨蝶呤

治疗

滤泡型淋巴瘤

滤泡型淋巴瘤约占所有淋巴瘤的 20%，其临床过程呈现多样性。中位发病年龄为 50 岁。大多数患者处于进展期，中位生存期从确诊之日起为 10 ~ 15 年。滤泡型淋巴瘤有可能自愈，40% 的患者会转变为侵袭性的病理类型。超过 90% 的滤泡型淋巴瘤存在凋亡抑制基因 bcl-2 的基因重排。

早期

只有大约 1/3 的滤泡型淋巴瘤患者处于 Ⅰ 和 Ⅱ 期，或局限 Ⅲ 期（5 个区域的淋巴结受累）。治疗选择包括进一步观察或放疗（专栏 21.2）。

进展期

对于表现为大包块的 Ⅱ、Ⅲ 及 Ⅳ 期患者，目前尚无最佳治疗方案可选。对于无症状的患者，早期化疗的作用尚不明确。因而进一步观察的策略适用于上述患者。备选方案包括应用抗 CD20 抗体（利妥昔单抗）、烷化剂或实验性治疗。全身治疗的适应证包括：

- 表现为大包块的病例
- 明显的肝、脾大
- 骨髓受累
- B 组症状
- 淋巴瘤转化型

常用的方案是单药苯丁酸氮芥或氟达拉滨单药应用。苯丁酸氮芥治疗有效率为 50% ~ 75%，但是不会发生完全缓解；然而氟达拉滨治疗的完全缓解率可达 15%。联合化疗（如 CVP 和 CHOP）（表 21.6）对总生存率无益。化疗联合利妥昔单抗的作用仍在研究中。老年患者可使用利妥昔单抗治疗或单药化疗。

复发

两项研究显示利妥昔单抗联合化疗（R-CHOP）可以延长无病生存期和总生存期。

高度恶性淋巴瘤

高度恶性的淋巴瘤亚型包括：

- 弥漫大 B 细胞淋巴瘤
- Burkitt 淋巴瘤
- 套细胞淋巴瘤
- 淋巴瘤 / 白血病（前 T/B 细胞淋巴瘤 / 白血病）
- 艾滋病相关瘤

弥漫性大 B 细胞淋巴瘤

弥漫性大 B 细胞淋巴瘤（diffuse-large B-cell lymphoma，DLBCL）占 NHL 的 30%，以淋巴结迅速肿大等侵袭性临床表现为特征，常伴有结外疾病。

对于早期无高危因素的患者（专栏 21.6），治疗选择 3 ~ 4 周期利妥昔单抗联合 CHOP

（R-CHOP）方案，后续以受累部位的放射治疗（每个功能区 1.75 ~ 3 Gy30 ~ 35 分割），或 6 ~ 8 周期 R-CHOP 方案。

早期伴不良因素的患者与晚期患者治疗方案相似。利妥昔单抗联合 CHOP 化疗可以显著增加年轻或老年患者的有效率、无病生存期和总生存期。利妥昔单抗可使伴有巨大包块的患者获益最大。有巨大包块或结外疾病的患者不能从增加局部放疗中获益。通过上述治疗，早期患者的 5 年生存率为 80% ~ 90%，晚期患者约为 50%。

对于弥漫性大 B 细胞淋巴瘤，中枢神经系统复发的风险因素包括颅骨受累、一个以上的结外表现（尤其是睾丸）、IPI > 1 以及骨髓浸润，因此需要考虑 CNS 的保护措施。

Burkitt 淋巴瘤

Burkitt 淋巴瘤是一类罕见（2% ~ 3%）的侵袭性 B 细胞 NHL，它有两种主要形式：在非洲观察到的与 EBV 相关的区域流行形式，以及高达 30% 的儿童淋巴瘤所表现的散发形式。区域流行形式的典型病例表现为下颚增大。而散发形式表现为病情迅速恶化，腹内扩散而且往往累及消化道（尤其是回盲部）、卵巢或肾。骨髓和中枢神经系统受累常见。由于 100% 细胞更新，这些患者具有发生肿瘤溶解综合征的高风险。患者生存率为 30% ~ 70%，而且强化治疗的实施使其进一步提高。低风险人群包括那些低 LDH 和完全切除了腹部病变或者单发病灶患者，其他患者都被认为是高风险病例。

进行强化的多药联合化疗（如 CODOX-M）需要同时预防肿瘤溶解综合征的发生。目前尚无临床证据支持采用大剂量化疗联合骨髓移植作为一线治疗方案。中枢神经系统通常受累，因此对于所有患者进行 CNS 并发症预防至关重要。

复发病例需要进一步行强化治疗，合适的年轻患者可考虑行自体或异体干细胞移植治疗。

套细胞淋巴瘤

套细胞淋巴瘤（MCL）占 NHL 比例不到 4%。中位发病年龄为 62 岁。通常累及骨髓和（或）脾表现为进展期病变。总的长期生存率比较低，不足 20%。但是目前中位生存期得到了

明显提高，已由 2.7 年增加至 4.8 年。

目前 MCL 尚无最佳的初始治疗方案。常用的一线化疗为 CHOP 方案。其他的一线治疗包括含有氟达拉滨的方案、克拉屈滨单药以及大剂量甲氨蝶呤联合阿糖胞苷化疗。初始治疗病情缓解后联合自体造血干细胞移植可改善年轻患者的无病生存。对于老年患者，利妥昔单抗维持治疗是一个合适的选择。对于复发患者，包含氟达拉滨的方案、苯达莫司汀和硼替佐米似乎都有效。异体造血干细胞移植可能是一种治愈性的治疗手段，目前尚处于探索性治疗阶段，其中位生存期为 4 ~ 6 年。

原发性结外 NHL

原发性结外 NHL 是一种以结外肿瘤为主要表现的淋巴瘤，大约占 NHL 的 25% ~ 30%。

组织学上，将近 50% 的结外淋巴瘤是弥漫性大 B 细胞淋巴瘤。最常见的亚型发生于睾丸、脑、骨、甲状腺和鼻窦。

其余绝大多数亚型起源于黏膜相关淋巴组织（mucosa-associated lymphoid tissue，MALT），占 NHL 的 5% ~ 10%。最常见的受累区域为胃、小肠、眼眶、唾液腺和肺。

原发性中枢神经系统淋巴瘤

原发性中枢神经系统淋巴瘤在有免疫能力的患者中发病的中位年龄为 60 岁，而在 HIV 患者中发病的中位年龄为 30 岁。

原发性中枢神经系统淋巴瘤通常表现为快速进展过程。全身性的播散罕见。CT（图 21.4）及 MRI 显像发现特异性表现后需要即刻行定位活检。原发性中枢神经系统淋巴瘤的治疗在第 16 章已讨论过。

HIV 相关原发性中枢神经系统淋巴瘤的预后通常比较差，预后与 CD4+ 细胞计数相关。CD4+ 细胞计数 > 200/μl 的患者能获得长期缓解，CD4+ 细胞计数 < 200/μl 的患者对化疗无效，而这些患者可能对积极的抗逆转录病毒治疗有效。

骨淋巴瘤

大多数骨淋巴瘤源于进展期淋巴瘤的转移，而原发性骨淋巴瘤十分罕见。其主要症状是局部

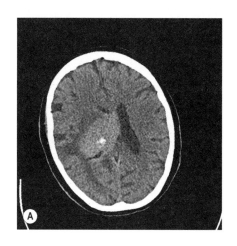
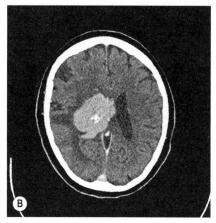

图 21.4
原发性中枢神经系统淋巴瘤 CT 平扫。非对比增强扫描显示脑室周高密度病变（A），在应用对比剂后呈均匀强化（B）

骨痛。DLBCL 是最常见的组织学诊断。

　　骨淋巴瘤发病的中位年龄为 63 岁。10 年生存率大约为 41%。3 种预后分组（年龄 < 60 岁及 IPI1 ~ 3 级，年龄 ≥ 60 岁及 IPI0 ~ 3 级，以及年龄 ≥ 60 岁及 IPI4 ~ 5 级）的 5 年总体生存率有显著差异，分别为 90%、61% 和 25%。治疗包括利妥昔单抗联合 CHOP 方案同时联合或不联合放疗。根治性外科手术并不能改善预后。

睾丸淋巴瘤

　　原发性睾丸淋巴瘤占 NHL 的 1% ~ 2%，是 60 岁以上老年男性最常见的睾丸恶性肿瘤，典型表现为一侧无痛性阴囊隆起。DLBCL 是最常见的组织学类型，通常睾丸切除后性病理检查确诊。大约 80% 的患者为 I ~ II 期患者。低 IPI、无 B 组症状、蒽环类药物使用以及双侧阴囊预防性放疗与患者长期生存显著相关。因为睾丸所处位置比较隐秘，单独全身化疗对于防止对侧睾丸淋巴瘤复发效果欠佳。治疗包括持续 6 ~ 8 周期的 R-CHOP 化疗，以及后续进行对侧睾丸的预防性放疗。尽管尚缺乏具有说服力的临床数据支持，但是可以考虑预防性鞘内注射治疗。预防性鞘内注射治疗 3 年总生存率为 86%，3 年无病生存率为 77%。

皮肤 NHL

　　原发的皮肤性淋巴瘤与全身性淋巴瘤的区别在于它们的临床症状和预后不同。原发性皮肤淋巴瘤通常分为惰性淋巴瘤和侵袭性淋巴瘤。大约 75% 的原发性皮肤淋巴瘤为 T 细胞淋巴瘤，包括蕈样肉芽肿（mycosis fungoides，MF）和 Sezary 综合征（Sezary syndrome，SS）。其余 25% 原发性皮肤淋巴瘤为 B 细胞淋巴瘤。

临床特征

　　蕈样肉芽肿的典型表现为通常不受阳光照射部位的红斑、斑块以及肿瘤（图 21.5）。大多数患者出现多处病损，甚至发生溃疡。疾病进程为惰性。

　　蕈样肉芽肿的皮肤损害分为 4 类：斑、丘疹和（或）斑块累及 < 10% 体表（T1），或累及 > 10% 以上体表（T2），皮肤肿瘤 > 1 cm（T3），红斑累及 80% 以上体表（T4）。T1 的预后最好，而 T2 的总的中位生存期亦在 10 年以上。

　　红斑性蕈样肉芽肿患者的中位生存期为 5 年，而合并内脏受累的患者生存率比较差，中位

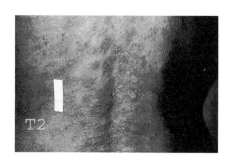

图 21.5
皮肤淋巴瘤。选自 Darell Rigel：皮肤肿瘤（Saunders），已获授权（见书后彩图）

生存期只有 1 ~ 2 年。

Sezary 综合征是一种红斑性皮肤 T 细胞淋巴瘤，患者外周血可见肿瘤性 T 淋巴细胞，后期可出现蕈样肉芽肿。Sezary 综合征的临床表现具有侵袭性特征。

原发性皮肤边缘区域 B 细胞淋巴瘤和原发性皮肤滤泡中心 B 细胞淋巴瘤通常表现为惰性特征。

皮肤淋巴瘤有自愈可能。原发性皮肤滤泡中心 B 细胞淋巴瘤通常表现为头部和躯干孤立的或成片的斑块和肿瘤。患者 5 年生存率高，超过 95%。

相反，原发性皮肤弥漫大 B 细胞淋巴瘤如腿受累型，临床行为具有侵袭性而且通常见于老年患者。其特征表现腿部出现孤立的或多发的红色结节，而在其他部位出现类似病损十分罕见。皮肤复发和皮外扩散都很常见。患者 5 年生存率仅为 50%，与其他两种类型相比预后明显较差。

皮肤 T 细胞淋巴瘤的治疗

早期 MF 可以选择氮芥或贝沙罗汀、表浅放疗或光疗法（PUVA）进行局部治疗。

病情进展的患者需要全身性治疗。全身皮肤电子束疗法（total skin electron beam therapy, TSEBT）适用于肿瘤斑块浸润较深且全身皮肤泛发的患者。治疗完全缓解率超过 80% 但是长期预后无变化。TSEBT 后需要氮芥或 PUVA 辅助治疗。

口服维甲酸类药物贝沙罗汀进行全身治疗的有效率达 50%。MF 和 SS 对化疗相对不敏感。最常用联合化疗方案包括环磷酰胺、长春新碱、泼尼松（CVP）加或不加表阿霉素。研究显示大剂量化疗联合自体造血干细胞移植治疗能够使大多数进展期患者的有效率提高，然而这种效果是短期的。异体干细胞移植能使无病生存期提高至 3 年以上。

皮肤 B 细胞淋巴瘤的治疗

由于原发性皮肤边缘区以及滤泡中心 B 细胞淋巴瘤的临床病程具有惰性而且预后良好，因此对于大多数患者而言进一步观察通常是最好的选择。对于仅有局部皮肤受累的患者，局部切除和放疗（20 ~ 36 Gy）可作为一线治疗选择。皮肤复发的患者可以选择使用初始治疗方案，这并不会导致预后不良。

大面积皮肤受累的患者可以选择利妥昔单抗治疗。口服苯丁酸氮芥是欧洲常用的治疗方案。除非患者出现皮肤外病变，否则这种类型的皮肤淋巴瘤很少使用联合化疗方案。

干细胞移植在侵袭性淋巴瘤治疗中的作用

经一线治疗治愈后复发的侵袭性淋巴瘤青年患者，可以选择自体干细胞移植作为标准治疗。而对于使用过利妥昔单抗一线治疗后复发的患者，自体干细胞移植的作用还不能确定。

异体干细胞移植在侵袭性淋巴瘤患者治疗上的作用仍然存在争议。

最新进展

FDG-PET 成像已经应用于淋巴瘤，其对于判断病变范围及指导治疗具有重要作用，如 FDG-PET 成像显示治疗前的代谢活跃区在治疗后变得不活跃，则可以停止治疗。

一些新的单克隆抗体正在研究中，这些治疗性抗体包括 Atumumab（一种人源单克隆 IgG1 抗体，靶点为小环形的 CD20 抗原表位）和 Epratuzumab（CD22 抗体）。放射免疫治疗（radioimmunotherapy，RIT）是一种新的有效治疗方法，它结合了单克隆抗体的肿瘤细胞靶向性和放射治疗的细胞毒作用（通过在抗体上连接放射性同位素）。目前正在研究的放射性免疫治疗抗体主要有 ^{90}Y-ibritumomab tiuxetan 和 ^{131}I-tositumumab。其他在研究中的药物还有硼替佐咪（30% ~ 40% 的有效率）和雷利度胺。

NHL 随访

随访的目的是监测早期复发及潜在的长期不良反应。通常的随访安排为：第 1 年每 3 个月 1 次，第 2 年每 4 个月 1 次，第 3 年每 6 个月 1 次，之后每年 1 次至第 10 年，然后周而复始。每次随访都要详细询问病史、查体及进行常规血液检查包括 LDH 和 ESR。患者出现胸部病变时需要行胸部 X 线检查。进一步的检查根据新出现的症状、体征以及其他异常的实验结果而定。

急性白血病

引言

急性淋巴细胞白血病（acute lymphoblastic leukaemia，ALL）有两个高发期：15 ~ 25 岁及 75 岁以上。在英国，每年有 200 人发病，男女发病比例基本相同。急性髓细胞白血病（acute myeloid leukaemia，AML）发病率明显高于急性淋巴细胞白血病，平均发病年龄为 65 岁。在英国，每年约有 2000 人患此类疾病。

病因

虽然一些遗传综合征及其他一些因素可能会诱发急性白血病，但大多数急性白血病为散发并无明确原因。

- 遗传综合征
  - 唐纳综合征
  - 范可尼贫血
  - 神经纤维瘤
- 化学因素
  - 苯
  - 杀虫剂、农药
- 既往接受化疗（AML）：
  - 烷化剂
  - 拓扑异构酶 II 抑制剂

病理

AML 和 ALL 的特征是患者外周血可见原始细胞。骨髓细胞形态学检查及免疫分型可以明确诊断。髓系及淋巴系原始细胞的特征是：很高的核质比以及明显的核仁。Auer 小体是 AML 的典型特征（图 21.6）。

FAB（法、美、英协作组）分类将 ALL 分为 3 种类型：L1（30%）、L2（60%）以及 L3（10%）。但是最新的 WHO 分类主要以免疫表型及细胞遗传学特征作为分类依据。依据免疫表型 ALL 分

为 B 细胞型（75%）及 T 细胞型（25%）。

FAB 分类将 AML 分为 8 种亚型：M0 未分化型（3%）、M1 低分化型（15% ~ 20%）、M2 分化型（25% ~ 30%）、M3 早幼粒型（5% ~ 10%）、M4 粒单核细胞型（20%）、M5 单核细胞型（2% ~ 9%）、M6 红白血病（3% ~ 5%）、M7 巨核细胞型（3% ~ 12%）。最新 WHO 分类根据免疫表型及细胞遗传学特征将 AML 分为：

- AML 伴重现性细胞遗传学异常
- AML 伴多系造血异常
- AML 和 MDS，治疗相关型
- AML 未明确分类型

临床特征

大多数患者以骨髓功能衰竭为特征，可发生贫血、粒细胞缺乏及血小板减少，临床表现为乏力、苍白、发热及皮疹、皮肤瘀斑及出血倾向。ALL 可引起体重下降、骨痛、中枢神经系统症状及髓外浸润（50%）表现，如淋巴结肿大、脾大或纵隔包块。AML 可伴有牙龈浸润（M4/M5）及 DIC（M3）。少部分患者发生白血球过多症（WBC > 100×10^9/L），表现出呼吸困难及中枢神经系统症状。

临床体征有淋巴结肿大、出血倾向、牙龈肿胀、肝脾大、胸骨压痛及纵隔包块。

诊断

血液检查包括 FBC、外周血涂片细胞遗传学及免疫组化检查。急性白血病的确诊及分型有赖于骨髓检查。

预后因素和危险分层

AML 和 ALL 最重要的预后因素为临床表型、核型、年龄及初治有效率。

ALL

临床特征（年龄 > 50 岁，WBC 计数）、免

疫分型（前体 B、早 T、成熟 T）、细胞遗传学及分子生物学特征 [t（9；22），t（4；11）]、治疗有效率 [最终有效率、微小残留病灶（MRD）阳性] 为判断 ALL 预后的重要指标。根据有无上述危险因素将 ALL 分为标危 ALL（无任何危险因素）及高危 ALL（有一个及多个危险因素）。费城染色体阳性（Ph+）ALL[t（9；22）/BCR-ABL] 单用化疗的复发率高而且总生存率不足10%。费城染色体阳性（Ph+）ALL 适合应用口服酪氨酸激酶抑制剂（如伊马替尼）治疗。

AML

依据细胞遗传学特征对 AML 进行预后分组：

- 预后较好组：核结合因子（core binding factor，CBF）白血病 [inv（16），t（16；16），或 t（8；21）]，以及 t（15；17）。本组患者占 10%，大部分患者年龄小于60 岁。强化治疗的生存率大约 60%。
- 预后较差组：单倍体、5 和（或）7 号染色体缺失，3 号染色体异常。本组患者占30% ~ 40%，平均发病年龄 > 50 ~ 60岁，既往患有血液系统疾病或为治疗相关性 AML。生存率大约 20%。
- 中等预后组：通常伴有正常染色体核型。本组患者占 50% ~ 60%，预后介于上述两组之间。

治疗

急性白血病治疗原则是通过诱导化疗及后续巩固强化治疗达到细胞形态完全恢复（骨髓中原始细胞 < 5%）。ALL 的治疗包括中枢神经系统导向治疗以及维持治疗（维持 2 年）。对于高危 ALL，早期异体干细胞移植治疗的有效性逐渐被认可。

ALL

目前的治疗可使 ALL 患者的长期生存率达到 30% ~ 40%。初始化疗使用长春新碱、皮质

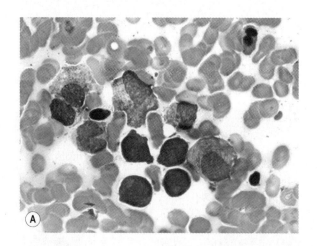

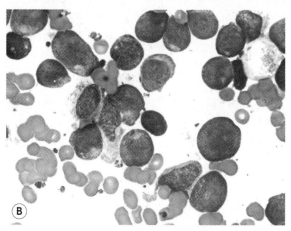

图 21.6

AML M3 前髓细胞中多发 / 成簇奥氏小体（A），AML 原始细胞中奥氏小体（B）（见书后彩图）

激素及柔红霉素。该方案完全缓解率（complete remission，CR）为 80% ~ 90%（CR 指骨髓中原始细胞 < 5%，髓外病灶消失）。一旦获得CR，可给予巩固强化治疗。对于费城染色体阳性（Ph+）患者，同时口服伊马替尼（一种酪氨酸激酶抑制剂）能够改善生存。对于不行骨髓移植的 CNS 白血病患者，需要给予鞘内注射 MTX 联合大剂量 MTX 全身化疗，同时给或不给予头部放射治疗。

对于 ALL，强化巩固治疗后，需要维持治疗 1.5 ~ 2 年。不进行维持治疗的无病生存期（DFS）很短。标准维持治疗为每天口服 6-MP或每周口服 MTX，同时可每月给予长春新碱和皮质激素治疗。维持治疗期间，鞘内治疗间隔时间可延长。成熟 B 细胞 ALL 不需要维持治疗。对于 T 细胞 ALL，维持治疗的益处还有待进一

步探讨。

造血干细胞移植

对于伴有 Ph+ 和高危 ALL 患者，一般建议行异体造血干细胞移植，治疗后患者生存率可达 50%。对于年龄小于 45 岁的患者，如能找到 HLA 配型相合供者，可考虑异体造血干细胞移植。

挽救治疗

挽救治疗的结果还不能让人满意。CR 率波动在 10% ~ 50%，并且长期 DFS 也较差。有多种联合化疗方案可选择，但联合化疗方案劣于干细胞移植（SCT）。SCT 优于挽救治疗，后者的长期无病生存率为 20% ~ 40%。但只有 30% ~ 40% 能获得第二次完全缓解的患者适合行 SCT，并且不到 50% 的患者在疾病复发前有机会进行 SCT。

AML

诱导治疗

70% ~ 90% 患者在接受两个周期诱导化疗（包含阿糖胞苷及蒽环类药物，主要为伊达比星）后达到 CR。CR 是指骨髓中原始细胞 < 5%，并且细胞中无 Auer 小体，外周血细胞恢复正常。

巩固强化治疗

对于伴有有利细胞遗传学特征患者，可给予包含有阿糖胞苷、蒽环类药物及依托泊甙药物的强化方案治疗 2 个周期。对于伴有不利细胞遗传学特征或中间类型，如患者年龄小于 40 岁且有 HLA 配型相合供者，可考虑行异体造血干细胞移植。目前，强化治疗后的维持治疗尚不确定，因此不做推荐。

对于那些难治性 AML 的青年患者，SCT 可能会改善生存率。如两次诱导化疗后仍不能得到完全缓解，可考虑行 SCT。

对于通过挽救治疗得到二次 CR 的复发患者，SCT 仍为有效治疗方案。

急性早幼粒细胞白血病

急性早幼粒细胞白血病 acute promyelaytic leukaemia，（APML）是一类易发生弥散性血管内凝血（DIC）的白血病。如患者发生 DIC，需积极给予支持治疗（输血浆、血小板及凝血酶原复合物等）及全反式维甲酸（all-trans retinoic acid，ATRA）治疗以纠正凝血障碍。ATRA 可诱导早幼粒细胞分化。此外，含有伊达比星的化疗方案可使白血病复发风险明显下降（DFS > 80%）。对于获得 CR 的患者，需要给予含有蒽环类药物的化疗方案巩固治疗 2 个周期。ATRA 综合征是常见的毒性反应，通常表现为发热以及由于药物外渗引起的水肿、呼吸困难、胸腔积液及低血压。大剂量甲强龙及地塞米松可明显改善上述症状。

对于获得 CR 后复发的患者，应用三氧化二砷二次 CR 率可达 80%。有研究表明伴 t（8；21）及 inv（10）的 APML 患者，二次 CR 后给予自体造血干细胞移植可明显提高 DFS 率。

新药

对于 ALL 尤其微小残留病（MRD）患者，单克隆抗体是非常不错的治疗选择。目前，正在进行研究的药物有利妥昔单抗（抗 CD20 抗体）及阿仑珠单抗抗体（抗 CD52 抗体）。

对于 AML，目前在研的新药包括 AML 细胞膜靶向结合药物如 Mylotarg（吉妥珠单抗，奥加米星），这些药物能够抑制多药耐药（multidrug-resistant，MDR）蛋白（PSC-833，Zosuquidar）。

慢性粒细胞白血病

慢性粒细胞白血病（chronic myeloid leukaemia，CML）占白血病的 20%。发病中位年龄为 55 岁。男性较女性容易发病（男女发病比例 1.3：1）。在英国，每年有约 750 人患 CML。接触放射线照射是唯一明确的危险因素。

细胞遗传学

大约 90% ~ 95% 的 CML 患者存在染色体易位，表现为 22 号染色体短臂（22q– 称为费城 [Ph] 染色体）与 9 号染色体长臂（9q+）。染色体易位形成 BCR-ABL1 融合基因，表达产生的融合癌蛋白可以使酪氨酸激酶功能下调，这可能是导致 CML 发病的基本机制。

存在 BCR-ABL 重排但 Ph 染色体阴性的 CML 患者其临床过程与 Ph+CML 患者基本相同。不存在 BCR-ABL 重排及 Ph 染色体阴性的 CML 称为不典型 CML，其治疗方案与典型 CML 不同。

自然病程

CML 病程分为以下三期：

- 慢性期（chronic phase，CP）：90% 的患者处于本期。如不行治疗，中位生存期 3 ~ 4 年。
- 加速期（accelerated phase，AP）：特征表现为原始细胞增多及脏器肿大。中位生存期 1 ~ 2 年，大多数患者 4 ~ 6 个月后进展为急变期。
- 急变期（blast phase，BP）：外周血或骨髓中原始 + 幼稚细胞 > 20%。其中，20% ~ 30% 为急淋变，50% 为急粒变，25% 为未分化型。中位生存期 3 ~ 6 个月。

AP/BP 期是疾病的进展期。

临床特征

50% 的患者无明显临床症状，多因外周血白细胞异常而确诊。其余 50% 患者可有非特异性表现，如体重下降、多汗、脾大导致的自发性出血及疼痛、血黏度增加等。一些高血尿酸患者出现痛风样关节炎。疾病进展期可出现全身恶病质、发热、骨髓衰竭及骨痛。

实验室检查

全血细胞计数（FBC）和外周血涂片

- CP 期：外周血 WBC 计数达（20 ~ 30）× 10^9/L。外周血涂片见中、晚幼粒细胞。
- AP 期：白细胞计数升高，贫血，血小板增多或减少。
- BP 期：外周血中可见原始或原始 + 早幼粒细胞。

骨髓

骨髓像表现为增生过度活跃，伴有脂肪区缺失。Ph 染色体可用染色体核型分析或 FISH 法检测。实时定量聚合酶链反应（RQ-PCR）方法可用来检测 BCR-ABL 融合基因。

治疗

慢性期

初治治疗使用酪氨酸激酶抑制剂伊马替尼（400 mg，每日 1 次）。其 5 年无病生存率 83%，总生存率 89%，累积完全遗传学有效率（complete cytogenetic response，CCyR）87%。建议采用无限定的治疗方案。通过 RQ–PCR 检测 BCR-ABL 的表达有助于对患者的治疗效果进行评估。如初始治疗效果不理想或无效，可增加伊马替尼剂量（600 ~ 800 mg，每日 1 次）或给予二代酪氨酸激酶抑制剂达沙替尼治疗（70 mg，每日 2 次）。

如酪氨酸激酶抑制剂治疗无效，可以考虑行异体造血干细胞移植。对于年龄小于 60 岁、同时有 HLA 相同的同胞兄弟姐妹或 HLA 配型相合的无亲缘关系供者，均可进行异体造血干细胞移植。

加速期

对于初诊的加速期患者，可给予伊马替尼 660 ~ 800 mg 每日 1 次治疗。加速期患者的中位生存期仅为 7.5 个月。因此，一旦有配型相合的供者，即应着手进行异体造血干细胞移植治疗。既往曾接受伊马替尼治疗的患者应该选择达沙替尼治疗或异体造血干细胞移植。

慢性淋巴细胞白血病

在西方国家，慢性淋巴细胞白血病（chronic lymphocytic leukaemia，CLL）是最常见的白血病，其发病率为30%。中位发病年龄为70岁。男女发病比例为2∶1。病因不明。没有特定的危险因素。

临床特征

50% ~ 70%的患者隐性起病，无明显临床症状。最常见的临床表现为无痛性全身淋巴结肿大。此外可表现为体重下降、盗汗、乏力及骨髓衰竭。自身免疫相关并发症主要表现为溶血性贫血和免疫性血小板减少症。同时，由于免疫球蛋白水平低下患者往往容易并发感染。

10%病例可发展为更具侵袭性的肿瘤，其中以弥漫大B细胞淋巴瘤即Richter综合征最为常见。

诊断

CLL是单克隆CD5+B淋巴细胞异常增殖的一类疾病，其诊断标准如下：

- 淋巴细胞增多> 5×10^9/L。
- 细胞形态：淋巴细胞体积小至中等，核染色质凝集，胞质少，核仁缺失。
- 免疫表型：SmIg（弱阳性），CD5$^+$，CD19$^+$，CD20（弱阳性）and CD23$^+$。

需要进行直接Coombs试验及免疫球蛋白的检测。骨髓检查有助于确定骨髓受累的范围及形式并有助于评估治疗反应。

分期

现有两种分期方法，其依据包括病变范围及骨髓功能状况，中位生存期与分期有关（表21.7）。

治疗

大多数患者仅仅需要动态观察。治疗指征为

出现下列表现之一：

- 进行性骨髓衰竭。
- 肿大淋巴结大于10 cm或进行性淋巴结肿大。
- 肿大淋巴大于6 cm或进行性脾大。
- 淋巴细胞急剧增加（倍增时间小于6个月，或2个月内增加超过50%）。
- 全身症状：
  - 6个月内体重下降大于10%。
  - 体温高于38 ℃，并超过2周。
  - 极度疲乏或盗汗。
- 自身免疫性血细胞减少。

治疗方案为苯丁酸氮芥、氟达拉宾联合环磷酰胺，如氟达拉宾治疗无效或治疗后复发可加用阿仑珠单抗。大多数患者在初始治疗后可动态观察。此外，单克隆抗体治疗及造血干细胞移植的作用也在研究之中。

挽救治疗方案的选择取决于一线治疗方案及复发时的患者病情。缓解期超过12个月的患者对原方案治疗有效，然而再次缓解时间较短。苯丁酸氮芥治疗无效的患者可给予氟达拉宾治疗或二药联合化疗。使用氟达拉滨方案后可选择阿仑单抗、CHOP方案及异体造血干细胞移植治疗。

Richter转化型需要进行CHOP方案治疗，有效率仅为40%，而且预后较差，生存时间低于6个月。

支持治疗

对于发生反复感染的低丙种球蛋白血症患者，可定期静脉输注免疫球蛋白（400 mg/kg，3 ~ 4次/周）。接受嘌呤类药物及阿仑单抗（campath）强化治疗的患者需要预防卡氏肺孢子感染。所有患者需要每年接种一次流感疫苗。

对于脾功能亢进或巨脾的患者可行脾切除术。

新药

Oblimersen钠是一种Bcl-2反义引物分子，Bcl-2蛋白在CLL细胞中高表达且具有抗凋亡作用。Oblimersen钠联合氟达拉宾及环磷酰胺可提

表 21.7　CLL 分期与预后

危险分组	Binet 分期		Rai 分期		中位生存期（年）
低位	A	0 ~ 2 个部位受累 *	0	淋巴细胞增生	> 10
中危	B	≥ 3 个部位受累	I	淋巴结肿大	5 ~ 7
			II	脾和（或）肝大	
高危	C	Hb < 10 g/dL 或血小板 <100 × 10⁹/L	III	Hb < 11g/dL	< 3 ~ 4
			IV	血小板 < 100 × 10⁹/L	

*受累部位包括：肝、脾或腹股沟（单侧或双侧）、腋窝及颈部淋巴结。

高 CLL 患者完全缓解率。此外，血管生成抑制剂雷利度胺及细胞周期蛋白依赖激酶抑制剂夫拉平度对 CLL 也一定疗效。

毛细胞白血病

毛细胞白血病（hairy cell leakaemia，HCL）占淋巴细胞白血病的 2%。发病中位年龄为 55 岁，并且以男性发病为主。致病原因尚不明确。

1/4 的患者无明显临床症状，多因偶然发现脾大或血细胞减少就诊。1/4 的患者表现为脾大引起的腹部不适。1/4 的患者表现为无明显诱因的乏力、体重下降及发热。其余 1/4 的患者表现为出血及反复感染。

外周血涂片显示血细胞减少，并可见到毛细胞。毛细胞特征为：体积较大，约为正常淋巴细胞的 2 倍，伴胞质突出，细胞核呈椭圆型（图21.7）。骨髓活检对于该病的确诊非常重要，特征表现为间质性或局灶性肿瘤浸润。免疫表型分析可区分 HCL 及其他类型的 B 细胞白血病。

大多数患者无明显临床症状，直到全血细胞减少或出现全身症状后才能确诊。主要治疗药物为核苷类药物如喷司他丁和克拉屈宾，其完全缓解率＞80%，10 年总生存率可达 95% ~ 100%。核苷类药物可导致淋巴细胞减少。因此，存在全细胞减少的患者可联合 G-CSF 支持治疗，或先行干扰素 α 治疗 2 个月后再应用核苷类药物治疗。

对于骨髓轻中度受累或巨脾患者，可以先行脾切除后续应用嘌呤类似物治疗直至疾病进展。

对 70% 的复发患者喷司他丁或克拉屈宾治疗有效。核苷类药物治疗无效患者可考虑利妥昔单抗治疗。

骨髓增生异常综合征

骨髓增生异常综合征（myelodysplastic syndrome，MDS）是一类源于造血干细胞的克隆异质性疾病，以骨髓单系或多系异常增生或无效造血为特征。虽然骨髓增生活跃并产生大量细胞，但是所产生细胞多为不成熟细胞且在进入外周血循环前被破坏，因而临床表现为全血细胞减少。发病中位年龄为 70 岁，90% 的患者年龄大于 50 岁。

MDS 分型：

- RA 难治性贫血
- RAS 难治性贫血伴环状铁幼粒细胞增多
- RAEB 难治性贫血伴原始细胞增多
- RAEB-T 难治性贫血伴原始细胞转化型增多
- CMML 慢性粒单核细胞白血病

绝大多数 MDS 为原发性 MDS。由于化疗 / 放疗，继发性 MDS/AML 的发生率在增加。放疗及烷化剂相关性 MDS 一般发生于治疗后 5 ~ 6 年，而拓扑异构酶 II 抑制剂（如依托泊苷、替尼泊苷）相关性 MDS 发病的中位时间为治疗暴露后 33 ~ 34 个月。

主要临床表现为全血细胞减少。诊断依据包括骨髓活检及铁染色、细胞遗传学分析、EPO 分泌水平及铁离子检测等。国际预后评估系统（IPSS）根据骨髓原始细胞比例、特异的细胞遗传异常及血细胞减少 3 个方面将 MDS 分为与总

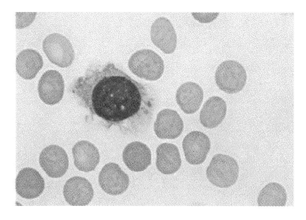

图 21.7

外周血涂片显示特征性的毛细胞。选自 Mey U，Strehl J et al. Advances in the treatment of hairy cell leukaemia，Lancet Oncology 2003；4：86-94.（见书后彩图）

生存率以及 AML 演变相关 4 个不同风险类型。MDS 的治疗较为复杂，治疗方案因 MDS 亚型、IPSS、身体状态及并发症的不同而各异。通常情况可先给予支持治疗，后续进行化疗或造血干细胞移植。中位生存期依据 IPSS 评分情况从几个月到数年不等。

孤立性浆细胞瘤

孤立性浆细胞瘤（solitary plasmacytoma，SP）占骨髓瘤的十分之一，可原发于骨（孤立性骨浆细胞瘤，solitary bone plasmacytoma，SBP）或髓外组织（孤立性髓外浆细胞瘤，solitary extramedullary plasmacytoma，SEP）。SBP 一般发生于脊柱、肋骨、股骨、肱骨及颅骨，SEP 通常发生于上呼吸道（80%）。50% 以上的孤立性浆细胞瘤患者可发展为骨髓瘤。男性发病率高于女性，发病中位年龄比多发性骨髓瘤小 10 岁。

临床特征

疼痛是 SBP 的主要临床表现。脊柱的浆细胞瘤可出现脊髓压迫症状。SEP 的临床症状因病变部位不同而不同。

诊断

诊断方法同骨髓瘤。确定 SP 诊断需要首先

排除骨髓瘤。所有患者应该行脊柱及骨盆的 MRI 检查，因为 1/3 患者的骨损害较为隐匿，在骨科查体往往被遗漏（图 21.8）。24% ~ 72% 的患者同时伴有单克隆丙种球蛋白病，其为重要预后指标。

治疗

SBP 和 SEP 均可采用局部放射治疗（专栏 21.7）。对于没有结构不稳定或神经压迫的 SBP 患者不需要外科手术治疗。需要手术的患者术后应行辅助放疗。目前还没有临床证据支持术后辅助化疗，但病情进展高危患者（如肿瘤＞ 5 cm）可考虑辅助化疗。

发生于头颈部的 SEP 不宜采用外科手术治疗，而其他部位的 SEP 可考虑行外科手术治疗。如病灶完全切除可不行局部放射治疗，但对于病灶不能完全切除需要局部放射治疗。对于肿块＞ 5 cm 或高分级肿瘤患者应考虑辅助化疗。

预后因素

血清 M 蛋白水平升高及游离轻链浓度异常是孤立性浆细胞瘤进展为骨髓瘤的危险因素。放疗后血清或尿中 M 蛋白持续存在的患者 10 年无瘤生存率为 29%，而 M 蛋白消失的患者 10 年无瘤生存率为 91%。其他与孤立性浆细胞瘤进展为骨髓瘤相关的危险因素包括负重骨受累、病变＞ 5 cm 及高龄。

生存预后

总的 10 年生存率大于 50%，SBP 的无病生存率（DFS）为 25% ~ 50%。SEP 的 10 年 DFS 为 70% ~ 80% 并且远处复发率低于 SBP。SBP 进展为骨髓瘤的中位时间为 2 ~ 4 年，总生存时间为 7.5 ~ 12 年。

骨髓瘤

引言

骨髓瘤占恶性肿瘤的 1% ~ 2% 及血液系统

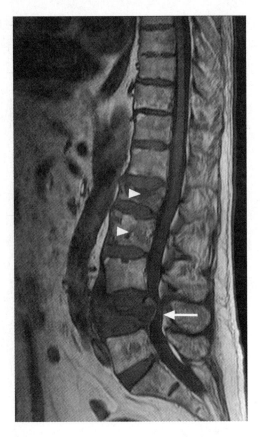

图 21.8

一 69 岁马尾受压综合征男性患者的腰骶椎 MRI 扫描图，可见 L4 受压（箭号）。L4 骨活检提示浆细胞瘤，MRI 扫描 L1 及 L2 同时受累（箭头）提示为骨髓瘤

肿瘤的 10%。在英国，每年约有 4000 人发病。发病中位年龄为 70 岁，男性发病率高于女性。骨髓瘤发病原因尚不明确。

　　骨髓瘤是浆细胞克隆增生性疾病。98% 的患者有异常免疫球蛋白分泌，其中 60% 为 IgG 型，20% 为 IgA 型，20% 为轻链型，9% 为 IgD 型，IgE 型及 IgM 型较为少见。2% 的患者为不分泌型。

临床特征

　　骨髓瘤的主要临床表现为乏力及骨痛。疼痛因骨受累、病理性骨折及神经压迫所致。此外还可表现为贫血、肾衰竭（20% ~ 30%）、高钙血症及感染。

实验室检查及诊断

　　对于怀疑骨髓瘤的患者，初步检查包括

专栏 21.7　孤立性浆细胞瘤的治疗

临床治疗靶区

- 孤立性骨浆细胞瘤（SBP）：
- MRI 成像可见的肿瘤，手术切除范围应超过肿瘤边缘 2 cm。
- 病变发生在长骨，不必切除整个受累长骨。
- 脊椎受累，治疗包括受累椎体及受累椎体上下各一个椎体。
- 孤立髓外浆细胞瘤（SEP）：
- 手术切除范围应超过肿瘤边缘 2 cm。
- 如颈部淋巴结受累，治疗范围应包括颈部淋巴结区域。
- Waldeyer's 环受累，治疗范围应包括宫颈周围淋巴结。

剂量

- 病变 < 5 cm 总剂量 40 Gy20 分割
- 病变 > 5 cm 总剂量 50 Gy25 分割

病情监测及后续治疗

- 密切观察 6 个月，随后可延长复查时间
- 放疗效果差的患者可按骨髓瘤的方案治疗

MRI 显示多部位受累的 SBP 患者

- 按骨髓瘤治疗
- 先给予局部放疗，密切监测病情变化，确定进展为骨髓瘤时再给予进一步治疗。

FBC、ESR、血常规、生化（包括白蛋白、钙及尿酸）、血清及浓缩尿蛋白电泳。

　　进一步检查包括血清及尿免疫固定以明确诊断及分型。对于重链型骨髓瘤患者，血清电泳（82%）或免疫固定（93%）可检测到免疫球蛋白并确诊。20% 的患者为轻链型骨髓瘤，确诊有赖于尿液电泳、免疫固定或血清游离轻链检测。1% ~ 2% 的患者为非分泌型骨髓瘤，血清中 β2-MG 检测结果是肿瘤分期的重要指标。

影像学检查

　　骨骼检查显示骨髓瘤患者骨质溶骨性破环情况（图 21.9）。普通 X 线片不能显示受累骨骨质破坏时，有指征行 CT 和（或）MRI 检查。

骨髓检查

　　骨髓涂片和活检适用于所有骨髓瘤患者，骨

髓检查可显示 ≥ 10% 的克隆性骨髓浆细胞。

骨髓瘤的诊断标准见专栏 21.8。

分期

国际分期系统（international staging system，ISS）取代了 Durie–Salmon 分期（表 21.8）。

预后因素

身体状态是重要的预后因素，同时也是决定是否行造血干细胞移植关键指标之一。其他预后因素包括年龄、ISS 分期、肌酐、钙、白蛋白、免疫球蛋白亚型、骨髓受累的范围、浆母细胞病理分型、LDH 及细胞遗传学改变等。

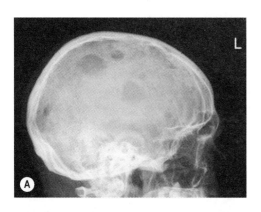

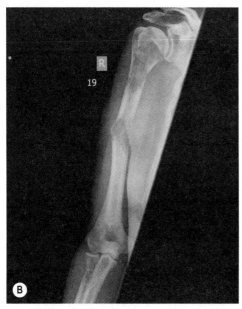

图 21.9
骨髓瘤骨骼检查

专栏 21.8　骨髓瘤诊断标准

骨髓瘤有下述 3 个诊断标准：

- 骨髓中浆细胞 ≥ 10%
- 血清或（和）尿中发现单克隆免疫球蛋白（不分泌型除外）
- 任何组织及脏器受累：
  - 骨质破坏：溶骨改变、骨质疏松及病理性骨折
  - 贫血：HGB 小于正常低值 2 g/dL 或小于 102 g/dL
  - 高钙血症：血钙高于正常高值 0.25 mmol/L，或大于 2.25 mmol/L
  - 肾损伤：肌酐 > 195 mg/L
  - 其他：高黏血症、淀粉样变性及 1 年内两种以上细菌感染

表 21.8　骨髓瘤国际分期

分期 （患者%）	标准	中位生存期（月）
I （29）	血清 β2 微球蛋白 < 3.5 mg/L 血清白蛋白 ≥ 3.5 g/dL	62
II （38）	非 I 期或 III 期 *	44
III （34）	血清 β2 微球蛋白 ≥ 5.5 mg/L	29

* II 期分类：
- 血清 β2 微球蛋白 <3.5 mg/L 而血清白蛋白 <3.5 g/dL
- 血清 β2 微球蛋白 3.5 ~ 5.5 mg/L 不管血清白蛋白水平

治疗

骨髓瘤很难治愈，并且仅有少量患者可以通过异体造血干细胞移植获得长期缓解。有临床症状或虽无临床症状但存在脏器损害的患者适于化疗。从骨髓瘤无症状发展为有症状的中位时间为 12 ~ 32 个月。对于无症状的骨髓瘤的监测包括每 3 个月进行一次临床评估及免疫球蛋白的检测。

对于多发性骨髓瘤初诊患者的治疗方法进展很快。北美方案包括根据分子遗传学对患者进行危险级别分类，以及超前应用新型药物如硼替佐米（一种蛋白酶体抑制剂）及雷利度胺（一种沙立度胺类似物）治疗多发性骨髓瘤。而这种方案在英国尚未使用（图 21.10）。图表 21.9 中列举

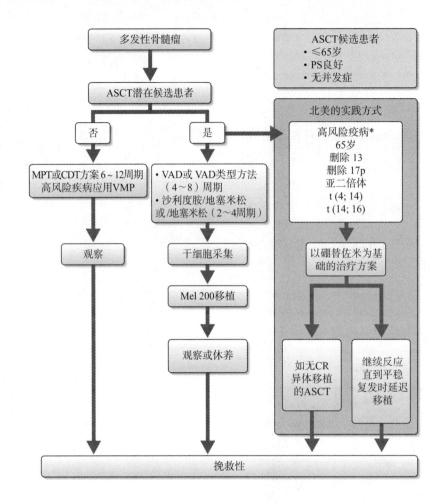

图 21.10

骨髓瘤治疗

了骨髓瘤初诊患者的治疗方案。疗效判断标准依据国际骨髓瘤工作组制定的疗效判断标准。

持久的包含美法仑的化疗方案会影响充分的干细胞动员，因此对于接受美法仑方案治疗的患者即使适合行自体造血干细胞移植（ASCT）也应该尽量避免。不适合行 ASCT 的患者可给予以美法仑为基础的方案化疗（图 21.2 及表 21.9）。标危患者不适合行 ASCT，而 MPT 为最佳化疗方案。ASCT 可使骨髓瘤总生存时间延长大约 12 个月。

难治性复发骨髓瘤

几乎所有骨髓瘤患者最终都将面临复发。如果在停止治疗 6 个月以上复发，可再次采用初治的化疗方案。对于已经冻存造血干细胞的复发患

表 21.9　初诊骨髓瘤治疗方案	
治疗方案	有效率
不适合 ASCT 患者的方案	
美法仑－泼尼松龙－沙立度胺（MPT）	75%
硼替佐米－美法仑-泼尼松龙（VMP）	70%
环磷酰胺－地塞米松－沙立度胺（CDT）	72%
适合 ASCT 患者的方案	
长春新碱－阿霉素－地塞米松（VAD）	52%
沙立度胺－地塞米松（Thal/Dex）	65%
利那度胺－小剂量地塞米松（Rev/Dex）	70%
硼替佐米－地塞米松（Vel/Dex）	80%
硼替佐米－沙立度胺－地塞米松（VTD）	90%

者，可以选择 ASCT 作为挽救治疗并使患者显著获益。一般来说，惰性复发的患者可选择单药治疗，而侵袭性复发患者则需要联合化疗。

支持治疗

- 骨损害：在确诊后一年内应定期给予二碳磷酸盐治疗。
- 应用镇痛药及姑息性放疗控制疼痛。行标准治疗 6 周无效的脊椎压缩性骨折可行经皮椎体成形术以及后凸成形术。
- 应用二碳磷酸盐治疗高钙血症。
- 肾损害：可给予充分水化、避免使用肾毒性药物以及及时控制感染及高钙血症。
- 贫血：输血及促红细胞生成素治疗。
- 感染：所有有临床症状的患者均需要行疫苗接种以预防流感病毒、肺炎球菌、脑膜炎双球菌及流感嗜血杆菌引起的感染。
- 高黏滞血症：可采用血浆置换方法治疗。

意义未明单克隆丙种球蛋白血症及冒烟型骨髓瘤

意义未明单克隆丙种球蛋白血症（monoclonal gammopathy of unknown significance，MGUS）的特征为：血清 M 蛋白含量 < 3g/dL，骨髓浆细胞 < 10%，无骨髓瘤相关的器官及组织损害（ROTI）。每年大概有 1% 的患者从 MGUS 进展为骨髓瘤或其他恶性浆细胞瘤。MGUS 无需特殊治疗，但需要终生随访（每 6 ~ 12 个月一次）进行临床评估及定量检测副蛋白变化。

冒烟型骨髓瘤是处于 MGUS 和骨髓瘤之间的一种过渡类型肿瘤，其特征为血清 M 蛋白含量 ≥ 3g/dL，和（或）骨髓浆细胞 ≥ 10%，以及无 ROTI。每年大概有 10% 患者病情进展为骨髓瘤或其他恶性浆细胞瘤。冒烟型骨髓瘤处理为每 3 ~ 4 个月行临床评估一次，直至病情进展为骨髓瘤。

参考文献

Evens AM, Hutchings M, Diehl V. Treatment of Hodgkin lymphoma: the past, present, and future. Nat Clin Pract Oncol. 2008;5:543–556.

Peggs KS, Anderlini P, Sureda A. Allogeneic transplantation for Hodgkin lymphoma. Br J Haematol. 2008;143:468–480.

Diehl V, Fuchs M. Early, intermediate and advanced Hodgkin's lymphoma: modern treatment strategies. Ann Oncol. 2007;18 Suppl 9:ix71–79.

Lenz G, Staudt LM. Aggressive lymphomas. N Engl J Med. 2010;362:1417–1429.

Zucca E. Extranodal lymphoma: a reappraisal. Ann Oncol. 2008;19 Suppl 4:iv77–80.

Estey E, Döhner H. Acute myeloid leukaemia. Lancet. 2006;368:1894–1907.

Hehlmann R, Hochhaus A, Baccarani M. Chronic myeloid leukaemia. Lancet. 2007;370:342–350.

Shanafelt TD, Kay NE. Combination therapies for previously untreated CLL. Lancet. 2007;21;370:197–198.

Rajkumar SV. Multiple myeloma. Curr Probl Cancer. 2009;33:7–64.

第 22 章　儿童、青少年及年轻人肿瘤

HM Hatcher

引言

儿童、青少年及年轻人肿瘤在诊断、治疗、临床试验招募和预后等方面均存在一定特殊性。在过去的 30 年中，儿童肿瘤患者的生存率得到了显著改善，长期生存率由不足 30% 增加至超过 70%。不幸的是，青少年和年轻人肿瘤（teenage and young adult cancers，TYA）并没有出现类似情况，在同一时期长期生存率仅仅有非常小的提高。

此外，儿童、青少年及年轻人肿瘤患者有着特定的社会、教育、成长和心理需求，如果不能很好处理会对患者及其家人产生深远影响。那些在年轻时患过癌症的人也可能会遗留有严重的医疗后期影响，这些都需要进行识别和处理。

发病率 / 流行病学

英国恶性肿瘤的发病率为：

- 15 岁以前 12.4 /10 万。
- 15 ~ 19 岁　14.4 /10 万。
- 20 ~ 24 岁　22.6/10 万。

在英国，所有登记在案的肿瘤患者中 14 ~ 24 岁的患者占 0.5%。英格兰西北部的一个研究显示 14 ~ 24 岁的肿瘤发病率为 174/100 万，其中男女比例为 1.22∶1。这个报告中同时也发现该年龄段患者的肿瘤发病率正在增加，最多见的类型为骨肿瘤、睾丸肿瘤、甲状腺癌和恶性黑色素瘤。

癌症是在这个年龄组常见的自然死亡原因，仅次于交通意外。

- 男女比例为 1.2∶1。

病因

大多数的老年人肿瘤与特定的危险因素（如吸烟）有关，而大多数的儿童肿瘤与先天性因素有关。许多综合征都与儿童肿瘤有关（例如唐氏综合征与白血病有关），但是大多数并没有潜在的遗传倾向（例如 Li-Fraumeni 综合征和肉瘤）。TYA 恶性肿瘤的病因兼具老年人肿瘤和儿童肿瘤特点，可表现为发育后期恶性肿瘤或者因为其他原因表现为成年早期恶性肿瘤，例如家族性腺瘤性息肉。大多数病例的病因还未可知。

肿瘤类型

肿瘤类型因儿童、成人及成长过程中年龄段的不同而各异（表 22.1）。

儿童最常见的恶性肿瘤是白血病，其中又以急性淋巴细胞白血病（ALL）的发病率为最高。脑肿瘤也是儿童常见的肿瘤类型，但是其发病率会随着儿童到早期成年的转变有一定比例的下降。对于 15 ~ 19 岁的青少年，最常见的恶性肿瘤是淋巴瘤、白血病和癌（尤其是甲状腺和鼻咽癌）。而对 20 ~ 24 岁的年轻人，最常见的恶性肿瘤仍然是淋巴瘤，其次为癌（尤其是子宫颈

表 22.1　不同年龄段的肿瘤类型

0 ~ 14 岁	15 ~ 19 岁	20 ~ 24 岁
白血病 35%	淋巴瘤 27%	淋巴瘤 24%
脑瘤 24%	肉瘤 16%	癌 21%
淋巴瘤 12%	白血病 15%	生殖细胞瘤 17%
肾母细胞瘤 7%	癌 11%	黑色素瘤 10%
神经细胞瘤 7%	脑瘤 11%	肉瘤 8%
肉瘤 11%	生殖细胞瘤 10%	白血病 8%
视网膜细胞瘤 3%	黑色素瘤 6%	脑瘤 8%
其他 1%	其他 4%	其他 4%

癌、甲状腺癌和乳腺癌）和生殖细胞肿瘤。骨肉瘤和生殖细胞肿瘤的发病高峰是在青少年后期和成人早期。

临床特征

儿童、青少年和年轻人肿瘤的临床特征与发生于其他年龄组段的同类型恶性肿瘤类似。但是由于同类型恶性肿瘤在其他年龄组段罕见，因此在临床上往往难以做出相应诊断。此外，儿童很难确切表述其症状，以至于发展到病情严重症状明显时才被家人所注意。诊断延误在青少年和年轻成年人中非常普遍，这也导致了各年龄组段患者生存期的减少。

儿童肿瘤的临床表现因原发部位病变及肿瘤转移扩散引起。见专栏 22.1 所列。

年长儿童和年轻人会有与儿童肿瘤类似的临床表现，但是不同的恶性肿瘤可能会有不同的特异表现。

诊断及诊断延误

诊断按照儿童或者成年人肿瘤各自相应的流程进行。儿童肿瘤的诊断和治疗在专科医院进行，一部分治疗会与社区医院合作。TYA 肿瘤患者可能会就诊于儿童或成人专科医院，并根据相应的规范接受治疗。在英国，TYA 肿瘤患者会在专科医院得到及时治疗。这可能就意味着患者需要被转送至 TYA 专科医院或成人肿瘤专科

专栏 22.1　儿童肿瘤征兆

- 头、颈、腹部或其他部位的明显包块或肿胀。
- 骨或关节疼痛加重以及持续性发作，通常导致活动受限或跛行。
- 皮肤苍白，尤其出现原因不明的瘀斑或出血。
- 头痛加重，尤其伴有晨起呕吐。

医院，这些专科医院均有相关授权并配有合适的 TYA 诊治设施（图 22.1）。

如果儿童肿瘤患者的症状隐匿，诊断延误就会难以避免。诊断延误在那些非常年幼的儿童患者当中尤其常见，但是在 TYA 组中更为常见。

儿童特异性肿瘤

对于儿童和年轻人来说，某些肿瘤具有特殊性，或者说对这些肿瘤的治疗有别于成人。下面将对这些肿瘤进行专门介绍。而发生于儿童和年轻人的其他类型恶性肿瘤，由于只是在治疗上稍有变化，故仅仅在其他相关章节介绍。

白血病

目前，急性淋巴细胞白血病（ALL）是儿童时期最常见的白血病类型，所占比例已超过 75%。

常见的临床表现为骨髓浸润的症状和体征，而且进展迅速，几个星期后即可出现全身不适、反复感染和发烧。确诊时多有苍白、异常瘀斑或出血、骨痛（年幼儿童可表现为跛行）等症状，

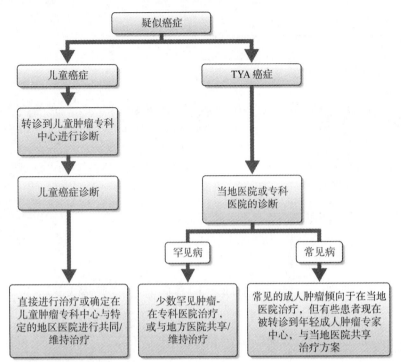

图 22.1

儿童、青少年及年轻成人（TYA）恶性肿瘤的转诊治疗流程图

部分患儿查体可见淋巴结肿大和肝大。

临床诊断的确定依据骨髓检查而非血细胞分类计数，骨髓免疫组织化学染色具有明确诊断和判断预后的意义（表 22.2）。

儿童和年轻人 ALL 的治疗按照专栏 22.2 中所示的危险分层进行，其全身治疗与成年人 ALL 治疗相似，均分阶段实施。

复发 ALL 依然可以通过高剂量化疗联合干细胞移植获得治愈，但是高危组患者及初始治疗完成 1 年后即复发的患者获得长期治愈的机会明显较低。

此外，某些亚群如 B 细胞 ALL 经常会按照

不同的方案进行治疗，所用类似于 Burkitt 淋巴瘤（Burkitt 淋巴瘤）。这两类恶性肿瘤都与染色体易位有关，所以它们可能系同一恶性肿瘤的不同形式。

脑瘤

脑瘤是儿童第二常见的恶性肿瘤，并且依然是年轻成年人的一种常见肿瘤。儿童脑瘤大多数为幕下肿瘤，但是这个比例会随着年龄增加而有所变化。

表 22.2　儿童和青少年非霍奇金淋巴瘤的主要组织病理学分类		
分类（WHO 分类 / 更新的 REAL 分类）	免疫表型	临床表现
Burkitt 和 Burkitt 样淋巴瘤	成熟的 B 细胞	腹内（散发），头颈部（非颚，散发），下颚（限局性）
弥漫性大 B 细胞淋巴瘤	成熟的 B 细胞；可能是 CD30+	淋巴结、腹部、骨、原发中枢神经系统、纵隔
淋巴母细胞淋巴瘤，前驱 T 细胞白血病，或前体 B 细胞淋巴瘤	前 T 细胞 前 T 细胞	纵隔、骨髓 皮肤、骨
系统性的变性大细胞淋巴瘤	CD30+（Ki-1+） T 细胞或裸细胞	多变，但是全身症状突出
皮肤的变性大细胞淋巴瘤	CD30+（通常是 Ki-1+） T 细胞	只有皮肤；单个或多个病灶

常见的临床表现包括晨起剧烈头痛、晨起呕吐、视乳头水肿（有时由眼科医师发现）、共济失调、人格标化、神经麻痹和眼球震颤。

常见的脑瘤亚型包括星形细胞瘤、髓母细胞瘤、神经胶质瘤、颅咽管瘤和室管膜瘤。对儿童特别是非常年幼的儿童，治疗的重点是延迟、避免放疗或者使对放射治疗的需要降至最低，从而避免长期的不良反应。

Wilms 瘤

Wilms 瘤或叫肾母细胞瘤多见于 5 岁以下的儿童，罕见于年长儿童或年轻人。大多数患者表现为单侧肿瘤，但是有 5% 的病例为双侧发病，而且 5% ~ 10% 的病例患侧肾可发生多个肿瘤。危险因素包括某些特定的遗传综合征，如 Beckwith–Weidemann 综合征。Wilms 瘤通常无症状，但是最终可能表现为腹部包块、疼痛和（或）食欲缺乏。

Wilms 瘤组织学上分为预后好的组织结构组（细胞形态清晰）及预后差的组织结构组（细胞形态杂乱）。不足 25% 的 Wilms 瘤患者存在

WT1（肾母细胞瘤）基因。

Wilms 瘤依据影像学检查进行分期，而分期决定治疗方案（图 22.2）。分期高于 I 期的未分化肿瘤需要强化的冲击治疗，而 I 期肿瘤的预后与预后好的组织结构组相似，因此无需强化治疗。总之，超过 80% 的 Wilms 瘤患者会获得治愈，而复发患者很难治愈。

神经母细胞瘤

神经母细胞瘤是一种神经内分泌肿瘤，可起源于交感神经系统的任何神经嵴成分。神经母细胞瘤主要发生于 3 岁以下儿童。出生 12 个月内的婴儿发病率最高，而 5 岁以上儿童发病率不足 10%。

临床表现因肿瘤发生位置和范围的不同而有所差异。疲倦、发热和厌食是最常见的早期表现，同时会有一些与肿瘤发生位置相关的特异表现。肾上腺原发肿瘤通常在就诊时即广泛浸润，甚至会累及下腔静脉（IVC）。椎旁肿瘤可能会引起脊髓压迫。有 50% 以上的病例就诊时即发生转移。90% 以上的病例会出现儿茶酚胺水平升高。分期指标包括 CT、骨扫描、骨髓活检及放射性同位素碘苄胍（meta-iodobenzylguanidine, MIBG）标记扫描。因为可以被 95% 的神经母细胞瘤吸收，MIBG 可作为肿瘤分期和监测肿瘤反应的工具。

提示不良预后的因素包括肿瘤晚期、年龄大于 1 岁以及 N-myc 癌基因过表达。

在肿瘤早期可以单独行手术治疗，但是大部分情况需要联合化疗。有临床试验在研究强化治疗在预后不良的病例中的作用。神经母细胞瘤容易复发，而且对于就诊时即发生转移的患者，长期存活率小于 30%。

淋巴瘤

淋巴瘤多发于儿童，而霍奇金病在年轻人中高发。通常这些肿瘤的治疗与成年人所用方案类似，但是除非治疗顽固性病例，否则需要避免放射治疗以防止对患者发育造成不利影响及继发性肿瘤的发生。化疗方案和成年人类似，而且目前有临床试验研究利妥昔单抗对儿童的影响。儿童

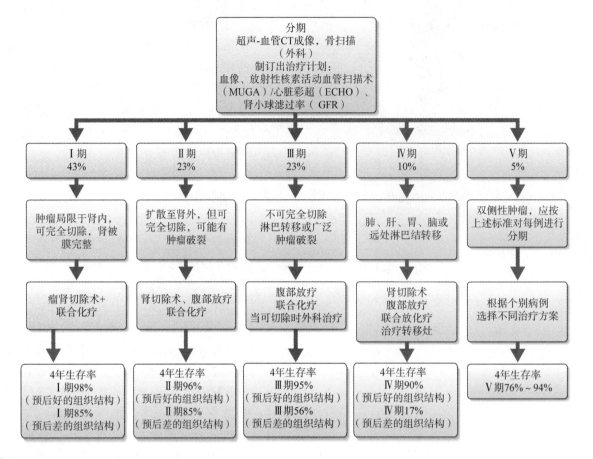

图 22.2
Wilms 瘤的分期和治疗

非霍奇金淋巴瘤最常见的亚型是 Burkitt 样淋巴瘤和弥漫性大 B 细胞淋巴瘤（表 22.2）。未分化大细胞瘤以及其他的成人亚型如皮肤 T 细胞淋巴瘤和黏膜免疫系统（MALT）淋巴瘤都比较罕见。预后因素与成人类似。

肉瘤

　　骨和软组织肉瘤（会在第 15 章详细介绍）可发生于儿童和年轻人。有些类型肉瘤在儿童和年轻人当中明显高发。其中，骨肉瘤高发于青春期的早期，而尤文氏肉瘤高发于青春期的中后期。横纹肌肉瘤（rhabdomyosarcoma，RMS）是来源于横纹肌的恶性肿瘤，是唯一一种高发于儿童和青少年的软组织肉瘤。它分为两个主要的组织学类型：胚胎型和腺泡型。腺泡型横纹肌肉瘤（alveolar rhabdomyosarcoma，ARMS）的特点是存在特定的染色体易位，有 60% 的 ARMS

存在 t（2；13）（q35；q14）导致 PAX3-FOXO1 融合基因的产生，20% 的 ARMS 存在 t（1；13）（q36；q14）导致 PAX7-FOXO1 融合基因的产生。胚胎型 ARMS 与特定的染色体易位无关，但是存在 11 号染色体的损失。发生 RMS 的常见部位为头颈部、睾丸旁和四肢（图 22.3）。通常情况下，RMS 一旦发现即为晚期。如果病变局限可表现为肿块或者突眼。RMS 会发生淋巴结转移，因此需要检查区域淋巴结。分期需要进行局部核磁共振检查（MRI）、胸部（和局部）CT 扫描、骨扫描和骨髓活检。局部病变可以选择手术治疗，但是由于这些肿瘤具有明显的侵袭性，因此往往需要联合化疗如 IVADo（异环磷酰胺、长春新碱、更生霉素和阿霉素）。如果手术切缘阳性或者初次手术后出现肿瘤复发，常需要辅助放疗。意大利的一项初步研究表明联合环磷酰胺和长春瑞滨的维持治疗可以延长无进展生存期。已有联合化疗治疗晚期肿瘤的尝试，然而

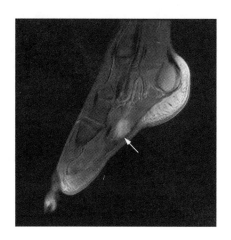

图 22.3
足部矢状面 MRI 像显示深至足底筋膜的肿块，
组织病理学诊断为胚胎型横纹肌肉瘤

前景不容乐观。预后不良的因素包括年龄增长（特别是＞16 岁）、晚期肿瘤和腺泡型。

生殖细胞肿瘤

卵巢和睾丸的生殖细胞肿瘤在年轻人当中高发，这已在第 12 和 13 章中详细阐述。类似的治疗模式适用于儿童和年轻人。然而，目前治疗趋势旨在减少化疗的长期不良反应以及尽量保留卵巢生殖细胞肿瘤患者的生育能力。目前有临床试验在研究卡铂而非顺铂的作用，以及通过减少博莱霉素用量来减少对青少年生殖细胞肿瘤患者的后期影响。对于卵巢生殖细胞肿瘤尽可能选择生育保留手术，许多女性患者可以通过采用生育保留手术和 BEP 化疗来保持生育能力。

郎格汉斯细胞增生症

朗格汉斯细胞增生症（Langerhans cell histiocytosis，LCH）是一种组织细胞增生异常。虽然 LCH 并不是严格意义上的恶性肿瘤，但是由于其具有侵袭性行为故而需要联合化疗。患者可表现为身体任何部位的多骨性病变，而头骨的 LCH 可能会累及下丘脑并引发尿崩症。全身性 LCH 多见于婴儿，通常表现为全身泛发的皮疹以及骨髓和软组织受侵犯。与病变部位的数目相比，器官功能障碍更能提示预后不良。对于晚期病例通常需要进行化疗。

肝母细胞瘤

肝母细胞瘤虽然罕见，却是儿童最常见的肝恶性肿瘤。肝母细胞瘤与 FAP 有关。肝细胞癌同样罕见，但会发生于高年龄组。临床表现通常为腹部肿块和腹胀，而黄疸罕见。甲胎蛋白（AFP）在大多数情况下会升高。与成人肝肿瘤不同，大部分肝母细胞瘤对联合化疗（顺铂和阿霉素）敏感而且可以获得长期生存。

视网膜母细胞瘤

视网膜母细胞瘤是非常罕见的儿童肿瘤。所有的双眼病变和 20% 的单眼病变与遗传有关。视网膜母细胞瘤抑制基因以常染色体显性遗传的模式存在于 13 号染色体，如不完全外显即可致病（第 5 章）。大多视网膜母细胞瘤发生于 3 岁以前。视网膜母细胞瘤患儿会出现斜视和白色乳头反射，然而这并不被患儿家人所认识。视网膜母细胞瘤家族成员应该成为筛查计划的一部分。部分患者可行手术治疗，然而大部分病例需要接受放射治疗。视网膜母细胞瘤患者的长期生存率已超过 95%，但是治疗后继发性肿瘤（如放疗区的骨肉瘤）的发生率也在增加，同时遗传性视网膜母细胞瘤患者在成年后以及人到中年时，身体的其他部位也会发生其他恶性肿瘤尤其是肉瘤。

临床试验

通常情况下，儿童肿瘤的临床试验（大于 80%）容易招募受试者，而且大部分常见的儿童肿瘤均有相应的临床试验在进行。然而与儿童或老年人相比，在青少年及年轻人肿瘤患者中进行临床试验时较难招募受试者。其部分原因是有关癌症比较罕见，而且这些患者的治疗差异很大。希望 TYA 肿瘤管理组织的发展可以促使这种现象发生改变。

心理支持

患儿及其家人往往需要获得心理支持，以利于他们承受家人在其年幼时即被诊断为肿瘤，和经常需要延长的疗程所产生的后果。现在有许多儿童肿瘤患者获得治愈，但肿瘤治疗的长期影响会对患者及其家人的心理产生深远影响。青少年和年轻人处于脆弱的成长阶段，在此阶段进行的肿瘤治疗会对许多患者造成长期不利的心理影响。因此，有必要向患者及其家人提供适当的心理支持，进而防止上述情况的发生。

TYA 年龄组患者多会存在冒险行为，这将会影响服药依从性及其应对措施。

身体形象及生育能力

性征和未来的生育能力是青少年和年轻肿瘤患者需要考虑的两个重要因素。在这一相当脆弱的成长阶段，脱发或截肢均会严重影响患者的身体形象。肿瘤类型或治疗方案是影响患者日后生育能力的重要因素，但这并不意味着每个患者的生育均会受到影响，所以需要让每个患者了解一些相关的专业知识（晚期影响）。

教育

多数儿童和年轻肿瘤患者在患病同时处于全日制教育期。如果治疗过于漫长或者长期治疗影响学习，这将会导致患者复学及就业困难。在治疗期间应该向患者提供教育支持。

迟发效应

迟发效应是儿童和年轻患者肿瘤治疗过程中需要注意的一个重要方面（见第 6 章，迟发效应）。迟发效应的发生取决于原发肿瘤、原发肿瘤的治疗、家族基因和治疗时患者所处的成长发育阶段。肿瘤治疗的后期影响可涉及各个器官系统，但是最重要的影响包括继发性肿瘤的发生、神经系统损害、生长受抑、心脏和内分泌功能异常。许多中心通过设置肿瘤治疗迟发效应诊疗科室以对迟发效应及其他的治疗相关并发症进行监控。

过渡期

青春期介于儿童和成年之间，处于生长发育的关键时期。因此对青少年患者进行治疗需要对这一过渡期有深刻认识。不同的治疗小组之间需要进行充分交流并且就后续的医疗和随访达成一致。可以建立儿童、TYA 或成人肿瘤多学科综合诊治团队以及联合诊疗科室以方便相关知识和经验的交流。

临终关怀及居丧

不幸的是，许多罹患肿瘤的年轻人以及一些儿童会因肿瘤而去世，这将会对他们的家人和朋友造成巨大影响。此时此刻，向患者家人提供一定的支持帮助必不可少。与社区服务和儿童临终关怀医院保持联系是向患者家人提供支持的一个重要方面。

参考文献

Albritton K, Bleyer WA. The management of cancer in the older adolescent. Eur J Cancer 2003;39:2584–2599.

Birch JM, Alston R, Quinn M, Kelsey A. Incidence of malignant disease by morphological type in young persons aged 12–24 years in England, 1979–1997. Eur J Cancer 2003;39:2622–2631.

Martin S, Ulrich C, Munsell M, et al. Delays in cancer diagnosis in underinsured young adults and older adolescents. The Oncologist 2007;12:816–824.

Ramanujachar R, Richards S, Hann I, et al. Adolescents with ALL: outcome on UK national paediatric and adult trials. Pediatr Blood Cancer 2007;48:254–261.

Guidance on Cancer Services – Improving outcomes in children and young people with cancer. August 2005. Available from www.nice.org.uk

第23章 肿瘤急症

J Wrigley，TV Ajithkumar

转移性脊髓压迫症

引言

肿瘤患者转移性脊髓压迫症（metastatic spinal cord compression，MSCC）的发生率为 3%～5%。其中前列腺癌、乳腺癌及肺癌各占 15%～20%；淋巴瘤、骨髓瘤及肾细胞癌占 10%；其余为结直肠癌、骨肉瘤和原发灶不明的肿瘤。尽管 MSCC 更多出现于原发灶明确的肿瘤患者，但是有高达 20% 的患者首发症状表现为 MSCC，这种情况尤其多见于肺癌。

病因学

MSCC 发生的机制包括：

1. 肿瘤从脊椎或者椎旁直接扩散至硬膜外腔。

2. 血源性播散至脊柱导致脊髓受压。

3. 肿瘤细胞在脊髓里面直接种植。

脊髓受压早期表现为水肿、静脉性充血和髓鞘脱失，如果这一时期迅速减压神经功能仍然存在恢复的可能性。持续的压迫可导致继发性血管损伤和不可逆性梗死。最常见的压迫部位为胸椎（50%～70%），其次为腰骶部（20%～30%）及颈椎（10%～20%）。高达 85% 的患者表现为多处椎骨转移，更为重要的是有大约 17% 的患者在就诊时即表现为二级甚至更严重的压迫。

根据肿瘤转移的部位将脊髓转移分为 3 种类型：

- 硬膜外转移——发生率超过 90%，通常是由于肿瘤转移到脊椎后直接扩散所致。其中 75% 的压迫是由于软组织扩散引起，其余 25% 则由于骨坏死碎骨片导致。
- 髓外硬膜下转移——发生率为 5%，通常经蛛网膜下腔种植发生。
- 髓内转移（0.5%～3.5%）——一般与肿瘤脑转移和软脑膜疾病有关，可发生于肺癌、乳腺癌、肾细胞癌、淋巴瘤和骨髓瘤。

临床表现

背痛是最常见的首发症状，其发生率为 95%。在原发肿瘤明确的患者中，背痛通常于 MSCC 确诊前 3 个月出现，而在原发灶不明的肿瘤患者中通常出现于 MSCC 确诊前 5 个月。疼痛可能表现为局限性抑或神经性，当患者处于仰卧时痛感明显增强。

四肢无力是第二常见的症状，高达 85% 的患者会因神经压迫程度的不同表现为不同程度的四肢无力。

感觉障碍可表现为感觉异常或者感觉缺失，在 MSCC 患者中其发生率高达 65%。50% 的患者会出现一个皮节的感觉障碍，皮节支配的水平各不相同，可能高于或者低于真实压迫水平若干个皮节。

自主神经功能障碍是 MSCC 患者较晚出现的临床症状，其发生率为 50%。自主神经功能障碍包括性功能障碍、膀胱及大肠功能异常，其中以便秘最为常见。

MSCC 具有两种特殊临床类型，需早期进行识别：

- 孤立性共济失调：胸椎的 SCC 可能会因为脊髓小脑通路功能障碍而出现孤立性共济失调。
- 马尾受压综合征：低于 L1/L2 水平的脊椎硬膜外转移早期可出现括约肌功能障碍、鞍区（臀部和会阴区）感觉缺失、髋部伸展功能的弛缓性瘫、膝关节屈曲，足趾运动及踝反射消失。

检查

MSCC 疑似患者需要行全脊柱 MRI 检查，CT 仅适用于存在 MRI 检查禁忌的患者。用 T1 和短 T1 反转恢复成像对整个脊柱进行矢状位扫描可以确保不同层面的压迫不被遗漏，同时可以鉴别无症状的肿瘤转移。T2 加权像有助于确定软组织成分的压迫程度以及髓内损害（图 23.1）。

对于尚未确诊为癌症的患者，在确定治疗方案之前需要事先做出病理学诊断。患者应该像其他原发灶未明的癌症患者一样进行检查并且选取合适的部位进行活组织检查。然而，在检查期间不能延迟治疗，如果不能进行活组织检查则应迅速进行神经外科手术。

治疗

治疗的目的是保护或者改善神经系统的功能并控制疼痛。70% ~ 100% 的患者经适当的治疗后仍然保有行走能力，30% ~ 50% 的患者治疗后可由不能走动恢复为可以走动，而截瘫患者仅有 5% ~ 10% 在治疗后恢复行走能力。因此，在 24 小时内对疑似脊髓压迫患者进行确切的治疗是非常重要的。治疗对于存在 MSCC 继发性

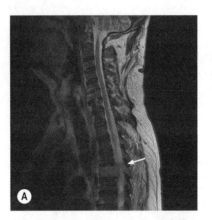

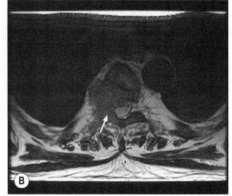

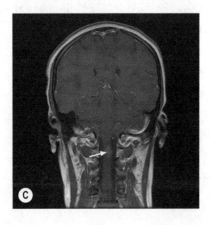

图 23.1
脊髓压迫影像。MRI 扫描显示由于椎体塌陷（A,B）和肺癌髓内转移（C）导致脊髓压迫

血管事件的患者无效。

首要措施

除了原发灶不明的肿瘤患者以及淋巴瘤患者，所有疑似MSCC的患者在病情评估之后均应首先口服地塞米松16 mg/d。甾体类药物需持续使用至治疗措施确定，之后在神经症状允许的情况下尽早停用。

建议怀疑颈椎受累的患者接受最佳疼痛控制和戴护颈圈。

特殊措施

治疗方案的确定依赖于病理学分型和受累脊椎的稳定性。对于无肿瘤病史的患者，在病理学分型明确的情况下进行外科手术减压是恰当的。如果不能行外科手术减压，则有必要进行CT引导下的活组织检查。

手术包括减压术、稳定术和（或）切除术以及椎管重建。实施手术治疗需考虑到患者的总体预后和身体状况，如远端神经功能丧失超过24小时的患者不应考虑手术（专栏23.1和23.2）。

在治疗初期如果能够行走的肿瘤患者对放疗敏感，则放射治疗是最常用也是最有效的治疗。

> **专栏23.2　外科治疗指征 ***
> - 放疗后复发
> - 放疗期间进展
> - 放疗抵抗
> - 原发灶未知
> - 脊椎不稳定或者存在病理性骨折
> 单一位置脊髓压迫，完全截瘫时间不超过48h

对于无机械性疼痛和脊椎不稳的患者来说，放疗可以显著改善疼痛及神经功能。最常用的放疗方案为20 Gy/5次（该方案更适用于预后不良的患者）或者30 Gy/10次（专栏23.3）。放疗期间一些患者可能病情恶化，此时应增加甾体类药物的剂量或者考虑在适当的时机进行手术。截瘫患者为控制疼痛可行单次8 Gy的放疗方案。

单纯手术抑或单纯放疗还是两者联合，何种方案的疗效最佳尚有待进一步探讨。一项随机研究比较了MSCC发生24小时内进行放疗（30 Gy/10次）、24小时内进行手术及术后2周内进行放疗的效果。结果显示与单纯放疗相比，手术后联合放疗的患者保有行走能力的时间更长（中位时间：126天 vs. 35天，$P=0.006$）。此研究显示手术能够使大部分患者保持行走及自理能力，而单纯放疗的患者余生约2/3的时间会丧失行走及自理能力。不过，本次研究结果未必能够拓展到所有患者，因为本研究的患者肿瘤类型和临床表现各异，而且均为对放疗不敏感的患者。

考虑到化疗起效慢且疗效未知，因此对于肿瘤即使化疗敏感的肿瘤通常并不选择单纯化疗。化疗敏感的肿瘤患者发生MSCC时通常选择放

> **专栏23.1　MSCC患者的手术选择**
>
> | 手术适应证 | 手术禁忌证 |
> | --- | --- |
> | 预后良好的肿瘤如乳腺癌、睾丸癌等 | 预后较差的肿瘤如肺癌、黑色素瘤 |
> | 单一平面的受压伴孤立的脊椎转移或者无脊椎转移 | 多平面受到影响或者存在多处脊椎转移 |
> | 无内脏转移 | 存在内脏转移 |
> | 神经功能良好 | 神经功能差 |
> | 未放疗 | 放疗后复发 |
> | 合并症较轻 | 身体状况不宜手术 |
> | 原发灶未知或者无病理学诊断 | 预期生存<3个月 |

> **专栏23.3　脊髓压迫症的放射治疗**
> - 体位——仰卧或俯卧
> - 放射野——MRI证实的压迫层面及上下各一个椎体
> - 如果可行，确保放射野囊括所有椎旁病变
> - 直接后照射6 MV（在颈部区域如可行则横向平行照射）
> - 处方点——前椎管（通过MRI测量得到或者主观判断，见图23.2）
> - 剂量——30 Gy/10次或者20 Gy/5次

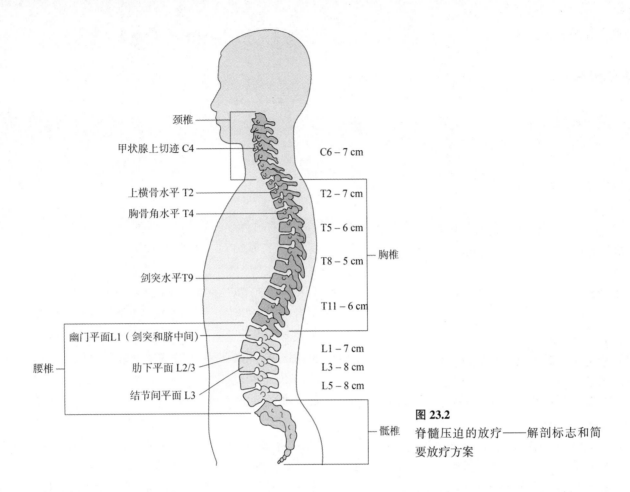

颈椎

甲状腺上切迹 C4

上横骨水平 T2

胸骨角水平 T4

剑突水平T9

幽门平面L1（剑突和脐中间）

腰椎

肋下平面 L2/3

结节间平面 L3

C6 – 7 cm

T2 – 7 cm

T5 – 6 cm

T8 – 5 cm

T11 – 6 cm

胸椎

L1 – 7 cm

L3 – 8 cm

L5 – 8 cm

骶椎

图 23.2
脊髓压迫的放疗——解剖标志和简
要放疗方案

化疗联合治疗。

支持性措施

　　支持疗法的实施需要一个多学科综合团队。支持性措施包括：优化镇痛效果和预防静脉血栓栓塞；必要时考虑经尿道或者耻骨上膀胱造瘘导尿；每隔 2 ～ 3 天使用一次多库酯钠胶囊剂和栓剂以控制大便。对于骨转移的患者，尚未有证据显示二碳磷酸盐类药物可以降低骨髓压迫的风险。

预后

　　MSCC 确诊后的中位生存期为 3 ～ 6 个月，17% 的患者生存期为 1 年，10% 的患者生存期为 18 个月。治疗前运动功能状况是治疗后能否保留行走能力的重要预测因子。出现运动功能障碍较慢的患者预后可

能更好。

脊髓压迫症的复发

　　减压术后有 7% ～ 14% 的患者会再次出现脊髓压迫症。如果第二次脊髓压迫的区域不同于第一次，那么治疗措施与首次脊髓压迫的治疗相同。如果患者的脊髓压迫发生于首次治疗时放疗的区域，手术减压应作为首选措施，这尤其适用于经首治后 3 个月内复发的患者。如果患者不能手术可以考虑再次放疗。确保整个脊椎的放射总量低于 100 Gy_2（生物等效剂量为 100 Gy，每次 2 Gy）。很多临床医师倾向于放射剂量 20 Gy/8 ～ 10 次。

小儿脊髓压迫症

　　与成人 MSCC 不同，小儿 MSCC 往往由成人少见的化疗敏感性肿瘤引起，例如神经细胞瘤、Wilms 瘤。发病机制多为肿瘤通过椎间孔直

接侵犯压迫所致。最常见的肿瘤类型为化疗敏感的神经母细胞瘤。当患者病情迅速恶化或者在化疗期间出现进展时需要及时实施减压手术。放疗仅仅应用于化疗和（或）手术无效的患者以及诸多全身性治疗措施失败后需要缓解症状的患者。

脊髓髓内转移

脊髓髓内转移较为罕见（发生率为 1%），最常见的原发肿瘤为肺癌。常见的临床表现为感觉缺失（79%）、括约肌功能障碍（60%）和四肢无力（91%）。高达 40% 的患者将会出现脑转移。治疗措施包括糖皮质激素的应用及放射治疗。

颅内压增高

约 25% 的癌症患者会出现脑转移，表现为颅内压增高及局灶性神经功能缺失。癫痫发作和转移病灶出血是癌症脑转移急诊事件。恶性黑色素瘤、肾细胞癌、甲状腺癌和绒癌容易发生转移灶出血。初步治疗为每天服用地塞米松 16 mg。癫痫发作的患者需要应用抗惊厥药物，而预防性抗惊厥治疗的作用尚未可知；癫痫发作高风险的患者例如肿瘤转移至运动皮质、转移灶出血及软脑膜转移可以考虑预防性抗惊厥治疗。

脑病

引言

脑病是癌症的一项重要并发症，多因脑代谢受干扰导致脑功能异常随之表现为急性精神错乱或者谵妄。许多致病因素可以引起癌症脑病的发生，常见的病因包括感染、代谢异常（例如低钠血症、高钙血症）和临床用药。抗肿瘤药物，如环磷酰胺、甲氨蝶呤、顺铂、长春新碱以及阿糖胞苷等均可引起脑病的发生。

临床表现

常见的临床表现为认知和行为异常。患者可表现为失眠以及随之的急性精神错乱和谵妄。极少数情况下可能会以局灶性体征例如共济失调作为主要表现。

临床检查可提示意识状态的改变、呼吸异常、瞳孔缩小和自发性眼球运动消失。脑病的分级如下：

- G1——轻度短暂嗜睡或梦魇，这在治疗期间可能不会引起患者的注意，但是梦魇可能会在再次就诊时提及。
- G2——50% 以下的时间处于嗜睡状态。
- G3——50% 以上的时间处于嗜睡状态、严重的定向障碍、震颤、精神错乱，这些症状并非全部同时出现，患者往往表现为其中的 1 项或者 2 项。
- G4——昏迷或者癫痫发作。

处理

临床检查包括血液生化、感染筛查、颅脑 MRI、脑电图、脑脊液检查以及对特定病例的药物水平检测。

对于大多数抗肿瘤药物所致的脑病，实施临床干预意味着药物停用以及持续的支持性治疗直至脑病康复。除了异环磷酰胺这一药物外，很少有重复用药的情况。

异环磷酰胺脑病可发生于用药后数分钟或数小时，也可发生在用药结束后 24 小时内。异环磷酰胺脑病的危险因素包括盆腔肿瘤、低蛋白血症、肾功能受损、顺铂应用史、异环磷酰胺大剂量使用以及中枢神经系统疾病。在使用异环磷酰胺的患者当中，脑病可以应用预防剂量的亚甲蓝（50 mg 静脉注射 4 次 / 天）加以预防。

异环磷酰胺脑病的治疗依赖于脑病的分级：

- G1——可不采取治疗措施。
- G2——如果正在使用止吐药物如左美丙嗪，则需要立即停止使用并在 1 ~ 2 个小时内重新评估病情。如果病情改善则需要更换所用止吐药；如果病情没有改善而且患者正在进行根治性治疗，则给予亚甲蓝（50 mg 静脉注射 4 次 / 天）进行预防，同时继续使用异环磷酰胺。然而，必须确保适时评估以防病情恶化。

- G3/4——停止使用环磷酰胺（即使在根治性治疗期间），给予或者提高亚甲蓝剂量（50 mg6 次 / 天）及纠正任何代谢异常或感染。如果病情未得到改善，则考虑给予硫胺素 100mg、静脉注射白蛋白（适用于低蛋白血症）或血液透析。

视力丧失

视神经病变

抗肿瘤药物引起的视神经病变为急性的快速进展的视力丧失。研究显示顺铂、卡铂、卡氮芥、5-氟尿嘧啶、甲氨蝶呤、长春花生物碱、紫杉醇、他莫昔芬和二碳磷酸盐均可引起视神经病变。

临床查体可发现患者受累眼睛视力下降并可伴有视野缺损。眼痛可继发于视神经鞘水肿。如果存在视乳头水肿则预示着视神经炎的发生，但是球后神经炎不会出现视乳头水肿。

即使查体正常亦需要进行 MRI 检查以排除肿瘤颅内转移。视觉诱发电位出现波幅降低以及潜伏期增长往往提示视神经受累。

药物性视神经炎的治疗包括立即停药以及排除其他可能原因。尽管静脉注射甲基强的松龙作为一种治疗措施已经被临床应用，但是目前尚没有足够的随机研究数据对该治疗予以支持。虽然停药后视力可能会有所恢复，但是大多数患者会永久性地存在一定程度的视力缺损。

脉络膜转移

脉络膜转移可以导致视力突然丧失，这种情况最常见于乳腺癌和肺癌，而且高达 20% 的患者表现为双眼视力突然丧失。出现视觉异常的肿瘤患者需要进行详细的眼科查体包括裂隙灯检查。颅脑 CT 及 MRI 扫描有助于排除脑转移。

为避免视力进一步减退以及维持现有视力，患者需要接受紧急放疗。照射野为受累眼睛的整个脉络膜及视网膜，剂量为 20 Gy/5 次或者 30 Gy/10 次，照射深度 2.5 cm，应用后倾侧向照射（避免正面照射）。

发热性中性粒细胞减少症

引言

发热性中性粒细胞减少症定义为随机两次测量口腔或鼓膜温度均 ≥ 38℃（在 12h 内两次测量的间隔不少于 1h）或单次体温 > 38.5℃，同时合并中性粒细胞计数 ≤ 0.5×10⁹/L，或者中性粒细胞计数 ≤ 1.0×10⁹/L 但是预计在 24 ~ 48h 内会下降至 0.5×10⁹/L。

发热性中性粒细胞减少症是肿瘤治疗中最常见的并发症之一。50% ~ 60% 的发热性中性粒细胞减少症患者存在明确的或者隐性的感染，而中性粒细胞计数 ≤ 1.0×10⁹/L 的患者当中有 20% 病例存在菌血症。

当中性粒细胞计数低于 1.0×10⁹/L 时，感染发生的风险增加。感染发生的频率和严重程度与中性粒细胞绝对数成反比。中性粒细胞的存活时间同样影响感染发生的总体风险。中性粒细胞降至最低值的时间取决于化疗的类型，通常发生于末次用药后的 5 ~ 10 天。中性粒细胞数通常于出现最低值后 5 天恢复正常。

在大多数情况下，发热性中性粒细胞减少症的病原体为真菌（图 23.3），而病毒和原虫感染通常为次要原因。目前，通过对病原微生物的检测发现革兰氏阳性菌感染达到 60% ~ 70%，这可能是由于喹诺酮类药物作为预防性抗生素普遍

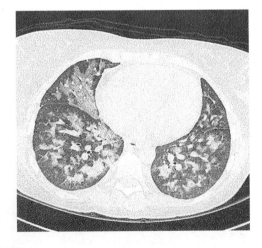

图 23.3
胸部 CT 扫描显示——中性粒细胞减少症患者弥漫性真菌感染

使用的结果。其他可能原因尚包括静脉导管的广泛使用，联同密集和反复性的治疗可能会使中性粒细胞减少更严重及持续时间更久。

临床表现及评估

发热、寒战、低血压或者全身乏力可能是中性粒细胞减少症患者发生感染时的唯一表现，甚至这些表现也可能因为非甾体抗炎药或者类固醇的使用而被掩盖。临床上病情会迅速恶化（尤其年龄小于 45 岁的患者），因此及时的病情评估刻不容缓。由于缺乏中性粒细胞，大多数感染的临床症状并不典型。

从以下方面进行诊视来寻找感染的证据是非常重要的：

- 头颈部——观察牙齿、牙龈和咽部。询问耳鼻喉的情况，尤其是鼻窦和耳朵。
- 胃肠系统——询问是否有黏膜炎、腹泻和便秘。需要对会阴 / 肛周区域进行视诊及触诊，没必要进行直肠检查。
- 呼吸系统——询问是否咳嗽、气短及咳痰。
- 泌尿生殖系统——询问提示感染的症状例如阴道分泌物增多、腹痛、尿频及尿痛。
- 中枢神经系统——询问是否头痛。检查是否存在意识状态的改变、颅神经病变及假性脑膜炎。
- 观察血管通路，确定感染是否与医疗器械相关。

抗生素应用不应该为等待检验结果而推迟。紧急检查应该包括：

- 全血细胞计数及分类、尿素 + 电解质、C 反应蛋白、肝功能、钙离子、凝血功能筛检。
- 外周血和中心静脉血培养。
- 粪便、尿液和咽拭子镜检、细菌培养和药敏实验（咽拭子病毒培养）。
- 皮肤、伤口或者生殖器拭子。
- 痰标本。
- 胸部 X 线检查。

处理（图 23.4）

及时给予广谱抗生素为主要的治疗措施。癌症支持治疗多国协作组织（the multinational association for supportive care in cancer，MASCC）评分系统将发热性中性粒细胞减少症患者分为高风险和低风险人群（专栏 23.4）。发热性中性粒细胞减少症低风险人群可以口服抗生素并留观 24h，而高风险人群则需要静脉注射抗生素（图 23.4）。

尽管大部分发热性中性粒细胞减少症低风险患者可行门诊治疗，但是对患者密切随访并为其建立诊治绿色通道不可或缺。然而如果患者既往对治疗依从性差、不能自理、缺乏医疗护理提供者以及缺乏优越的医疗保障则不适合接受门诊治疗。

发热性中性粒细胞减少症高风险患者最常用的抗生素治疗方案为选择使用广谱抗生素，或抗假单胞菌青霉素（例如注射用哌拉西林钠）与氨基糖苷类抗生素（例如庆大霉素）的联合使用。联合用药的协同效应可使治疗效果更好，而且可以降低出现耐药菌株的风险。此外，碳青霉烯（如美罗培南）可以单独应用于发热性中性粒细胞减少症病情较轻时，研究证实其治疗效果与联合用药一样。当患者为高风险的革兰氏阳性菌血

专栏 23.4　MASCC 危险指数评分

特征	评分
疾病程度[a]	
• 无症状	5
• 症状轻微	5
• 症状较重	3
无低血压	5
无慢性气道阻塞性疾病	4
实体瘤或者无真菌感染	4
无脱水	3
门诊患者伴发热	3
年龄 <60 岁[b]	2

低风险——评分 > 21。
高风险——评分 ≤ 21。
[a] 仅选 1 项
[b] 不适用于 < 16 岁的患者。最初的单核细胞计数 > 1.0×10^9/L，无并发症，标准的胸部 X 线检查提示儿童发生严重细菌感染的风险较低。

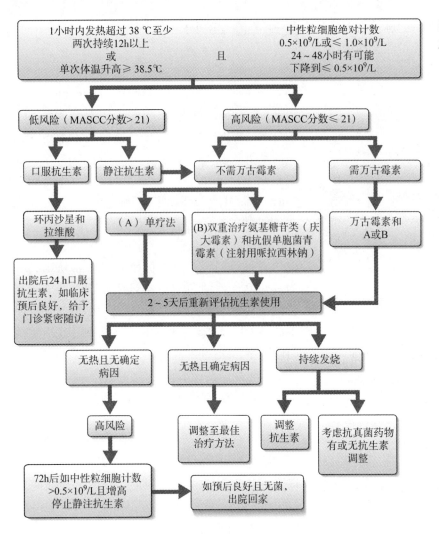

图 23.4
发热性中性粒细胞减少症的治疗

症（金黄色葡萄球菌经中心静脉入血导致严重的败血症同时有伴或不伴低血压）时，万古霉素可能被添加到单一或联合药物治疗中。如果患者已经预防性地使用抗革兰氏阴性菌抗生素，当怀疑皮肤感染或者存在严重的黏膜损伤时应用抗生素需覆盖革兰氏阳性菌。

除了保护性隔离外，通常需要其他的支持治疗，如补液、输血及血液制品。

监测

静脉输注抗生素时需要每天监测病情变化，根据患者的敏感性和反应适时进行调整。发热性中性粒细胞减少症患者应用抗生素后的临床反应中位时间为 5 ~ 7 天。一线抗生素治疗失败的患者需请感染科医师会诊讨论，可能需要抗真菌或者抗病毒治疗。如果患者连续两天中性粒细胞计

数 ≥ 0.5×10^9/L、体温正常超过 48 h 以及经抗生素治疗 3 天后确定无感染，可以停止应用抗生素。中性粒细胞计数的恢复是判断抗生素治疗成功与否的最重要决定因素。

预防性使用抗生素

对于发热性中性粒细胞减少症高风险人群（干细胞移植、急性白血病和中性粒细胞减少超过 10 天），或者既往发生过发热性中性粒细胞减少症的患者，在化疗周期的第 8 ~ 15 天通常需要预防性使用喹诺酮类药物。试验结果一致显示发热性中性粒细胞减少症患者预防性使用抗生素可降低发热频率。然而，预防用药对于死亡率的影响有待进一步探讨。随着抗生素耐药和抗生素相关的感染问题日益严峻，在医疗实践中，预防性应用抗生素值得商榷。

造血细胞集落刺激因子

造血细胞集落刺激因子（colony stimulating factors，CSFs）如粒细胞集落刺激因子（granulocyte CSF，G-CSF）、粒细胞-巨噬细胞集落刺激因子（granulocyte-macrophage CSF，GM-CSF）均为刺激造血细胞增殖和分化的糖蛋白。G-CSF 的聚乙二醇制剂一次性用药即可满足治疗要求而无需每日一次皮下注射给药。对于存在感染相关并发症高风险以及合并临床不良预后因素的患者，CSF 被推荐为治疗性和预防性措施（专栏 23.5）。

预防性应用 CSFs 可以大大降低发生发热性粒细胞减少症以及因此而住院的风险。尽管对于总死亡率的影响尚未可知，但是 CSFs 可以降低感染相关死亡率。

血小板减少症

血小板减少症（血小板计数 < 150×10^9/L）的

发生可能与药物治疗、骨髓转移或弥散性血管内凝血有关。血小板减少症患者的病情评估包括明确患者是否存在出血、出血是否危及生命以及可能的病因。患者没有出血且血小板计数 > 10×10^9/L（感染患者 > 20×10^9/L）时可保守治疗。血小板计数 < 10×10^9/L（感染患者 < 20×10^9/L）或者合并出血的患者需要输注血小板治疗。血小板输注的目的是维持血小板计数 > 10×10^9/L（感染患者 > 20×10^9/L）以止血，出现危及生命的大出血时应维持血小板计数 > 50×10^9/L。

每 5 个献血单位或者一个单采治疗量输注后的 24 小时内可使血小板计数约增加 10×10^9/L，如果没有增加 10×10^9/L，则应怀疑血小板无效输注并需要给予适当的处理。

依据化疗方案和个别药物骨髓毒性的风险，后续治疗中应减少化疗用药剂量。

上腔静脉梗阻

引言

上腔静脉梗阻（superior vena cava obstruction，SVCO）的原因为上腔静脉外部受压或者内部血流受阻。3/4 的恶性 SVCO 与肺癌有关，而 2% ~ 4% 的肺癌患者会发生 SVCO。此外，上腔静脉梗阻还可发生于淋巴瘤（12%）和转移性恶性肿瘤（乳腺癌转移最常见）。

临床表现

恶性 SVCO 的潜伏期通常有数周。最常见的症状为咳嗽及呼吸困难（> 50%）。查体可见面部水肿（80%）、静脉扩张（60%）以及上肢水肿（46%）。尽管随着时间推移侧支循环建立，一些临床症状可能获得一定程度的改善，然而症状通常仍然会进行性加重。通常晨起症状严重，并且会随着人为因素导致静脉压的增加而进一步加重，例如身体前倾、咳嗽、打喷嚏或精神紧张。

检查

普通 X 线胸片通常可以显示右侧气管旁肿

专栏 23.5　G-CSF 的使用指征	
预防用药	生殖细胞肿瘤
1. FN 的风险 > 20% 的方案	VeIP
乳腺癌	2. FN 的风险在 10% ~ 20%
AC 之后用西紫杉醇	以及合并有使 FN 风险增
紫杉醇之后用 AC	至 ≥ 20% 因素的方案。
TAC	高危因素包括：
肺癌	• 年龄 ≥ 65 岁
顺铂 - 依托泊甙	• 疾病晚期
ACE	• 既往 FN
ICE	• 无预防性使用抗生素
卵巢癌	• 合并症多
紫杉醇	• 骨髓受累
多西他赛	**发热性中性粒细胞减少**
NHL	**症发作期间 G-CSF 用药**
DHAP	**指征**
ESHAP	患者持续的中性粒细胞
CHOP-21	减少且对抗生素无效。
泌尿系肿瘤	危及生命的感染：
卡铂 / 紫杉醇	• 休克
BOP-VIP-B	• 严重败血症
	• 多器官功能障碍

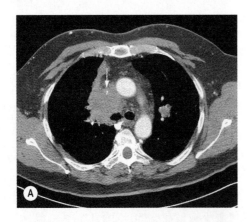

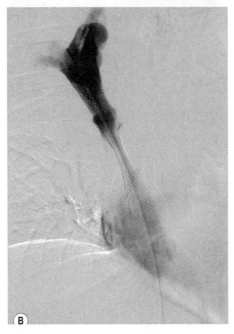

图 23.5
上腔静脉阻塞。CT 扫描（A）显示上腔静脉的严重受压（箭头）和上腔静脉原位支架（B）

达 3% ~ 7% 包括短暂胸痛、感染、支架错位、支架移位以及肺栓塞。大约 11% 的患者出现 SVCO 复发（由于血栓或肿瘤向内生长导致支架闭塞）。然而，二次通畅率较高并且有 92% 的患者可获得长期通畅。

应用血管内支架置入治疗前，放疗是传统的治疗 SVCO 的一线方案。对于放疗敏感的肿瘤，放疗 2 周后的有效率高达 78%。然而，连续的静脉造影显示闭塞血管的完全通畅率仅有 31%，部分通畅率为 23%。

放疗方案为 20 Gy/5 次或者 30 Gy/10 次。

化疗对于化疗敏感的肿瘤非常有效。单纯化疗对于非霍奇金淋巴瘤或者小细胞肺癌所致 SVCO 的有效率为 80%，对于非小细胞肺癌所致 SVCO 的有效率为 40%。

预后

SVCO 患者的中位生存期一般为 6 个月。但是，预后根据病因而有所不同。预后取决于肿瘤类型，对于同类型同时期的肿瘤患者，不管有无 SVCO，其总生存期是一样的。

致命性咯血

由癌症引起的咯血约 10% 为大量出血（24 h 内超过 500 ml），其中 5% 可危及生命。据报道以 24 h 咯血 1 L 的速度院内死亡率为 80%。致命性咯血难以预测，大多数患者往往在家中猝死。

致命性咯血的紧急处理措施是保持气道畅通、保证足够的通气和有效血液循环。借助支气管镜（可以用于治疗）和（或）血管造影检查定位出血点。一旦出血部位明确，需将患者摆放至患侧（肺出血侧）卧位。

块或者纵隔增宽。CT 扫描可以显示中心静脉外部受压抑或血管内血栓形成（图 23.5）。没有病理诊断的患者，确定治疗方案之前需要进行组织活检。

治疗

SVCO 的治疗取决于潜在的病因及症状的严重程度。对于癌症尚未确诊的患者，病理学诊断必不可缺。

一般治疗包括吸氧、给予地塞米松 16 mg/d 和利尿剂。血管内支架置入（图 23.5）是治疗的金标准，通常在 72 h 内可使 95% 的患者解除梗阻（专栏 23.6）。支架置入的并发症发生率控制出血的具体措施包括支气管镜下球囊定位及填塞、激光凝血或冰盐水灌洗。如果在专科医院可以实施支气管动脉栓塞术。

中央气道阻塞及喘鸣

恶性中央气道阻塞会引起渐进性呼吸困难、喘鸣和慢性阻塞性肺炎的症状。若中央气道横截面狭窄达25%，患者休息时即可出现呼吸困难和喘鸣。外在抑或内在的压迫均可引起气道阻塞。

患者需要即刻采取措施以缓解症状，并进行脉搏血氧饱和度监测。这些措施包括保持恰当的体位，应用大剂量的类固醇（需要明确的病理学诊断），辅助供氧或者氦氧混合气（80%的氦气与20%的氧气的混合气体；密度较低的氦气有助于气体通过湍流区域时更好地流动，并能减轻呼吸做功）。在没有专家协助和正压通气的情况下尽量避免使用肌松药和呼吸抑制剂以建立气道。颈部和胸部的CT扫描可能显示气道阻塞的部位和类型。

后续处理见图23.6。支架置入可使症状迅速缓解；冷冻疗法可使75%的患者症状缓解。放疗方案可为20 Gy/5次或者30 Gy/10次。放疗通常于72 h内显效，大约70% ~ 95%的患者在治疗2周时症状消失。

恶性肿瘤相关的高钙血症

引言

高达30%的癌症患者在病程中会发生高钙血症（校正后的血钙浓度 > 2.6 mmol/L）。高钙血症的发生机制包括甲状旁腺相关蛋白分泌（80%）、溶骨性高钙血症（20%）以及少见的1,25-D$_3$分泌增加或PTH异位分泌。

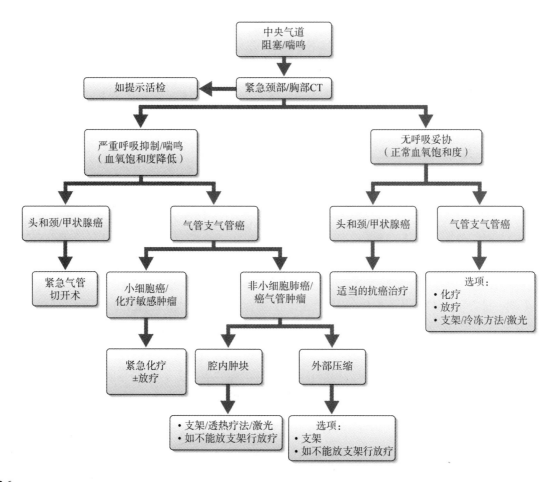

图 23.6

中央气道阻塞 / 喘鸣的治疗

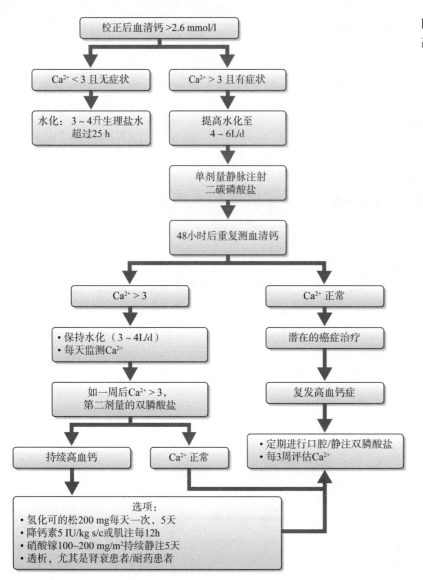

图 23.7
高钙血症的治疗

临床表现

高钙血症的临床表现缺乏特异性，其严重程度取决于血钙水平上升的速度。当血钙浓度超过2.6 mmol/L 时，患者可表现为乏力、倦怠、抑郁、厌食、恶心、呕吐、骨痛、多饮、多尿、便秘和肌无力。如果浓度持续上升至超过 3.6 mmol/L，神经症状更常见，患者可能出现精神混乱甚至昏迷和死亡。

高钙血症缺乏特异性的诊断性检查，但是完整的病史和体格检查有助于发现潜在的病因。

检查

除了校正的血钙浓度检测，基本的实验室检查还应包括全血细胞计数、尿素、肌酐、电解质、肝功能、血磷、镁及 PTH 的浓度。高钙血症的心电图变化包括 QT 缩短及 PR 间期延长，严重高钙血症可表现为 QRS 波群宽大、T 波变平或者倒置以及不同程度的心脏传导阻滞。

所有的深入检查旨在明确病因，这些检查包括影像学检查尤其是胸部 X 线检查。对于诊断未明确的患者，应考虑骨髓瘤的可能，骨扫描可能有助于确诊。

处理（图 23.7）

输注生理盐水是处理高钙血症的一个重要方面，单纯补液可能充分地纠正高钙血症。由于钙离子引发的肾性尿崩症以及喝水不足，高钙血症患者普遍存在脱水。生理盐水输注的速度取决于脱水程度、肾功能损害的程度、血钙水平以及患者的心脏功能。必须仔细监测体液平衡情况。输注生理盐水目的有两个方面。首先，提高肾小球滤过率（GFR），以增加钙离子由肾小球进入肾小管的滤过负荷；其次，抑制近端肾小管钙的重吸收。脱水一旦充分纠正即可使用袢利尿剂增加钙的排泄。任何可能导致高钙血症的药物，如噻嗪利尿剂、锂离子和补钙剂均应该停用。低磷酸盐血症较为常见，因此磷酸盐水平也需要进行适当的监测和纠正。

在治疗恶性肿瘤相关高钙血症的疗效方面，二碳磷酸盐类已被证实优于生理盐水。二碳磷酸盐类可以通过吸附于骨表面的羟基磷石灰而抑制破骨骨质的吸收。治疗恶性肿瘤相关性高钙血症的二碳磷酸盐类包括静脉注射唑来膦酸、伊班膦酸钠和帕米膦酸。帕米膦酸（500 ml 生理盐水加 60 ~ 90 mg，静滴时间超过 2 h）或者唑来膦酸（50 ml 生理盐水中加 4 mg，静滴时间超过 15 min）是英国最为广泛使用的二碳磷酸盐类。静脉注射二碳磷酸盐一般在 7 ~ 10 天后显效，然而在用药后的第 2 ~ 4 天即可出现明显的生化反应。高达 90% 的患者单次用药即能使血钙浓度恢复正常；如果血钙继续升高，可于 7 ~ 10 天后再次给药。肾功能不全患者可能需要减少用药剂量，是否减量因不同的产品而异。尽管二碳磷酸盐不应该延迟应用，但预先补液水化可降低肾功能进一步损害的风险。静滴二碳磷酸盐的另一个常见不良反应是短暂的流感样综合征，表现为发热、肌痛及寒战。对于二碳磷酸盐治疗无效的患者，在内分泌专家的建议下可尝试使用替代药物如糖皮质激素、降钙素和硝酸镓。

预后

恶性肿瘤相关的高钙血症预后极差，超过 50% 的患者在治疗的 30 天内发生死亡，总体而言，中位生存期不超过 12 个月。

表 23.1 肿瘤溶解综合征的生化及临床特点

生化异常	临床后果
高尿酸血症 （血清尿酸 > 0.5 mmol/L）	肾损伤
高磷酸盐血症 （血清磷酸盐 > 1.4 mmol/L）	恶心， 呕吐， 腹泻， 嗜睡， 癫痫发作
低钙血症 （血清 Ca^{2+} < 2.12 mmol/L）	心律不齐， 低血压， 手足抽搐， 肌肉痉挛
高钾血症 （血清 K^+ > 6.5 mmol/L）	心律不齐（VT/ VF）， 肌肉痉挛， 感觉异常

急性肿瘤溶解综合征

引言

急性肿瘤溶解综合征（acute tumour lysis syndrome，ATLS）由于快速分裂的肿瘤细胞大量破坏后引起的一系列代谢异常所致，通常发生于细胞毒性药物化疗、溶细胞抗体治疗和（或）放疗的最初 12 ~ 72 h 内。

ATLS 在非霍奇金淋巴瘤（尤其是 Burkitt 淋巴瘤）、急性淋巴细胞白血病（ALL）和急性髓细胞性白血病（AML）的治疗过程中最为常见。卵巢癌、乳腺癌和小细胞肺癌患者几乎不会发生 ATLS。肿瘤溶解综合征的危险因素包括高肿瘤增殖率、肿瘤负荷大、对化疗敏感以及乳酸脱氢酶水平增加。此外，既往存在尿毒症或者高尿酸血症、尿流量减少、尿 pH 降低、脱水、少尿和肾功能损害同样可以增加 TLS 的危险。

临床表现

ATLS 的特点为高尿酸血症、高磷血症、低钙血症和高钾血症。这些生化异常会引起一系列非特异性的症状（表 23.1）。严重的电解质紊乱

表 23.2　电解质异常的处理	
电解质异常	处理
高磷酸盐血症	避免额外的磷酸盐摄入； 给予磷酸盐螯合剂如钙离子、碳酸盐； 血液透析 / 血液滤过
低钙血症	心电监测的同时给予 10 ml 10% 葡萄糖酸钙缓慢静滴
高钾血症	避免额外的钾摄入； 心电监测； 口服聚苯乙烯磺酸钙 15 g，每日三次； 静点葡萄糖酸钙（同上）保护心脏； 胰岛素 - 右旋糖（10~15 单位胰岛素加入 50 ml 50% 右旋糖）； 血液透析治疗 / 血液滤过

表 23.3　一系列化疗药物引发超敏反应的发生率	
药物	发生率
卡铂或奥沙利铂	12%~19%
紫杉醇	8%~45%
多西紫杉醇	5%~20%
曲妥珠单抗	40%
利妥昔单抗	高达 77%
西妥昔单抗	16%~19%

可引起患者癫痫发作、心律失常以及猝死。

处理

临床处理的根本目的在于预防 ATLS，确定患者发生 ATLS 的风险并预防性地进行静脉补液和别嘌呤醇治疗极为重要。

输注生理盐水应使患者的尿量达到约 100 ml/h。一旦血容量被纠正则可能需要应用利尿剂。改善有效循环血容量、肾血流量和肾小球滤过率可以促进尿酸和磷酸盐的排泄。有时需要应用碳酸氢钠碱化尿液。

别嘌呤醇是黄嘌呤氧化酶类似物，可以阻止黄嘌呤和次黄嘌呤转化为尿酸。研究证实别嘌呤醇对于预防和治疗 ATLS 患者或者高风险人群的高尿酸血症有效。别嘌呤醇可防止尿酸的形成，因此最好在密集化疗之前应用。别嘌呤醇与过敏反应的发生以及其他嘌呤类化疗药物如 6- 巯基嘌呤和硫唑嘌呤的清除率降低有关。

拉布立酶是一种重组尿酸氧化酶，可以促进尿酸分解为尿囊素。与别嘌呤醇不同，拉布立酶没有黄嘌呤肾病或结石的风险。拉布立酶可用于治疗和预防高肿瘤负荷的血液系统恶性肿瘤及 ATLS 高风险患者发生的急性高尿酸血症。其降低

尿酸水平的作用要强于别嘌呤醇，然而价格也更为昂贵。

ATLS 确诊患者的具体处理措施包括密切监测尿酸、磷、钾、肌酐、钙和 LDH 水平；维持体液平衡及纠正电解质紊乱（表 23.2）；必要时进行血液透析及重症监护。

超敏反应

引言

几乎所有的癌症治疗药物均有可能引起超敏反应，但是严重的超敏反应较为罕见。假如患者接受适当的预防性用药，密切监测和必要时及时干预，那么严重超敏反应的发生率低于 5%。铂类、紫杉烷类和单克隆抗体最有可能引发超敏反应，但不同药物引发超敏反应的持续时间有所不同（表 23.3）。

铂类药物如顺铂、卡铂和奥沙利铂在经过多个周期通常为 6 ~ 8 个周期的治疗后会发生超敏反应。这符合反复用药引起的 1 型超敏反应，表现为 IgE 介导的外周血嗜碱性粒细胞和组织中肥大细胞释放组胺，进一步引起平滑肌收缩和外周血管扩张，出现荨麻疹、皮疹、血管神经性水肿、支气管痉挛和低血压。

尽管使用紫杉烷之后可能出现类似的临床症状，但 95% 的超敏反应发生于在首次或第二次用药，80% 发生于药物开始输注的前 10 min 内。此种情况不可能为 IgE 介导的 1 型超敏反应，可能是药物直接作用于肥大细胞和嗜碱性粒细胞导致免疫调节因子的释放和超敏反应的发生。紫杉

表 23.4 超敏反应的分级（根据 NCI-CTC 评定的不良事件）

	级别				
	1	2	3	4	5
超敏反应（过敏反应）	短暂的面部潮红或者皮疹，发热 <38° C	皮疹，面部潮红，荨麻疹，呼吸困难，发热 ≥ 38° C	支气管痉挛症状，伴或不伴荨麻疹，过敏反应性水肿/血管性水肿，低血压	过敏反应	死亡
急性输液反应（细胞因子介导）	轻微反应，无需中断输液，无需采取治疗措施	需要治疗或中断输液，经对症治疗可迅速见效，超过 24h 需预防性用药	首次治疗康复后症状复发时间延长，伴有其他后遗症（如肾功能不全、肺水肿）需住院治疗	危及生命，需要升血压治疗或者支持通气治疗	死亡

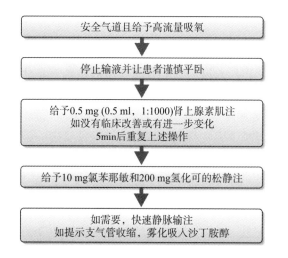

图 23.8
过敏反应的治疗

醇而非多西紫杉醇（聚氧乙烯蓖麻油）所使用的溶剂可以引发组胺的释放以及低血压，故被认为是紫杉醇所引发超敏反应的原因之一。

单克隆抗体首次应用同样可以产生超敏反应，然而后续使用很少引起超敏反应。但是，仍然有 10%～30% 的患者发生延迟的超敏反应，其根本病因尚未可知。

临床表现

可用国家癌症研究院通用中毒标准（the national cancer institute common toxicity criteria，NCI-CTC）将超敏反应和急性输液反应相区分（表 23.4）。

超敏反应的临床表现包括瘙痒、皮疹、荨麻疹、寒战/畏寒/发热、头痛、关节痛/肌痛、肿瘤疼痛、乏力、头晕、出汗、恶心/呕吐、咳嗽、呼吸困难、支气管痉挛、低血压/高血压和心动过速。

处理

对于引发超敏反应高风险用药以及出现任何超敏反应早期症状的患者，建议预防性使用抗组胺药和皮质类固醇类药物。预防紫杉醇超敏反应的处理包括地塞米松 20 mg（最好在输液前数小时内给予）、氯苯那敏 10 mg 及西咪替丁 300 mg，同时输液过程中应密切监测超敏反应的发生。

超敏反应的治疗见图 23.8。

发生超敏反应后是否再次用药取决于治疗目的和超敏反应的严重程度。如果用药前预防性处理而且用药时减慢滴速，对于首次用药时仅发生轻 - 中度超敏反应（常见于紫杉烷类药物和单克隆抗体）的患者而言大多能够耐受再次用药。脱敏治疗方案已经成功应用于一些对紫杉烷超敏的患者，然而对于铂类药物而言脱敏治疗的成功率较低，约 50% 的患者会再次发生超敏反应。

药物外渗

引言

药物外渗性损伤指由于细胞毒性药物外渗到周围的组织而引起的任何组织的损伤。

表 23.5　发疱性药物 vs 非发疱性药物

发疱性药物	非发疱性 / 刺激性 / 致表皮剥脱性药物
白消安	贝伐珠单抗
卡莫司汀	博来霉素
放线菌素 D	卡铂
柔红霉素	顺铂
多柔比星	环磷酰胺
表柔比星	阿糖胞苷
丝裂霉素	西妥昔单抗
曲奥舒凡	多西他赛
长春碱	依托泊苷
长春新碱	氟达拉滨
长春瑞滨	氟尿嘧啶
	吉西他滨
	异环磷酰胺
	伊立替康
	脂质体的多柔比星
	甲氨蝶呤
	奥沙利铂
	紫杉醇
	利妥昔单抗
	托泊替康
	曲妥珠单抗

- 刺激性药物——能够引起静脉穿刺位点或者整条静脉走行区疼痛，产生或不产生炎症反应。
- 发疱性药物——能够引起疱的形成和（或）组织破坏。

由于对内皮的损伤，发疱性药物更容易外渗（表 23.5）。发疱性药物外渗的风险非常低，为 0.01% ~ 6%。尽管留置针的应用降低了外渗的风险，然而发生风险难以避免。

引起组织损伤的 3 个主要原因：

1. 抗肿瘤药物的直接毒性引起细胞坏死。
2. 输注液体与组织微环境之间的渗透压差异。
3. 由于输注溶液对细胞的酸碱性损伤。

临床表现

药物外渗的症状和体征包括：

- 输液穿刺点或者周围疼痛、不适及烧灼感。
- 输液滴速减慢。
- 输液导管回血不足。
- 红斑、斑点、发疱、肿胀和压痛。
- 早期的硬结通常为最终溃烂的征兆。
- 皮肤变苍白，皮温降低，之后发展为黑色焦痂。
- 溃疡通常不会发生在药物外渗的 48h 内，但是可能延迟至外渗发生后的一到数星期。

处理

预防是关键。穿刺置管技术和给药方式非常重要，理论上穿刺置管应该选择手背，以便于观察并及时发现外渗。可以选择中心静脉通路给药；但是，发疱性药物应在确认输液管道有回血的情况下使用。

对于外渗的处理包括停止输液并回吸清除残留药物。对于蒽环类药物外渗的初步处理为冰敷外渗区域，而热敷主要适用于植物生物碱类药物外渗。当存在组织坏死时，实施清创手术至关重要。

透明质酸能够增加结缔组织的通透性，可以注射至生物碱类药物外渗区域，同时联合生理盐水冲洗外渗区将更有助于发疱性药物的消散。

右内亚胺是 EDTA 螯合铁衍生物，对于治疗蒽环类药物血管外渗有效，但其确切的作用机制尚未可知。应用右丙亚胺是一种全身治疗，需通过远隔外渗区域的大静脉给药，每日给药一次静点 1 ~ 2 h，连续 3 天。不良反应包括恶心、呕吐、腹泻、口腔炎、骨髓抑制、肝功酶学升高及注射部位烧灼感。

病理性骨折或骨折倾向

骨转移是第三大最常见的转移部位。骨转移可以发生骨溶解，硬化或者两者兼而有之。溶骨性病变最容易引起病理性骨折。50% 的病理性骨折发生于乳腺癌骨转移，最常发生的部位为股

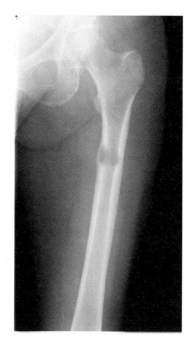

图 23.9
股骨的溶骨性损伤，具有发生病理性骨折的高风险

表 23.6　骨折倾向的 Mirel 评分

变量	评分		
	1	2	3
位置	上肢	下肢	转子间
疼痛	轻微	中度	影响功能
损伤	产孢性	混合性	溶骨性
大小 *	< 1/3	1/3~2/3	> 2/3

分值和骨折发生率：
0~6: 0%
7: 5%
8: 33%
9: 57%
10~12: 100%
* 是指普通 X 线的任何视野下最大的皮质破坏。

骨。如果骨皮质受累达 50%，病变直径达 2.5 cm，或者放疗后仍然出现负重后疼痛，则容易发生病理性骨折（图 23.9）。

最常见的临床表现为骨质破坏处的骨痛，10% ~ 15% 的患者伴有高钙血症。长骨的病理性骨折表现为疼痛和功能丧失，而椎骨骨折表现为疼痛和神经功能缺失。

普通 X 线平片可以显示长骨的骨转移，这有助于 Mirel 评分判定（表 23.6）。

手术是长骨骨折或者具有骨折倾向患者的主要治疗措施。对于 Mirel 评分 ≥ 8 且预期生存期不低于 3 个月的患者，应该考虑预防性的手术固定。然而，即使患者的预期生存期更短，为了减轻疼痛，对于负重骨的病理性骨折仍需考虑手术固定。对孤立的骨转移病灶，可行根治性切除，尤其来源于肾细胞癌的骨转移。

对于非负重骨的病理性骨折可以通过各种不同的手术方式进行修复。

其他肿瘤急症

化疗引起的出血性膀胱炎

高剂量环磷酰胺和异环磷酰胺可以抑制骨髓

造血，同样可以引起严重的出血性膀胱炎。出血性膀胱炎由这些药物的代谢物丙烯醛所致，但是具体机制尚未可知。美司钠作为一个泌尿系保护药物可以同上述药物联合使用。美司钠需在化疗前开始使用，一直持续到化疗结束。

- 弗兰克血尿患者需行泌尿科会诊，因其存在膀胱潴留血凝块的风险。有必要行三腔管持续膀胱冲洗以保持尿流通畅。如果膀胱冲洗不能使尿流通畅，则有指征行膀胱镜检查清除血凝块。
- 尿潜血 1+ 可不予处理。
- 尿潜血 2+ 或 3+。要确保尿液标本为最近 1 个小时的新鲜尿液，因为化疗期间会出现一定程度的血尿。如果对尿检结果存在疑问，需用新鲜尿液标本重复检测。如果在美司钠治疗早期发生用药不当情况，需要在严密监测下完成美司钠治疗。如果美司钠治疗结束时尿潜血仍然持续 2+，则需要继续美司钠治疗，直至尿潜血 1+ 或更低时患者方能出院。出院患者需口服美司钠 1200 mg/m²/4h，连服 3 次，每次以 2L 白开水送服。

恶性梗阻和出血

恶性梗阻和出血的处理在相应章节中进行阐述。

参考文献

Scott-Brown M, Spence R, Johnston P. Emergencies in Oncology, Oxford University press, 2007.

Samphao S, Eremin JM, Eremin O. Oncological emergencies: clinical importance and principles of management. Eur J Cancer Care. 2009 Dec 17. [Epub]PMID: 20030695.

Walji N, Chan AK, Peake DR. Common acute oncological emergencies: diagnosis, investigation and management. Postgrad Med J. 2008;84:418–427.

Marti FM, Cullen MH, Roila F; ESMO Guidelines Working Group. Management of febrile neutropenia: ESMO clinical recommendations. Ann Oncol. 2009;20 Suppl 4:166–169.

Innes H, Marshall E. Outpatient therapy for febrile neutropenia. Curr Opin Oncol. 2007;19:294–298.

第24章　常见放射治疗不良反应与应对措施

TV Ajithkumar

全身不良反应

皮肤

放射性皮炎通常发生于第一次放射治疗后10~14天，在末期达到高峰，或发生在根治疗法完成的一周之内。放射性皮炎从皮肤红斑开始，呈进行性发展，直至皮肤干枯脱落（干燥、发痒、片状），潮湿剥离（原疼痛区可流出浆液性渗液），最终坏疽（罕见）。在皮肤褶皱处（乳房下褶皱、腹股沟、会阴）和外科创伤部位，同时给予放射治疗和化学疗法（特别是蒽环类药物、甲氨蝶呤、5-氟尿嘧啶），当放射剂量增大时，皮肤反应会很强烈。

最大限度地减轻皮肤反应的措施包括：避免机械、化学和热刺激，例如可以轻拍干燥部位而不要揉搓，可以使用天然肥皂，避免在放射部位喷洒香水、除臭剂、粉末、刮胡子和接触冷、热、阳光刺激，可以穿宽松和棉质衣服。1%氢化可的松乳膏可用于涂抹瘙痒部位。

皮肤干燥脱落期间，每天放射治疗结束后可使用不含重金属的亲水湿润软膏涂抹皮肤。皮肤湿润脱落期间，可使用水凝胶、水状胶体来处理和包扎创口并继续在其他部位使用水乳膏。放射治疗停止时，氧化锌或磺胺嘧啶银可用于非粘连性包扎伤口的皮肤。创口感染可根据细菌培养和药敏试验结果合理使用抗生素。

随着皮肤逐渐变为褐色，假以时日，放射反应可望在3~4周后治愈。当无法避免暴露在阳光下时，患者应该用防晒乳保护放射部位的皮肤。

后期皮肤反应包括皮肤萎缩、纤维化和毛细血管扩张。放射记忆是一种皮肤反应现象，表现为接受某些化疗药物时（例如蒽环类药物和吉西他滨），原先的放射治疗区域再次发生皮肤反应。这通常比之前的放射反应更严重并且在2周后减轻。

疲乏

疲乏（一种疲劳的主观感觉）是放射治疗副作用之一，确切原因未明。在放射治疗期间，疲乏感可能会进行性加重并且需几周或者几个月的时间缓解。改善疲乏的措施包括时常休息，定期做最小量有氧运动和自我减压。有研究表明，每周4~5次每次20~30 min的轻快步行能够改善疲乏感、减轻症状和提高身体机能。

厌食

一些患者有厌食表现，确切原因未明。一些因素能影响厌食程度，例如原发癌、全身治疗、药物治疗。改善厌食措施包括小量多餐，高能量高蛋白饮食，偶尔使用醋酸甲地孕酮（每天400~800 mg）或者类固醇类的开胃剂。厌食能引起体重明显下降（≥10%可预先诊断体重下降），建议对其进行肠内营养治疗，特别是那些接受根治性放射治疗的患者。

骨髓抑制

对生髓骨进行大面积放射治疗可以引起骨髓抑制。假如同时给予骨髓抑制化学药物治疗，骨髓抑制的程度会增高。对所有存在骨髓抑制风险的患者需要对其进行每周血细胞计数和采取适当干预治疗措施。

特定部位不良反应

脑

脑水肿

放射治疗可以引起脑水肿，表现为头痛、呕吐、癫痫发作，神经功能缺失和神志改变。可给予类固醇类药物治疗。

脱发

脱发取决于药物剂量和放射程度。当放射剂量 > 25~30 Gy 时，可出现脱发，放射剂量 > 40 Gy 时，可导致永久性脱发。假如头发能够再生，这通常发生在放射治疗结束的第 2~3 个月。

头颈部癌症

黏膜炎

最初反应很弱，表现为与口腔相关的黏膜红斑和水肿。随后形成发白的膜，随放射治疗的持续而进展为疼痛性溃疡。可以发生出血和感染。若同时给予化学药物治疗和牙齿金属填充物填塞（通过电子反向散射仪）能加剧黏膜皮肤反应。所以在放射治疗前进行牙科评估显得尤为重要。预防和控制黏膜炎的措施包括：

- 放射治疗计划——在任何适当的时候使用中线辐射块和进行 3D 计划以减少黏膜损伤。
- 口腔护理——经常清洁口腔，使用齿海绵和刷水，而不能使用牙刷。

- 漱口——无菌水，0.9% 生理盐水或者碳酸氢钠溶液。可以向 1L 水中加入一茶匙盐配制生理盐水，假如唾液黏滞，可以加入一汤匙碳酸氢钠。
- 推荐苄达明用于口腔黏膜炎预防治疗，不推荐洗必泰、硫糖铝和抗菌含片。
- 疼痛——局部麻醉剂、止痛药和全身性镇痛药可用于疼痛控制。
- 饮食——软质清淡饮食，发生严重黏膜炎时可进行肠内营养治疗。

口干

放射治疗期间，口干发生于放射治疗的 1 ~ 2 周内，累及唾液腺部位。随后唾液变稠变黏，可引起干呕、咳嗽、恶心、呕吐、说话困难和睡眠不安。

- 口腔护理——经常清洁口腔。
- 口腔保湿——经常摄入水分和唾液替代品。
- 刺激唾液分泌——吸吮糖果或者采用药物治疗（口服匹鲁卡品 5 mg 每天 3 ~ 4 次）。
- 对于适宜的患者，调整放射治疗强度可以至少避免一个唾液腺的照射从而减轻口干程度。

味觉改变

放射可以改变味觉，这可能持续好几年。通常在接受辐射剂量 > 20 Gy 时发生，约 90% 接受根治性放射治疗的患者受此影响。预防措施包括饮食前后口腔护理和改变食物配备。难闻的肉味是其中的一个常见问题（可用额外调味加以掩盖），在烹饪之前或者烹饪过程中用酒和酸甜酱腌制肉类并在低温或者常温下进食不失为一种解决方法。

垂体和甲状腺功能减退

对于接受垂体和甲状腺区放射治疗的患者存在着激素不足的风险，应予以激素替代治疗。

胸部

咳嗽

咳嗽最初表现为排痰性咳嗽，随着治疗进展而逐渐变为干咳。对症治疗包括摄入充足的水分，呼吸加湿空气，戒烟，使用镇咳药物，如有感染可给予抗生素治疗。

肺炎

急性肺炎通常发生于放射治疗后 1 ～ 3 个月，早期发生者罕见（超急性）。最初表现为干咳，随后表现为排痰性咳嗽、发热和呼吸困难。治疗措施包括卧床休息，使用类固醇药物（强的松龙 1 mg/kg 持续 4 ～ 6 周），如有感染可给予抗生素治疗。

食管炎

食管炎发生在开始放射治疗后 2 ～ 3 周，若同时给予化学药物治疗，在放射治疗区暴露更长段食管或增加每部分放射剂量，可使食管炎加重。患者吞咽性疼痛可呈进行性发展。改善吞咽困难的措施包括摄入高热量流食、高蛋白饮食，使用镇痛剂、局麻药和全身性止痛药。患者可能合并念珠菌病时需要对其进行抗真菌治疗。

放射性纤维化

放射性纤维化发生在放射治疗后 6 ～ 12 个月，表现为呼吸困难。治疗措施是针对其表现进行对症治疗。

腹部和盆部

呕吐

对于包括上腹部在内的放射治疗，呕吐是常见的症状。呕吐发生于放射治疗 6h 内并且可能持续 3 ～ 6h。建议接受上腹部、大剂量局部、全身或下半身放射治疗的患者预防性应用 5- 羟色胺受体拮抗药（放射治疗半小时前给予昂丹司

琼 8 mg）。对于发生严重呕吐的患者应持续性给药。调整饮食结构（如低脂低糖饮食和摄入流质）有助于改善呕吐症状。

腹泻

腹泻发生于放射治疗后 2 ～ 3 周。腹泻形式表现为伴随腹部绞痛的便频或水样便。对于接受盆部放射治疗的患者，口服柳氮磺吡啶 500 mg，每日 2 次，可降低腹泻发生率和减轻由放射引起的肠病。少渣、低脂（＜ 40 g）饮食减少乳制品摄入有助于减轻腹泻症状。当调整饮食结构对改善腹泻症状无效时，可采用止泻药物对其进行治疗，例如可待因、洛哌丁胺。

直肠炎

有里急后重症状的患者可使用解痉和抗胆碱能药物。经常坐浴和局部抹药（例如痔疮的准备工作）可减轻疼痛。慢性直肠炎患者可做硫糖铝灌肠治疗。

膀胱炎

膀胱炎可表现为尿频、尿急、夜尿增多和排尿困难。鼓励患者多饮水，及时治疗膀胱感染。疼痛时可使用镇痛药，如非那吡啶和解痉药。接受前列腺部位放射治疗的患者可发生膀胱流出道不适症状，表现为尿频、尿等待和排尿无力。α 受体阻滞剂（如特拉唑嗪和坦索罗辛）在控制以上症状方面优于非甾体类抗炎药。

阴道狭窄和干燥

阴道狭窄和干燥为放射治疗的迟发效应，可使用润滑剂和阴道扩张器予以对症治疗。

勃起功能障碍

盆神经损伤和盆内脉管系统纤维化可导致勃起功能障碍，可针对此进行药物干预，运用器械和假体。

性腺衰竭

卵巢衰竭可导致绝经和永久性不育（分次剂量＞ 8 Gy）。如无禁忌证，可使用 HRT。对需要接受盆部放射治疗的年轻患者施行腹腔镜下卵

巢固定术（将卵巢移至放射区域之外）可起到保护效果。

　　对睾丸部位放射（每分次 RT > 12 Gy）可引起永久性不育。因此，如有必要，应该对睾丸部位予以保护，使其免受放射影响。

参考文献

Faithfull S, Wells M (ed). Supportive Care in Radiotherapy. Edinburgh: Churchill Livingstone, 2004.

第3部分

肿瘤学研究

第 25 章　癌症临床试验

TV Ajithkumar，HM Hatcher

引言

癌症治疗过程中，研究工作和治疗手段的进展具有重要意义。癌症治疗药物在获准进入临床应用之前必须经过严格的审批。然而癌症治疗的一些新技术，比如新的外科或射频治疗技术通常不需要如此复杂的审批过程。只要研究者能够证明这些新技术不会对患者造成伤害，并能满足适当的质量控制的要求，这些技术即可获准进入临床应用。事实上，尽管在临床疗效方面缺乏有力的对照研究证据，许多新的射频技术仍被获准进入临床应用。

通常情况下，药物的临床疗效经过最初的临床前研究后尚需要经过几期的临床试验研究。这些临床试验的目的在于为药物的安全性、给药剂量、药物疗效和应用可行性方面提供充分的证据。临床试验花费巨大而且非常耗时（图 25.1），因此也导致了新药价格通常非常昂贵。新药昂贵的价格势必限制了其广泛应用，这又往往促使政策制定者进行新药的成本 - 效果研究。

新的药物试验设计方法在不断改进，既有缩短新药从开发到临床应用时间的方法，也有推广新药物知识的方法。例如在靶向药物治疗的试验中，往往会掺入对靶点影响效果以及接受有效但昂贵新药后可能获益患者亚群的评价。

临床前期试验

临床前期试验主要包括筛选具有应用前景的药物，并在动物模型上进行检测试验。初始试验

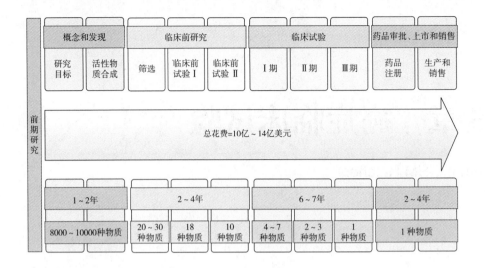

图 25.1

可以在细胞系或者肿瘤移植物上实施，然后利用动物模型去完成。临床前期试验的目的是获得关于这种研究药物致命性和安全性的信息，同时也获得这种药物对所研究的医学病患有无一定疗效的信息。

临床试验

Ⅰ期临床试验

Ⅰ期临床试验是一种新药或药物混合制剂首次在人体上的应用。Ⅰ期临床试验的目的是根据新药剂最大耐受剂量（maximum tolerated dose，MTD）为Ⅱ期临床确定试验药物的剂量和用法。Ⅰ期临床试验作为一单组、公开的序贯性研究，其纳入的患者要求身体功能状态评分（performance status，PS）达到 0 ~ 2 级，而且这些患者也没有标准的治疗方法。在少量患者中采用逐渐增加剂量的方法，当达到剂量限制性毒性（dose limiting toxicity，DLT）时记录的数据即为最大耐受剂量。按照美国国立癌症研究所（National Cancer Institute，NCI）通用不良反应分级标准（Common Terminology Criteria for Adverse Events，CTCAE）进行评价，剂量限制性毒性定义为非血液系统性毒性 4 级、血液系统性毒性 3 级或 3 级以上。最大耐受剂量的定义为药物剂量在产生剂量限制性毒性以下或者剂量限制性毒性发生时的剂量水平。Ⅰ期临床试验的设计由多方面内容组成，有多种剂量递增试验方法去确定最大耐受剂量（专栏 25.1）。Ⅰ期临床试验的设计作为一个专题不在本章所讨论范围（见推荐书目）。

Ⅱ期临床试验

Ⅱ期临床试验是对新药的药物活性、安全性和可行性的研究。Ⅱ期临床试验的设计有多种方法可供选择。Ⅱ期临床试验既可一个阶段完成，也可分成两个阶段去完成。在分两阶段完成的Ⅱ期临床试验中，第一阶段评价药物的治疗效果（ⅡA 期），第二阶段（ⅡB 期）确认有临床应用前景的药物。所选药物将在Ⅲ期临床试验中进一步评估。ⅡA 期的设计旨在观察肿瘤对药物的短期反应。ⅠB 期的设计旨在对已展现初步疗效的药物进行两种或更多种情形的比较研究。

在癌症研究中，随机化Ⅱ期临床试验被越来越多地应用。患者被随机分配分别接受新治疗方案或标准的治疗方案或其他一些新治疗方案。随机化原则旨在确保每个研究组中有相似的患者群体，而不是对各治疗组之间的差异进行统计学分析。Ⅱ期临床试验不会实现有关治疗效果的统计学分析，相反Ⅲ期临床试验的目的旨在解决这一问题。在药物活性、安全性和可行性方面进行分析并取得有效数据后，药物将进入Ⅲ期临床试验。

Ⅲ期临床试验

Ⅲ期临床试验也称为随机对照试验。Ⅲ期临床试验的目的是获得新药的有效性信息。通过与目前的标准治疗方法或与观察 / 安慰剂组（如果没有标准治疗方法）进行比较以获得有关信息。通过与标准治疗方法比较，Ⅲ期临床试验也可以在新药是否具有更低的毒性方面获得有用信息。通过平衡研究群组的各种特性，随机化试验设计可以降低研究中偏倚的发生。 Ⅲ期临床试验的设计是一个复杂的过程（专栏 25.2）。为确保统计学分析的效力和可靠性，Ⅲ期临床试验需要大量的患者，而这往往需要国际间的合作且花费巨大。当今的试验正在纳入转化研究的成果，并正努力将新药用于最可能受益的目标人群。这种情况可能会对研究患者入组标准产生影响，例如在对 EGFR 受体抗体的试验中，需要入组患者存在 EGFR 基因突变。

Ⅳ期临床试验

Ⅳ期临床试验是药物上市后的临床研究。与之前的临床试验相比，Ⅳ期临床试验可以在一个更广阔的背景下获得更多的有关药物不良反应、安全性和长期风险 - 获益结果的信息。Ⅳ期临床试验的各种研究设计方案见专栏 25.3.。

伦理学和药物临床试验质量管理规范

药物临床试验质量管理规范

为了保护患者的安全和确保临床试验数据的可靠性，所有的试验应该根据药物临床试验质量管理规范（good clinical practice，GCP）执行。临床试验质量管理规范依据国际指南制定。这个过程意味着临床试验必须接受同行和伦理委员会审查评议以保证试验的合理性、安全性以及遵从国际协调会议（international conference on harmonization，ICH）所确定的国际指南。这些内容现在已经被写入《2004 年人体药物（临床试验）规则》[the 2004 medicines for human use（clinical trials）regulations] 和最近的欧洲临床试验质量管理规范中。在欧洲这一管理规范已被应用到所有的临床试验。在北美类似的临床试验质量管理规范也已被应用。

专栏 25.2　Ⅲ期临床试验

- 选定患者群组和确定当选标准
- 选定有意义的和可靠的结果评价方法（终点）
- 研究组的随机化和分层
- 统计学考虑 - 基于预期获益、数据分析方法等的样本量大小估计
- Ⅲ期临床试验的设计
  - 平行群组设计——患者被随机性分到两组或更多的治疗组
  - 交叉设计——患者将接受新的治疗方法和对照的治疗方法
  - 析因设计——包括双随机化，这样同一个研究组可用来回答两个研究问题
  - 适应性设计——开始采用新的治疗措施，一旦发现无疗效该治疗则被放弃
  - 中止设计——只有对治疗有效果的患者才继续入组研究，然后随机化至继续或中止治疗

专栏 25.3　Ⅳ期临床试验

- Ⅲ期后延续临床试验——目的是为了识别药物的长期疗效、常见的剂量相关不良反应和中断使用的原因。
- Ⅴ期临床"自然式"试验——目的是分析药物的效果和常见的剂量相关不良反应以及评价患者的报告结果。
- 前瞻性队列设计——评价常规临床应用（两年以上）的长期疗效。
- 回顾性队列——对代表性患者样本的快速研究，研究质量通常较差。
- 病例对照——可发现罕见的不良反应。
- 大型计算机管理的数据库和病历记录链接——目的是发现罕见的特殊不良反应以及不良反应与实验室数据和处方资料的关联性。这种研究设计需要超过10 000 例患者的样本。

临床试验中患者的招募

在临床试验中，招募患者需要考虑很多问题，包括对临床试验的解释及告知患者参加试验的潜在危害和获益情况。知情同意是一个复杂的过程，其不只是签一个协议那么简单。这一过程要遵守药物临床试验质量管理规范，并且必须保证患者能够充分理解试验包含的各种可能，并且患者有权自主决定是否加入试验。为保证患者的权利，要清楚地写明知情同意在任何时候都可撤消，撤销后并不会影响他们后续的治疗。患者个体处于弱势一方，需要避免试验强加于患者身上，消除患者为了让医护人员满意不得不同意的想法。药物临床试验质量管理规范还要求应当给患者充分的时间去考虑，并且可以和他们的家人、朋友和家庭医生讨论。当与患者讨论临床试验时，需要涵盖的关键部分见专栏 25.4。

临床试验进展

目前癌症药物临床试验是一个耗资巨大而且非常耗时的过程。研究显示药物从开发到进入临床应用大约需花费 10 亿美元，而对于一种靶向治疗分子药物这一花费可达 14 亿美元。药物研发的全过程平均耗时为 12 ～ 14 年。针对这一问题，人们提出了 0 期试验设计的概念（专栏 25.5）。这一设想可加快新的分子靶向药物的发现，并能使具有应用前景的分子靶向药物更快地进入常规临床治疗之中。

临床试验的其他进展包括新型试验设计方法的发展或其他统计学方法的应用。转化研究现在

专栏 25.4　癌症临床试验—需要告诉患者什么？

- 研究的类型和目的——应该清晰地并且恰当地向患者解释。从一开始就使患者和家人内心取得平衡很重要，不要给他们留下这样一种印象即患者仅仅被当作"豚鼠"或者是感觉自己的疾病即将治愈。
  - Ⅰ期临床试验——确定药物毒性和最大耐受剂量，而且仅有很小一部分患者会对药物产生反应。通常不足 5% 的患者会获益。应用靶向治疗时这种结果会被提高几个百分点。
  - Ⅱ期临床试验——目的是检测新药对某种特定类型癌症的疗效。
  - Ⅲ期临床试验——对新疗法与标准疗法进行比较，这可能需要花费数年的时间才能发现药物的一些益处或害处。
- 临床试验的目的——重要的是要告诉患者在很多情况下即使有标准的治疗方法，但这些治疗方法可能并不是最好的。因此，需要不断努力通过新的临床研究去改进现有的治疗。
- 为确保受试者的安全和保护人权，所有临床试验在获取批准之前必须通过严格的伦理学审查程序。
- 患者有权拒绝参加试验，也可以选择在研究的任何时间点退出试验，不能因此而影响他们后续的治疗。
- 需要解释试验的过程——如研究的类型、在Ⅲ期临床试验中不能选择的治疗、试验中频繁的化验、随访预约、完成一定数量的调查表等。
- 试验的资助——即使试验是被医药公司资助的，整个试验过程也要根据国家／国际规则进行。对招募患者的医生或其他医务人员来说，不应该有财政资助的利益驱动。

专栏 25.5　0 期临床试验

0 期临床试验—— 首次人体试验，无治疗和诊断目的，在有限的时期内和有限的患者中（<15）使用亚治疗剂量以期建立一种药物靶点效应（专栏 25.2）。0 期试验是为了弥补Ⅰ～Ⅲ期试验的不足以及加快新靶向药物的开发。这些方法也可以被包括在经典的Ⅰ期临床试验中。

这些研究有助于：
- 研究新药物是否以期望的方式影响预计的靶点。
- 进一步提供药物动力学和药效学的数据。
- 验证靶向调节效应生物标记物分析法。
- 通过应用非常敏感的成像技术进一步评价和选择最具应用前景的分子。

在这些研究中，假如目的是为了调整靶标而不是确定 MTD，那么允许采用药物剂量递增法。0 期临床试验提供了重要的人体药物动力学和药效学的数据，这有助于直接进行Ⅰ／Ⅱ期临床试验或者与现有的有效药物进行联合应用研究，从而可加快临床有效药物的研发进度或者发现与其他药物的有效联合应用。应用新的试验设计，国立癌症研究所评价了肿瘤组织中 PARP 抑制剂 ABT 888 的作用，随之进行了 ABT 888 联合化疗的Ⅰ期临床试验。经过 5 个月的时间，甚至在已经计划的Ⅰ期临床试验开始患者累积入组之前，0 期临床试验即完成了其最初目标（专栏 25.2）。

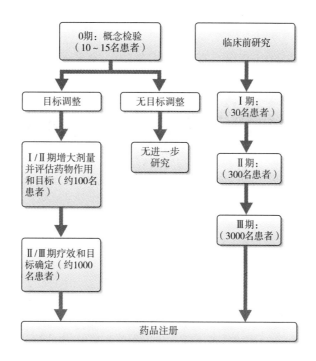

图 25.2

趋向于将生物学问题与临床进展结合起来。对于临床药物试验而言，正在向研究新药物最佳组合方式的方向发展，这一方向包括研究新药物之间或者新药物与化疗方法相结合。

肿瘤治疗学仍然是对临床证据依赖性最强的专业之一，它始终处于临床试验发展的最前沿。

参考文献

Le Tourneau C, Lee JJ, Siu LL, Dose escalation methods in phase I cancer clinical trials. J Natl Cancer Inst 2009;101(10):708–720.

Kummar S, Doroshow JH, Tomaszewski et al. Phase 0 clinical trials: recommendations from the Task Force on Methodology for the Development of Innovative Cancer Therapies. Eur J Cancer 2009;45(5):741–746.

Eisenhauer EA, O'Dwyer PJ, Christian M, Humphrey JS. Phase I clinical trial design in cancer drug development. J Clin Oncol 2000;18:684–692.

Lee JJ, Feng L. Randomized phase II designs in cancer clinical trials: current status and future directions. J Clin Oncol 2005;23(19):4450–4457.

Green S, Bendetti J, Crowley J. Clinical Trials in Oncology. Second edition. London: Chapman and Hall, 2003.

Eisenhauer EA, Twelves C, Buyse M. Phase I cancer clinical trials. Oxford: Oxford University Press, 2006.

第 26 章 肿瘤临床试验的优缺点

C Williams

"我希望对医学实践的关注不会消减大家对于处理推论问题的兴趣。"

引言

本章简洁讨论肿瘤临床试验、肿瘤文献系统评价、严格评价和循证医学（evidence-based medicine, EBM）的概念。大多数文献评估需要以常识性的以及系统性的方法对一项研究或综述在设计、实施和报告中是否存在偏倚做出客观评价。

癌症临床试验的评价报告

临床试验评估的困难在于评价证据的强度。在粗略阅读报告时，作者可能展示了强有力的试验例证，但是读者应该摒弃报告所用修辞方法、作者或者研究机构/试验组在专业领域的地位以及论文杂志影响力的干扰去评价证据本身，以明确证据本身是否有足够的说服力。非常强有力的证据可以直接影响临床实践，但更常见的情形是由于证据的强度较弱而有待进一步的研究加以支持。

试验报告评价的要点

迄今为止试验报告评价最重要的因素是试验的设计和实施。试验的分析方法虽然重要，但是相比较而言，不恰当的试验设计和实施更易造成错误的结论。本章主要参考不同 EBM 组推荐的方法（专栏 26.1）。

由于每年都会有海量的医学文献发专栏，因此采用系统性的方法对试验进行综合评价是很重要的（专栏 26.2）。评价的第一步是筛选文章亦即确定文章是否值得精读。可以通过阅读文章标题和摘要回答下述筛选问题。

步骤 1——筛选问题

- 是否有明确的研究目的。重要因素包括研究人群、干预措施和研究结果。
- 针对提出的问题，研究者是否使用了正确的试验设计。如果有明确的研究目的而且试验设计合理，那么就值得对试验结果继续进行全面评估。此时有必要花时间认真阅读摘要（专栏 26.1）。

步骤 2——论文评估

需要回答以下这些至关重要的问题（专栏 26.2）：

1. 有无恰当的对照组

"虽然已经熟知大多数的事实，但是我还没有充分意识到他们的相对重要性，也没意识到他们彼此之间的关联性。"

TamneWatson in Silver Blaze

主要的目标是：对照组除干预措施外，其他条件与干预组是相同的。

专栏 26.1 循证医学网站资源

英国剑桥循证医学中心 -http://www.cebm.net/?o=1013
加拿大多伦多大学循证医学中心 -http://www.cebm.utoronto.ca/
健康证据中心 -http://www.cche.net/about.asp
循证医学协作组织 -http://www.cochrane.org/
互动式学习用户指南网站 -http://www.usersguides.org/

专栏 26.1 案例：摘要

目前在论文摘要中存在只报道有显著统计学意义研究结果的倾向。作者可能忽视了临床上重要的结果，而没有报道或讨论针对研究有效性的一些重要问题。Piver MS, Barlow JJ, Vongtama V, et al. Hydroxyurea: A radiation potentiator in carcinoma of the uterine cervix: A randomized double-blind study. Am J Obstet Gynecol 1983;147:803-808.

在这个试验中，对于宫颈癌的放疗增加羟基脲，作者在摘要及正文中均报告了非常显著的获益。只有当读到不良反应表格时，才能得到有证据的获益结果，即数据资料显示患者死于各种原因，而不是癌症被消除。在羟基脲组这些原因包括明显的因感染、肠穿孔和白血病。如将这些患者（其死亡可能由于治疗毒性），包括在未经审查的羟基脲的分析中，非常显著的优势就消失了。这些事实没有在摘要或讨论中提起。

专栏 26.2 研究评估的系统性方法

步骤 1——筛查问题
- 有一个明确的研究问题吗？
- 研究者使用正确的研究设计了吗？

步骤 2——评估研究报告
1. 有恰当的对照组吗？
- 同期对照或历史对照？
- 研究应用随机化原则了吗？
2. 研究是基于预先确定的研究方案吗？
- 研究有重点吗？
- 该研究有恰当的终点吗？
- 研究者遵守试验方案了吗？
3. 谁知道什么事情和什么时候？
- 设盲？
- 隐匿分配与否？
4. 临床试验的入组和排除标准是什么？怎样处理失访、偏离试验方案或被忽视的患者？
- 干预试验的代专栏性病例？
- 在最终分析时是否包括所有随机化入组的患者？
5. 结果改变了多少和这些变化被恰当的评价和报告了吗？
- 是否用了恰当的终点和使用验证工具？
- 评价是否恰当
- 哪一个治疗手段更好和有多好？
- 样本量合适吗？

日或者住院号的奇数或偶数进行分配，这一方法有时被称作假性随机分配，在实践中是不能接受的。因为在研究对象签署知情同意书之前，研究者知道每个患者的治疗方法，这将可能导致有选择性的分配并将歪曲研究结果。因此，随机化的过程必须确保受试对象和研究者都不能影响每个人被分配到哪个组（"隐性分配"）。

RCT 尽管很有优势，但仍存在局限性。RCT通常在限定研究环境条件执行，研究方案需要仔细选择特定的患者，其中可能有一定比例符合入选标准的患者拒绝参加试验。因此，RCT 试验中的患者可能不能代替专栏日常临床实践中的患者。

同期对照或历史对照

当研究一种新的治疗方法时，研究者会将这种新的治疗方法应用于所有患者。借助病历记录，与过去治疗的相似患者进行比较，这种方法叫做历史对照。历史对照通常充满风险，因为除了治疗方法不同外，其他的因素也可能随着时间的推移而发生变化。

是否应用随机化原则

随机化的目的是尽可能地确保所有可能影响治疗结果的因素（已知或未知的）在治疗组之间分布一致，这样可减少随机误差的风险。随机化需要使用随机的方法，通常可使用随机数专栏。系统分配法即交替应用不同的处理，如根据生

2. 研究是否基于预先确定的研究方案

在试验开始之前确定试验方案是一个好的研究需要具备的先决条件。目前一些杂志建议提交论文的同时提交原始研究方案，其目的是确保研

究方案的事先存在，并确认论文是否与原来的设计有偏差。与原来的研究设计出现的任何不同都可能导致对临床获益结果的观察出现偏差。

阅读文章时要牢记以下试验设计的要点：

有无明确的研究问题

一个好的研究包括建立在生物学假设基础上的限定目标。没有重点和明确的研究问题，研究很容易沦为应用多重比较的"非法调查"。

当存在许多亚组或终点或报告多重不良事件数据时，多重检验的可能性随之增加。如果这样的比较是未经设计的，则该研究很容易出现问题。

有无恰当的终点

大多数癌症治疗的 RCT 试验侧重于报告治疗反应率（临床获益的替代终点）、无病生存期和总生存期。然而，对于许多癌症患者而言治愈是无法实现的，那么症状控制和生活质量的信息更重要；而在最初的研究中这些问题常常被忽略。

最佳分割点与多重比较的问题

"尽管个体是一个无法解释的问题，但是个体在人群中则具有数学上的确定性。例如你不能预知一个人的个性，可是能够确知人类的共性。个性不同，共性却是永恒的。"

Sherlock Holmes, in The Sign of The Four

对于连续性结果测量，通常会通过定义一个或多个特点去描绘风险特征以简化分析。选择这些特点的方式可对分析产生重要的影响。

亚组分析

亚组分析在试验中是十分常见的，应用研究数据比较不同亚组间的某一终点指标。这种方法存在 3 个主要的问题：

- 非随机化比较。
- 由于患者的数量限制和完成终点试验的患者数量变小，比较的准确性降低。
- 亚组数量过多造成研究样本量的计算无效。

当发现亚组间存在差异时，应当考虑是否有合理的生物学机制可以解释，以及其他研究是否也有类似的发现。进行统计学分析时应检验交互

作用。强有力的试验证据提示无因果关系的亚组分析常常产生假阳性结果（专栏 26.2）。

3. 研究者是否遵守试验方案

临床研究很少可以预知，因此试验方案经常需要改变或变更。应该清楚地报告试验方案的变化，因为严重的偏离可降低数据的可靠性。

改变试验方案可产生严重问题，包括在试验已经完成或在试验过程中采用新的排除标准，或采用新的终点。比如新的排除标准通过保留可明显获益的患者而改善治疗结果。当旧的终点显示为阴性时，通过集中分析阳性结果而采用新的终点，这种附加的计划外的终点可使阴性研究结果发生翻转。

读者如果无权获取原始试验方案，而想去了解试验过程是否严重偏离试验方案是很困难的。

专栏 26.2 案例　梗塞生存的国际性研究

Sleight P. Subgroup analyses in clinical trials: fun to look at – but don't believe them! Curr Control Trials Cardiovasc Med 2000;1（1）:25-27.

分析临床试验亚组结果是极不可靠的，即使是大规模试验。这是因为降低了组合统计功效，增加了方差及机会成份。依赖于这样的分析很可能是错误的。事实上，合理的解释是通常情况下只是由于机会成份产生不可靠结果的作用。当临床医生相信了这一亚组分析的结果，那对个别患者的损害会是真正危险的。

为了学习检验亚组的作用，ISIS 试验的研究者，测试在心梗后使用阿司匹林和链激酶的价值，通过星座来分析结果。所有患者的出生日期作为入组的一个重要识别信息。他们通过星座把人群分成 12 亚组。即使在高阳性试验，如 ISIS-2 中全部统计数据使用阿司匹林绝对优于单纯使用安慰剂（p < 0.00001），仅分成 12 亚组去除两组（双子座和天秤座组），这两组使用阿司匹林无显著不良反应（9%±13%）。

ISIS-2 已在 16 个国家完成试验。链激酶随机组中，有 2 个国家报道无显著阴性结果，且另一个（不同的）国家阿司匹林组无明显阴性结果。

对这一发现，没有合理的解释，除了按照统计学机会进行完全的预期操作。这是个非常重要的观点，即应该意识到没有显著的统计学效应并不能证明不存在真正的效应（临床意义）。

当偏离情况发生后，最重要的是要知道如果设计试验方案时这种情况已被考虑，这种变化是否有道理。

中期分析后过早停止试验的可能性在增加。这种决定的伦理原因是尽量减少接受不安全的、无效的或疗效低下的治疗的患者数。但是过早停止使患者明显获益的治疗试验，会系统性高估疗效，当样本量较小时更易出现这种情况。对于如何减少过早停止试验所带来问题，最好的办法是不要过早停止试验。另一种策略是在中期分析时设定一个较低的 P 值作为停止阈值，在积累到足够数量结果之前不进行分析，继续接受患者入组试验并延长随访时间。

临床研究中的弄虚作假

我们希望临床研究中不要出现弄虚作假，然而已经有很多存在明显弄虚作假的案例（专栏26.3）。发现弄虚作假是非常困难的。同行评议有帮助，但在许多案例中期刊没有原始试验方案，而获取原始数据是极其困难的。在上面的例子中，独立的外部评审揭示了弄虚作假。当该试验结果与其他文献相异且研究问题很重要时，可进行评审。

4. 谁知道是什么和什么时候？

设盲

尽管有时很难不让患者和临床医师知道患者在哪个研究组，但是评估者应该不知道患者治疗的分组情况。当采用受制于个人主观判断的"替代"终点，比如应用影像评价治疗反应或衡量毒性，要特别注意这种情况。

设盲对患者的影响

设盲可消除安慰剂效应。安慰剂效应在以下三种情况应特别关注：当医师和患者对新试验的治疗方法都很热情时，当研究结果应用患者自我评价方式（比如：生命质量研究）和首要目标是症状控制时。对于客观的结果比如生存分析，安慰剂效所起作用应比较小。

研究者的设盲

治疗患者的临床医师可能通过他们的态度

专栏 26.3 案例　现场评估高剂量化疗

Weiss RB et al. An on-site audit of the South African cancer and associated publications. J Clin Oncol 2001;19:2771-2777.

这篇文章报告了现场稽查核实随机对照研究的结果，这一研究是经 Bezwoda 等报道的关于高剂量化疗（HDC）治疗转移性乳腺癌的研究。在最初的研究中，90 名患者被报道已随机入组并治疗。然而即使经过筛选 15 000 套以上医疗文件，90 名中只有 61 名的可找到。根据公布的标准，这 61 名中只有 27 名有完整的记录来证实这一试验。在这 27 名中，18 名没有达到一个或更多的合格标准。只有 25 名患者达到与他们注册日期相符的分配治疗时间，其中除了 3 名获得 HDC 治疗的个别患者的治疗细节与发表的数据有巨大差别。

在随后的社论（High-dose chemotherapy for breast cancer: 'how do you know?' J Clin Oncol 2001；19（11）：2769-2770）Larry Norton 写道"就这一点而言，Dr Weiss 等已做出巨大贡献。他们提供给我们明确的证据，这一证据由 Dr Werner Bezwoda 的批评性研究表明，对晚期乳腺癌的高剂量化疗中的信息为捏造且完全不可承认的，这些信息包括治疗的安全性和有效性。这一高剂量化疗研究的工作结论被当作正确结论仓促地且错误地发表在 1992 年年度 ASCO 会议、1995 年的 Journal 及随后多个出版物上。原始出版物，现已被 Journal 撤销，已影响到这一领域主要的思想家。这使患者处于危险的可能提高，因此我们考虑如何能改进治疗方法以确保这一情况不再发生。"

和他们治疗疾病的全过程影响试验结果。相对于设盲的研究，未设盲研究的治疗效果平均要高 11% ~ 17%。对于有客观终点的研究比如生存分析研究，设盲的重要性并不很大。

隐匿分组

为了提高随机化的有效性，受试对象和研究者都不能够影响患者治疗的分组。如果在签署知情同意书之前，患者或研究者知道了每个患者的分组情况，选择型分组可以发生并歪曲试验结果。同样，如果患者知道了他们正在接受的治疗，这可能在报告结果时产生偏倚。因此，对参与研究的患者隐匿随机化名单是非常重要的。只有当合格的患者已经同意参加试验后，治疗分组才可进行。未设盲分组法有平均约 30% ~ 40% 的偏倚发生。

每个患者每次通过中心试验办公室或药房进行分配是随机化仅有的安全方式。

5. 哪个患者入组或被排除？如何处理失访、偏离试验方案或被遗漏的患者？

各种研究特别是 RCT 研究中的一个主要问题是研究对象或环境可能缺乏代表性。通常，试验中的患者相对于常规治疗时遇到的患者都更健康也更年轻。

研究中的失访者和退出病例

研究中患者的减少是不可避免的。减少的患者可能与继续参加试验的患者有不同的预后。对失访或退出患者的排除常常使疗效获得了过高的估计。

接受随机化入组的患者，不管他们是否进行过交叉治疗或改变过治疗、失访或退出，分析时都应纳入研究中。即使作者选择了排除所选择患者的分析，也应该报告这种所谓的"意向性治疗"分析（专栏 26.3）。意向性治疗分析是仅有的确保原来的随机化和各组具有可比性的方法。

6. 结果改变了多少和这些改变是否进行了适当的评价和报告？

确保恰当的试验终点非常重要。有使用更快捷替代试验终点的趋势，而不是使用对患者和临床医生有重要意义的试验终点。患者想知道的是治疗手段对他们生存概率有什么影响，不良反应会是什么，以及这是否会改变他们的生活质量。即使替代测量（如测量某个肿瘤标记物水平的下降）可以提供支持潜在获益的证据，但是也不能够充分回答这些问题。

测量方法恰当地且很好地执行了吗？

要注意测量短期结果终点所带来的问题，即使癌症研究比其他医学领域的研究在这方面可能问题更少。比如，在癌症并发症或不良反应治疗的研究中，试验报告可能会展示经过 6 周治疗后的效果。短期变化更容易测量，重要的是应当注意研究者是否进行了长期有效性的监测。比如，在综述"根治性盆腔放射治疗患者晚期放射性直

肠炎的非外科治疗"（Denton et al., 2008）中，在经过仅仅 1 个月的治疗后，就对几种治疗的治疗反应进行了评价。

在某些类型的研究中，获得准确的测量结果有时是困难的。与一般医学文献相比，癌症研究在这方面的问题较少。需要引起重视的是如果测量错误涉及一个对结果有重要作用的预测因素，那么问题就比较严重。作为癌症研究的一个例子，如在饮食在乳癌发展中所起作用的研究中，准确测量饮食中脂肪的摄入量是有难度的。

哪一个是更好的治疗手段和这些手段之间有什么不同？

知道一种治疗手段优于另外一种是不够的，而量化这种治疗手段如何优于另外一种更为重要。尽管 P 值会提示哪一种治疗更好，然而可信区间是一个更好的标准。可信区间不仅显示

专栏 26.3　随机化试验中样本量的下滑

- 初步分析（意向性治疗分析）应包括所有随机化受试人员。受试者可能会忽略随访、失访或被指示服用阿司匹林时却服用阿司帕坦。

- 随机化分组前进行排除不影响对治疗的比较，但有悖于普遍性。

- 试验的资格标准应当是明确、具体的，并且在随机化分组前采用。读者需评价标准中是否有使试验群体不典型或不具代专栏性的条款。

- 试验中患者会失访。因此，研究者应当投入充分的资源来制定相关程序并付诸实施以最大限度地保留受试者

- 研究者可通过采用一些方法比如建立试验档案，以提供所有随机化受试者在整个试验进展中清晰的、明确的信息。

- 研究者也可根据试验方案或治疗对受试者做二次分析。这种分析应当被描述做二次或非随机对比。

- 对于排除的处理不当会在方法学上带来严重的问题。不幸的是，对排除处理不当的一些解释会在直观上吸引读者，但是掩盖了问题的严重性。排除的处理不善可能有损试验的合理性。

Schulz KF and Grimes DA. Sample size slippages in randomized trials: exclusions and the lost and wayward. Lancet 2002;359:781–785.

了哪一种治疗更好，而且量化了这两种治疗的不同（专栏 26.4）。通过比较治疗的不良反应来权衡治疗的反应时，可信区间的作用就显得尤为重要。

统计学检验可以显示一种干预措施更好，但是并不能显示这种不同是否具有重要的临床意义。判断这种"更好"治疗是否具有临床意义，还需要对在常规治疗中可能获益的患者的数量、治疗的毒性、治疗的实用性和花费方面进行评价。临床意义的评价需要合理的判断力。对于决定是否采用这种治疗最终取决于患者个人的喜好。

专栏 26.4　结果重要吗？

在任何研究中，研究组有利的影响 / 风险可能来源于 3 个可能的原因：

- 偏倚——通过评估研究的有效性排除
- 治疗组间的随机变异——通过分析 P 值和可信区间排除
- 真实的获益 / 风险——通过计算各种事件的发生率来确定

P 值用来评价获益 / 风险发生的概率，如 P 值 0.01 意味着某结果发生的概率为 1%。通常设定 P 值 < 0.05（小于 1/20 的概率）判断结果是否有统计学显著差异。

可信区间（confidence interval，CI）用来评价抽样误差。任何一个研究只能检测总体的一个样本，我们假设样本与总体不同（抽样误差）。通常采用 95% 的可信区间，指总体的真实值有 95% 的机会包含在上下限之间。如果干预组组间 95% 的可信区间越过了"无差别线"，则结果没有统计学意义。

一旦偏倚和概率被排除，干预的获益 / 风险可通过以下方法量化：

- 相对危险度（relative risk，RR）——试验组的风险除以对照组的风险的比率。
- 绝对风险降低率（absolute risk reduction，ARR）——对照组和试验组事件发生率的差别，这一指标与临床的相关性更高。
- 相对危险减少率（relative risk reduction，RRR）——用对照组事件发生率除 ARR 计算得来。
- 需要去处理的数目（number needed to treat，NNT）——是 ARR 的反比，这是最有用的量化临床获益的方法。NNT 示需要采取措施去预防不良后果患者的绝对数量。

有足够的研究对象吗？

在癌症 RCT 研究中有一种研究对象太少或更准确地说是到达研究终点研究对象太少的倾向。研究者应当在文章中提供一个有关样本量大小的先验理由。如果没有统计计算，看一下可信区间的宽度是有用的。如果没有充分的样本量，可信区间将会异常的宽。

系统评价和荟萃分析

引言

系统评价是依照书面试验方案和减少偏倚的方法学设计所实施的。荟萃分析是把两个或更多研究数据定量地汇集在一起进行分析的方法。在评价荟萃分析的结果时，需要注意下面几个问题：

- 是不是所有符合条件的研究都已被包括？文献收集的不完全可使荟萃分析或系统评价的结果产生偏倚。
- 汇集数据是否恰当？研究间的异质性可使任何汇集估计毫无意义。
- 试验的质量好坏？荟萃分析的研究质量不会比被那些用于总结的研究质量更好。

研究者是否找到所有这方面的试验？

荟萃分析最容易发生偏倚的原因之一是遗漏了相关研究。常见的情况是：有的研究从未发表；证据表明这样的研究很可能是阴性结果。这就是所谓的发表偏倚（例专栏 26.4）。在试验开始之前进行注册是一种避免发表偏倚的方法。

重复发表

阳性结果的研究更可能出现重复发表的情况。这种情况特别多见于多中心试验时，这是因为单个中心可能发表自己中心的具体结果。

Medline 检索文献的局限性

通过 Medline 检索文献是找到相关研究发表的最便捷方式。然而对于荟萃分析而言，这不应

Stern JM, Simes RJ. Publication bias: evidence of delayed publication in a cohort study of clinical research projects. BMJ 1997;315:640-645.

这项回顾性研究的目的是确定在何种程度上出版研究结果的影响。218 项研究的显著性检验分析显示，阳性结果（$P < 0.05$）比阴性结果（$P \geqslant 0.10$）[危险比 2.32（95% 置信区间 1.47 ~ 3.66），$P=0.0003$] 更易发表，发表时间显著缩短。具有不确定结论的研究比阴性结果的研究趋向于更低的发表率且发表时间更长 [危险比 0.39（0.13 ~ 1.12），$P=0.08$]。

该是寻找发表文献的唯一来源。Medline 检索仅仅涵盖了 1/4 的医学文献。

非英文文献（外文文献）

一些荟萃分析严格限制文献来源于英文发表的出版物。这种方法对于评价者而言更容易，但是证据表明研究者更倾向于在英文期刊上发表阳性研究结果。相反，研究者在本国语言的期刊上发表阴性研究结果，而本国语言的期刊引文索引指数可能较低。

异质性

即使在试验没有明显的临床异质性时，试验结果也可能非常不同。一个典型的例子就是几项检测铂类药物加用紫杉醇作为一线化疗方案治疗卵巢癌的 RCTs 试验。最初的两个研究 GOG 111 和 OV10 均显示加用紫杉醇后疗效提高。随后的两个试验 GOG132 和 ICON3（迄今为止最大的试验）却未能证明加用紫杉醇这一点。如发现结果有如此明显的异质性，在进行荟萃分析时就应该避免汇集数据。尽管 NICE 在其评估中包括了荟萃分析（专栏 26.5）。

异质性主要发生的方面包括：
治疗和对照组的异质性：

- 入组和排除标准的不同。
- 患者的一般健康状况或地理上的不同。
- 药物或联合用药的剂量或时机的差异。

研究设计中的异质性：

- 随访时间长短的不同。
- 研究人群退出比例和如何处理退出人群的不同。

患者管理和治疗后果的异质性：

- 伴发疾病处理的不同。
- 不良反应处理的不同。

异质性处理

出现一定程度的异质性在所难免而且是可以接受的。如在不同试验中，大量的受试者接受了一种治疗，得到了一致的结果，结果稍有不同，结果会增加此种治疗的可信度。当有明显的异质性时，应该避免汇集数据。结果可以通过多种方式探讨。

亚组分析

当出现明显异质性时，可以尝试进行一下研究亚组的比较。专栏 26.5 中应用紫杉醇治疗卵巢癌的例子表明不需汇集所有的数据，而是分别汇集阳性和阴性结果的两组试验数据，然后对不同结果的原因分别进行讨论。

Meta 回归

在荟萃分析中可以尝试调整异质性。这一过程类似于在回归模型中调整协变量。

敏感性分析

处理异质性的另一种方法是通过查看选定的研究组去检查结果的灵敏度。这可能意味着只包括那些选择良好质量指标或一些可能减少偏倚的其他元素的试验。

试验的质量是好的吗？

对于设计和实施低劣的研究，荟萃分析不能纠正和弥补研究中的不足。基于这一原因，应该排除研究质量低劣的试验或者根据试验质量实施敏感性分析。

试验报告通常低劣不可能用来评价研究质量。

"四个试验的设计不同，如在入组患者病情的严重程度、治疗和对照组药物及剂量、随访时间，以及交叉治疗的具体实施（疾病进展之前或之后）方面存在差异，尽管这可能会妨碍结果汇集的统计，但还是进行了荟萃分析…这些研究尽可能考虑了统计学异质性，结果显示了一致性。评估报告了无进展生存期（风险比（hazard ratios，HRs））= 0.84，95% CI = 0.70 ~ 1.02 [MRC] 和 0.87，95% CI 0.72 ~ 1.05 [BMS]）和总生存期（HRs = 0.82，95% CI 0.66 ~ 1.01 [MRC] 和 0.82，95% CI 0.68 ~ 1.00 [BMS]）。整个试验没有显示应用紫杉醇 / 铂类和替代药物之间存在统计学显著意义。"

"四个试验一致显示紫杉醇和铂类联合应用导致了更多的副作用。"

"委员会考虑到了这些试验证据和其他因素如两种药物副作用谱的差别… 在此基础上，委员会认为不应推荐紫杉醇 / 铂类联合应用作为妇女卵巢癌的一线治疗的唯一标准。[原来的建议是在 ICON 试验还未被发专栏之前作出的。]…无论单独应用铂类还是联合应用紫杉醇对于妇女卵巢癌的一线治疗都是恰当的。"

该指南允许临床医师相信两个阳性结果的试验，也可以相信两个包括更多患者参与的阴性结果的试验，他们可以根据自己的观点去实施治疗。从统计学上看加用紫杉醇没有使患者获益，但因为结论已被忽略该指南未加入荟萃分析的内容。由于存在巨大的统计学异质性，最好用叙述的方式讨论两组试验，而不是进行包括四个试验的荟萃分析。

Olsen O and Gotzsche PC. Screening for breast cancer with mammography. Cochrane Database Syst Rev 2001；（4）:CD001877.

主要结果：7 项已完成且合格的涉及 50 万名女性的试验已被认可。最好的两个试验提供中等质量的数据，且联合两组试验数据，13 年后，发生总死亡率的相对风险为 1.0（95% CI 0.96 ~ 1.05）。然而，该试验对全因死亡率的解释是不够的，且置信区间不但包括可能有价值的效果而且也可能有不利的影响。此外，如果从所有合格试验（除去有缺陷的研究）数据看，13 年后的整体死亡率相对风险为 1.01（95% CI 0.99 ~ 1.03）。最好的试验没有显示乳腺癌死亡率显著降低，其相对风险为 0.97（95% CI 0.82 ~ 1.14）。此外，如果从所有合格试验（除去有缺陷研究）数据看，13 年后宫颈癌死亡率的相对风险为 0.80（95% CI 0.71 ~ 0.89）。然而，乳腺癌死亡率被认为是不可靠的，且筛选有偏倚。（缺陷是由于分析中微分排除女性乳腺癌和死亡原因的误分类）。

传统的叙述性综述通常不采用荟萃分析方法，但常常起着像计票工作一样的作用。在这样一个过程中，有一个对阳性和阴性研究数量的总和；整体解释取决于阳性研究结果的数量是否超过阴性研究结果的数量，反之亦然。然而，这种方法的主要缺陷是忽略了由于研究规模太小而导致结果为阴性的可能性。

在文献排除过程中如何避免偏倚？

主要的文献数据库、临床试验的注册记录和灰色文献都应该被检索。此外，所有检索到文章的参考文献都应该被核对，目的是去查看是否有相关的试验报告。

研究的意向性排除

在任何荟萃分析中，必须对一些方面加以限制。未能满足标准的研究将被排除。截断点是以判断为基础的，比如试验质量，这有时会产生严重的分歧。Cochrane 系统评价针对乳腺钼靶照相筛查乳癌，循证医学系统评价发现了 7 篇符合条

证据表明，低劣的报告更可能是由于试验质量低劣，并且不完整的报告与试验质量低劣相关。

简单的选择——叙述性综述

"由不充分数据产生不成熟结论的诱惑是我们职业的克星。"

Sherlock Holmes in the Tragedy of Birlstone

经典的叙述性综述常常缺乏避免偏倚的系统性方法。另外一种不足是综述者倾向于选择支持自己观点的文章进行评价。综述者提出观点引发人们思考是有益的，但如果评价者声称去给一个均衡的文献评估就非常危险了。

件的研究，然而仅有两篇质量达标被包括在系统评价中；对这两篇研究进行的荟萃分析结果为患者不能从筛查中获益。假使所有 7 篇都被包括进去，则结果可能会是阳性。针对排除大部分符合条件试验的对与错，这篇循证医学系统评价引起了激烈的反应和争论（例专栏 26.5）。

系统评价的客观性

"在获得数据之前建立理论是最大的错误。人们开始扭曲事实去适应原理，而不是用理论去适应事实。"

Sherlock Holmes in Scandal in Bohemia

尽管大多数已发表的荟萃分析没有说明是否应用试验方案，系统评价或荟萃分析应当有一个书面的试验方案。这个试验方案应该说明：研究的入选/排除标准，如何评价研究质量，详细的检索策略和整合结果的统计方法。试验方案有降低偏倚、增加透明度和使人们可能看到评价方法的作用。系统评价在说明所纳入研究的信息同时，也应该说明所排除研究的情况及排除缘由。

循证医学（EBM）

循证医学把最好的研究证据、临床专业知识和患者的期望结合在一起。最好的研究证据体现在临床相关研究（基础医学）、临床研究诊断测试的准确性（包括临床检查）、预后和预测标记物的作用以及所有干预手段的有效性和安全性。临床专业知识包括应用我们的临床技术和过去的经验去认识患者的个体化诊断和一般健康状态、干预措施的潜在风险和受益，并与患者的个人期望相整合。

为什么我们需要循证医学?

临床医学专家对可靠信息的极度渴望：

- 传统来源的信息常常是过时的、经常出错的、过于说教和太分散。
- 临床医生需要患者处理的有效信息，对每个住院患者他们需要高达 5 倍以上的信息，对每 3 个门诊患者至少需要 2 倍的信息。
- 随着经验积累，临床医生的诊断技术和临床判断能力提高了，但更新的知识减少了。
- 花费在去看患者或者去寻找信息并保持知识更新的时间太少。

循证医学在以下方面为临床医生提供了支持：

- 通过一些协作组，比如循证医学协作组创建带有简洁摘要的系统评价。
- 创建循证期刊发表一小部分临床论文总结，为临床医师在短时间内提供了有确实根据且有用的知识。

参考文献

Moher D, Schulz KF and Altman DG. The CONSORT statement: revised recommendations for improving the quality of reports of parallel-group randomised trials. Lancet 2001;357(9263):1191–1194.

Denton AS, Clarke N and Maher J. Non-surgical interventions for late radiation proctitis in patients who have received radical radiotherapy to the pelvis. Cochrane Database of Systematic Reviews 2008; Issue 4.

Straus SE and Sackett DL. Using research findings in clinical practice. BMJ 1998;317(7154):339–342.

Montori VM and Guyatt GH. Intention-to-treat principle. CMAJ 2001;165(10):1339–1341.

Straus SE and Sackett DL. Applying evidence to the individual patient. Ann Oncol 1999;10(1):29–32.

Straus SE and McAlister FA. Evidence-based medicine: a commentary on common criticisms. CMAJ 2000;163(7):837–841.

Jackson R, Ameratunga S, Broad J et al. The GATE frame: critical appraisal with pictures. Evid Based Med 2006;11(2):35–38.

Sackett DL and Straus SE. Finding and applying evidence during clinical rounds: the 'evidence cart'. JAMA 1998;280(15):1336–1338.

Williams CJ. The pitfalls of narrative reviews in clinical medicine. Ann Oncol 1998;9:601–605.

附录：常用靶点举例

通过下文可以更好地理解有关肿瘤发生的分子机制。各种肿瘤虽有其独特的基因改变，但许多肿瘤的细胞通路却是同样的并成为靶向治疗的焦点。这里着重介绍其中两种，并举例说明新药在特异性恶性肿瘤中的作用点及其是如何作用的。

同时也应该注意到这些靶向药物的毒性与传统化疗是不同的（表 A.1）。

表皮生长因子受体

表皮生长因子受体（epidermal growth factor receptor, EGFR）是一种细胞表面生长因子受体，其在与 EGFR 配体结合后激活。激活后形成的二聚体（图 A.1），可导致细胞内激酶和一系列调控 DNA 合成和细胞增殖的信号转导蛋白磷酸化（图 A.2）。

EGFR 是 ErbB 受体家族成员，这一家族中还包括 HER-2（也被称为 ErbB2）。

在多种肿瘤中存在部分 EGFR 突变，这使其

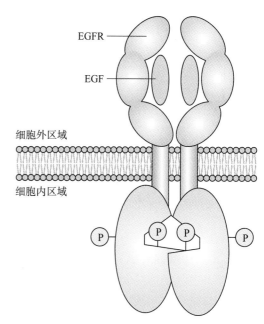

图 A.1

EGFR 受体展示了细胞外结合区（粉色）和细胞内酪氨酸激酶（蓝色）。当 EGF（配体）（紫色）与受体结合会导致异源二聚化及细胞内酪氨酸激酶区域的自体磷酸化（黄色 P 标志）

表 A.1 常见靶向药物毒性

药物	功能	常见毒性
西妥昔单抗	EGFR 抗体	皮疹、腹泻
厄洛替尼、吉非替尼	EGFR TKIs	皮疹
贝伐单抗	VEGF 抗体	高血压、出血、血栓（动脉 + 静脉）
曲妥珠单抗	HER-2 抗体	过敏反应、心力衰竭
舒尼替尼	多靶点 TKI	皮肤改变、口腔炎
伊马替尼	TKI（SCF/c-KIT）	外周水肿、皮疹、腹泻

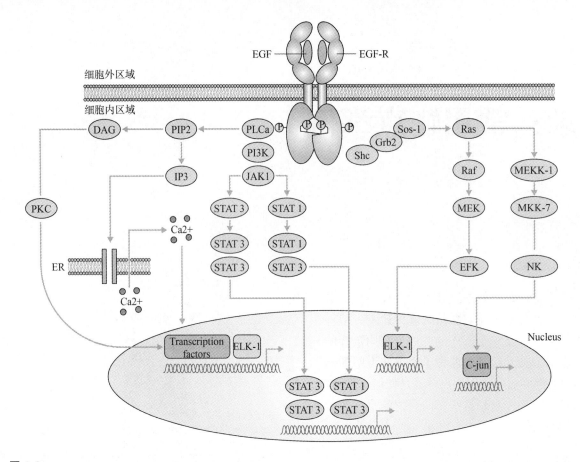

图 A.2

EGFR 激活后复杂的信号通路

成为新的治疗手段的潜在有效靶点。在乳癌中即可见 HER-2 表达增高。这一信号通路中存在多个靶点区域，例如受体结合位点、酪氨酸激酶和部分下游信号蛋白。

图 A.3 显示了迄今部分研发药物的作用位点。西妥昔单抗是一种单克隆 EGFR 抗体，已证明其对于转移性结直肠癌无论与化疗合用或单药应用均有效。其与伊立替康及 5-FU 合用与不含西妥昔单抗的化疗比较显示无进展生存期可获

益。厄洛替尼和吉非替尼是选择性酪氨酸激酶抑制剂（TKIs），对于转移性肺癌其可改善临床症状和有效率。其与化疗联合的辅助治疗仅使小部分患者受益（包括不吸烟者、腺癌、女性及亚裔），进一步分析显示最大获益见于 EGFR 突变者。曲妥珠单抗（赫赛汀）是 HER-2 抗体，对于乳腺癌具有显著效果。在与化疗联合的辅助治疗中，可显著改善无进展生存期。拉帕替尼是对 HER-2 和 EGFR 均有抑制作用的小分子物质，

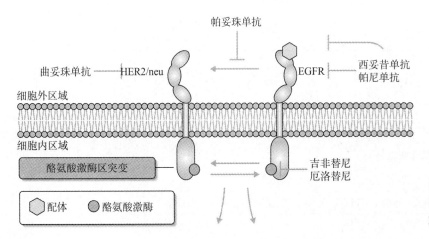

图 A.3

已经研发出靶向药物可作用的 EGFR 或 HER-2 区域并列举药物作用区域

其对于乳腺癌亦有效。

血管内皮生长因子

血管生成是肿瘤获得更多血供得以生长和蔓延的重要步骤，血管生成的主要影响因素是血管内皮生长因子（vascular endothelial growth factor，VEGF）的过度表达。VEGF 也是一种生长因子受体，同 EGFR 一样，可引起一系列调控细胞增殖的细胞内蛋白变化。在许多肿瘤中（例如卵巢癌和肾癌）可以观察到 VEGF 的过度表达。通过减少 VEGF 表达或其随后的信号传导来干扰这一过程是药物研发者的另一主要目标。（图 A.4 和 A.5）

同 EGFR 一样，已经研制出这一受体的抗体，贝伐单抗作为 VEGFR 的抗体对于乳腺癌、结直肠癌和肾癌均有效，对于其他恶性肿瘤作用的研究正在进行中。这一通路中的 TKIs 包括索拉菲尼和舒尼替尼在转移性肾癌中可显著提高生存率。（图 A.6）

其他分子

索拉菲尼和舒尼替尼作为例证表明 TKIs 可以攻击不止一条受体通路。例如，舒尼替尼也能抑制 c-KIT 和 PDGF（血小板衍生因子）受体。

其他新的靶向进展包括沿前述信号通道下移的细胞内定向小蛋白质，例如，正在研究中的 mTOR 抑制因子和 PI3K 抑制因子。mTOR 抑制因子 Terosilimus 对转移性肾癌已显现效果。

反义药物能识别异常的蛋白质或转录产物，与他们结合并灭活他们。例如 Bcl-2 反义寡核苷酸在肺癌和黑色素瘤的临床前试验和初步研究中显示有效。

进一步研究包括同时攻击信号通道中多个靶点，观察是否可协同作用以及是否安全的。

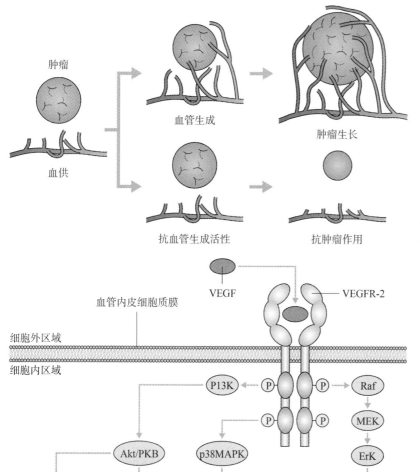

图 A.4
血管生成在肿瘤生长中作用（上图）及抑制血管生成的作用（下图）

图 A.5
VEGF 的潜在下游效应

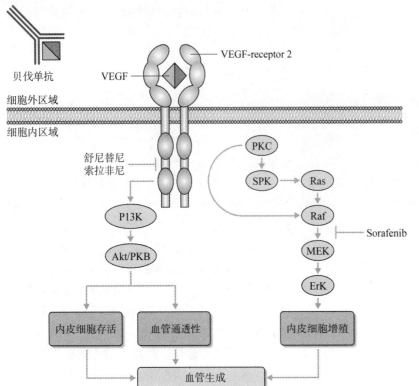

图 A.6
作用于 VEGF/ 血管生成通路的
多种药物位点

彩 图

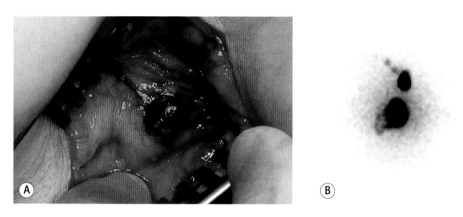

图 2.1

前哨淋巴结活检。用蓝色染料（A）或者放射性核素（Tc-99m 白蛋白纳米胶质）来鉴定淋巴结。（B）显示了一个在注射部位上方较小且不明显的淋巴结

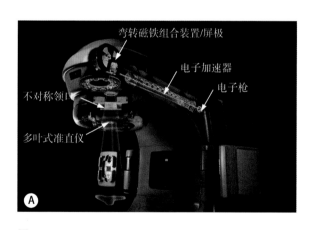

图 3.1

A、B 直线加速器

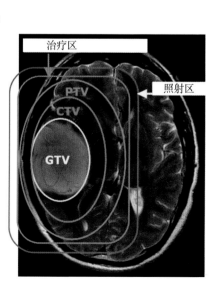

图 3.5

放射体积分类

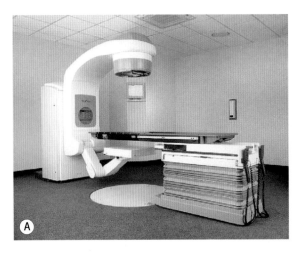
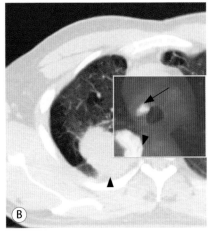

图 3.6

肿瘤定位。A. 模拟器用于惯用的肿瘤定位也用于核查定位（瓦里安医疗系统提供）。B. 联合 CT 和 PET 扫描可显示原发肿瘤（三角形所指）而且 PET 能确定右气管旁淋巴结（箭头所指）

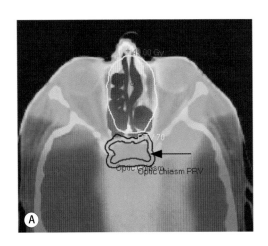
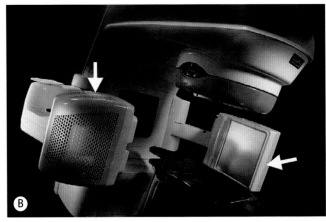

图 3.7

A：IMRT，B：IGRT. A.IMRT 是一个曲面共形技术的关键结构，可帮助有选择地避免 / 减少放射剂量。IMRT 计划在筛骨的癌症中给 70 Gy 的剂量，然而在视神经交叉的剂量则少于 50 Gy。B. IGRT- 专门带机载成像系统的放疗机器，允许实时成像及纠正错误（瓦里安医疗系统提供）

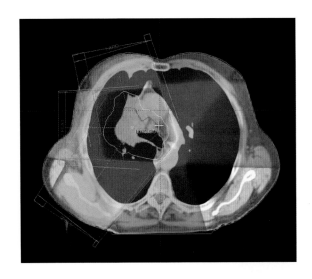

图 3.8
放疗计划

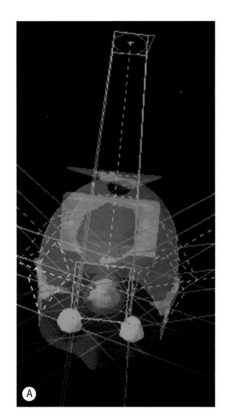

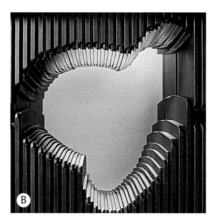

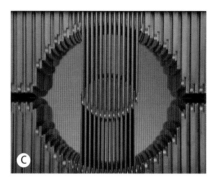

图 3.9
电子束成形原理（A），MLCs
（B、C）（MLCs 多层电容器）

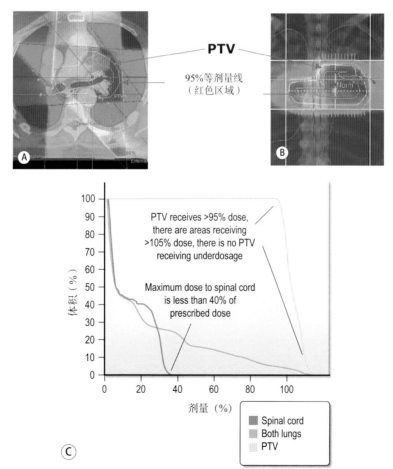

PTV

95%等剂量线
（红色区域）

PTV receives >95% dose,
there are areas receiving
>105% dose, there is no PTV
receiving underdosage

Maximum dose to spinal cord
is less than 40% of
prescribed dose

体积（%）

剂量（%）

Spinal cord
Both lungs
PTV

图 3.10
A ～ C，治疗方案评估

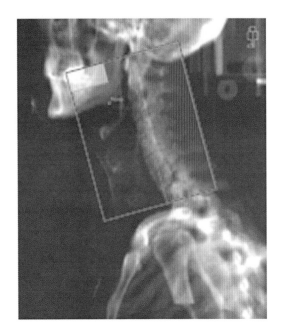

图 8.4

局部晚期喉癌分期放疗示意图：一期，治疗容积（绿色矩形区）包括颈后三角淋巴结。二期，屏蔽脊髓（红色阴影区）。保护口腔黏膜（黄色阴影区），最大限度地减少口腔黏膜炎

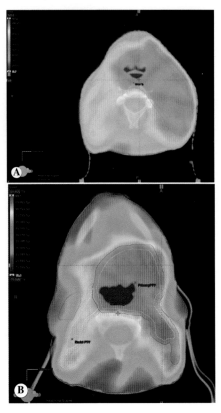

图 8.5

颈部轴位 CT 示调强放射治疗计划，使脊髓避开高剂量区的凹形等剂量曲线（A）和保护腮腺的等剂量曲线（B）

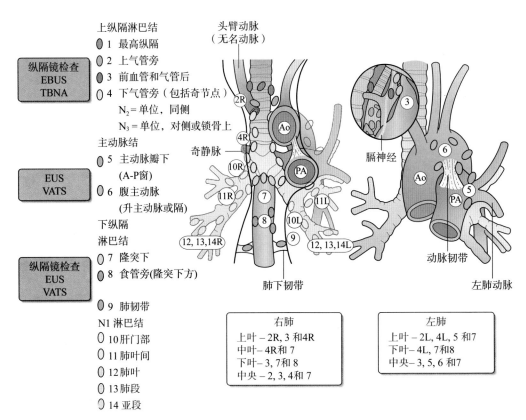

图 9.3

纵隔淋巴结分类、淋巴转移途径和肿瘤分期的方法

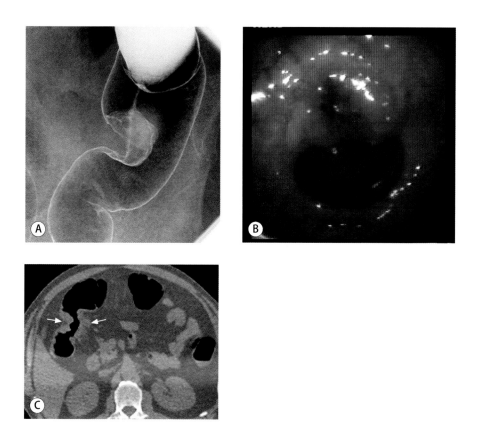

图 11.14

双重对比钡剂灌肠法显示一不规则向内生长带蒂息肉样癌（A），结肠镜显示 T1 高位直肠癌（B），CT 结肠成像检查显示一环形生长的肿瘤（B）[Parts A and C from Adam A，et al：Grainger & Allison's Diagnostic radiology，5th Edition，Volume 1，2009（Elsevier），with permission.]

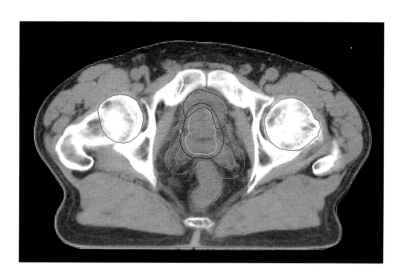

图 12.5

根治性前列腺放疗的靶体积。橙色线显示 I 阶段计划靶区体积（PTV），包括前列腺、精囊及其边缘 10 mm 界线；紫色线显示 II 阶段计划靶区体积（PTV），仅包括前列腺及其边缘 5 mm 界线

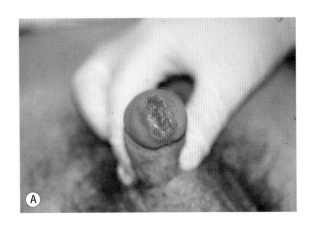
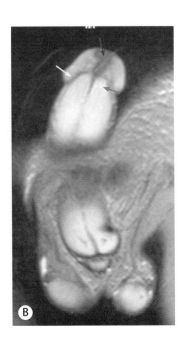

图 12.10

龟头部位肿瘤（图 A），人工勃起下盆腔 MRI（图 B）显示肿瘤侵犯尿道（T3）（红色箭头），但并未侵犯白膜（黄色箭头）或海绵体（绿色箭头）（Mr. David Ralph 许可，泌尿外科学会，伦敦，英国）

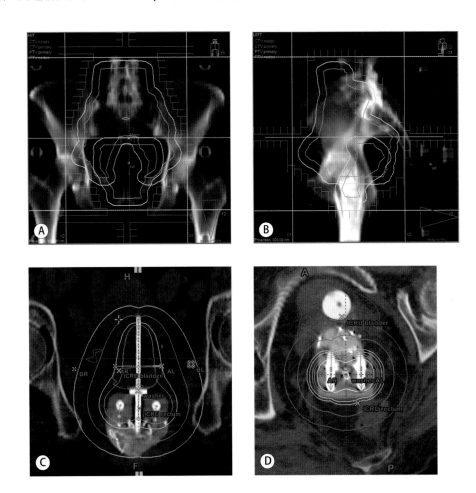

图 13.8

A，B：宫颈癌的外照射治疗野。C，D：近距离放射治疗剂量分布和剂量测定点（AR：A 点的右侧边；AL：A 点的左侧边；BR：B 点的右侧边，BL：B 点的左侧边；BICRU 膀胱：膀胱点和 ICRU 直肠：直肠点）

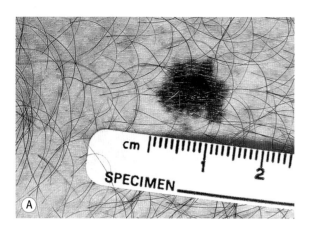

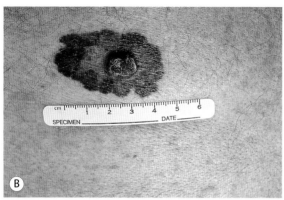

图 14.1

图中显示了早期黑色素瘤的 ABCD 体征（A），以及伴有结节的晚期斑块样黑色素瘤的 ABCD 体征（B）。经许可后，图片摘自 Darrell Rigel 所著的《皮肤癌》（Saunders 出版）

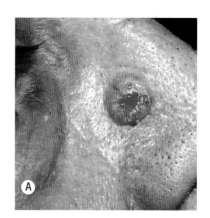

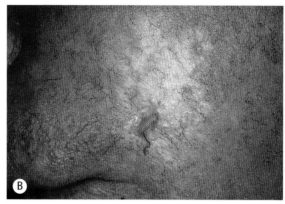

图 14.2

结节性 BCC 的病灶边缘隆起，且伴有毛细血管扩张（A）。硬斑病样型 BCC 的特征为：边界不清，且伴有毛细血管扩张的白色斑块（B）。经许可后，图片摘自 Darrell Rigel 所著的《皮肤癌》（Saunders 出版）

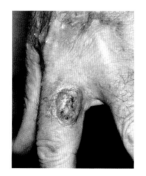

图 14.3

鳞状细胞癌。经许可后，图片摘自 Darrell Rigel 所著的《皮肤癌》（Saunders 出版）

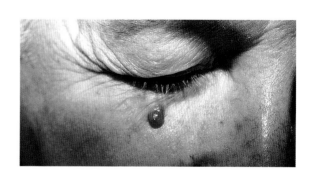

图 14.4

Merkel 细胞癌。经许可后，图片摘自 Darrell Rigel 所著的《皮肤癌》（Saunders 出版）

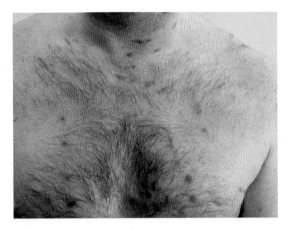

图 20.1

卡波西肉瘤。摘自 Clutterbuck：性传播感染和 HIV 专科医师培训，已授权

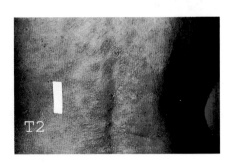

图 21.5

皮肤淋巴瘤。选自 Darell Rigel：皮肤肿瘤（Saunders），已获授权

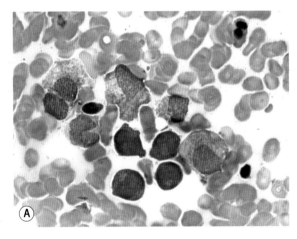

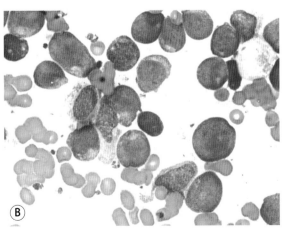

图 21.6

AML M3 前髓细胞中多发 / 成簇奥氏小体（A），AML 原始细胞中奥氏小体（B）

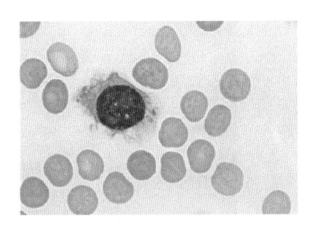

图 21.7

外周血涂片显示特征性的毛细胞。选自 Mey U，Strehl J et al. Advances in the treatment of hairy cell leukaemia，Lancet Oncology 2003；4：86–94.